段逸山／著

解读医古文

段逸山

上海辞书出版社

前　言

　　自二十世纪八十年代起，医古文的读本接踵问世，琳琅满目，美不胜收，为什么还要凑这个热闹？因为几乎所有文本主要都是注释或者再加上今译，而未见有重在解读的作品。医古文解读果真如此重要吗？答案自然肯定无疑。概括地说，医古文解读就是分析阐发文本所论、所述之理，然后求得修身养性之理，进而把握为人行事之理。

　　明了书理乃是读书的首要问题。打个比方来说：我们进入一座园林，有楼台亭阁，楼建几层，台有多高，亭为何形，阁呈啥状，都观察得清清楚楚，但是对其总体布局，这些建筑为何如此设计，它们之间有何关联，却木然不觉，你能说真正识得这座园林的气韵了吗？阅读古代医学文章，把握字、词、句面的含义，是必须的，但这只是个前提、是个基础，更要深而求之、旁而推之，领悟联想字下句外的含义，提炼文句的要点，剖解文章的层次，把握篇章的旨意，亦即体会作者用字、遣词、造句，乃至析章谋篇的用意所在。

　　清人沈德潜《说诗晬语》评价唐代张籍《成都曲》有"弦外音，味外味"，或可替换一字，叫"弦外音，味外旨"。赏曲如是，品文亦当如是。因古人作文，每多隐约。《易·系辞上》引孔子"书不尽言，言不尽意"语，唐人刘知幾《史通·叙事》有"言近而旨远，辞浅而义深，虽发语已殚，而含意未尽"说，这就要求读者识其未尽之言，明其未尽之意，探其远旨，辨其深义，"读有字书，却要识没字理"（鹿善继《四书说约》），"从其一面悟出三面，从其所当然悟出其所以然"（程衍道《医法心传·序》）。南朝梁刘勰的《文心雕龙》是现存最早一部系统阐述文学理论的专著，其中讲到有关文学创作与批评的诸多原则、方法、鉴赏等方面问题，对于医古文教学每有启迪。比如《隐秀》篇说："隐也者，文外之重旨者也；秀也者，篇中之独拔者也。"强调句下的重要含义，突出篇中的关键词语。把隐于字下的深刻含义比作珠玉，把突显于句内的紧要词语说成卓绝。

有关读书要关注领悟文意的问题，先贤不仅有上述精辟之论，更有启人心扉之例。

李密（224—287）先事蜀汉，官至尚书郎。公元263年蜀亡于魏，两年后司马炎建立晋王朝，采取怀柔政策，征召蜀汉旧臣。李密也在其内，郡县催逼甚紧。李密父母早亡，由祖母刘氏抚养成人。刘氏年高九十六岁，且疾病缠身，无人侍奉。李密要求暂缓赴任，遂作《陈情表》。其中有云："臣少事伪朝，历职郎署，本图宦达，不矜名节。"李密为何说这句话？言下之意是什么？清代康熙年间吴楚材、吴调侯叔侄《古文观止》收载此文，一语揭示："密以蜀臣而坚辞晋命，恐晋疑其以名节自矜，故作此语。"所谓"弦外音，味外旨"，均透现在二吴"恐晋疑其以名节自矜"的评点内。

又如对晁错的评价。汉景帝二年（前155年），御史大夫晁错上疏《削藩策》，提议削弱诸侯王势力，加强中央集权。汉景帝采纳，次年冬下诏削夺吴、楚等诸侯王封地，引起以吴王刘濞为首的七个刘姓宗室诸侯不满，以针对晁错的"清君侧"为名联兵反叛，汉景帝遂腰斩晁错于东市。后世大多认为晁错被冤杀。苏轼撰有《晁错论》，一反世人之说，认为"以七国之强，而骤削之"，遂致叛乱，此晁错冒失于前，又建议汉景帝御驾亲征，而自己留守京城，此晁错畏惧于后。苏文有云："天下悲错之以忠而受祸，不知错有以取之也。"《古文观止》评点说："一句断定，全篇俱发此句。"苏轼"错有以取之"一语揭破晁错被杀之关键，二吴"全篇俱发此句"则抓住《晁错论》的主旨。

医书也有其例。如《灵枢·刺节真邪》："下有渐洳，上生苇蒲，此所以知形气之多少也。""渐洳""苇蒲"与"形气"有何关联？杨上善在《黄帝内经太素·五邪刺》中注释说："见苇蒲之茂悴，知渐洳之多少，观人形之强弱，识血气之盛衰。"意思是如同看到芦苇、香蒲生长得茂盛还是枯槁，便知晓其下湿土的肥瘠，观察人的形体强盛还是虚弱，就清楚体内血气的盛衰，把由表及里的道理以及喻文与正文的关联揭示无遗。

医古文须强调解读，还别有一番意蕴。作为中医院校一门重要的基础课程，教学对象今后大多从事中医临床工作，为了提高学术水平，他们需要阅读古代医书。这种阅读，当然少不了对文字、词汇意义的准确理解，但是不能局限于此、固步于此，不能把疏通字词意义的过程当作学习的目的，而应当落脚到对句子、段落、篇章的意义深层次的理解上，以便从中吸取学术精华，或获得启迪借鉴。从这个方面来说，领悟文句的意义、把握篇章的要旨，洵属中医院校开设医古文课程的终极目的。

那么教学现状又是如何呢？就我所在的上海中医药大学医古文教研室来看，同仁热爱并娴熟于讲台生涯，在教学改革上每多创新举措，开设的课程深受学生欢迎，挂上了全国绝无仅有的"医古文国家精品课程"的匾额，并入选"首批国家级一流本科课程"。虽然如此，也并非了无瑕疵，主要表现在过多地耗时于解字释词，而对于解读的宗旨，或时有所忽略，依然存在着百尺竿头进一步的空间。这也是笔者孜孜撰写此书的原因之一。

操觚此书，虽然在品味文意篇旨上耗费了较多的心力，但是对于它的前提或基础性的工作，如医文并佳的选目，可靠有据的底本，准确到位的注释，一概矻矻以求，未敢有所懈怠。

经过几十年披沙拣金，医古文中诸多美文佳篇备受同道赏识、历经时间考验，从而成为传统选目。为方便读者对照阅读，本书所收篇目，每多取之于此。文稿原用繁体字编录，曾多方寻觅可据或通用者作为底本，此事每常得到王兴伊教授协助，特在此致达谢忱。出版社认为此著既然重在解读，为方便读者览阅，建议改用简化字。是属良言，自当采纳。既然繁体转成简体，那么与此相应，异体字、俗写字也就改为正体字，并纠正所据文本中的讹字，同时著录文本的来源。

　　此番编撰，在词语注释上坚守两条原则。其一，一词不二释。一词一释与一词多释，是出现于文章中的词语与辞书所收词语的一大区别。这是由于后者，尤其是大型辞书如《汉语大词典》之类，不仅广罗一词的义项群，而且每每在一个义项内设立意义有细微差别的多个释语，其后并用多条书证分别予以对照证实，而前者受到言语环境的制约，其含义只能是唯一的、独有的，而不能是模棱两可的、移游彼此的。为此，本书谨慎撷取准的之释词，一以贯之地"不二释"。其二，广泛搜罗比较众释。认真阅读、比较历版医古文教材及其教学参考书与相关读物的注释，汲取其精华。几十年来，医古文界内界外的学者发表了为数众多的文章，较为集中地对医古文文选的词语解释提出各种看法。我查阅了中国知网，输入"医古文"三字，有文章一千三百余篇，其中每有关于词句意义的注释，遂逐一伏读。其中有所据翔实所论精当者，有自出机杼足资启迪者，自然也有两相抵牾、乃至多相抵牾者。凡此之类，皆再三考虑斟酌，取其所可取，弃其所宜弃。从这个角度来说，此书凝聚了学界内外诸多同好的心血。

　　执笔期间还发现以往读本的一些疏漏。如《指喻》："余贱，不敢谋国，而君虑周行，果非久于布衣者也。"医古文历版教材以及相关读本每作如是标点，其实后两句当分割在"果"后。"虑周行果"意谓思虑周密，行事果决。又如《秋燥论》有句标点为"有宜用平寒而佐以苦甘者，必以冷热和平为方，制乃尽善也"，今特作"补牢"之说："制"须属上为句，"方制"意谓方剂配伍的法度。下文有"又六气凡见下承之气，方制即宜少变"，王冰注《素问·至真要大论》"以和为利"为"燥之性，恶热亦畏寒，故以冷热和平为方制也"，并以"方制"为语，可证。另有重新划分段落者，有补正词语注释者，有匡改事典出处者，有考论文本所涉人物行状者等，此不赘述，读者诸君自可检阅比照。

　　有关本书所录文章的时代归类与先后排列原则。《三国志》的作者陈寿曾对跨越历史朝代者如何立传的问题，既有过实例，也作过评议。谯周、郤正皆由蜀经魏而入晋，陈寿都立传于《蜀志》，并在两人的传记后有评语说："二子处晋事少，在蜀事多，故著于篇。"表明跨代者在哪个朝代"事多"就安顿在哪个朝代。这一安顿法颇得后人称扬。本书对跨代者也效仿此法。比如喻昌的生卒年为公元1585—1664年，公元1644年清朝入关，取代明朝，就时间而言，喻昌在明为在清的三倍，而从事情上来看，喻昌入清后的二十年，就远远多于在明的六十年。这里所讲的"事"，作为医家，重视的自然是医事，尤其是留存于后世的医著。喻昌的著作主要有《寓意草》一卷、《尚论篇》八卷、《尚论后篇》四卷、《医门法律》六卷。其中除了《寓意草》刊刻于崇祯十六年（1643年）外，其余著作一皆问世于清代。所提出的一些学术见解，诸如"伤寒三纲鼎立说""温病三纲说"以及对大气理论的发挥、对燥邪致病的辨识等，都是他晚年的观点。由此而言，本书把喻昌安置在清代的首位。这是文章的时代归类问题。至于文章的先后排列，设置两条原则。首先是按照文章撰就年代的先后为序。比如柳宗元的生年是公元773年，刘禹锡的生年是公元772年，虽然前者较后者晚了一年，但是《宋清传》是柳宗元于公元805—815年任永州司马期间所作，而刘禹锡的《因论》七篇，包括本书所收《鉴药》《述病》写于刘氏夔州刺史任上，时在公元822—824年，因而本书将柳宗元的两篇放在刘禹锡的两篇前面。又如王世贞的生年为公元1526年，虽然早于吴崑的生年公元1552年，但是前者的《〈本草纲目〉原序》撰于公元1590年，而后者的《〈医方考〉自序》撰于公元1584年，根据上述原则，吴崑的《〈医方考〉自序》就排列于王世贞的《〈本草纲目〉原序》前。其次是按照作者生年的先后排列。对于未晓撰就时间的篇文，就一律按照这一原则编排次序。此外，本书所收《药论四则》《〈素问〉注文三则》《方论三则》《医案六则》四篇，皆由若干则短文组成，其在目录中的序次依据首则短文的撰就年代或其作者的生年而定。

前人作文，每多清辞丽句、嘉言妙语，用词既典雅，意味亦隽永，或展现传统文化的精粹，或说明发人深省的事理，或是著名语典的本源，或是传诵至今的名论,启人心智,开人慧眼,宽人胸怀,令人喜悦。本书所收文章,不唯不乏此类金玉、药石之言,另有揭示通篇主旨、提炼篇章要义的精致语句,特从中择选162条,题为"名言嘉句录",以为附录,供读者集中观赏。

医古文教材通常大别为涉医文章与基础知识两大部分。如前所述,文选部分宜于字词训释的基石上,注重意义之领悟、要旨之把握,基础部分可在熟稔要论例释的根柢上,着力论述之拓宽、剖析之深切。职此之故,医古文的文选与基础自有其深耕细作之必要。笔者于2010年出版的《举要》(《段逸山举要医古文》,天津科学技术出版社)一书即为拓宽、深化医古文基础知识而设,今所撰《解读》即为品赏、涵泳医古文佳什而作。

我从事医古文教学几近一个甲子,诸多教案或散见于纸篑,或旁注于教材,或存放于电脑,乃至储记于头颅,取用甚是不便,素有系统整理之想。虽然思萦往复,每有自出胸臆者,积案盈尺,多存爬梳剔抉者,但是选或失当,校或走眼,注或欠安,析或逊透,权供医古文同仁、中医文献学者乃至爱好者一哂。当今新人辈出,后浪奔腾,知罪当否,称是摘非,皆属助成之者。

目　录

明代文

清代文

附录

先秦文

段逸山解读医古文

医 师 章

《周礼》

医师掌医之政令，聚毒药以共医事①。凡邦之有疾病者、疕疡者造焉②，则使医分而治之。岁终则稽其医事，以制其食③：十全为上④，十失一次之，十失二次之，十失三次之，十失四为下。

食医掌和王之六食、六饮、六膳、百羞、百酱、八珍之齐⑤。凡食齐视春时⑥，羹齐视夏时，酱齐视秋时，饮齐视冬时。凡和，春多酸，夏多苦，秋多辛，冬多咸，调以滑甘⑦。凡会膳食之宜⑧，牛宜稌⑨，羊宜黍，豕宜稷，犬宜粱，雁宜麦，鱼宜苽⑩。凡君子之食恒放焉⑪。

疾医掌养万民之疾病。四时皆有疠疾⑫：春时有痟首疾⑬，夏时有痒疥疾⑭，秋时有疟寒疾⑮，冬时有嗽上气疾⑯。以五味、五谷、五药养其病⑰，以五气、五声、五色视其死生⑱，两之以九窍之变⑲，参之以九藏之动⑳。凡民之有疾病者，分而治之。死终则各书其所以㉑，而入于医师。

疡医掌肿疡、溃疡、金疡、折疡之祝药、劀杀之齐㉒。凡疗疡，以五毒攻之㉓，以五气养之，以五药疗之，以五味节之。凡药，以酸养骨，以辛养筋，以咸养脉，以苦养气，以甘养肉，以滑养窍。凡有疡者，受其药焉。

兽医掌疗兽病，疗兽疡。凡疗兽病，灌而行之，以节之，以动其气，观其所发而养之。凡疗兽疡，灌而劀之，以发其恶，然后药之、养之、食之。凡兽之有病者、有疡者，使疗之。死则计其数以进退之。

——中华书局1980年《十三经注疏》影印本《周礼·天官·冢宰下》

【注释】

①共：通"供"。　②疕（bǐ 匕）疡：头上生疮为疕，身上生疮为疡，

此处泛指疮疡。　③食：俸禄。　④十全：治病十治十愈。全，通"痊"。
⑤和（hé 禾）：调和。　六食：指稌、黍、稷、粱、麦、苽六谷所做食物。
六饮：指六种饮料，即水、浆、醴、醇、医、酏。　六膳：指六种肉类膳食
品，据下文，宜为牛、羊、豕、犬、雁、鱼。　百羞：指各种美味的食品。
百酱：指各种酱类食品。　八珍：指八种烹饪法，即淳熬、淳母、炮豚、炮
牂、捣珍、渍珍、熬珍、肝膋（liáo）。　齐：同"剂"。　⑥视：比照。
⑦滑甘：指滑润甘甜之物。　⑧会：调配。　⑨稌（tú 涂）：稻。　⑩苽
（gū 姑）：多年生宿根水生草本植物。　⑪君子：对贵族男子的通称。　放：
通"仿"。仿效。　⑫疠疾：疫病。　⑬痟（xiāo 消）首：头痛。　⑭痒疥：
疥疮。　⑮疟寒：疟病。　⑯嗽：咳嗽。　上气：气喘。　⑰五药：指草、
木、虫、石、谷。　养：医治。　⑱五气：指五脏之气。气谓脏腑的功能活
动。　五声：指语声之宫、商、角、徵、羽。　五色：指面色之青、赤、黄、
白、黑。　⑲九窍之变：指九窍开闭异常。九窍，指眼、耳、口、鼻七清窍
与前后二阴。　⑳参：通"三"。　九藏：指心、肝、脾、肺、肾五脏，以及
胃、大肠、小肠、膀胱。　㉑死终：少者曰死，老者曰终。　所以：原因。
㉒祝药：敷药。　劀（guā 刮）杀：谓刮去腐肉脓血。劀，刮除。　㉓五毒：
用五种矿石（石胆、丹砂、雄黄、礜石、磁石）炼制的外用药。

【解读】

《周礼》系儒家经典著作"十三经"之一，居"三礼"之首，记载先秦
时期社会政治、经济、文化、风俗、礼法诸制，其中包括医政制度，保存了
先秦诸多珍贵史料。该书并非一人一时的作品，而是在周秦之间辗转流传，
并不断增益修订而成。汉初称为《周官》，西汉末年刘歆改作《周礼》。内分
《天官》《地官》《春官》《夏官》《秋官》《冬官》六篇，其中《冬官》佚失，
代之以《考工记》。

首段讲医师的职责。医师是执掌医务的官员，所负职责大致可以归纳为

四个方面：一是"掌医之政令"，掌管发布有关医事的政策法令。二是"聚毒药以共医事"，负责药物的采购、保管、供应。所称"毒药"，泛指祛病药物。明代张介宾《类经·论治类》有"毒药者，总括药饵而言。凡能除治者，皆可称为毒药"的解说。三是"凡邦之有疾病者、疕疡者造焉，则使医分而治之"，给疾医、疡医分配医疗任务。四是"稽其医事，以制其食"，对众医考核绩效、制定俸禄。其中"十全为上"一语，传扬后世。医师承担任务既然重要若是，因而东汉郑玄注释说："医师，众医之长。"如此繁杂的工作，就需要配备相应的人员。《周礼·天官·冢宰》开篇"治官之属"记载医师及其所属四科的人员配置："医师上士二人，下士四人，府二人，史二人，徒二十人。食医中士二人。疾医中士八人。疡医下士八人。兽医下士四人。"可见医师不仅人员配备较为齐全，而且内有上士级别的人员。上士除了全面掌管之外，还具体负责发布政策法令、分配医疗任务、考核奖惩众医。"府"属于保管人员，"史"属于记录人员，"徒"属于役使人员。

医师之下，首列食（sì）医。食医负责饮食配伍，指导烹饪，相当于后世的营养师，包括主食、饮品、肉制品乃至各种美食、调味品的搭配，同时非常讲究烹调方法。不仅如此，还强调饮食的寒温要比照四季的气温："食齐视春时，羹齐视夏时，酱齐视秋时，饮齐视冬时"，亦即饭宜温，羹宜热，酱宜凉，饮宜寒。注重主食与肉食之间的配合："牛宜稌，羊宜黍，豕宜稷，犬宜粱，雁宜麦，鱼宜苽"，以使气味相成互补。想得如此周到，做得这般地道，服务对象是谁呢？此段首句就点明是"王"，包括王室成员。看来这样安排饮食的效果不错，因而贵族豪门也纷纷效仿。而对于万千民众来说，既不敢奢望食医，也没有条件"恒放"，那就继续品尝橡饭菁羹。需要说明的是：食医并非王室人员饮食的主管者。其主管者称为膳夫，郑玄有注云："膳夫，食官之长也。"膳夫以下，为王室人员饮食服务的，有庖人、内饔、亨人、猎人、酒正、醢人等不下二十种食官，总人数多达两千人。

疾医相当于后世的内科医生。此段所述疾医的主要工作有：一是认识到疾病的发生与自然季节的关联:"春时有痟首疾,夏时有痒疥疾,秋时有疟寒疾,冬时有嗽上气疾。"二是综合采用望闻问切四诊:闻"五气",听"五声",望"五色",此系一诊。其中所讲"五气",涉及人的情志活动。《素问·阴阳应象大论》有"人有五藏,化五气,以生喜、怒、悲、忧、恐"的论述。再须了解"九窍之变",此系二诊,所以说"两"。还要通过切脉来察辨"九藏之动",此系三诊,因而讲"参"。郑玄注"九藏之动":"藏之动,谓脉至与不至。"贾公彦疏对郑玄此注进一步加以解释:"谓九藏在内,其病难知,但诊脉至与不至,即知九藏之动。"此说甚合医理。《素问·五藏别论》有"五藏六府之气味皆出于胃,变见于气口"语,提示五脏六腑正常与否,皆可凭借诊脉得知。通过如此全面而入微的诊察,来"视其死生",亦即判断预后。三是并用药食治疗法:味、谷在前,药居后,是以食疗为先。四是书写治疗报告:"死终则各书其所以,而入于医师",既可供医师据此定其俸禄,又可作为后治之戒。需要指出的是:此段首句谓"疾医掌养万民之疾病",而如前所述"疾医中士八人",寥寥此数,"万民之疾病"如何能够大包大揽?可见所述乃是彼时士人阶层的一种理想化的构建。此外,这里讲疾医掌管民病,那么王室成员的疾病由谁来负责呢?看来是由医师中的上士承担,或遍邀王畿乃至各诸侯国之名医。

疡医相当于后世的外伤科医生。此段所述内容主要有三:一是疡医治疗的范围,包括"肿疡、溃疡、金疡、折疡"等各种疮疡。二是疡医所用治疗方法,以外治为主,兼顾食养、内服。三是疡医注重以类相养,即利用药物的不同性味,以获取相应的滋养功效。其中"五气",郑玄认为"当为五谷,字之误也"。"以滑养窍"郑玄注:"滑,滑石也。凡诸滑物,通利往来,似窍。"

家畜的疾患不分内外,一概由兽医掌管。先说治疗内病,因家畜病状难知,因而给家畜灌药,使它遄行缓速有节,以使其脉气呈现于外,据此判断病情而加以疗治。次说治疗外疡,采用先攻后养法,灌药后刮去脓血腐肉,祛除患处病毒，再敷药疗养，喂以饲料。因首段说"凡邦之有疾病者、疕疡者造焉，则使医分而治之。岁终则稽其医事，以制其食"，是讲对疾医、疡医的考核，并未涉及兽医，所以此段末补上一句"死则计其数以进退之"，说明对兽医也有考核的规定。

此文的价值主要体现于构建了有周一代比较完善的医事制度：其一，设置管理机构。各种医事活动由医师掌管。其二，划分医疗科别。有食医、疾医、疡医、兽医。其三，初具诊疗常规。从诊断上来说，疾医是四诊合参，疡医、兽医皆是内外兼诊。就治疗而言，疡医、兽医也是内外并治。其四，建立医疗档案。如疾医"死终则各书其所以"，兽医"死则计其数"。其五，制定考核标准。根据疾医、疡医、兽医的治病疗效，医师"岁终则稽其医事，以制其食""以进退之"。其中"十失四为下"正与《灵枢·邪气藏府》"下工十全六"之说相合。

医 缓

《左传》

晋侯梦大厉[①]，被发及地[②]，搏膺而踊，曰："杀余孙，不义。余得请于帝矣[③]。"坏大门及寝门而入[④]。公惧，入于室，又坏户[⑤]。公觉，召桑田巫[⑥]。巫言如梦。公曰："何如?"曰："不食新矣。"

公疾病[⑦]，求医于秦，秦伯使医缓为之。未至，公梦疾为二竖子[⑧]。曰："彼，良医也，惧伤我，焉逃之?"其一曰："居肓之上、膏之下[⑨]，若我何?"医至，曰："疾不可为也，在肓之上、膏之下。攻之不可，达之不及，药不至焉，不可为也。"公曰："良医也。"厚为之礼而归之。

六月丙午，晋侯欲麦，使甸人献麦[⑩]，馈人为之[⑪]。召桑田巫，示而杀之。将食，张[⑫]，如厕，陷而卒。小臣有晨梦负公以登天，及日中，负晋公出诸厕，遂以为殉。

——中华书局 1980 年《十三经注疏》影印本《左传·成公十年》

【注释】

①厉：恶鬼。　②被：同"披"。　③得请：犹言所求获准。　④寝门：古礼诸侯三门，最内之门为寝门。　⑤户：单扇之门。　⑥桑田：古地名，在今河南灵宝市北，本属虢地，僖公五年（前655年）归并于晋。　⑦病：病重。　⑧竖子：小孩。后世称病魔为"二竖"本此。　⑨膏肓：古代医学认为心尖脂肪为膏、心与膈膜之间为肓，二者均为人体深层部位，不易施治，后世用此比喻难治之症。　⑩甸（diàn 店）人：古代掌管田事的官员。　⑪馈（kuì 愧）人：古代为君王炊饪的人。　⑫张：通"胀"。腹满。

【解读】

《左传》是一部编年体史书，原称《左氏春秋》。汉儒认为该书系解释《春秋》经的传文，故又称《春秋左氏传》，儒家经典著作"十三经"之一，列《春秋》三传之首。相传为春秋末鲁太史左丘明撰，实出于战国人之手。全书三十卷，按鲁国十二君编年记事，始于隐公元年（前722年），终于哀公二十七年（前468年），并叙及鲁悼公四年（前464年）、十四年（前454年）事，记述详明，文字优美，是研究春秋时期各国历史的重要文献，也具有较高的文学欣赏价值。

篇名据文章内容另加。成公十年即公元前581年。

此文以三场噩梦网织全文，带有神秘色彩。

第一梦述梦主晋侯被厉鬼追杀。晋侯指晋景公姬獳，前599—581年在位。成公八年，晋景公杀害赵同、赵括，致使赵氏断绝祭祀。从厉鬼所说"杀余孙，不义。余得请于帝也"可以看出，厉鬼乃是赵同、赵括的祖先，今所请报仇已获天帝允准。厉鬼"搏膺而踊"，边击打胸脯边跳跃，显见其愤怒之状，连闯三扇门户，步步紧逼，遂使晋景公恐惧战栗，精神崩溃。继之带出占梦的情节：被晋景公招来的桑田巫料事如神，能准确无误地道明梦境，并预言晋景公死期不远。

第二梦述梦主晋景公的病象。晋景公因受前一梦境与桑田巫预言的惊吓而病重。在秦伯（指秦桓公，前603—前577年在位）所派医缓到来前，梦见以两个儿童形象出现的病魔隐藏于艾灸、针刺、服药的功效都不能抵达的"膏肓"部位，既表明顽疾之深重，也反映病魔的狡猾。与此梦境相关，前后带出晋景公求医与医缓诊病的情节。

第三梦的梦主系宦官，做梦时间是清晨，梦境为梦主背负晋景公登天。此梦串联起晋景公身亡与此宦官殉葬的情节。因晋景公死于厕所，此宦官于日中"负晋公出诸厕，遂以为殉"。在此梦境前，插入晋景公杀害桑田巫事，看似与宦官之梦无关，实则在事件的进程上暗通。因前述桑田巫占梦言晋景公"不食新"，即死于吃新麦前，此说炊饪好的新麦就端放在前，晋景公只待张口，因而认为桑田巫所占不实，且有诅咒之罪，遂即"杀之"。正当晋景公"将食"而未食之际，突然感觉腹胀，急忙"如厕"，而死于其内。这一情节既与前占梦境呼应，又同晋景公卒于厕中相接，自然也跟宦官之梦有关。

综观此文，所可议论者或有下述几点：

其一，晋景公的病根。杀戮太过系晋景公的病根所在。姬獳执政晋国将近二十年，对外战争多次取得胜利，疆域也有所扩张，并不是个昏君、庸君，甚至还是个颇有作为的君王。他最严重的问题是听信谗言，于公元前583年下令处死赵同、赵括族系，后来发觉错杀，后悔莫及，以致心神恍惚，噩梦连连。末了还滥杀无辜的桑田巫，身亡于厕，可谓死得其所！

其二，桑田巫的"聪明"。魏晋时人杜预评注《左传》说"桑田巫以明术见杀"，不错，占梦如实，预言成真，桑田巫果然是满腹明术，他被杀害确实是可惜可痛。但是，他能够准确地预料晋景公的死期，却不能设想到因此而埋下被杀的祸根，聪明反被聪明误。从这一点上来说，桑田巫并不聪明，甚而可说是糊涂。

其三，医缓的医术。医缓是春秋时秦国名医。就文内有关医缓的叙述，反映三个问题：一是"公疾病，求医于秦"，晋景公病重，便向秦国求医，可见春秋时秦国多名医，而医缓尤为出类拔萃者，因而受命于秦桓公。二是医缓认为病魔处于各种治疗措施难以触及的深危部位，"不可为"，亦即不可治，与晋侯梦境完全吻合，可见其诊断之精准，因而晋景公赞其为良医，虽然未能治愈疾病，也"厚为之礼而归之"，为医缓置办丰厚礼品送他回国。三是反映出彼时已然具有、医缓业已掌握艾灸、针刺、汤药等多种治疗手段。

此外，《左传》是成语典故的渊薮之一，从此文也可见到一二，如"二竖"之为病魔、成语"病入膏肓"的出典等。

医　和

《左传》

　　晋侯求医于秦，秦伯使医和视之。曰："疾不可为也，是谓近女室①，疾如蛊②。非鬼非食，惑以丧志。良臣将死，天命不祐。"公曰："女不可近乎？"对曰："节之。先王之乐，所以节百事也，故有五节③。迟速本末以相及，中声以降。五降之后，不容弹矣④。于是有烦手淫声⑤，慆堙心耳⑥，乃忘平和⑦，君子弗听也。物亦如之。至于烦，乃舍也已，无以生疾。君子之近琴瑟⑧，以仪节也，非以慆心也。天有六气，降生五味，发为五色⑨，征为五声⑩。淫生六疾⑪。六气曰阴、阳、风、雨、晦、明也⑫。分为四时⑬，序为五节⑭，过则为灾。阴淫寒疾，阳淫热疾，风淫末疾⑮，雨淫腹疾，晦淫惑疾⑯，明淫心疾⑰。女，阳物而晦时⑱，淫则生内热惑蛊之疾⑲。今君不节不时，能无及此乎？"

　　出，告赵孟。赵孟曰："谁当良臣⑳？"对曰："主是谓也。主相晋国㉑，于今八年，晋国无乱，诸侯无阙，可谓良矣。和闻之，国之大臣，荣其宠禄，任其大节㉒。有灾祸兴而无改焉，必受其咎。今君至于淫以生疾，将不能图恤社稷，祸孰大焉？主不能御㉓，吾是以云也。"赵孟曰："何谓蛊？"对曰："淫溺惑乱之所生也。于文，皿虫为蛊。谷之飞亦为蛊。在《周易》，女惑男，风落山，谓之蛊。皆同物也。"赵孟曰："良医也。"厚其礼而归之。

　　　　　　　——中华书局 1980 年《十三经注疏》影印本《左传·昭公元年》

【注释】

　　①谓：通"为"。因为。　　②蛊：心志惑乱之疾。　　③五节：宫、商、

角、徵、羽五声之节奏。　④不容：不允许。　⑤烦手：复杂的弹奏手法。淫声：淫邪的乐声。　⑥慆（tāo 涛）：喜悦。　堙（yīn 因）：堵塞。⑦忘：通"亡"。失去。　⑧琴瑟：泛指音乐。　⑨发：显现。　⑩征：证验。⑪淫：过度。　⑫晦：夜晚。　明：白昼。　⑬四时：指朝、昼、夕、夜。⑭五节：五行之节，即春、夏、季夏、秋、冬。　⑮末：头部。　⑯晦淫：谓夜晚就寝过迟。　⑰明淫：谓白天思虑过度。　⑱阳物：此谓阳气用事，即施行房事。　⑲惑蛊：迷惑。　⑳当（dàng 档）：算是。　㉑相（xiàng 向）：辅助。　㉒大节：存亡安危的大事。　㉓御：止。

【解读】

《左传》介绍见本书《医缓》。篇名据文章内容另加。昭公元年即公元前541 年。

此文主要涉及三位历史人物：医和、晋侯、赵武。医和是春秋时秦国名医，最早提出六淫致病的见解，后世每多以"医和"借指为良医。晋侯即晋平公姬彪，前 557—前 532 年在位，本属庸庸之辈，自幼登基，继承乃父晋悼公留下的雄厚国力，又得荀偃、范匄、赵武等能臣辅佐，自以为可永葆太平盛世，于政事上碌碌无为，在生活上穷奢极欲，遂使上行下效，导致公室腐败不堪。赵武（前 591—前 541）即赵文子，晋大夫，即文中所指"良臣"，系赵盾之孙、赵朔之子，赵氏复兴的奠基人，有赵孟之称。公元前 554 年与公元前 548 年，荀偃、范匄先后去世，赵武升迁正卿，主持国事，晚年因劳于政务而心身俱瘁。另外还提到秦伯，指秦景公嬴石，前 576—前 537 年在位。

前段为医和论疾，系全文主旨所在。文章开门见山，说公元前 541 年，晋平公患病，向秦国求医，秦景公委派医和前往诊病。医和诊察后说了三点看法：一是病因，由"近女室"所致。二是证候，表现为心志惑乱。其后以"非鬼非食，惑以丧志"加以强调，认为晋平公的惑乱并非鬼怪作祟、饮食失调引起，乃因迷惑女色而丧失心志。从中透露出一个信息，即先秦时人认为

"鬼""食"是招致蛊疾的两个原因，而晋平公所患由色欲过度诱发，因而不直接讲成"蛊"，而是说"如蛊"。三是预后，难以治愈。同时依据"原诊以知政"之理，推测时任正卿执政的赵武将死。因何有此结果？因国君有过而不匡救，故良臣将死而天命不助。针对晋平公所提"女子不可亲近吗"的问题，医和讲了一通以音乐比喻"近女"的道理。其中"淫"是通段关键语。

所涉可分为喻体、喻语与本体三个部分。

喻体提出关乎音乐二论：一论音乐的作用，用以节制百事。二论如何弹奏？音乐有五声的节奏，时缓时急，始终连贯，达到中和之声。五声皆得中和，则曲终意阑，就必须停止奏乐。如果继续采用复杂的弹奏手法，就会出现淫邪的乐声，使心志喜悦，耳膜充塞，从而失去平正谐和，为此君子不听淫声。

喻语"物亦如之"，谓百事皆如音乐，不可失节，到了困乏的地步，就得割舍，也便不会因此而患病。其后补述如此做法的原因：君子所以接近音乐，是为了借助礼仪来节制，而并非用以使心胸欢愉。既承上之喻体音乐，又启下之本体"近女"。

本体主要论述两个问题。

其一，六气及其为病。自然气候变化有阴、阳、风、雨、晦、明六种现象。人生活于六气之中，在正常情况下，不会损害健康，一旦活动过度，便会引起机体生理紊乱，从而产生相应的寒、热、末、腹、惑、心等疾患，即所谓"淫生六疾""过则为灾"，"淫""过"义同，这就是著名的六气过度致病说，反映彼时已基本确立病因学说。此论对后世的医学理论具有启示作用，如《素问》之《阴阳应象大论》"阳胜则热，阴胜则寒"以及"湿胜则濡写"，《至真要大论》"夫百病之生也，皆生于风寒暑湿燥火"诸说，与此皆有密切的渊源关系。

其二，晋平公所患之疾及其因由。所患为"惑疾"，病因是"近女"，也就是房事过度。医和认为施行房事应和合于夜晚，倘若过度，就会引发内热迷惑的疾病。如今晋平公既不节制，又不按时，自然会招致这样的后果。

后段通过赵武与医和的两问两答说明两个问题。《国语·晋语八》也载有赵武与医和的问答，同此段所述相仿。

前一问答重在分析晋平公患病乃主政大夫赵武的过失。其中又可判作两层：前一层说赵武是"良臣"。因赵武主政以来，晋国内部没有发生动乱，同诸侯各国的外交也不失礼，因而"可谓良矣"。后一层讲赵武"必受其咎"。因大臣的职责在于防止国家出现灾祸，如今国君"淫以生疾"便是最大的灾祸，而作为主政大臣未能阻止，"吾是以云也"。所"云"者何？即"主是谓"，正是应承上文"良臣将死"。按赵武于公元前548年执政，至公元前541年，前后恰当八年，所以文中说"主相晋国，于今八年"，暗言其将死。

后一问答探讨"蛊"的含义。因前段医和在论述病因时提到"淫则生内热惑蛊之疾"，赵武便提出"何为蛊"的问题。医和先说蛊因沉溺迷惑而生，接着从文字、常识与易卦三个方面予以解释。从文字上来说，"皿虫为蛊"。隋唐医家巢元方对此有个解说："凡蛊毒有数种，皆是变惑之气。人有故造作之，多取虫蛇之类，以器皿盛贮，任其自相啖食，唯有一物独在者，即谓之为蛊。"（《诸病源候论》卷二十五《蛊毒诸病上·蛊毒候》）说把诸多毒虫密封于器皿内，相互噬食后，最终独存者就称为蛊，可见蛊毒性之烈。这一理解从字形上也可得到印证，东汉许慎《说文解字》所载"蛊"字的篆文字形即为"皿"上三虫。"三"用以表示众多。其后唐代陈藏器《本草拾遗》、宋人郑樵《通志》、明朝李时珍《本草纲目》等并主此说。积谷生虫而能飞者也叫作蛊，则是据生活常识说。就卦象而言，《周易·蛊卦》巽下艮上，巽为长女、为风，艮为少男、为山，意为长女迷惑少男，大风吹落山木。这些都与晋平公所患"惑疾"属于同一种类，故有"同物"之说。《说文解字》"蛊"段玉裁注，认为蛊入人腹，即侵蚀其中，即以人为皿，女惑男，则男为皿，风落山，则山为皿，也是对"同物"的解释。医和的一番答语令赵武钦佩不已，由衷地发出"良医也"的赞叹，随后置办丰厚礼物送医和回国。

本　生

《吕氏春秋》

　　始生之者，天也；养成之者，人也。能养天之所生而勿撄之^①，谓之天子。天子之动也，以全天为故者也^②，此官之所自立也。立官者，以全生也。今世之惑主^③，多官而反以害生^④，则失所为立之矣。譬之若修兵者^⑤，以备寇也；今修兵而反以自攻，则亦失所为修之矣。

　　夫水之性清，土者抇之^⑥，故不得清；人之性寿，物者抇之，故不得寿。物也者，所以养性也，非所以性养也。今世之人，惑者多以性养物，则不知轻重也。不知轻重，则重者为轻，轻者为重矣。若此，则每动无不败。以此为君，悖；以此为臣，乱；以此为子^⑦，狂。三者，国有一焉，无幸必亡。

　　今有声于此，耳听之必慊^⑧，已听之则使人聋^⑨，必弗听；有色于此，目视之必慊，已视之则使人盲，必弗视；有味于此，口食之必慊，已食之则使人喑^⑩，必弗食。是故圣人之于声色滋味也，利于性则取之，害于性则舍之，此全性之道也。世之贵富者，其于声色滋味也多惑者，日夜求，幸而得之则遁焉^⑪。遁焉，性恶得不伤？万人操弓，共射一招^⑫，招无不中；万物章章^⑬，以害一生，生无不伤，以便一生^⑭，生无不长。

　　故圣人之制万物也^⑮，以全其天也。天全，则神和矣，目明矣，耳聪矣，鼻臭矣，口敏矣，三百六十节皆通利矣。若此人者：不言而信，不谋而当，不虑而得；精通乎天地^⑯，神覆乎宇宙；其于物无不受也^⑰，无不裹也^⑱，若天地然；上为天子而不骄，下为匹夫而不惛^⑲。此之谓全德之人^⑳。

　　贵富而不知道，适足以为患，不如贫贱。贫贱之致物也难，虽欲过之奚由？出则以车，入则以辇，务以自佚^㉑，命之曰招蹶之机^㉒；肥肉厚酒，务以自强，命之曰烂肠之食；靡曼皓齿㉓，郑卫之音㉔，务以自乐，命之曰伐性之斧。三患者，贵富之所致也，故古之人有不肯贵富者矣，由重生故也㉕，非夸以名也㉖，为其实也。则此论之不可不察也。

——上海古籍出版社 1986 年影印浙江书局《二十二子》

汇刻本《吕氏春秋·孟春纪》

【注释】

①撄：违逆。　②全天：顺应天性与生命。　③主：古代对天子、诸侯的称谓。　④官：设立官职。　⑤修兵：建立军队。　⑥抇（gǔ 古）：搅乱。　⑦子：子民。　⑧慊（qiè 怯）：满足。　⑨已：过度。　⑩喑：哑。　⑪遁：放纵。　⑫招：箭靶。　⑬章章：明美貌。　⑭便：利。　⑮制：依式剪裁。　⑯精通：谓精气贯通。　⑰受：承受。　⑱裹：囊括。　⑲惛（mèn 焖）：通"闷"。忧愁。　⑳全德：道德完美。　㉑佚：通"逸"。骄逸。　㉒蹷：通"厥"。因气逆上而晕倒。　机：关键。　㉓靡曼皓齿：喻美色。　㉔郑卫之音：春秋战国时郑国、卫国的民间音乐，古代用以代称淫靡之乐。　㉕重（zhòng 众）生：谓珍重身体，爱惜生命。　㉖夸：虚。

【解读】

《吕氏春秋》亦称《吕览》，全书共二十六卷，分为十二纪、八览、六论，共一百六十篇，《汉书·艺文志》谓其"兼儒墨，合名法"，列为杂家，实则为先秦道家思想的集成之作，系战国末秦相吕不韦召集门客所著。吕不韦（?—前235），阳翟（今河南禹州）人，早年经商，后任秦国丞相。

《本生》系该书第二篇。文章标题披露了此文以生为本，即把保全生命作为根本的主旨，围绕着物与性二者的关系，多层次地阐述道家全生保性的养生观。

全文分为五段，各段文意层层递进：

首段开篇即提出自然而积极的养生之道："始生之者，天也；养成之者，人也。能养天之所生而勿撄之，谓之天子。"什么叫"养生"，就是"养天之所生而勿撄之"，让"天之所生"的人自然地生养，因为人生来就是长寿的，为了物欲而劳心费神，自然要折寿。

那么，怎样来妥善地处理身体与外物二者的关系呢？这便是第二段的主旨。"物也者，所以养性也，非所以性养也"，说外物用以养育身体，而不是用身体来养育外物。接着辨析物、身二者的轻重关系，认为身重而物轻，应当用"轻"之"物"来养育"重"之"身"。指出今世迷惑之人颠倒物、身二者的轻重关系，"重者为轻，轻者为重"，以身养物，从而导致为君则悖、为臣则乱、为民则狂，"每动无不败"的恶果。由此可见，以物养身还是以身养物，实在是智慧与愚蠢的一大区别。

怎么才能做到以外物养育身体呢？第三段就着重论述这个问题，提出以身驭物之道的命题，亦即保全生命之道在于取舍适度。

先从正面说："今有声于此，耳听之必慊，已听之则使人聋，必弗听；有色于此，目视之必慊，已视之则使人盲，必弗视；有味于此，口食之必慊，已食之则使人喑，必弗食。"认为对声色滋味，不能太过，过则害生。耳听美声，目视美色，口尝美味，感到满足，如果"已"了，即过度了，则招致"聋""盲""喑"的严重后果。这个意思取之于《老子·第十二章》"五色令人目盲，五音令人耳聋，五味令人口爽"。"是故圣人之于声色滋味也，利于性则取之，害于性则舍之，此全性之道也。"是"利"还是"害"，在于"取""舍"之适度。适度则养身，过度则害身。

再从反面言："世之贵富者，其于声色滋味也多惑者，日夜求，幸而得之则遁焉。遁焉，性恶得不伤？"日夜放纵于声色滋味，"性恶得不伤"？好比万人持弓同射一靶，其中一定会有人射中；万物明美用以害身，其中必然有物伤人。反复说明全身之道贵在取舍适度。

在上述对外物务求取舍适度的基础上，第四段进而认为必须裁制万物，以顺应天性与生命的自然生长："圣人之制万物也，以全其天也。"从而获取神和、目明、耳聪、鼻臭、口敏、三百六十节皆通利的最佳效果。其后运用浓重笔墨描绘达到如此境界之人的神奇：免开尊口就获取信任，无须谋划便恰如其分，不假思虑即行有所得；精气贯通天地，覆盖宇宙；对于万物无不承受，无不囊括，如同天之无不笼罩、地之无不负载一样；上为南面一尊而不骄横，下为一介草民而不忧愁。文章认为这就是道德完美无缺的人。表明"全天"乃"全德"前提的思想。

末段属总结性言论，强调摒弃物欲之"三患"："出则以车，入则以辇，务以自佚，命之曰招蹶之机；肥肉厚酒，务以自强，命之曰烂肠之食；靡曼皓齿，郑卫之音，务以自乐，命之曰伐性之斧。"骄逸的生活乃"招蹶之机"，不节的酒肉乃"烂肠之食"，迷醉的声色乃"伐性之斧"，而此"三患"皆由"贵富而不知道"所致。从这个意义上来说，贵富不如贫贱，因而古人有不肯富贵的。如商末孤竹国第八任君主亚微之子伯夷、叔齐宁可外逃，也不愿接任国君之位。《庄子·秋水》也记载庄子以庙堂之龟与曳尾于涂中之龟为喻，拒绝楚王的聘用。这并非为轻富贵以求虚名，而是为求全生保性之实。行文至末，谆谆叮嘱"此论之不可不察"。

需要指出的是，本文的中心论题是养生，而所涉并不限于养生，也论及治国的问题。比如文章多处告诫"惑主"以及惑于声色滋味的"贵富者"，"立官"是为了"全生"，而不是"害生"，不知轻重，"以性养物"，将有亡国之虑。这些文字不是生硬地附加上去，而是与所述养生话题紧密相关，并无一丝突兀之处。

从写作手法上来说，使用恰当的比喻阐明主旨是此文的一大特点。

比如首段以修兵自攻比喻多官害生："立官者，以全生也。今世之惑主，多官而反以害生，则失所为立之矣。譬之若修兵者，以备寇也；今修兵而反以自攻，则亦失所为修之矣。"设立官职是为了保障民生，而多任用不贤之材，反而伤害民生，好比建立军队是为了防御敌寇，反而用以自相攻伐。再如次段以水清土搅而水不清，比喻人寿物扰而人不寿："夫水之性清，土者抇之，故不得清；人之性寿，物者抇之，故不得寿。"又如第四段以万人射靶必中靶，比喻万物对于身体必然或利或害："万人操弓，共射其一招，招无不中；万物章章，以害一生，生无不伤，以便一生，生无不长。"因而要裁制万物，以利生长。

两汉文

段逸山解读医古文

宝命全形论

《黄帝内经素问》

黄帝问曰："天覆地载，万物悉备，莫贵于人。人以天地之气生，四时之法成①。君王众庶，尽欲全形，形之疾病，莫知其情，留淫日深②，著于骨髓③，心私虑之。余欲针除其疾病，为之奈何？"岐伯对曰："夫盐之味咸者，其气令器津泄④；弦绝者，其音嘶败；木敷者，其叶发⑤。病深者，其声哕⑥。人有此三者，是谓坏府，毒药无治，短针无取⑦。此皆绝皮伤肉⑧，血气争黑。"

帝曰："余念其痛，心为之乱惑，反甚其病，不可更代⑨。百姓闻之，以为残贼⑩。为之奈何？"岐伯曰："夫人生于地，悬命于天⑪，天地合气，命之曰人。人能应四时者，天地为之父母⑫。知万物者，谓之天子⑬。天有阴阳，人有十二节⑭；天有寒暑，人有虚实。能经天地阴阳之化者⑮，不失四时；知十二节之理者，圣智不能欺也⑯。能存八动之变⑰，五胜更立⑱，能达虚实之数者⑲，独出独入⑳，呿吟至微㉑，秋毫在目。"

帝曰："人生有形，不离阴阳。天地合气，别为九野㉒，分为四时，月有小大，日有短长，万物并至，不可胜量，虚实呿吟，敢问其方。"岐伯曰："木得金而伐，火得水而灭，土得木而达，金得火而缺，水得土而绝，万物尽然，不可胜竭。故针有悬布天下者五，黔首共馀食㉓，莫知之也。一曰治神，二曰知养身，三曰知毒药为真，四曰制砭石小大，五曰知府藏血气之诊。五法俱立，各有所先。今末世之刺也㉔，虚者实之，满者泄之，此皆众工所共知也。若夫法天则地，随应而动，和之者若响㉕，随之者若影。道无鬼神，独来独往。"

帝曰："愿闻其道。"岐伯曰："凡刺之真㉕，必先治神，五藏已定，九候已备，后乃存针㉗。众脉不见㉘，众凶弗闻㉙，外内相得，无以形先，可玩往来㉚，乃施于人。人有虚实，五虚勿近，五实勿远，至其当发，间不容瞚㉛。手动若务㉜，针耀而匀，静意视义㉝，观适之变㉞，是谓冥冥㉟，莫知其形。见其乌乌，见其稷稷，从见其飞㊱，不知其谁。伏如横弩㊲，起如发机㊳。"

帝曰："何如而虚？何如而实？"岐伯曰："刺虚者须其实㊴，刺实者须其虚。经气已至，慎守勿失，深浅在志，远近若一。如临深渊，手如握虎，神无营于众物㊵。"

——人民卫生出版社 1986 年影印明顾从德翻刻宋本

《黄帝内经素问·宝命全形论》

【注释】

①四时之法：四季气候变化的规律。　②留淫：积久漫衍。　③著(zhuó 浊)：附着。　④津：水。　⑤发：通"废"。草木枝叶凋落。　⑥哕(yuě)：王冰注："谓声浊恶也。"　⑦短针：原指长度较短的针，此泛指针具。　取：刺取。　⑧绝皮：此谓皮肤损伤。绝，穿过。　⑨更代：替代。⑩残贼：残忍暴虐。　⑪悬命：谓维系生命。　⑫父母：指万物化生的根源。⑬天子：此指掌握自然规律的人。　⑭十二节：指人体左右两侧肩、肘、腕、髋、膝、踝十二处大关节。　⑮经：度量。　⑯欺：超越。　⑰存：省察。八动：此指八节（立春、春分、立夏、夏至、立秋、秋分、立冬、冬至）之气象运动。　⑱五胜更立：谓五行之气相胜，更替主时。　⑲数：规律。⑳独出独入：此喻运用自如。　㉑呿（qū 祛）吟：指痛苦呻吟的声音。㉒九野：九州岛的土地。《尚书·禹贡》谓中国古代设置冀、豫、雍、扬、兖、徐、梁、青、荆九州岛，后泛指中国。　㉓黔首：百姓。　馀食：饱食。馀，充足。全元起本作"饱"。　㉔末世：此指近世。　㉕和（hè 贺）：应和。　响：回声。　㉖真：正。　㉗存针：留意于针刺之法。　㉘脉（mò

莫）：通"眽"。审视。　㉙凶：通"讻"。喧闹。　㉚玩：反复体会。㉛瞚（shùn 顺）：同"瞬"。眨眼。　㉜务：急速。《说文·力部》："务，趣也。"段玉裁注："趣者，疾走也。务者，言其促疾于事也。"　㉝义：适宜。㉞适（dí 敌）：通"谛"。仔细。　㉟冥冥：渺茫貌。此言血气变化之不可见。　㊱从：同"纵"。　㊲横弩：当作"彍弩"。拉满的弓弩。㊳机：弓弩上的机括。　㊴须：待。　㊵营：通"惸"。迷惑。

【解读】

《黄帝内经素问》，托名黄帝所作。此书非一时之书，也不是出自一人之手，应是从战国到秦汉时期，由众多医家次第编撰、整理、补正、汇集而成。该书是我国现存最早的一部医学经典著作，全面地总结了秦汉以前的医学成就，形成了独具特色的中医理论体系，为中医学的发展奠定了坚实的基础，因而备受历代学者的推崇。《素问》内容极其丰富，主体是论述医学基础理论与医疗实践经验，同时记述与医学相关的中国古代哲学、天文、历法、气象、地理、心理等方面知识。

本文是一篇医论。假托黄帝与岐伯的五组问答，探讨如何珍重生命、健全形体的问题，具体阐述针刺的原则与要求。

第一组问答，论说察病之法。先借黄帝之口，说明天地万物，人命至重，"尽欲全形"，开篇即点明主旨。在黄帝所问中，有"形之疾病，莫知其情，留淫日深，著于骨髓，心私虑之"语。从小处说，此四言五句言简而意丰，有三点宜予揭示：第一，"留淫日深，著于骨髓"实由"莫知其情"所致，从反面反映了治未病的理念。第二，黄帝所忧虑者有二，既是逐渐深入骨髓的疾病，更是对于如此之重的疾病竟然"莫知其情"。第三，黄帝对此而"心私虑之"，反映其仁爱之心。就大处看，此五句四言既承上又启下，提挈出通篇的要义。上文言人命至重，"尽欲全形"，而今病魔却"著于骨髓"，自然要带出下文如何祛除疾病的话题。因而黄帝就顺势提出"余欲针除其疾病，为之奈何"的询问，从而引出岐伯的答语以及其余四组问答。岐伯并不直接回答如何"针除其疾病"的问题，而是"曲里拐弯"地列举了日常生活中的三件事例：发现渗泄的水液，可知容器所贮之盐味咸；听见嘶哑的音声，可知琴弦将要断绝；看到凋落的枝叶，可知树木已经陈腐。用以比喻人发声浊恶，可知其病势沉重，并指出这是脏腑败坏的证候，皮截而肉伤，血黑而气并，反映疾病已然深入膏肓，针刺、药饵都不能治愈。粗读之下，岐伯似乎没有回答黄帝的询问，因而北宋林亿等新校正认为"岐伯之对与黄帝所问不相当"。细品之余，哪里是"不相当"，其实是正相当，岐伯全面、深入且形象地回答了黄帝的询问。黄帝的问语既表达了对"形之疾病，莫知其情"的忧虑，又反映了对疗治"著于骨髓"之病的企求。岐伯认为"知情"与否正是"针除其疾病"的关键所在。倘使对病情茫然无知，犹如盲人摸象，如何能够"针除"？下文所说针刺的原则与要求等无一不是建立在对病情了如指掌的基础之上。唯其如此，岐伯就从打消黄帝忧虑的角度谈起，说明大凡事物"有诸内必形诸外"，因而通过"司外"，便可"揣内"，疾病之"情"并非"莫知"，而是可知。"人有此三者"以下回答了黄帝的问题，岐伯认为这是"毒药无治，短针无取"的不治之症，进而指出诊断不治之症的要点是"绝皮伤肉，血气争黑"。岐伯所举三事，乃"司外揣内"的经典实例。

第二组问答，总论人法天地。黄帝深忧民众的病痛，于是询问如何救治，进一步表明黄帝仁爱为怀。岐伯的答语遂从至高至远处娓娓道来。说人由"天地合气"即禀受天地阴阳之气而生。人体与天地相仿相通，顺应并通达天地阴阳虚实的变化、四时运行的节律及其对人体的影响，就能预防疾患、洞察病兆，并能灵活处治，为下文具体如何"针除其疾病"开辟通道。

第三组问答，重点讲针刺五法。黄帝的问语说了两点，一是听了岐伯上述答语后的领悟，二是提出尚不明白的问题。黄帝所得体会是宇宙万物包括人在内都是天地阴阳二气交合的产物，已大体了解天地阴阳与九野、四时的相应，从月相的盈亏、日照的短长也反映出阴阳二气的消长规律。但他还不清楚的一是怎么来揣测纷繁万物之间的关联，二是把握人体阴阳虚实的方法。对于黄帝所提前一问题，岐伯认为可根据五行之变化来加以分析，因而先说五行相克之理，木受金克就损伤，火受水克就熄灭，土受木克就贯穿，金受火克就毁坏，水受土克就断流，天下万物都是如此，用针治病亦同此理。接着便提出运用针刺的五法。"黔首共馀食，莫知之也"九字系插入语，言百姓唯知饱食终日，而不知阴阳的道理、针刺的妙处。所说五法，首要一条便是"治神"，这也是黄帝所问把握人体虚实的根本方法，岐伯的下一答问将着重阐述这个问题。"知养身"，着重提示针刺的禁忌，《灵枢·终始》即有针刺前后不可行房、醉酒、愤怒、过劳、饥饿、干渴等"刺禁"之说。"知毒药为真"，把握药物的性味功用，提示针药并用，以发挥互补整合的优势。"制砭石小大"，重视选择适宜的针具，《灵枢·官针》有"九针之宜，各有所为，长短大小，各有所施也。不得其用，病弗能移"之说。"知府藏血气之诊"，突出针灸辨证论治之法。其后补上一句，谓五种方法确立之后，宜据需要察其先后，分别采用。还附带陪上一笔"末世之刺"系"众工所共知"，用以衬托"法天则地，随应而动"，亦即效法天地阴阳消长规律、随机应变使用各种针法的良医，能获取如响应声、如影随形的捷效。最后以"道无鬼神，独来独往"，表明针道并不神秘，只要掌握气之顺逆虚实，便可运用自如。

　　第四组问答，阐述针刺法则与行针要求。"治神"一语系此段眼目。"神"是生命现象的总体反映，既呈现了内脏功能与气血盛衰的奥秘，又显露了精神活动的隐微，因而在中医著作中，强调安定神志是行针第一要著的言论甚多。如《灵枢》之《九针十二原》"粗守形，上守神"、《本神》"凡刺之法，必先本于神"、《终始》"必一其神，令志在针"，金朝窦默《针经指南·标幽赋》"凡刺者，使本神朝而后入；既刺也，使本神定而气随"，清人张志聪《黄帝内经素问集注·针解》所注"行针之道，贵在守神"，等等。需要说明的是"治神"的前提，既要求医者心志内守，聚精会神，属意于针尖，如东汉针灸名家郭玉般"神存于心手之间"，也要求患者保持平和的心态，准确呈现机体功能的状况，以便医者体会针下的微细反应，从而达到最佳的"气至"效果。此段其他文字皆围绕"治神"这一关键词语展开。其中除了"五藏已定，九候已备"紧承上句，谓神定而脏安，脏安而脉顺，可理解为同时兼顾医患二者外，余则偏重医者。内容涉及进针、持针以及出针的要领。自"五藏已定"直至"针耀而匀"，言医者进针前的准备工作：须全神贯注，即使周围众目审视而如不见，众口喧闹亦若无闻，达到"治神"的目的，亦即心手相应的境界，当体察到患者经气流动时方可施针，而不要在神志安定前就贸然针刺。对于其中"五虚勿近，五实勿远"句的解释，向来仁智互见。今据《灵枢·终始》"邪气来也紧而急，谷气来也徐而和"，谓邪实来势往往迅猛，正虚动向每每缓和，或可理解为虚证多属慢性，故言"勿近"，实证多属急性，故言"勿远"，提示医者于进针前须把握虚实二证形成的不同特点。下一答问将具体补述针刺虚证、实证的要义。又说一旦出现应当进针的时机，便刻不容缓，果断下针，"手动若务"用以补述"间不容瞚"意。再附带提醒医者所用针具须光洁而匀称。实因兹事体大，故不嫌其烦，反复嘱咐，再三叮咛。从"静意视义"到"伏如横弩"，言医者持针的注意事项：由于患者的血气状况不易辨识，因而医者留针候气时，当如挽弓待发，屏息静候，专心地辨别进针后患者的适应情况，仔细地观察患者经气的变化状态。针刺得气后的细微形态难以察觉，只是手下感觉到经气犹如"乌乌""稷稷"般飞鸟之往来，而不知其状。王冰注："乌乌，叹其气至；稷稷，嗟其已应。"最后以"起如发机"四字概述当经气到来时，医者应当如同拨机发箭般迅捷出针。

第五组问答，如前所述，着重阐述针刺虚证、实证的注意事项，并再度强调"治神"。谓针刺虚证用补法，以待经气实，即感觉阳气隆至，乃可去针；针刺实证用泻法，以待经气虚，即感觉阴气隆至，乃可去针。无论针刺或深或浅，也无论取穴的部位远在四肢或近在腹背，运针候气的道理相同，都要凭借医者对疾病的判断而灵活掌握，慎守经气，不失时机，随应而动。

要如同面临深渊般地不敢怠慢，手执猛虎似的坚定持针，精神高度集中，不受外界纷纭事物干扰。《素问·针解》末段逐句解释此段，多有发明之处，可参阅。

就写作手法而言，注重前后照应是此文的一个显著特点。如第二组"天地合气，命之曰人"云云，照应篇首"人以天地之气生，四时之法成"，申说人与天地的紧密关系；又在第二组中，先后补论"人能应四时者，天地为之父母""能经天地阴阳之化者，不失四时"，反复说明顺应天地四时运行规律的重要性。再如第二组前论"天有寒暑，人有虚实"，后应以"能存八动之变，五胜更立，能达虚实之数者，独出独入"，第三组更应于"道无鬼神，独来独往"。如果说前两条相应于天地与人皆有虚实，那么后两条便相应于只要掌握人体虚实变化的规律，诊治疾病就能得心应手。又如"治神"一语，自打第三组将"治神"列为针刺五法之首后，其意贯通到篇末：第四组说"凡刺之真，必先治神"，这是明应；该组其后论述对针刺全过程的要求，乃至第五组有关对虚实二证的诊治，无不环绕着"治神"展开，这是暗合。

外 揣

《黄帝内经灵枢》

黄帝曰："余闻九针九篇，余亲授其调①，颇得其意②。夫九针者，始于一而终于九，然未得其要道也。夫九针者，小之则无内，大之则无外，深不可为下，高不可为盖，恍惚无穷③，流溢无极。余知其合于天道、人事、四时之变也④。然余愿杂之毫毛，浑束为一，可乎？"岐伯曰："明乎哉问也，非独针道焉，夫治国亦然。"黄帝曰："余愿闻针道，非国事也。"岐伯曰："夫治国者，夫惟道焉。非道，何可小大深浅杂合而为一乎？"黄帝曰："愿卒闻之⑤。"岐伯曰："日与月焉，水与镜焉，鼓与响焉。夫日月之明，不失其影；水镜之察，不失其形；鼓响之应⑥，不后其声⑦。动摇则应和⑧，尽得其情。"

黄帝曰："窘乎哉⑨！昭昭之明不可蔽。其不可蔽，不失阴阳也。合而察之，切而验之，见而得之，若清水明镜之不失其形也。五音不彰，五色不明，五藏波荡，若是则内外相袭⑩，若鼓之应桴，响之应声，影之似形。故远者司外揣内⑪，近者司内揣外。是谓阴阳之极⑫，天地之盖，请藏之灵兰之室⑬，弗敢使泄也。"

——人民卫生出版社 1956 年影印明赵府
居敬堂刊本《黄帝内经灵枢·外揣》

【注释】

①授：通"受"。接受。 调（diào 吊）：指言辞。 ②颇：稍微。
③恍惚：难以捉摸。 ④人事：中医学术语。指人体之气的变化规律。
⑤卒：尽。 ⑥响：回声。 ⑦不后：同时。 ⑧动摇：有所动作。 ⑨窘：

切要。　⑩袭：合。　⑪司：通"伺"。探察。　⑫极：法则。　⑬灵兰：传说为黄帝藏书室名。

【解读】

《黄帝内经灵枢》，托名黄帝所作。与《素问》相仿，该书经多人之手，约成书于汉代，除了阐述人体的生理、病理、诊断、治疗以及阴阳五行、脏腑气血等医学理论外，着重论述经络学说与针刺方法，为后世医学，尤其是针灸学创造了深入发展的条件。

"外揣"，意思是从外部征象揣度内部的变化。文章以模拟的方法说明自然界万物之间联系紧密，人体亦复如此，内部脏腑状况与体表声、色、脉等征象息息相关，从而提炼出"司外揣内""司内揣外"的诊病要旨。

全文可分为两个部分：黄帝与岐伯的问答，黄帝领悟谈体会。

黄帝的开篇问语较长，内容较多，可约之为三点：第一，表明对九针的了解程度。黄帝曾听说有关九针的问题，并且阅读过其中的内容，稍微了解它的意思，是只知其概而未得其要。第二，所知其概指什么？九针"始于一而终于九"，"一"是数之始，"九"是数之终，既极其精微，又包罗万象。接着，黄帝用小而无内、大而无外、深而无下、高而无盖来形容针刺要道的精微、广博、深邃、高远，应合了自然、人体、四季的变化规律。第三，所未知其要指什么？因感到玄妙莫测，变化无穷，颇有点丈二和尚的况味，黄帝提出希望把杂如毫毛的内容归纳为一体是否可以的问题，亦即用什么来统系庞杂的针道。

接下来的问答颇为有趣。岐伯随即以治国之喻作答。黄帝对此表示出"余愿闻针道，非国事也"的质疑。岐伯便申说为何答以"治国"的原因：小大深浅之至，无不有道存乎其内，乃可集合为一体。由此而言，针道、治国相通。在黄帝表示希望详尽地听听后，岐伯就讲了一番日与月、水与镜、鼓与响的道理。黄帝所问明明是针道，而岐伯回答的却是治国之道，看似答非所问，实则别有深意寓于其中。先例举个也属答非所问寓深意的旁证：战国中期有个术士名叫詹何，生活时代或略早于庄子，诸多古籍如《列子·说符》《吕氏春秋·执一》《淮南子·道应训》《文子·上仁》都记载了他同楚王的一段问答。楚王问詹何怎么能够治理好一个国家。詹何回答说，我只知道修养自身，不明白如何治理国家。接着说道："臣未尝闻身治而国乱者也，又未尝闻身乱而国治者也。故本在身，不敢对以末。"詹何发了一通身治则国治、身乱则国乱的议论，并认为治身与治国属于本末关系。

詹何的身国喻与岐伯的针国喻，都是运用模拟思维方式来说明问题。西汉刘向《说苑·善说》引善辩的惠施语"夫说者，固以其所知谕其所不知，而使人知之"，认为比喻就是用人们所知晓的来说明人们所不知晓的。身与国相较，国深奥而难知，身浅显而易晓，詹何即"以其所知"之身"谕其所不知"之国，而使楚王"知之"。刘向所引惠施的话同样可以放到黄帝的头上。传说黄帝为远古时代有熊国主。《素问》多有"黄帝坐明堂""黄帝在明堂"语，明堂系古代帝王宣明政教之处。宋人高保衡、林亿《重广补注黄帝内经素问·序》就说黄帝"以理身绪余治天下，坐于明堂之上"。治理天下本来就是黄帝所熟知之事。黄帝既然感到针道"恍惚无穷，流溢无极"，又惯于"坐明堂"，因而对于他来说，针与国相较，前者深奥于后者。职此之由，岐伯即"以其所知"之国"谕其所不知"之针，而使黄帝"知之"。

岐伯所说日月、水镜、鼓响究竟是什么意思，而竟然能使黄帝大彻大悟呢？日与月光亮，不遗漏万物的影像；水与镜明察，不失去万物的形态；鼓音与回声的应和，几乎同时。"动摇则应和"谓一事物有所动作就必然引起其他事物的呼应，既承上归结万物间的密切联系，又启下谓通晓此理，则完全掌握用针之道。

以上为黄帝与岐伯问答部分，通过模拟说明针法亦如治国之法。

黄帝听后犹如醍醐灌顶，一反其原先对岐伯答非所问的误解，以"窘乎哉"为开端，惊叹岐伯之说切中要旨，接着谈了一连串体会。其一，"昭昭之明"三句，说万物应和的显著存在是因其合乎自然界阴阳变化的规律。"不失阴阳"用以申说"不可蔽"的原因。其二，自"合而察之"至"影之似形"，说由于身体内外如同桴鼓、声响、形影般地紧密相合，因而通过综合诊察脉象、面色、声音等，能够把握体内状况，比如声音嘶哑、面色晦暗，可知脏器发生病变。其三，"故远者"六句，从外部说，诊察体表症候，可以推测体内状况，自内部言，察知体内状况，可以推测体表症候，提炼出"司外揣内，司内揣外"的名句，并认为这是天地阴阳的最高法则，表示要珍重保存。此是黄帝对岐伯所言领悟的部分。

精 神 训

《淮南子》

夫天地之道，至纮以大①，尚犹节其章光②，爱其神明③；人之耳目，曷能久熏劳而不息乎④？精神何能久驰骋而不既乎⑤？是故血气者，人之华也，而五藏者，人之精也。夫血气能专于五藏，而不外越，则胸腹充而嗜欲省矣；胸腹充而嗜欲省，则耳目清，听视达矣；耳目清，听视达，谓之"明"。五藏能属于心而无乖⑥，则教志胜而行不僻矣⑦；教志胜而行之不僻，则精神盛而气不散矣；精神盛而气不散则理⑧；理则均⑨；均则通；通则神；神则以视无不见，以听无不闻也，以为无不成也。是故忧患不能入也，而邪气不能袭⑩。

故事有求之于四海之外而不能遇⑪，或守之于形骸之内而不见也⑫。故所求多者所得少，所见大者所知小。夫孔窍者，精神之户牖也⑬，而气志者，五藏之使候也⑭。耳目淫于声色之乐，则五藏摇动而不定矣；五藏摇动而不定，则血气滔荡而不休矣⑮；血气滔荡而不休，则精神驰骋于外而不守矣；精神驰骋于外而不守，则祸福之至⑯，虽如丘山⑰，无由识之矣。使耳目精明玄达而无诱慕，气志虚静恬愉而省嗜欲，五藏定宁充盈而不泄，精神内守形骸而不外越，则望于往世之前⑱，而视于来事之后⑲，犹未足为也，岂直祸福之间哉！故曰其出弥远者，其知弥少，以言乎精神之不可使外淫也。是故五色乱目，使目不明；五声哗耳，使耳不聪；五味乱口，使口爽伤⑳；趣舍滑心㉑，使行飞扬㉒。此四者，天下之所养性也，然皆人累也。故曰：嗜欲者，使人之气越㉓，而好憎者，使人之心劳，弗疾去，则志气日耗。夫人之所以不能终其寿命，而中道夭于刑戮者，何也？以其生生之厚㉔。夫惟能无以生为者，则所以修得生也。

——中华书局 1998 年《新编诸子集成》本《淮南子集释·精神训》

【注释】

①纮：通"宏"。宏大。　②尚犹：还。　③爱：吝惜。　④熏劳：辛苦劳累。　⑤既：竭尽。　⑥属：归属。　⑦敦（bèi 贝）：通"悖"。悖逆。胜：尽。　⑧理：犹顺。　⑨均：调和。　⑩袭：入。　⑪遇：得到。　⑫或：有。　见（xiàn 现）：显示。　⑬气志：指精神、意志。　⑭使候：指随从、守卫。　⑮滔荡：激荡。　⑯祸福：偏义于"祸"。　⑰丘山：泛指山，此用以喻大。　⑱往世：前世。　⑲来事：将来的事。　⑳爽伤：犹败坏。㉑趣舍：偏义于"趣"。趣，通"取"，求取。　滑（gǔ 古）：乱。　㉒飞扬：放纵。　㉓越：飘散。　㉔生生之厚：语出《老子》第五十章。谓过度的物质享受。生生，养生。

【解读】

《淮南子》亦名《淮南鸿烈》，系西汉皇族淮南王刘安及其门客集体编撰。刘安（前179—前122），沛郡丰县（今属江苏）人，生于淮南（今属安徽），汉高祖刘邦之孙，淮南厉王刘长之子，袭父位受封为淮南王，西汉时期思想家、道家人物。《淮南子》综合诸子百家学说中的精华部分，《汉书·艺文志》置其于杂家，其中道家思想最为突出，今存二十一篇。

《精神训》全文长达五千多字，讲了不少故事，打了好些比方，说了诸多道理。在取用前人论说上，多引《老子》《庄子》以及杨朱之论，而揶揄乃至贬斥儒家之说。本文系节录，论述精神与形体的关系，说明精神内守是长生的关键，着重阐释"精神之不可使外淫"的问题。

首先说明神与形密切关联，为了形体充实，达到长寿的境域，必须爱惜精神。文中写道"血气者，人之华也，而五藏者，人之精也"，认为五脏及其所藏血气是人之精华。五脏血气充盈而不外溢，则耳聪目明；五脏归属于心而不违逆，则"忧患不能入""邪气不能袭"。此说深得中医之精髓。比如

《灵枢》之《本藏》《卫气》并有"五藏者，所以藏精神血气魂魄者也"语，表明人体的精神气血源自脏腑，同时又具有维护脏腑正常功能的作用，因而要保持机体健康，既须注重护养脏腑，保证其生理活动无有障碍，也不可忽视精神的调摄、气血的畅通。"夫天地之道，至纮以大，尚犹节其章光，爱其神明；人之耳目，曷能久熏劳而不息乎？精神何能久驰骋而不既乎？"借天地之至为宏大尚且节吝光明，来说明人之精神尤当爱惜。

怎么爱惜？首先申述精神须"守之于形骸之内"，而不能放之于"四海之外"。如果是后者，则属于"所求多者所得少，所见大者所知小"。这两句偏承"有求之于四海之外而不能遇"，谓求多而得少，见大而知小，暗寓"或守之于形骸之内"，无所欲，则所得多、所知大。接着从正反两个方面加以阐述。

先从反面讲："夫孔窍者，精神之户牖也，而气志者，五藏之使候也。耳目淫于声色之乐，则五藏摇动而不定矣；五藏摇动而不定，则血气滔荡而不休矣；血气滔荡而不休，则精神驰骋于外而不守矣；精神驰骋于外而不守，则祸福之至，虽如丘山，无由识之矣。"说耳目诸窍是精神的门窗，而精神是五脏的随从。认为"耳目淫于声色之乐"就会导致"精神驰骋于外而不守"，亦即情欲滋多将招引神不内守，其结果是对于所面临的即使是大如山岳的祸害也无从知之。

再从正面论："使耳目精明玄达而无诱慕，气志虚静恬愉而省嗜欲，五藏定宁充盈而不泄，精神内守形骸而不外越，则望于往世之前，而视于来事之后，犹未足为也，岂直祸福之间哉！"言精神不被诱惑而贪恋，内守于形体，即使遥远、未来之事尚且不能满足自己的认识，何况只是眼前的灾祸，正与上文所云"祸福之至，虽如丘山，无由识之"相反。高度称扬精神内守，其益无穷。

归结上述正反二说，所得结论是"其出弥远者，其知弥少，以言夫精神之不可使外淫也"，谓精神外淫将导致"失知"的后果。精神外淫到哪里去了？外淫到"乱目"之"五色"、"哗耳"之"五声"、"乱口"之"五味"以及扰乱心志的名利中去了，从而招致心性惑乱，行为放荡不羁。因而要使精神不外淫，就要像道家所说那样杜绝此四种"人累"，摒弃"生生之厚"，即过度的物质享受，以"终其寿命"，而不至于"中道夭于刑戮"，表明奉养过度是杀身刑戮这一立意。文末提出"夫惟能无以生为者，则所以修得生也"的正解，认为只有不过分追求丰厚生活条件的人，方才可以得长生。

从写作手法上看，此文除了引用与比喻外，更突出的是围绕主旨，运用顶真辞格，表现为用上句结尾的若干字作下句的起头，从而使相邻的句子首尾衔接，因果相承，既便于更自然地阐述精神不外泄的话题，又能油然生发前后递承的情趣和鱼贯而下的文势。如前述"耳目淫于声色之乐……无由识之矣"，言沉湎于声色，最终导致虽大祸临头，也茫然无知。此外如：

"夫血气能专于五藏，而不外越，则胸腹充而嗜欲省矣；胸腹充而嗜欲省，则耳目清，听视达矣；耳目清，听视达，谓之'明'。"言五脏血气充盈，则耳聪目明，达到"明"的境界。

"五藏能属于心而无乖，则敦志胜而行不僻矣；敦志胜而行之不僻，则精神盛而气不散矣；精神盛而气不散则理；理则均；均则通；通则神；神则以视无不见，以听无不闻也，以为无不成也。是故忧患不能入也，而邪气不能袭。"言五脏能统属于心，其结果是视无不见、听无不闻、为无不成。

精神不外淫的主旨凭借顶真辞格而鲜活地呈现于读者面前。

扁 鹊 传

《史记》

扁鹊者，勃海郡郑人也①，姓秦氏，名越人。少时为人舍长。舍客长桑君过②，扁鹊独奇之，常谨遇之③。长桑君亦知扁鹊非常人也。出入十余年④，乃呼扁鹊私坐⑤，间与语曰⑥："我有禁方⑦，年老，欲传与公⑧，公毋泄。"扁鹊曰："敬诺⑨。"乃出其怀中药予扁鹊："饮是以上池之水⑩，三十日当知物矣⑪。"乃悉取其禁方书尽与扁鹊。忽然不见，殆非人也。扁鹊以其言饮药，三十日视见垣一方人⑫。以此视病，尽见五藏症结，特以诊脉为名耳。为医或在齐，或在赵。在赵者名扁鹊。

当晋昭公时⑬，诸大夫强而公族弱⑭。赵简子为大夫⑮，专国事。简子疾，五日不知人⑯。大夫皆惧，于是召扁鹊。扁鹊入视病，出。董安于问扁鹊⑰，扁鹊曰："血脉治也⑱，而何怪⑲！昔秦穆公尝如此⑳，七日而寤。今主君之病与之同，不出三日必间㉑。"居二日半，简子寤。

其后扁鹊过虢㉒。虢太子死，扁鹊至虢宫门下，问中庶子喜方者曰㉓："太子何病，国中治穰过于众事㉔？"中庶子曰："太子病血气不时㉕，交错而不得泄，暴发于外，则为中害㉖。精神不能止邪气，邪气畜积而不得泄，是以阳缓而阴急，故暴蹶而死。"扁鹊曰："其死何如时？"曰："鸡鸣至今㉗。"曰："收乎㉘？"曰："未也，其死未能半日也㉙。""言臣齐勃海秦越人也㉚，家在于郑，未尝得望精光侍谒于前也㉛。闻太子不幸而死，臣能生之。"中庶子曰："先生得无诞之乎㉜？何以言太子可生也！臣闻上古之时，医有俞跗㉝，治病不以汤液醴灑㉞、镵石挢引㉟、案扤毒熨㊱，一拨见病之应，因五藏之输㊲，乃割皮解肌，诀脉结筋㊳，搦髓脑㊴，揲荒爪幕㊵，湔浣肠胃㊶，漱涤五藏，练精易形㊷。先生之方能若是，则太子可生也；不能若是而欲生之，曾不可以告咳婴之儿㊸！”终日㊹，扁鹊仰天叹曰：“夫子之为方也，若以管窥天，以郄视文㊺；越人之为方也，不待切脉、望色、听声、写形㊻，言病之所在。闻病之阳，论得其阴；闻病之阴，论得其阳。病应见于大表㊼，不出千里，决者至众，不可曲止也㊽。子以吾言为不诚，试入诊太子㊾，当闻其耳鸣而鼻张㊿，循其两股(51)，以至于阴(52)，当尚温也。”中庶子闻扁鹊言，目眩然而不瞚，舌挢然而不下(53)，乃以扁鹊言入报虢君。

虢君闻之大惊，出见扁鹊于中阙(54)，曰：“窃闻高义之日久矣(55)，然未尝得拜谒于前也。先生过小国，幸而举之(56)，偏国寡臣幸甚。有先生则活，无先生则弃捐填沟壑(57)，长终而不得反(58)。”言未卒，因嘘唏服臆(59)，魂精泄横(60)，流涕长潸(61)，忽忽承睫(62)，悲不能自止，容貌变更。扁鹊曰：“若太子病，所谓‘尸蹶’者也(63)。太子未死也。”扁鹊乃使弟子子阳厉针砥石(64)，以取外三阳五会(65)。有间，太子苏。乃使子豹为五分之熨(66)，以八减之齐和煮之(67)，以更熨两胁下(68)。太子起坐。更适阴阳(69)，但服汤二旬而复故。故天下尽以扁鹊为能生死人。扁鹊曰：“越人非能生死人也，此自当生者(70)，越人能使之起耳(71)。”

扁鹊过齐，齐桓侯客之(72)。入朝见，曰：“君有疾在腠理(73)，不治将深。”桓侯曰：“寡人无疾。”扁鹊出，桓侯谓左右曰(74)：“医之好利也(75)，欲以不疾者为功。”后五日，扁鹊复见，曰：“君有疾在血脉，不治恐深。”桓侯曰：“寡人无疾。”扁鹊出，桓侯不悦。后五日，扁鹊复见，曰：“君有疾在肠胃间，不治将深。”桓侯不应。扁鹊出，桓侯不悦。后五日，扁鹊复见，望见桓侯而退走。桓侯使人问其故。扁鹊曰：“疾之居腠理也，汤熨之所及也(76)；在血脉，针石之所及也；其在肠胃，酒醪之所及也(77)；其在骨髓，虽司命无奈之何(78)！今在骨髓，臣是以无请也(79)。”后五日，桓侯体病，使人召扁鹊，扁鹊已逃去。桓侯遂死。

使圣人预知微，能使良医得蚤从事(80)，则疾可已，身可活也。人之所病^⑧，病疾多；而医之所病，病道少。故病有六不治：骄恣不论于理，一不治也；轻身重财，二不治也；衣食不能适，三不治也；阴阳并，藏气不定，四不治也；形羸不能服药，五不治也；信巫不信医，六不治也。有此一者，则重难治也^⑧。

扁鹊名闻天下。过邯郸^⑧，闻贵妇人^⑧，即为带下医^⑧；过雒阳^⑧，闻周人爱老人，即为耳目痹医；来入咸阳^⑧，闻秦人爱小儿，即为小儿医：随俗为变。秦太医令李醯自知伎不如扁鹊也^⑧，使人刺杀之。至今天下言脉者，由扁鹊也^⑧。

———中华书局 1982 年校点本《史记·扁鹊仓公列传》

【注释】

①郑：勃海郡无郑县，"郑"宜为"鄚"，古城在今河北省任丘市鄚州镇。　②过：至。　③谨遇：恭敬地接待。　④出入：往来。　⑤私坐：私下留坐。　⑥间（jiàn 件）：私下。　⑦禁方：秘方。　⑧公：对他人的尊称。　⑨敬诺：答允之词。　⑩上池之水：未沾到地面的水。《本草纲目·半天河》引陶弘景说："此竹篱头水及空树穴中水也。"　⑪物：特指鬼魅精怪。⑫垣：矮墙。　一：另一。　⑬晋昭公：姓姬名夷，春秋时晋国国君，前531—前526 年在位。　⑭公族：诸侯或君王的同族。此指晋王室的宗族。⑮赵简子：即赵鞅（?—前 475），有赵孟之称，本姓嬴，因封于赵地，故以赵为氏，"简子"乃其谥号。　⑯不知人：不省人事。　⑰董安于：赵简子的家臣。"于"亦作"阏"。　⑱治：正常。　⑲而：你。代词。　⑳秦穆公：春秋时秦国国君，名任好，前 659—前 621 年在位，春秋五霸之一。　㉑间：瘳愈。　㉒虢（guó 国）：周代诸侯国名。周朝曾出现过东、西、南、北、小诸虢国，最后存在的南虢亡于公元前 655 年。　㉓中庶子：官名，掌诸侯、卿大夫庶子的教育。　方：指医卜星相等方术。　㉔治穰：犹祈祷。穰，通"禳"。　㉕不时：不按时。　㉖中害：内脏受害。　㉗鸡鸣：时段名，属丑时，一点至三点。　㉘收：殓葬。　㉙能：及。　㉚臣：自谦之称。　㉛精

光：指风仪神采。㉜诞：谓言论虚妄夸诞。㉝俞跗：相传为黄帝时名医。㉞醴灑（shī 师）：泛指药酒。灑，通“釃”，滤过的酒。㉟镵石：古时治病所用石针。挢引：导引。㊱案扤（wù 务）：按摩。毒熨（wèi 慰）：用药物热敷患处。㊲因：依循。输：同“腧”。腧穴。㊳诀脉：割断血管。诀，通“决”。㊴搦（nuò 诺）：按摩。㊵揲（shé 舌）荒爪幕：言取膏肓入膈膜。揲，取。荒，通“肓”。爪幕，用手指按治内膜。幕，通“膜”。㊶湔（jiān 尖）浣（huàn 涣）：清洗。下“漱涤”义同。㊷练精易形：谓修炼精气，矫正形体。㊸曾（zēng 增）：竟。咳（hái 孩）婴：谓幼儿刚会笑。咳，小儿笑。㊹终日：良久。㊺郄：通“隙”。空隙。文：纹。㊻写形：谓从外形审察病人。㊼应：反应。大表：外表。㊽曲止：委曲详尽。止，助词。㊾试：犹姑且。㊿鼻张：鼻翼翕张。(51)循：抚摩。股：大腿。(52)阴：指阴部。(53)挢然：举起貌。(54)中阙：宫殿的中门。(55)窃：自谦之词。高义：深情厚谊。(56)举：援助。(57)弃捐填沟壑：“死”的委婉语，多用以自己或自己的晚辈。壑，山谷。(58)反：回归。(59)因：就。嘘唏：哽咽。服（bì 必）臆：心气郁结。亦作“腷臆”“愊臆”“愊抑”等。(60)魂精：精神。(61)潸（shān 山）：流泪。(62)忽忽：忧伤貌。承睫：谓含着泪水。(63)尸蹶：古病名。突然昏倒，其状如尸。(64)厉针砥石：磨砺针石。厉，同“砺”，研磨。“砥”义同。(65)外：体表，此指头顶。三阳五会：有不同解说，或为百会穴的别名，在头顶正中；或谓以人中、百会为主穴，而以少商、涌泉、厉兑、隐白、少冲为配穴；或据1993年出土的“涪水经脉木人”所示，指左右两侧手厥阴脉与三条阳脉以及通天或百会穴所形成的五个交会点。(66)五分（fēn 芬）：犹言五成，一半。(67)八减之齐：古方名。今已失传。齐，同“剂”。(68)更：交替。(69)适：调理。(70)当：尚。(71)起：病愈。(72)齐桓侯：春秋战国时期无齐桓侯，或指战国时期田氏代齐以后的第三位齐国国君，本名田午，谥号为齐桓公，前685—前643年在位。《韩非子·喻老》作“蔡桓公”，所载情节相仿。 (73)腠理：皮肤与肌肉之间。此指体表。 (74)左右：近侍。(75)好（hào耗）：贪求。 (76)汤熨：热敷。用热水熨帖患处以散寒止痛。 (77)酒醪（láo劳）：此指药酒。 (78)司命：古代传说掌管人生命的神。 (79)请：告诉。 (80)蚤：通“早”。 (81)病：担忧。后三“病”字义同。 (82)重（zhòng众）：甚。 (83)邯郸：战国时赵国都城，今属河北。 (84)贵：尊重。(85)带下医：妇科医生。因妇女多患带脉以下疾患，故名。 (86)雒阳：即洛阳，东周王都所在地，今属河南。 (87)咸阳：战国时秦国都城，今属陕西。(88)太医令：即太医令丞，古代宫廷掌管医药的官员。 伎：此指医术。(89)由：遵循。

【解读】

《史记》为二十四史之首，与《汉书》《后汉书》《三国志》合称“前四史”。该书最初称为《太史公书》《太史公记》《太史记》，是我国首部纪传体通史，记述上自传说中的黄帝时代、下至汉武帝太初四年（前101年）共三千余年历史。全书包括十二本纪、三十世家、七十列传、十表、八书，凡一百三十篇，既是历史名著，也是文学巨作，对其后历代纪传体史书的撰写具有极大影响。作者司马迁（前145—?），字子长，西汉夏阳（今陕西韩城南）人，杰出的史学家、文学家。

传说黄帝时代有神医扁鹊，故后世赞誉良医为扁鹊。此文所称扁鹊系指东周时名医秦越人。文中称秦越人得长桑君所传后，“为医或在齐，或在赵。在赵者名扁鹊”，未言在齐之名。秦越人家在卢地（今山东长清），故“在齐”称卢医。后世称秦越人为“卢扁”本此。

本文系节录，分为六个部分：首尾两个部分叙述秦越人的生平，第二、三、四部分记载秦越人的三则医案，第五部分为作者司马迁的议论。

第一部分亦即首段，述秦越人的出身及其得异人传授而成为名医的经历。

柳宗元评价《史记》“遣词造句，煞费苦心”。太史公的这一“苦心”在此文尤其是此段内有较为集中的展现：秦越人年轻时担任过客馆的主管。"舍客长桑君过，扁鹊独奇之，常谨遇之"，在"奇之"前用一"独"字，表明秦越人慧眼独识，故下文言"常谨遇之"。"长桑君亦知扁鹊非常人也"，安一"亦"字，所谓惺惺相惜。"出入十余年"，长桑君观察秦越人十余年之久，确认其为可传之人，引出下文"乃呼扁鹊私坐，间与语曰……"。坐则"私"，语则"间"，极言传授医道之慎。"饮是以上池之水，三十日当知物矣"，渲染此药之效果：连鬼魅精怪尽知，则包括人之病情，自然何物不知。"乃悉取其禁方书尽与扁鹊"，一"悉"一"尽"，反映长桑君对秦越人高度信任，毫无保留。此即《灵枢·官能》所嘱"得其人乃言"者。此外，"忽然不见，殆非人也"八字富有神话色彩，试图用以说明秦越人之医道乃神仙所授，故效若桴鼓。"视见垣一方人"，为上文所说"知物"的表现。"以此视病，尽见五藏症结"，目力既能穿透墙垣，肌肤自然不在话下。

第二部分亦即次段，述秦越人诊断赵简子的病案，反映秦越人丰富的诊治经验。开首两句反映其后韩、赵、魏三家大夫分晋，标志春秋转为战国的故实。赵鞅"专国事"于晋定公（前511—前476年在位）时。大夫而能专擅国事，应上文"诸大夫强而公族弱"。因主持国事的赵简子"五日不知人"，故大夫皆惧。"于是召扁鹊"，首先想到的、理所当然的是召请秦越人诊治，其名声于此可见。秦越人诊视后交代赵鞅病情及其预后，果然如其所言。

其后两个自然段属第三部分，为秦越人诊治虢国太子的医案。

前半部分写秦越人与喜好方术的中庶子在虢宫门前的对话，由四组问答与秦越人论说医理以及中庶子的反应构成。秦越人在所提太子患什么病、死了多少时间、有没有收殓三个问题得到明确的回答后，自度能使"暴蹶而死"的虢太子复活，因而诚恳地请中庶子禀告虢君"臣能生之"。这位中庶子是个"喜方者"，粗晓医理，又擅卖弄，因而在答语内抛洒医学的一些皮毛，如"血气不时"（血气运行紊乱）、"阳缓而阴急"（精气衰微，阴邪亢盛）之类，听到秦越人说能治活太子，有似天方夜谭，劈头就是"先生莫不是欺骗我吧，凭什么讲太子能够复活呢"，接着祭出上古名医俞跗的医技，说俞跗治病不用内服外敷等法，一拨开衣服就能发现病位，然后运用手术治愈疾病。结论是"先生之方能若是，则太子可生也；不能若是而欲生之，曾不可以告咳婴之儿"。重点自然是偏于后者：不能像俞跗这样，却想使太子复活，简直不能把这种话告知刚会笑的婴儿，意思是连小孩都不会相信。中庶子藐视秦越人之意溢于言表。"终日，扁鹊仰天叹曰"，乃太史公的传神之笔。面对此情此景，满怀治病救人热情的秦越人无异于被一盆冷水兜头浇下，恰似秀才遇到兵，有理讲不清，良久乃仰天而叹，发表了一通令中庶子呆若木鸡的宏论：先总评中庶子的所谓医术，从竹管中观天象，从缝隙中看图纹，极言其如井底之蛙，见识狭陋。再针对中庶子喜欢炫鬻的个性，以其人之道还治其人之身，展示自己的医术：诊察体表征象，就可推论内在病机；知道内在病机，就可推论体表征象。这也就是《灵枢·外揣》所称"司外揣内""司内揣外"的绝技。进而说依据体表的征象，确诊千里之内病人的方法甚多，难以一一道来。更告以"当闻其耳鸣而鼻张，循其两股，以至于阴，当尚温也"的诊断结果，言之凿凿，令人不得不信。中庶子闻言后，眼目昏花，眨也不眨，舌头抬举，放也不放，瞠目结舌之状顿现，"乃以扁鹊言入报虢君"。此段栩栩如生地展现了秦越人急于救人之心、中庶子前倨后恭之态。

有关此段文字，尚有几点可论。第一，太史公叙事，该略则略，当详则详。如果说上段以"扁鹊入视病，出"寥寥六字，交代整个诊病过程，是惜墨如金的话，那么此段只是为虢太子治疗的前奏，却足足用了四百零二个字，可谓泼墨如雨。第二，前人将此段视作高下相形之典范，即以中庶子之"下"，映衬秦越人之"高"。第三，清人俞樾《古书疑义举例》有"两人之辞而省曰字例"，这在秦越人与中庶子的对话中也有体现。如"言臣齐勃海秦越人也……"，不唯像前一问答中省略说话者，而且连"曰"字一并略去。若不明古书此类文例，遇有不加断句之文，就容易误认两人之言为一人之语。

后半部分可判为三节：

先述秦越人与虢君的对话。"虢君闻之大惊","大惊"一语得体：虢君以为太子已死，秦越人竟说能使其复生，因而倍感惊奇。"出见扁鹊于中阙"，亲往宫门迎接，可知礼遇之高。在对秦越人所说见面话中，虢君连用"小国""偏国""寡臣"，足见自谦之甚。"言未卒"至"容貌变更"数句，将虢君痛不欲生而又怀抱一线希望的情状披露无遗。针对虢君此时的心态，秦越人首先加以安抚，说明太子似死而未死，以稳定虢君情绪。

次叙秦越人及其弟子诊疗虢太子的过程及其效果。秦越人依次采用三种治法：一是针刺外三阳五会，取得"太子苏"的初效；再用熨法，达到"太子起坐"的次效；后用内服汤药法，获致太子"复故"亦即恢复健康的终效。

末以一"故"字承上，记载对此事的反映：世人都认为秦越人能使死人复生。秦越人则不炫不夸，说自己不能使已死之人复活，太子本来就还活着，我只是使他痊愈罢了，实事求是之风于此显见。

第四部分记秦越人望诊齐桓侯的病案。秦越人一见齐桓侯，便直言不讳地说：君有疾，属于轻病，如果不及时治疗将要加重。孰料齐桓侯答以"寡人无疾"，断然拒绝，语气之生硬，态度之傲慢，彰显于字里行间。不仅如此，秦越人离开后，他还对身边的人说秦越人贪求财利，要把治疗无病的人作为功绩。这真是以小人之心度君子之腹的典型写照。此为首见，欲治腠理之疾而遭拒。接下来连用四个"后五日"，展现了秦越人治病救人的初衷与料事如神的智慧。第一个"后五日"次见，欲治血脉之疾，第二个"后五日"三见，欲治肠胃之疾，齐桓侯或固执于"寡人无疾"，或干脆不理不睬，都表现出"不悦"的厌烦神色，遂为其后病入骨髓以致无术可治埋下伏笔。到了第三个"后五日"四见，例外地用了一个"望"字，远视曰"望"，说秦越人远远地看到齐桓侯便返身跑走，与前三次近前细审，诚告病情，并请求治疗，迥然不同。齐桓侯顿生疑虑，因而"使人问其故"，引出秦越人的名论："疾之居腠理也，汤熨之所及也；在血脉，针石之所及也；其在肠胃，酒醪之所及也；其在骨髓，虽司命无奈之何！"说腠理、血脉、肠胃的疾患，分别是汤熨、针石、酒醪的效力能够达到的部位，如今已深入骨髓，即使"司命"也不能对它怎么样。以此表明立即"退走"，不告知病况的原因。前面都说"疾"，直至第四个"后五日"，"桓侯体病"，首用"病"字，《说文·疒部》有"病，疾加也"的解释，说明病势已然沉重。齐桓侯这才如梦初醒，派人召唤秦越人，与前之"不应"形成鲜明的对照。"扁鹊已逃去"，秦越人早已料到齐桓侯会寻上门来，而对于连"司命"都无可奈何的"在骨髓"之病，即使再一次地"复见"，也是无济于事，因而逃离齐国。"桓侯遂死"，从秦越人"入朝"首见至此，前后不足一月，齐桓侯便一命呜呼。此段所叙乃讳疾忌医的典型事例，从中不仅反映秦越人望而知之的神术，也可见他具有防微杜渐治未病的理念。

上述三则医案涉及的历史人物以及虢国，前后相距约达两个世纪，秦越人难以全部参与其事。又，文内并有"昔秦穆公尝如此"语与秦越人为虢太子治病事，死于公元前 621 年的秦穆公称"昔"，最后存世的虢国灭亡于其前却实记其事，两相抵牾，显而易见。此类现象的存在，或可用下述原因加以解释：《榖梁传·桓公五年》："春秋之义，信以传信，疑以传疑。"东晋范宁《集解》："明实录也。"司马迁在《史记·三代世表》内曾引用《榖梁传》此语，表明太史公所述秦越人的医事活动即杂采此"传疑"的"实录"方式，而合成一传。2013 年，成都文物考古研究所在成都天回镇老官山汉墓发掘出由九百二十支竹简组成的九部医书，内有一部多见"敝昔曰"，其中载有论述五色脉与脏腑疾病关系的内容，因而定名为"敝昔医论"，一般认为"敝昔"即指扁鹊。

第五部分为作者对上述叙事所作评论，其中提出著名的"六不治"之论。开段说："使圣人预知微，能使良医得蚤从事，则疾可已，身可活也。"从表面上来看，这是齐桓侯一案提供的经验教训。学者朱维铮从深层次的角度加以探讨，认为"司马迁在这里所称'圣人'，非指别人，正是指在位的汉武帝"。（《历史观念史：国病与身病——司马迁与扁鹊传奇》，载《复旦学报（社会科学版）》2005 年第 2 期）此说有其可信之处。汉武帝刘彻与司马迁几乎是同时期人，前者比后者年长十一岁，而卒年相近。汉武帝一生，前期既有大功，而后期也不乏大过。如酿成于征和二年（前91年）的巫蛊之祸，导致数万人冤死，几十万人遭受牵连。司马迁所惨遭"最下"腐刑之辱也拜汉武帝所赐。北宋司马光《资治通鉴》卷二十二末有总评汉武帝之文，曰："孝武穷奢极欲，繁刑重敛，内侈宫室，外事四夷，信惑神怪，巡游无度，使百姓疲敝，起为盗贼，其所以异于秦始皇者无几矣。"说他所干坏事与秦始皇相差无几。汉武帝去世前两年，幸能反省错误，悬崖勒马，下了一道"罪己诏"，昭告天下，不再穷兵黩武、劳民伤财，重启汉初无为而治、与民休息的"黄老"之政，方才"有亡秦之失，而免亡秦之祸"。据此而将此句视作暗斥汉武帝刘彻似亦并非空穴来风。其后所述"六不治"之一"骄恣不论于理"亦可作如是观，既是齐桓侯的作为，也揭示了汉武帝骄横跋扈的貌相。在这"六不治"中，前三"不治"皆属患者不能配合治疗，四、五"不治"都为病入膏肓，末一"不治"系痴迷鬼神，不信医学。《素问·五藏别论》有"病不许治者，病必不治，治之无功矣"与"拘于鬼神者，不可与言至德"语，其意分别与一、六"不治"相仿。而张仲景《伤寒论·伤寒例》"服药不如方法，纵意违师，不须治之"，说对于服药不按照方法，随心所欲，不遵医嘱的人，不必治疗，也与一"不治"类同。《素问·调经论》有"血气未并，五藏安定……阴与阳并，血气以并，病形以成"句，张介宾注："并，谓偏聚也。"《调经论》又云："气并则无血，血并则无气。"故列为第四"不治"。

末段以秦越人"名闻天下"起笔，补述其医事活动及其人生结局。其中"随俗为变"意为根据各地的风俗而改变行医的科别，既可见秦越人医技之精广，也是对上段所云"医之所病，病道少"的正面说解。而如此备受民众爱戴的一代名医竟然"以其伎见殃"于德不配位的小人之手，实在令人扼腕痛惜。孙思邈在《备急千金要方·治病略例》中对李醯"嫉害"秦越人事曾予以指责。全文以"至今天下言脉者，由扁鹊也"作结，表明秦越人的高超医术永存于世，医界宗师的光辉形象万古不朽。

仓 公 传

《史记》

　　太仓公者，齐太仓长①，临菑人也②，姓淳于氏，名意。少而喜医方术。高后八年③，更受师同郡元里公乘阳庆④。庆年七十余，无子，使意尽去其故方，更悉以禁方予之，传黄帝、扁鹊之脉书⑤，五色诊病⑥，知人死生，决嫌疑⑦，定可治⑧，及药论，甚精。受之三年，为人治病，决死生多验。然左右行游诸侯，不以家为家，或不为人治病，病家多怨之者。

　　文帝四年中⑨，人上书言意⑩，以刑罪当传西之长安⑪。意有五女，随而泣。意怒，骂曰："生子不生男⑫，缓急无可使者⑬！"于是少女缇萦伤父之言⑭，乃随父西。上书曰："妾父为吏⑮，齐中称其廉平⑯，今坐法当刑⑰。妾切痛死者不可复生而刑者不可复续⑱，虽欲改过自新，其道莫由，终不可得。妾愿入身为官婢⑲，以赎父刑罪，使得改行自新也。"书闻⑳，上悲其意，此岁中亦除肉刑法。

　　意家居，诏召问所为治病死生验者几何人也，主名为谁㉑。诏问故太仓长臣意㉒：方伎所长，及所能治病者？有其书无有？皆安受学？受学几何岁？尝有所验，何县里人也？何病？医药已其病之状皆何如？具悉而对。

　　臣意对曰：

　　自意少时，喜医药，医药方试之多不验者。至高后八年，得见师临菑元里公乘阳庆。庆年七十余，意得见事之。谓意曰："尽去而方书，非是也。庆有古先道遗传黄帝、扁鹊之脉书㉓，五色诊病，知人生死，决嫌疑，定可治，及药论书，甚精。我家给富㉔，心爱公，欲尽以我禁方书悉教公。"臣意即曰："幸甚！非意之所敢望也。"臣意即避席再拜谒㉕，受其脉书上下经、五色诊、奇咳术、揆度阴阳外变、药论、石神、接阴阳禁书㉖，受读解验之㉗，可一年所㉘。明岁即验之，有验，然尚未精也。要事之三年所，即尝已为人治，诊病决死生，有验，精良。今庆已死十年所，臣意年尽三年，年三十九岁也。

故济北王阿母自言足热而懑㉙，臣意告曰："热蹶也㉚。"则刺其足心各三所㉛，案之无出血㉜，病旋已。病得之饮酒大醉。

济北王召臣意诊脉诸女子侍者，至女子竖，竖无病。臣意告永巷长曰㉝："竖伤脾，不可劳，法当春呕血死。"臣意言王曰："才人女子竖何能㉞？"王曰："是好为方，多伎能，为所是案法新㉟，往年市之民所㊱，四百七十万，曹偶四人㊲。"王曰："得毋有病乎？"臣意对曰："竖病重，在死法中。"王召视之，其颜色不变，以为不然，不卖诸侯所㊳。至春，竖奉剑从王之厕㊴，王去，竖后，王令人召之，即仆于厕，呕血死。病得之流汗。流汗者，法病内重，毛发而色泽㊵，脉不衰，此亦内关之病也㊶。

齐中大夫病龋齿㊷，臣意灸其左大阳明脉㊸，即为苦参汤，日嗽三升㊹，出入五六日㊺，病已。得之风，及卧开口，食而不嗽。

菑川王美人怀子而不乳㊻，来召臣意。臣意往，饮以莨蓎药一撮㊼，以酒饮之，旋乳。臣意复诊其脉，而脉躁。躁者有余病，即饮以消石一齐㊽，出血，血如豆比五六枚㊾。

齐王黄姬兄黄长卿家有酒召客，召臣意。诸客坐，未上食。臣意望见王后弟宋建，告曰："君有病，往四五日㊿，君要胁痛不可俯仰，又不得小溲。不亟治，病即入濡肾[51]。及其未舍五藏，急治之。病方今客肾濡[52]，此所谓'肾痹'也[53]。"宋建曰："然，建故有要脊痛。往四五日，天雨，黄氏诸倩见建家京下方石[54]，即弄之，建亦欲效之，效之不能起，即复置之。暮，要脊痛，不得溺，至今不愈。"建病得之好持重。所以知建病者，臣意见其色，太阳色干[55]，肾部上及界要以下者枯四分所[56]，故以往四五日知其发也。臣意即为柔汤使服之[57]，十八日所而病愈。

齐王侍医遂病[58]，自练五石服之[59]。臣意往过之，遂谓意曰："不肖有病⁶⁰，幸诊遂也⁶¹。"臣意即诊之，告曰："公病中热⁶²。论曰'中热不溲者⁶³，不可服五石'。石之为药精悍，公服之不得数溲，亟勿服，色将发臃。"遂曰："扁鹊曰'阴石以治阴病⁶⁴，阳石以治阳病⁶⁵'。夫药石者，有阴阳水火之齐⁶⁶。故中热，即为阴石柔齐治之；中寒，即为阳石刚齐治之。"臣意曰："公所论远矣⁶⁷。扁鹊虽言若是，然必审诊⁶⁸，起度量⁶⁹，立规矩，称权衡⁷⁰，合色脉、表里、有余不足、顺逆之法，参其人动静与息相应⁷¹，乃可以论。论曰'阳疾处内、阴形应外者⁷²，不加悍药及镵石'。夫悍药入中，则邪气辟矣⁷³，而宛气愈深⁷⁴。诊法曰'二阴应外、一阳接内者⁷⁵，不可以刚药'。刚药入则动阳，阴病益衰，阳病益著，邪气流行，为重困于俞⁷⁶，忿发为疽⁷⁷。"意告之后百余日，果为疽发乳⁷⁸，上入缺盆⁷⁹，死。此谓论之大体也⁸⁰，必有经纪⁸¹。拙工有一不习，文理阴阳失矣⁸²。

臣意曰：他所诊期决死生及所治已病众多⁸³，久颇忘之，不能尽识，不敢以对。

——中华书局1982年校点本《史记·扁鹊仓公列传》

【注释】

①太仓长：国都粮仓的主管。　②临菑（zī资）：今属山东淄博。　③高后：汉高祖刘邦妻吕雉，临朝执政八年。　④元里：齐地名。　公乘（shèng剩）：秦汉时爵位名，为第八爵，世袭此爵位者，其后人即以公乘为氏。⑤脉书：张家山汉简、天回医简并有《脉书》。　⑥五色诊病法，以五色诊知五脏内热，参见《素问·痿论》。出土医书如天回医简中也有相关内容。　⑦嫌疑：指疑惑难辨的病证。　⑧定可治：谓确定可治与否。⑨文帝四年：前176年。文帝，汉文帝刘恒，前180—前157年在位。　⑩言（yàn厌）：诉讼。　⑪当：判处。　传：递解。　之：前往。　⑫子：子女。⑬缓急：偏义于"急"。　⑭少女：幼女。　⑮妾：旧时女子自称的谦辞。⑯廉平：清廉公平。　⑰坐法：犯法获罪。　⑱切（qiè怯）痛：极为伤痛。

⑲官婢：因罪没入官府作奴婢的女子。　⑳闻：谓向君主报告。　㉑主：指病人。　㉒故：原先的。　㉓先道：先世医师。　㉔给（jǐ挤）富：丰足富裕。　㉕避席：古人席地而坐，离座起立，表示敬意。　再：两次。　㉖脉书上下经：天回医简有《脉书》，内含《上经》《下经》。又，《素问·病能论》有"《上经》者，言气之通天也；《下经》者，言病之变化也"语。　奇（jī机）咳（gāi该）：奇异。　揆度（duó夺）：度量。　石神：疑属针刺砭石类书。　接阴阳禁书：疑属房中类书。　㉗解验：理解验正。　㉘可：大约。　所：左右。　㉙济北王：指齐悼惠王之子刘志，于文帝十六年时受封。阿母：乳母。　㉚热蹶：病证名，即热厥。指邪热过盛，阴分不足所致厥证。㉛所：处。　㉜案：通"按"。　㉝永巷：后宫内长巷。　㉞才人：后宫女官名。　㉟"是好"三句：据唐司马贞"谓于旧方伎能生新意也"注，此句用以申说竖如何"好为方""多伎能"。所是，所有。案法，指切脉法。㊱市：购买。　民所：犹民间。　㊲"四百"二句：言用四百七十万钱购买如竖者四人。曹偶，侪辈。　㊳"不卖"句：言不把她卖给诸侯。　㊴奉：捧着。　㊵而：犹。　㊶内关：为阴气盈溢于内而不得与阳气相交的不治之证，又名溢阴。《灵枢·终始》有"溢阴为内关。内关不通，死不治"语。㊷中大夫：汉代官名，供顾问议事。　㊸大：据《素问·缪刺论》"齿龋，刺手阳明"语，宜为"手"之讹。　㊹嗽：通"漱"。漱口。　㊺出入：谓估计之数可能有上下。　㊻菑川王：齐悼惠王之子刘贤，汉文帝十六年受封。美人：汉代嫔妃的称号。　不乳：难产。　㊼莨（làng浪）菪（dàng荡）：即莨菪。后世本草书中未载莨菪有催生功用。　㊽消石：即芒硝，有破瘀通滞功用。　㊾豆比：豆粒。　㊿往：过去。　[51]濡：浸渍。　[52]溺：尿。[53]肾痹：五脏痹症之一，主要症状为骨萎弱不能行走，腰背弯曲或关节肿胀。《素问·五藏生成篇》："黑脉之至也，上坚而大，有积气在小腹与阴，名曰肾痹。"　[54]倩（qìng庆）：女婿。　京：大谷仓。　[55]太阳：此指肾所现两颊部位。　[56]界：接界。此指与大肠部位接界处。　[57]柔汤：指药性平和的汤

剂。　○58侍医：帝王及皇室成员的保健医官。　○59练：熔炼。　五石：五种石料。有不同说法。《抱朴子·金丹》谓丹砂、雄黄、白矾、曾青、磁石。　○60不肖：自谦之词。　○61幸：希望。　○62中热：内热。　○63不溲：谓小便短少，大便秘结。　○64阴石：寒性矿物药。　阴病：阴虚内热之证，即下文所言"中热"之证。　○65阳石：热性矿物药。　阳病：阳虚形寒之证，即下文所言"中寒"之证。　○66"阴阳"六字：即下文所言阴石柔剂与阳石刚剂。　○67远：迂远，不切近事情。　○68审：详细。　○69起：制订。　度量（liàng 亮）：标准。　○70称（chèn 衬）：符合。　权衡：法度。　○71动静：举止。　息：脉息。　○72"阳疾"八字：言里热表寒，即真热假寒。　○73辟（bì 必）：聚集。　○74宛气：郁结之气。　○75"二阴"八字：意同上文所言"阳疾处内、阴形应外"，即表寒里热、假寒真热。二阴，少阴经，此指少阴病，多寒。一阳，少阳经，此指少阳病，多热。　○76俞：指肾俞穴。《素问·阴阳类论》："二阴一阳，病出于肾。"　○77悠发：暴发。　○78疽发乳：即发乳疽。乳疽为乳房深部的化脓性疾患。　○79缺盆：人体部位名，在两侧前胸壁上方，锁骨上缘凹陷处。　○80谓：通"为"。　大体：大法。　○81经纪：法度。　○82文理：指病人的气色脉理。　○83期：预期。

【解读】

本文节录自《史记·扁鹊仓公列传》之仓公部分。《史记》介绍见本书《扁鹊传》。仓公部分全文除前两段外，其余为汉文帝与淳于意的九问九答。在第一组答问内，载录了淳于意的二十五则"珍籍"，这也是九问九答的主要内容。本文所录，系开头两段与第一组问答中淳于意自述学医经历及其六则"珍籍"。

文章分三个部分。第一部分即首段，主述淳于意的出身以及得高人传授而成名医；第二部分即次段，称扬缇萦救父；其余属第三部分，主体为淳于意答汉文帝诏问的"珍籍"。

首段可判作三节。

第一节至"少而喜医方术",交代淳于意的姓名、籍贯、出身、喜好。其中"太仓公者,齐太仓长",点明"太仓公"称谓的由来。

第二节至"决死生多验",述淳于意拜师习医及其学成所得。高后八年(前180年),淳于意二十六岁,"更受师同郡元里公乘阳庆"。据此可知,淳于意当生于公元前205年。因淳于意先学医于菑川(今山东省寿光市南)公孙光,后受学于阳庆,故安一"更"字。阳庆给淳于意传授的内容有黄帝、扁鹊的脉书,另有五色诊病、决断疑难病症、确定预后等方法以及药论,都很精要。淳于意跟随阳庆学了三年后,就独立门户行医,由于所受既博且精,基础厚实,因而"为人治病,决死生多验",逐步成长为西汉著名医家。

在这一节内,有两个问题尚需细究。

一是"庆年七十余,无子"。说阳庆"无子",显系误记。本传其后曾两处提及阳庆有子。在第六组问答中,汉文帝问阳庆师从何人,是否闻名于齐诸侯。淳于意回答说,不知阳庆师承何人,又说阳庆"家富,善为医,不肯为人治病",因此其名不闻。为了证实阳庆不愿业医,不欲出名,淳于意又特意补充说,阳庆曾经叮嘱过自己:"慎毋令我子孙知若学我方也。"说千万不要让阳庆的子孙知道淳于意学他的方术。可见阳庆不仅有子,还有孙辈。如果说这里还是笼统地讲到阳庆有后人的话,那么在第七组问答内更是具体讲到"庆子男殷",说阳庆的儿子名叫阳殷,不唯如此,淳于意同阳殷还较熟稔。为何提及?因何相识?说来话多,就不赘述,可参阅拙文《公乘阳庆"无子"?》(载《中医药文化》2020年第5期)。这反映《史记》所载存在着前后缺乏照应的不足。

二是"使意尽去其故方,更悉以禁方予之"。一"尽去",一悉予,表明淳于意传承门庭变更。阳庆为何要淳于意"尽去其故方"?本文乃至本传内有答案。本文后有"自意少时,喜医药,医药方试之多不验者。至高后八年,得见师临菑元里公乘阳庆"语,可见淳于意从第一位老师公孙光处没有学到什么有验的东西。另外在第七组答问里也有相关内容：淳于意跟随公孙光认真学了一段时间后，提出"欲尽受他精方"的要求，公孙光坦率地说"吾方尽矣"，就向他推荐阳庆，并且毫不掩饰地提起一件往事，说自己中年时曾经想随阳庆进一步学医，阳庆说"若非其人"，你不是适合的人，一口回绝。因而对于从"非其人"那里获得的"故方"，在阳庆看来，自然是非"尽去"不可。从中也可见阳庆对公孙光不屑一顾的心态。

其余为第三节，言淳于意放浪形骸，漫游于国中，不顾家中生计，有时还"不为人治病"，导致"病家多怨之"，遂为下文蒙受刑拘埋下伏笔。上文曾提到阳庆"不肯为人治病"，这里说淳于意"不为人治病"，其率性之为居然也师徒相承。其中"左右"一语值得推敲：本传第四组答问有"移名数左右，不修家生，出行游国中"文，唐人张守节训"移名数左右"为"以名籍属左右"。据此，"左右"前或脱"移名数"三字，言把户籍留存于邻居，自己则"行游诸侯"。为控制人员流动，稳定赋税来源，汉代施行编户制度。淳于意此举是针对这一制度的金蝉脱壳之策，不意弄巧成拙，以致陷身于囹圄。

果不其然，第二段劈头就说"人上书言意"，有人告发淳于意，淳于意遂因触犯刑法之罪判处往西押送至都城长安。淳于意所生五朵金花，跟着囚车低声哭。淳于意生气，骂道："生孩子不生男孩，危急时没人能派上用处！"小女儿缇萦为父亲的话感到悲伤，于是就跟随父亲往西到达长安，上书说了三层意思：我的父亲担任小官，齐地的人都说他清廉公平，如今犯法判刑。这是其一，说是初犯。我为因受刑而致死不能复生、肢断不能复接感到极为伤痛，即使想改过自新，也不能死而复生、断而复续。这是其二，说行刑不利于犯人改过自新。此"死者不可复生""刑者不可复续"十二字宜为立法者戒。我情愿没入己身为官府奴婢来抵销父亲的罪过，让他得以改邪归正。这是其三，说卖身救父。从上书中足见缇萦的明达与孝道。班固有《咏史》诗赞扬其事，末云："百男何愦愦，不如一缇萦。"缇萦的一番言论感动了汉文帝，"此岁中亦除肉刑法"。缇萦救父事在《史记·孝文纪》《汉书·刑法志》中也有记载，但所载年份不是汉文帝四年，而是汉文帝十三年。经缇萦上书后，汉文帝废除黥（qíng）、劓（yì）、刖（fèi）三种肉刑。

第三部分，汉文帝下诏书询问淳于意医事，一连问了十个问题，既可知所问之详，更足见淳于意医名之盛。淳于意一一加以回答。先回禀拜师学医的概况。阳庆要淳于意"尽去而方书，非是也"，全部抛弃你所学方书，因为那些是不正确的；"尽以我禁方书悉教公"，另外如数授以禁方，犹如长桑君授秦越人之一"悉"一"尽"，只是可惜阳庆所授之书皆已亡佚。再报告三年习医的成长过程：第一年埋首苦读，第二年验而未精，三年后验且精良。据所云"今庆已死十年所，臣意年尽三年，年三十九岁也"，淳于意向汉文帝禀告时，已然随阳庆学医后行医达十年之久。接着所举"珍籍"反映出淳于意"诊病决死生"确实是"有验，精良"。

第一则为针刺济北王刘志乳母热厥案。以问诊断病，点明病因，用针刺足心涌泉穴法治愈。因热厥病机为水亏火旺，涌泉穴属足少阴之井，有补肾水、降虚火的功效。第二则是预判宫中才人竖不治案。众人以为无病，而淳于意借助切诊，知属内关死证，并具体点明在何时以何症而亡。第三则系齐中大夫龋齿案。用灸法与汤药漱口法治愈，并指明病因。第四则乃菑川王刘贤的美人难产案。以脉诊判证，用内服汤药法治愈。第五则属宋建腰痛案。以望诊断病，述其证候、病情趋势、病因以及判断的依据，内服汤药而愈。

第六则对齐王侍医遂的内热案叙述较详。可分为三节：首节至"幸诊遂也"，言遂服食自制的五石散，感觉不适，淳于意前去探望，遂邀请淳于意诊治。作为皇家的保健医官，有病而求助他人，亦属不易。只是说有病，而未明何病，引出下文对前代医论的不同理解。次节至"上入缺盆，死"。淳于意诊断后，首先明确指出所患为"中热"，再引古代医学论著说明内热而小便短少、大便秘结，不可服食五石散，并解释因何不能服食。遂则以扁鹊之说质疑。淳于意指出遂对扁鹊说并未全面而灵活地掌握，认为应当依据病人的具体证候来理解运用前贤的论说，反复强调必须辨证论治，并进而引用古代诊断学著作，证实遂病乃真热假寒，不可用刚药，更点明误用刚药的恶果。足见淳于意心之切切、意之谆谆。孰料遂过于自信，不听忠告，一意孤行，导致不治而亡的恶果。末节为淳于意对此案例的评说，言必须全面地论说病情，结合病人气色脉理的实际情况，暗指遂实乃"拙工"而已。

向汉文帝禀报"珍籍"后，淳于意补充说，在行医十年中，其他准确判定预后与治愈的疾病很多，由于时间久了，大多已经遗忘，不敢报告。

《史记·扁鹊仓公列传》的扁鹊部分所载三案、仓公部分所载二十五则"珍籍"，在中国医学史上占有不可替代的重要地位，不仅作为后世医案之滥觞，开启其先河，而且其中所述内容多有保存珍贵医疗史料、提示医疗门径的重大价值。淳于意"珍籍"所涉科别、病种、证候之广，诊治方法之多，在历代医家传记所载案例中皆名列前茅，并且几乎在每一案例中都能看到准确揭示病因、判定预后的文字。"珍籍"第二十四则"成开方"案，还如实反映预后当死而未死。从中可见淳于意确实是既饱含深邃理论修养，又具有丰富临证经验，更充满实事求是科学态度的一代名医，与秦越人同载史册当之而无愧。

气　寿

王　充

　　人之禀气①，或充实而坚强，或虚劣而软弱②。充实坚强，其年寿；虚劣软弱，失弃其身。天地生物，物有不遂③；父母生子，子有不就④。物有为实⑤，枯死而堕；人有为儿，夭命而伤。使实不枯，亦至满岁；使儿不伤，亦至百年。然为实、儿而死枯者，禀气薄，则虽形体完，其虚劣气少，不能充也。儿生，号啼之声鸿朗高畅者寿⑥，嘶喝湿下者夭⑦。何则？禀寿夭之命，以气多少为主性也⑧。

　　妇人疏字者子活⑨，数乳者子死⑩。何则？疏而气渥子坚强⑪，数而气薄子软弱也。怀子而前已产子死⑫，则谓所怀不活，名之曰"怀"⑬。其意以为已产之子死，故感伤之，子失其性矣。所产子死，所怀子凶者⑭，字乳亟数⑮，气薄不能成也。虽成人，形体则易感伤，独先疾病，病独不治。

——明通津草堂刻本《论衡·气寿》

【注释】

　　①禀气：天赋的气性。　②虚劣：犹虚弱。　③不遂：不能生长。④不就：犹不遂。　⑤实：果实。　⑥鸿朗：洪亮。　高畅：响亮流畅。⑦嘶喝（yè夜）：声音沙哑无力。　湿（xí习）下：指声音低微。　⑧主性：犹主意，决定。　⑨字：生育。　⑩数（shuò朔）：频繁。　乳：生育。⑪渥：浓厚。　⑫而：如果。　⑬怀：忧伤。　⑭凶：夭折。　⑮亟（qì气）数：频繁。

【解读】

王充（27—约97），字仲任，会稽上虞（今属浙江）人，东汉思想家。自谓出生于"细族孤门"，仕路不亨，唯担任过几任郡县僚属，且多坎坷阻滞，后弃官还乡，一心于著述。历时三十年撰著《论衡》。《后汉书》有其传。《论衡》凡三十卷，八十五篇，今亡《招致》，存八十四篇，在我国哲学史上具有重要地位。《论衡·自纪》云晚年"作《养性》之书凡十六篇"，已佚失。

本文系节选，论述禀气与寿命的关系，认为禀气厚薄是寿命长短的决定性因素。

前段可分为三个层次：首层至"失弃其身"。开门见山地提出"禀气"这一根本性命题，认为人的禀气有坚实与虚软之分，前者每能长寿，后者多易短夭。次层至"不能充也"。以物喻人，说明禀气是决定寿夭的关键：如同天地所生之物，有的不能生长，就枯萎坠落，父母所生子女，有的也不能生长，便短命而亡；反之，天地所结果实就能生长到一年，父母所生子女便可活到百岁。分析为果实而枯萎、为子女而夭亡的根本原因是"禀气薄"，不能充满形体。末层言如何判断所生子女禀气的多寡、年寿的长短。认为须据子女出生之时啼哭的声音定夺，洪亮流畅就反映禀气厚实，年寿就长，沙哑低微，便表明禀气薄弱，年寿便短。总之，此段反复强调禀气厚薄是决定寿夭的关键。

后段顺应前段，探讨禀气有厚薄的原因。"妇人疏字者子活"的"活"应上文"号啼之声鸿朗高畅者寿"，"数乳者子死"的"死"应上文号啼之声"嘶喝湿下者夭"，以"何则"带出其原因所在。因妇人生育稀疏，则正气充裕，所生子女秉承母气就丰厚，身体自然强壮，妇人生育频繁，则正气薄弱，所生子女秉承母气便微少，身体自然衰弱。又一次强调由禀气多少决定所生子女身体之强弱。接着更进一步申说其由：怀孕的妇人以前如果生过死胎，便担心所怀胎儿难以成活，因而忧伤，从而导致胎儿失却天赋的气性。"所产子死，所怀子凶"的原因都是由于生育频繁，所生子女禀气微薄，不能成人（应上文"所产子死"），即使成人，身体也容易损伤，较之他人，先患疾病，有病也难以治愈（应上文"所怀子凶"）。此段进而说明"疏字者子活，数乳者子死"的原因。

《三国志·华佗传》载有一则医案，或可从另一角度来印证这个现象：

> 东阳陈叔山小男二岁得疾，下利常先啼，日以羸困。问佗，佗曰："其母怀躯，阳气内养，乳中虚冷，儿得母寒，故令不时愈。"佗与四物女宛丸，十日即除。

此案为哺乳期妊娠所致乳儿腹泻。二岁小儿因何腹泻，华佗回答得明白无疑：因其母怀孕，阳气内养胎儿，导致乳水虚寒，反映此小儿腹泻系吮吸虚寒的母乳所致。这与本文所说因母体阳气消耗于前胎，从而导致所怀胎儿禀气不足，道理是相通的。

本文涉及优生的问题，具有重要的现实意义。子嗣强壮与否，与父母尤其是母体的关系甚密，孕育子嗣皆赖母体气血，若能有节制地生育，则母体盛壮，而子嗣禀气优渥，自然健康长寿，如果不加节制，频频生育，母体精血消耗过甚，必然导致子嗣禀赋不足，难以长寿而易早夭。

《汉书·艺文志》序及《方技略》

《汉书》

　　昔仲尼没而微言绝，七十子丧而大义乖①。故《春秋》分为五②，《诗》分为四③，《易》有数家之传④。战国从衡⑤，真伪分争⑥，诸子之言纷然淆乱⑦。至秦患之⑧，乃燔灭文章，以愚黔首。汉兴，改秦之败⑨，大收篇籍，广开献书之路。迄孝武世⑩，书缺简脱⑪，礼坏乐崩，圣上喟然而称曰："朕甚闵焉⑫！"于是建藏书之策⑬，置写书之官⑭，下及诸子传说，皆充秘府⑮。至成帝时⑯，以书颇散亡，使谒者陈农求遗书于天下⑰。诏光禄大夫刘向校经传、诸子、诗赋⑱，步兵校尉任宏校兵书⑲，太史令尹咸校数术⑳，侍医李柱国校方技。每一书已，向辄条其篇目，撮其指意㉑，录而奏之。会向卒㉒，哀帝复使向子侍中、奉车都尉歆卒父业㉓。歆于是总群书而奏其《七略》，故有《辑略》㉔，有《六艺略》㉕，有《诸子略》㉖，有《诗赋略》㉗，有《兵书略》㉘，有《术数略》㉙，有《方技略》。今删其要㉚，以备篇籍㉛。

　　《黄帝内经》十八卷

　　《外经》三十七卷

　　《扁鹊内经》九卷

　　《外经》十二卷

　　《白氏内经》三十八卷

　　《外经》三十六卷

　　《旁篇》二十五卷

　　右医经七家，二百一十六卷。

医经者，原人血脉、经落、骨髓、阴阳、表里^㉜，以起百病之本^㉝，死生之分^㉞，而用度箴石汤火所施^㉟，调百药齐和之所宜^㊱。至齐之得，犹慈石取铁^㊲，以物相使。拙者失理，以愈为剧^㊳，以生为死。

《五藏六府痹十二病方》三十卷

《五藏六府疝十六病方》四十卷^㊴

《五藏六府瘅十二病方》四十卷^㊵

《风寒热十六病方》二十六卷

《泰始黄帝扁鹊俞拊方》二十三卷

《五藏伤中十一病方》三十一卷

《客疾五藏狂颠病方》十七卷

《金疮疭瘛方》三十卷^㊶

《妇人婴儿方》十九卷

《汤液经法》三十二卷

《神农黄帝食禁》七卷^㊷

右经方十一家^㊸，二百七十四卷。

经方者，本草石之寒温^㊹，量疾病之浅深，假药味之滋^㊺，因气感之宜^㊻，辩五苦六辛^㊼，致水火之齐^㊽，以通闭解结，反之于平^㊾。及失其宜者^㊿，以热益热，以寒增寒，精气内伤，不见于外，是所独失也⁵¹。故谚曰："有病不治，常得中医。"

《容成阴道》二十六卷⁵²

《务成子阴道》三十六卷⁵³

《尧舜阴道》二十三卷

《汤盘庚阴道》二十卷⁵⁴

《天老杂子阴道》二十五卷⁵⁵

《天一阴道》二十四卷⁵⁶

《黄帝三王养阳方》二十卷

《三家内房有子方》十七卷

右房中八家㊼，百八十六卷。

房中者，情性之极，至道之际㊽，是以圣王制外乐以禁内情㊾，而为之节文㊿。《传》曰㉛："先王之作乐，所以节百事也。"乐而有节，则和平寿考㉜。及迷者弗顾，以生疾而陨性命。

《宓戏杂子道》二十篇㉝

《上圣杂子道》二十六卷

《道要杂子》十八卷

《黄帝杂子步引》十二卷㉞

《黄帝岐伯按摩》十卷

《黄帝杂子芝菌》十八卷㉟

《黄帝杂子十九家方》二十一卷

《泰壹杂子十五家方》二十二卷㊱

《神农杂子技道》二十三卷

《泰壹杂子黄冶》三十一卷㊲

右神仙十家㊳，二百五卷。

神仙者，所以保性命之真㊴，而游求于其外者也。聊以荡意平心㊵，同死生之域㊶，而无怵惕于胸中㊷。然而或者专以为务，则诞欺怪迂之文弥以益多㊸，非圣王之所以教也。孔子曰："索隐行怪，后世有述焉，吾不为之矣㊹。"

凡方技三十六家，八百六十八卷。

方技者，皆生生之具㊺，王官之一守也㊻。太古有岐伯、俞拊，中世有扁鹊、秦和，盖论病以及国，原诊以知政。汉兴有仓公。今其技术暗昧㊼，故论其书㊽，以序方技为四种㊾。

——中华书局1982年校点本《汉书·艺文志》

【注释】

①"昔仲尼"二句：语出刘歆《移书让太常博士》。明孔子之学式微于

世。仲尼，孔子，名丘，字仲尼。没，通"殁"，死亡。微言，精深微妙的言辞。七十子，指孔子门下才德出众的一部分学生。传说孔子学生三千，其中七十二人最为优秀。"七十"系举其成数而言。大义，此指诸经要旨。乖，背离。　②春秋分为五：传注《春秋》者有左丘明、公羊高、穀梁赤及邹氏、夹氏五家，今存前三家。　③诗分为四：颜师古注引韦昭曰："谓毛氏、齐、鲁、韩。"毛氏，指毛亨、毛苌，齐指齐人辕固，鲁为鲁人申培，韩是燕人韩婴。今存毛氏一家，世称《毛诗》。　④"易有"句：据《汉志·六艺略》，《易经》有施雠、孟喜、梁丘贺等数家之传，今皆亡佚。　⑤从衡：同"纵横"。即合纵连横。从，通"纵"。衡，横。　⑥分争：争辩。　⑦淆乱：混乱。　⑧患：忧虑。　⑨败：弊病。　⑩孝武：汉武帝刘彻，前141—前87年在位。　⑪书：文字。　⑫闵：忧虑。　⑬建：公布。　策：古代君王对臣下发布的文书。　⑭写书：抄写书籍。　⑮秘府：宫廷内收藏秘籍的处所。　⑯成帝：汉成帝刘骜，前33—前7年在位。　⑰谒者：官名，主管接待宾客，即为皇上传达事宜。成帝于河平三年（前26年）八月，令陈农向天下求遗书。　⑱光禄大夫：官名，掌顾问应对，无常事，随皇帝所令办事。刘向：前77—前6年，字子政，沛（今江苏沛县）人，西汉经学家、文学家及目录学家。奉命校阅群书，著成《别录》，另撰有《新序》《说苑》等书。⑲步兵校尉：汉代武官官名，专掌京郊上林苑苑门屯兵。　⑳太史令：官名，汉代掌天时历法。　数术：又称"术数"，讲对宇宙，即"天道"或"天地之道"的认识。　㉑指意：内容意义。　㉒会：适逢。　㉓哀帝：汉哀帝刘欣，前7—前1年在位。　侍中：正规官职外的加官之一。　奉车都尉：汉代官名，皇帝近侍，掌御乘舆马，皇帝出巡时随从奉侍。　歆（xīn 心）：刘歆（？—23），字子骏。　卒：完成。　㉔辑略：各略大序的汇集，属综述各略学术源流的绪论。　㉕六艺略：含易、书、诗、礼、乐、春秋、论语、孝经、小学。　㉖诸子略：含儒、道、阴阳、法、名、墨、纵横、杂、农、小说诸家。　㉗诗赋略：含赋、歌诗。　㉘兵书略：含权谋、形势、阴阳、技巧。

㉙术数略：含天文、历谱、五行、蓍龟、杂占、形法。 ㉚删：选取。颜师古注："删去浮冗，取其指要也。"有所删则必有所取。 ㉛备：完备。 ㉜原：推究。 落：通"络"。 ㉝起：阐发。 ㉞分（fèn 份）：界限。 ㉟用：用来。 度（duó 夺）：揣度。 箴：同"针"。 火：指灸法。 ㊱调：测度。 齐（jì 剂）和：此指药物的剂量。 ㊲慈石：即磁石。慈，通"磁"。 ㊳愈：痊愈。 ㊴疝：病名。《素问·长刺节论》："病在少腹，腹痛不得大小便，病名曰疝。" ㊵瘅（dàn 旦）：颜师古注为"黄病"。 ㊶疭（zòng 纵）瘛（chì 赤）：亦作"瘛疭"。病证名，手足抽搐痉挛。 ㊷"神农"八字：《周礼·天官冢宰》唐人贾公彦疏引此书作"《神农黄帝食药》七卷"，其中"食禁"引作"食药"，清人孙星衍、周中孚等从之，宜是。 ㊸经方：汉代以前的方剂。 ㊹本：依据。 ㊺滋：滋味。 ㊻"因气感"句：顺应四气感应的适宜情况。如天热慎用热药、天寒慎用寒药之类。参见《素问·六元正纪大论》。 ㊼辩：通"辨"。 五苦六辛：指五脏六腑所适用各种性味的药物。参见张子和《儒门事亲·攻里发表寒热殊途笺》。 ㊽水火之齐：指寒凉与温热的药剂。 ㊾反：同"返"。 平：正常。 ㊿及：至于。 (51)独：偏。 (52)容成：相传为黄帝的大臣，最早发明历法。 阴道：古代房中术。 (53)务成子：即务成昭，相传为舜的老师。 (54)汤盘庚：殷商君主。 (55)天老：相传为黄帝时三公之一。 (56)天一：即天乙，成汤之名，殷王朝的创建者。 (57)房中：即房中术，为古代的性医学。 (58)至道：此指养生保精的精妙道理。 (59)外乐（yuè 月）：外在的音乐。 内情：内在的情欲。 (60)节文：谓制定礼仪，使行之有度。 (61)传：指《左传》。下文语见《左传·昭公元年》。 (62)和平：气血平和。 寿考：寿命长久。考，老。 (63)宓（fú 服）戏：即伏羲。 杂子道：神仙家修身养性以求长生的方法。 (64)步引：属导引之类养生术。 (65)芝菌：属服饵之类养生术。 (66)泰壹：即泰一，天神名。 (67)黄冶：冶炼丹砂之法。 (68)神仙：指神仙家养生术。 (69)真：身。 (70)荡意平心：净化意念，平和心情。荡，洗涤。 (71)"同死生"

句：认为死与生的区域相同。　⑦怵惕：恐惧。此谓对死的恐惧。　⑦诞欺怪迁：荒诞、欺诈、怪异、迂曲。　⑦"索隐"三句：言求隐秘之事，行怪异之道，后世有遵循者，我不做这样的事。语见《礼记·中庸》。述，遵循。⑦生生之具：使生命生长不息的工具。　⑦王官：天子之官。　守：职守。⑦暗昧：湮没。　⑦论：编次。　⑦序：依次排列。

【解读】

《汉书》记载西汉自高祖刘邦元年（前206年）至王莽地皇四年（23年）二百余年间的历史，分十二纪、八表、十志、七十传（其中《天文志》和八表由班固之妹班昭和同郡马续完成），是研究西汉历史的重要资料。作者班固（32—92），字孟坚，扶风（今陕西咸阳东北）人，东汉著名史学家、文学家。他博学善文，继承父亲班彪的遗愿，著述《汉书》，历时二十余年完成初稿。《汉书·艺文志》在刘向、刘歆父子《别录》和《七略》的基础上编纂而成，分类简述其学术思想的源流演变，是我国现存第一部官修群书目录，开创了利用官修书目编撰正史艺文志的先例。

本文由《汉书·艺文志》序与《方技略》两个部分构成。篇名据文章内容另加。前者叙述春秋至西汉末图书典籍播迁的过程及其原因，记载刘向、刘歆父子奉诏校书的概况，反映了彼时学术发展的进程。后者分医经、经方、房中和神仙四类，每类先列书目，然后阐明其含义。所列书目，现都已佚失，但从中可窥见当时医学著述已自成系统。

开篇两句互文，言孔子及其贤弟子去世后，精微的言论就消失、诸经的要义便混乱，从而引出下文众说纷纭之状。以《春秋》《诗》《易》皆各有多家诠释，说明诸经要义之驳杂，以"诸子之言纷然淆乱"，反映精微言论之消失。其中"战国从衡"，指战国七雄之间纵横错杂的政治形势，《汉书·艺文志》载"纵横十二家，百七篇"。"至秦患之"，以一"患"字，引出秦始皇屠戮文化的暴行。《史记》载秦始皇三十四年（前213年）焚书，"非博士官所职，天下敢有藏《诗》、《书》、百家语者，悉诣守尉杂烧之"，此外，史官所藏史籍除秦纪外，别国史籍概行毁没，唯医药、卜筮、农书除外。其目的是愚黔首以续万世。开篇至此皆属铺叙，一说孔学衰亡的恶果，一述嬴政焚书的逆施。

后述汉代正题。可析为逐一递进的四层。

"汉兴，改秦之败，大收篇籍，广开献书之路"，系首层，概述汉武帝前几代帝王时期有裨于文化的作为。如刘邦称帝前，兵入咸阳，萧何"先入收秦丞相御史律令图书藏之"。再如汉高祖"以太牢祀孔子"，开皇帝祭孔之先河。三如汉惠帝"除挟书律"，废除秦所订对私家藏书的禁律，《隋书·经籍志》称："惠帝除挟书之律，儒者始以其业行于民间。"四如汉文帝委派晁错向伏生受《尚书》。以上先后见于《汉书》之《萧何传》《高帝纪》《惠帝纪》《晁错传》，虽然多为零星的措施，但皆属一反秦道而行的文化善举。

"迄孝武世"至"皆充秘府"属次层，述汉武帝为搜集书籍而"建藏书之策"，为抄写书籍而"置写书之官"，为保管书籍而"皆充秘府"。由"下及诸子传说"与"皆"字可知，上自经典著作并收其内。此事发生于汉武帝元朔五年（前124年）。《昭明文选》李善注卷三十八引刘歆《七略》有"孝武皇帝敕丞相公孙弘广开献书之路，百年之间，书积如山"语，是知汉代求遗书，始于汉武帝。

第三层至"有《方技略》"，述汉代成帝、哀帝时期搜集整理校订书籍的概况。《汉书·成帝纪》亦载其事。这是中国历史上第一次由国家组织开展规模宏大的整理古籍工作。此事始于成帝河平三年（前26年），可递分为四个步骤："使谒者陈农求遗书于天下"，向天下广求遗书，既用以弥补亡佚之书，也可用作对校的异本。广求书籍，此其一。"诏光禄大夫刘向校经传、诸子、诗赋，步兵校尉任宏校兵书，太史令尹咸校数术，侍医李柱国校方技"，邀集群才，各按所长，分任其事，统校诸书。校订书籍，此其二。其中"诏"一语贯通而下，直至"侍医李柱国校方技"。"每一书已，向辄条其篇目，撮其指意，录而奏之"，每校毕一书，刘向就写篇叙录，呈报皇上。撰写叙录，此其三。叙录相当于后世的书目解题、提要，紧随书名，内容通常为图书的主旨、价值、作者生平、学术源流，乃至该书的版本、校勘、流传之类。刘向撰就的叙录今尚存者有《战国策》《管子》《晏子》《列子》《孙卿书》《邓析子》《说苑》《山海经》。汇集各书之叙录为一书，即名《别录》。刘向校核经子、总撰《别录》，长达二十春秋，可谓功高者首。刘向卒于汉哀帝即位之年，哀帝遂委派刘歆继续完成其父的事业。《汉书·刘歆传》称刘向、刘歆"父子俱好古，博见强志，过绝于人"，且刘歆早在河平年间即参与其事，显现哀帝的此项任命顺理成章。"歆于是总群书而奏其《七略》"，刘歆汇辑各书的叙录而向皇上呈报所撰《七略》。完成《七略》，此其四。其中除《辑略》外，图书分类实为六略，每略中又分若干类。在这最早的图书分类中，医书六占其一，可见彼时已具相当规模，因而备受汉代目录学家重视。

"今删其要，以备篇籍"为末层，言《汉书》作者班固所作贡献。如前所述，《七略》每书之下皆有叙录，故篇幅长达七卷，而《艺文志》属于史志，不同于朝廷官簿、私家目录，唯能存其书目，并另将《辑略》分散为叙论、各略的总序、每类的小序。此《汉志》体例，后世自《隋书·经籍志》以下沿用之。张舜徽《〈汉书·艺文志〉通释》言《七略》"虽已亡佚，而义例、内容，俱尚存于《汉书·艺文志》，凡考镜东汉以前学术流别、著述盛衰者，胥必取证于斯，此《汉志》所以可贵也"，此说甚有见地。

此叙论以春秋至秦代为铺垫，重点说明汉代成帝、哀帝时期由国家组织的整理古籍的过程，也是发掘中医著作之滥觞。

《方技略》分为"医经""经方""房中""神仙"四类。

"医经"小序论述医经的含义与作用，即阐发医学理论，探究生理特征，阐明疾病根源，区别死生界限，用以指导针灸、方药等临证运用。其中"慈石取铁"用来比喻最恰当药剂的功效。

"经方"小序论述经方的含义与作用，即针对疾病状况，顺应天时季节，依据药物的性味功用，配制寒凉温热的方剂，用以疏通郁闭，消除蕴结，使身体恢复正常。"反之于平"，一语说尽医学之真谛。末句"有病不治，常得中医"也属名言，常为后人所引，谓有病与其被庸医误治，还不如不治，每能如得到中等水平的医生治疗一般。此病宜指比较轻微的疾病，可不经治疗，依赖自身的抗病功能而自愈。

"房中"小序论述房中的含义与作用，认为房中是男女情性达到极点，行使养生保精之道的时机，事关重大，必须行之有度。"制外乐以禁内情"云云，与《左传》所载医和事相仿。马王堆出土医书有《天下至道谈》，视房事为养生保精的至道，反映古人对房中术的高度重视与不加隐讳。

"神仙"小序论述神仙的含义与作用，言神仙原为养生保健之道，以调适情志，无惧生死，而有人"专以为务"，引入长生不死之邪道，实属过犹不及，借孔子"吾不为之"语斥之。

"凡方技三十六家，八百六十八卷"，系对上述所载四类的家数与卷数的统计。其中家数无误，但各类卷数以及四类的总卷数统计有出入。实际应为"医经"一百七十五卷，"经方"二百九十五卷，"房中"一百九十一卷，"神仙"二百零一卷，累计八百六十二卷。叙论末颜师古有注云："其每略所条家及篇数，有与总凡不同者，转写脱误，年代久远，无以详知。"

末段为《方技略》的总序，所述内容有三：其一，论述方技的作用。说医学包括中医药的理论与技术，都是"生生"的工具，这是非常经典的名言。作为群经之首的《周易》就有"生生之谓易"语（见《系辞上》），此为我国古代哲人对宇宙人生的精辟见解。作为从事"生生"崇高职业的医者，理应掌握广博而精深的"生生之具"，为人类的健康增添福祉。不仅如此，方技也是执政者的一种职守，说见下文。其二，论述方技的学术渊流。上可溯至上古时期的岐伯、俞跗，中经扁鹊、医和，下则流及西汉仓公淳于意。"论病以及国，原诊以知政"谓论病推及治国，诊病而知国政，方技又是"王官之一守"，其意盖发端于此。此语取之于医和事例。《国语·晋语八》记医和语：

"上医医国，其次疾人，固医官也。"言最高明的医生既疗人之病，故称其为医，更治国之弊，故命之曰官。《左传·昭公元年》也载有医和论病及国、原诊知政的事例，表明治病与理政原属同宗同理。其三，言载录方技的原因。由于自岐伯至淳于意的医术淹没不明，因而编次他们的书籍，使之重新昭昭于世。

就写作手法而论，对比的运用是此文的一个显著特点，几乎贯穿于全篇。如叙论部分"至秦患之"与"朕甚闵焉"对比，同样是忧虑，秦始皇忧的是百家争鸣，因而"燔灭文章"，而汉武帝虑的是书缺简脱，因而经书、诸子"皆充秘府"。《方技略》部分的小序更是先从正面讲，再自反面言，两相对照。如"医经"小序先赞"至齐"具有"犹慈石取铁"的疗效，后斥"拙者失理"，就会导致"以愈为剧，以生为死"的严重后果，说明精通医理的重要。"经方"小序先褒遵循经方旨意，从而获得"通闭解结，反之于平"的功效，后贬"失其宜者"违背经方要义，则会造成"精气内伤"的恶果，说明使用经方务须谨慎有加。"房中"小序"乐而有节，则和平寿考。及迷者弗顾，以生疾而陨性命"四句至为精当，以"和平寿考"与"生疾而陨性命"对言，益明房中术之不可"弗顾"。"神仙"小序先说养生用以"荡意平心"，使胸"无怵惕"，后言被"专以为务"者引入歧途，致使"诞欺怪迂之文"层出不穷，告诫后人不可为"索隐行怪"之事。总序则以名医迭出的往世与"技术暗昧"的当代对比，强调方技的重要性与医书整理的必要性。

思　贤

王　符

国之所以存者，治也；其所以亡者，乱也。人君莫不好治而恶乱，乐存而畏亡。然常观上记^①，近古以来，亡代有三^②，灭国不数^③。夫何故哉？察其败，皆由君常好其所乱而恶其所治，憎其所以存而爱其所以亡。是故虽相去百世，县年一纪^④，限隔九州^⑤，殊俗千里，然其亡征败迹，若重规袭矩，稽节合符。故曰：虽有尧、舜之美，必考于《周颂》^⑥；虽有桀、纣之恶，必讥于《版》《荡》^⑦。"殷鉴不远，在夏后之世^⑧。"

夫"与死人同病者，不可生也；与亡国同行者，不可存也^⑨"，岂虚言哉！何以知人之且病也？以其不嗜食也。何以知国之将乱也？以其不嗜贤也。是故病家之厨，非无嘉馔也^⑩，乃其人弗之能食，故遂于死也^⑪；乱国之官，非无贤人也，其君弗之能任，故遂于亡也。夫生饭粳粱^⑫，旨酒甘醪^⑬，所以养生也，而病人恶之，以为不若菽麦糠糟饮清者^⑭，此其将死之候也；尊贤任能，信忠纳谏，所以为安也，而暗君恶之^⑮，以为不若奸佞阘茸谗谀之言者^⑯，此其将亡之征也。《老子》曰："夫唯病病，是以不病^⑰。"《易》称"其亡其亡，系于苞桑^⑱"。是故养寿之士，先病服药，养世之君，先乱任贤，是以身常安而国永永也^⑲。上医医国，其次下医医疾^⑳。夫人治国，固治身之象。疾者，身之病；乱者，国之病也。身之病，待医而愈；国之乱，待贤而治。治身有黄帝之术，治世有孔子之经，然病不愈而乱不治者，非针石之法误，而"五经"之言诬也，乃因之者非其人^㉑。苟非其人，则规不圆而矩不方，绳不直而准不平，钻燧不得火^㉒，鼓石不下金^㉓，驱马不可以追速^㉔，进舟不可以涉水也。凡此八者，天之张道^㉕，有形见物，苟非其人，犹尚无功，则又况乎怀道术以抚民氓㉖，乘六龙以御天心者哉㉗？

夫治世不得真贤，譬犹治疾不得真药也。治疾当得真人参，反得支罗服㉘；当得麦门冬，反得烝穬麦㉙。已而不识真㉚，合而服之，病以侵剧㉛，不自知为人所欺也，乃反谓方不诚而药皆无益于病，因弃后药而弗敢饮，而便求巫觋者㉜，虽死可也。人君求贤，下应以鄙；与直㉝，下应以枉㉞。己不引真㉟，受猥官之㊱，国以侵乱，不自知为下所欺也，乃反谓经不信而贤皆无益于救乱，因废真贤不复求进，更任俗吏，虽灭亡可也。三代以下，皆以支罗服、烝穬麦合药，病日痁而遂死也㊲。《书》曰："人之有能，使修其行，国乃其昌㊳。"是故先王为官择人，必得其材，功加于民，德称其位㊴，人谋鬼谋，百姓与能㊵，务顺以动天地如此㊶。三代开国建侯，所以传嗣百世㊷，历载千数者也。

自春秋之后，战国之制，将相权臣，必以亲家㊸。皇后兄弟，主婿外孙㊹，年虽童妙㊺，未脱桎梏㊻，由借此官职㊼，功不加民、泽不被下而取侯，多受茅土㊽，又不得治民效能以报百姓，虚食重禄㊾，素餐尸位㊿，而但事淫侈[51]，坐作骄奢[52]，破败而不及传世者也。子产有言[53]："未能操刀而使之割，其伤实多[54]。"是故世主之于贵戚也，爱其嬖媚之美[55]，不量其材而受之官，不使立功自托于民[56]，而苟务高其爵位[57]，崇其赏赐，令结怨于下民，县罪于恶[58]，积过既成，岂有不颠陨者哉？此所谓"子之爱人，伤之而已[59]"哉！先王之制，官民必论其材，论定而后爵之，位定然后禄之[60]，人君也不察，而苟以亲戚色官之人典官者[61]，譬犹以爱子易御仆[62]，以明珠易瓦砾[63]，虽有可爱好之情，然而其覆大车而杀病人也必矣。《书》称"天工，人其代之[64]"，《传》曰："夫成天地之功者，未尝不蕃昌也[65]。"由此观之，世主欲无功之人而强富之[66]，则是与天斗也。使无德况之人与皇天斗[67]，而欲久立，自古以来，未之尝有也。

——上海古籍出版社 1978 年清汪继培笺本《潜夫论·思贤》

【注释】

①常：通"尝"。曾经。　上记：古代典籍。　②三：言其多。　③不数：无数。　④县（xuán 玄）：远。　一纪：说法不一，有 4 年、12 年、30 年、60 年、1520 年诸解。据上对举之"百世"，宜取《诗·大雅·文王》序疏引《三统历》所说 1520 年。　⑤限隔：阻隔。　⑥周颂：《诗》"三颂"之一，共三十一篇，为西周宗庙祭祀乐章，内容多为歌颂王室的功德或祈求神祇赐福。　⑦版荡：皆《诗·大雅》篇名，讥刺周厉王暴虐无道，败坏国家。　⑧"殷鉴"二句：《荡》的结句，意谓夏为殷所灭，殷人子孙应以此为鉴戒，同样的道理，殷为周所灭，周人子孙应以此为鉴戒，表明前人败亡的教训近在眼前，须引以为戒。　⑨"与死人"四句：语见《韩非子·孤愤》，其中"行"，《孤愤》作"事"。　⑩馔（zhuàn 撰）：饭菜。　⑪遂于：终于。　⑫生饭粳粱：新鲜的饭食。　⑬甘醪：美酒。　⑭饮清（qìng 庆）：凉水。　⑮暗君：昏昧的君王。　⑯阘（tà 榻）茸：品格卑下的人。　⑰"夫唯"二句：语见《老子》第七十一章，意谓由于把病当作病慎重对待，因而不会罹患严重疾病。　⑱"其亡"二句：语见《周易·否卦·九五》，意谓虽然如同系于坚韧的桑树根部般牢固，也时时警惕将要危亡。　⑲永永：久远。　⑳"上医"二句：《国语·晋语八》有"上医医国，其次疾人"语。　㉑因：利用。　㉒钻燧：古代取火法。燧，古代取火工具。　㉓鼓石：鼓风煽火，冶炼矿石。　㉔驱马：策马奔驰。　㉕张道：明显的道理。　㉖民氓：民众。　㉗六龙：天子车驾的代称。　御：迎合。　天心：君王的心意。　㉘支罗服：萝卜根。　㉙烝：蒸。　穬麦：大麦的一种。　㉚而：竟然。　㉛侵：逐渐。　㉜巫觋（xí 习）：巫师。女巫为巫，男巫为觋。　㉝与：通"举"。推举。　㉞枉：邪曲之人。　㉟引：选拔。　㊱受猥官之：言授予爵位而使之为官。受，同"授"，授予。猥，亦作"隈"，"猥诸侯"的略称，汉代爵位名。　㊲痁（diàn 店）：通"阽"。疾甚。　㊳"人之"三句：语本

《尚书·洪范》。　㊳称：符合。　㊵"人谋"二句：语见《周易·系辞下》。
㊶"务顺"六字：《周易·系辞上》有"言行，君子所以动天地也"语。
㊷嗣：持续。　㊸亲家：汉代为亲戚的统称。　㊹主婿：公主的丈夫，即驸
马。　㊺童妙：犹少小。　㊻桎梏：此指襁褓。　㊼由：通"犹"。尚且。
㊽茅土：指王侯的封爵。　㊾食：俸禄。　㊿素餐尸位：谓居位食禄而不尽
职。　51淫侈：奢侈。　52坐作：安然而为。　骄奢：骄纵的品性行为。
53子产：即公孙侨，春秋时郑国国卿，生年不详，卒于前522年。　54"未
能"二句：语见《左传·襄公三十一年》。　55嬖媚：谄媚取宠。　56自托：
自己有所依托。　57苟：轻率。　58县罪：犯了罪而未得惩处。县，同"悬"。
59"子之"二句：语见《左传·襄公三十一年》。　60"官民"三句：语本
《礼记·王制》。论，考察。　61色官：谓凭借美色而获官。　典官：任官。
62御仆：驾驭车马之人。　63瓦砾：破碎的砖头瓦片。古代用以入药。
64"天工"二句：语见《尚书·皋陶谟》，谓天之职司，人岂可替代。
65"夫成"二句：语本《国语·郑语》，谓成就天地大功的人，其子孙必然
繁衍昌盛。　66强（qiǎng 抢）：勉强。　67德况：德赐。况，通"贶"，赐
予。　皇天：天。

【解读】

　　王符（约85—162），字节信，安定临泾（今甘肃镇原东南）人，东汉政
论家、文学家。通晓诸家经典，终身不仕，隐居家乡，与马融、窦章、张衡、
崔瑗等学者交往友善。著有《潜夫论》。后人评价其论政"剀切详明，无所不
备"。《后汉书》有其传。

　　《潜夫论》，今存含《叙录》在内，共三十六篇，所论主旨有富民、戍
边、重教、用贤以及反对谶纬等。其中《论荣》《贤难》《明暗》《考绩》
《思贤》《本政》《潜叹》《实贡》《交际》诸篇都涉及选拔使用贤才的问题，
尤其是《思贤》，所论理政犹如治病，精警透辟，洵为以喻说理的上乘文字。

文章以史为鉴，论述任用贤才对于国家治理的重要作用。全文分为四段。

首段开门见山地提出治乱存亡的大旨："国之所以存者，治也；其所以亡者，乱也。"治则国存，乱则国亡，因此国君"莫不好治而恶乱，乐存而畏亡"，但是回顾历史，"亡代""灭国"的事件反复不断地出现。以"夫何故哉"提起一句，引出下文。尽管相隔时远地遥，风俗有别，而究其原因，都由于他们干的是"好其所乱而恶其所治，憎其所以存而爱其所以亡"的蠢事，与所想得到的截然相反，亡国的迹象前后因袭重复，完全吻合。因此必须以前代善恶为明镜，考察尧舜之治而国存、桀纣之乱而国亡，牢记"殷鉴"一类深刻的历史教训。

第二段反复论述任贤与否是国家治乱的关键。大致可分为两个部分。

前一部分至"是以身常安而国永永也"，由五组比喻构成。先引用《韩非子》一喻带出"病"字：好比与死人犯相同疾病的人不可能活着，与亡国干同样祸事的国不可能存在。接着以"岂虚言哉"引出三组有关贤人的比喻，说明"嗜贤""尊贤""任贤"对国事的重要性：一是以不喜欢食品知人将要患病，比喻不喜欢贤人知国将生祸乱。二是以病家有嘉馔而病人不能食则终于死去，比喻乱国有贤人而君王不任用则终于灭亡。三是以厌恶养生之物为身死之兆，比喻厌恶忠谏之言为国亡之征。最后取用《老子》《周易》至论，以养寿之士先病服药则身常安，比喻养世之君先乱任贤则国永久，强调防患于未然的必要，表明养生治国同理，都要"先"字当头。

后一部分以《国语》名言入笔，说明医国、医疾相通。随后又用四组比喻一层递进一层地加以阐述："夫人治国，固治身之象"，此一喻，以治身喻治国。"疾者，身之病；乱者，国之病也"，此二喻，以身病喻国乱。"身之病，待医而愈；国之乱，待贤而治"，此三喻，以身病待医喻国乱待贤。"治身有黄帝之术，治世有孔子之经，然病不愈而乱不治者，非针石之法误，而'五经'之言诬也，乃因之者非其人"，此四喻，用病不愈非针石误以见真药之重要，喻乱不治非"五经"诬以见真贤的作用。所称"孔子之经"即"五经"，相传孔子修定《诗》《书》《易》《礼记》《春秋》五经。《白虎通·五经》有"孔子定五经，以行其道"语。借此四喻，真贤在治理国乱中的重要作用便通透明白地呈现在读者面前。其后承接"非其人"语，从反面予以论说，如果不是适合的人，在把握规、矩、绳、准与施行钻燧、鼓石、驱马、进舟八个方面尚且都不能取得功效，自然更不能承担安抚民众、辅助帝王的重任，以此暗喻贤臣之不可或缺。

第三段用"治世不得真贤，譬犹治疾不得真药"一喻导入，论述"三代以下"的国君在选拔官员上的弊端，同样采用比喻手法来加以说明。说药方里开的是人参、麦门冬，配来的却是萝卜根、蒸熟的大麦，服用后致使病情逐渐加重，病人不知道受到欺骗，反而认为所开药方不灵，便转求巫师，必然是死路一条，以此来比喻国君希望求得正直的贤人，而臣下用庸俗、邪曲的人来冒充而获得官职，因此加速国家的祸乱，国君不知道受到臣下欺骗，反而认为贤人无用，就更加任用俗吏，国家必然灭亡。三代以后的国君都好比用萝卜根、蒸熟的大麦入药，任用俗吏治理政事，自然导致祸乱丛生而最终衰亡。引用古语，提出"开国建侯"的三代先王选用德才兼备的人才担任官职，德配其位，与人谋议以定得失，卜筮鬼神以考吉凶，得到天下百姓的拥护，如此地顺应并感动天地，从而能"传嗣百世，历载千数"。以此进行对比，益见三代以后的国君不任贤之危害。

前面说三代以后的国君不任用贤人，而授官职给庸俗、邪曲的人，那么这些俗吏是从哪里来的，是些什么人呢？第四段就回答了这个问题。其中一个重要来源，就是国君及其王室的亲戚。这些亲戚没有显示任何才干，取得丝毫功劳，却占据重要的职位，享受丰厚的俸禄，过着奢侈的生活，养成骄纵的品性，甚至有的年龄幼小，还在襁褓之中，照样凭借"将相权臣，必以亲家"的制度获取官职。像这样任人唯亲，"岂有不颠陨者哉"，"颠陨"意为覆灭，不仅使所任之亲招致伤害，也将导致国家衰亡，实在是害国害亲的愚蠢之举。这就好比让一个还不会拿刀的人去割肉一样，多半会割伤自己。

如此这般地"爱人",只不过是伤害人罢了。接着摆出三代唯才是举的选拔官员制度与之比较对照,使民为官必须考察他的能力,考察合格然后赐予爵位与俸禄,重申上文所说三代国昌意。最后引用《尚书》《国语》二语,以证用贤则国昌乃是天道,反之,"则是与天斗","而欲久立,自古以来,未之尝有也",正与首段"亡代有三,灭国不数"遥相呼应。

东汉晚期,政局混乱,外戚与宦官轮番执政,大肆搜括,民不聊生。王符面对衰世,因不在官位,不能建功,于是效法古贤,针砭时弊,用笔讨伐,以满腔热血与愤慨激情,熔炼成不朽篇章《潜夫论》,以拯世救民。

结构缜密,条理井然,用生动的比喻来加强文章的说服力,是此文的显著特色。据笔者囿见,王符之前,似未曾出现过如此集中的借医喻政类文字。统观所用比喻,佳妙之处有三:

一是以治病比喻理政的文字几乎布满通篇。除了首段总论君王好乱恶治乃是亡代灭国的原因外,其后各段一概用医喻说明此理。斗榫合缝,说见上文。

二是喻中有喻。如第三段先以"治疾不得真药"比喻"治世不得真贤"。怎么不得真药呢?好比应当用人参,却以萝卜根替代,服用自然无效,于是便弃用良医,转求巫师。应当使用的人参比喻良医,进而比喻真贤,替代的萝卜根比喻巫师,进而比喻俗吏,因而文章说:"因废真贤不复求进,更任俗吏,虽灭亡可也。"《潜夫论·叙录》乃全书各篇的提要,其中总括《思贤》说:"人君选士,咸求贤能;群司贡荐,竞进下材。曾是掊克,何官能治?买药得赝,难以为医。""掊克"指搜括民财的人。说国君要选拔贤能,而有关部门推荐的都是一些专事搜括民脂民膏的"下材",如何能够治国?就好比医生要用道地药材治病,但是到手的皆是赝品,怎么能够治病?依然采用理政犹如治病的比喻法。

三是所用比喻切肤入骨。彼时官场任人唯亲乃至唯色现象比较普遍,是任人唯亲、唯色还是唯贤,也是《思贤》着重探讨的一个问题。王符名为针对战国，实为针对所处时代出现的此类现象，同样运用比喻作解："苟以亲戚色官之人典官者，譬犹以爱子易御仆，以明珠易瓦砾，虽有可爱好之情，然而其覆大车而杀病人也必矣。"说爱子虽亲，但无御仆之驾技，用之必覆车，明珠虽珍，然乏瓦砾之药效，用之必杀人，以喻"以亲戚色官之人典官"必国亡。

此外，值得一赞的是，此文虽题名为"思贤"，却说嗜贤、尊贤、任贤、待贤、求贤，通篇未出一"思"字，而读者满目尽是"思贤"意。

《伤寒论》序

张　机

论曰：余每览越人入虢之诊、望齐侯之色，未尝不慨然叹其才秀也①。怪当今居世之士，曾不留神医药②，精究方术，上以疗君亲之疾，下以救贫贱之厄③，中以保身长全，以养其生，但竞逐荣势，企踵权豪④，孜孜汲汲⑤，惟名利是务。崇饰其末⑥，忽弃其本⑦，华其外而悴其内。皮之不存，毛将安附焉⑧？卒然遭邪风之气，婴非常之疾⑨，患及祸至，而方震栗。降志屈节，钦望巫祝⑩，告穷归天，束手受败⑪。赉百年之寿命⑫，持至贵之重器⑬，委付凡医，恣其所措。咄嗟呜呼！厥身已毙，神明消灭，变为异物⑭，幽潜重泉⑮，徒为啼泣。痛夫！举世昏迷，莫能觉悟，不惜其命，若是轻生，彼何荣势之云哉？而进不能爱人知人⑯，退不能爱身知己，遇灾值祸，身居厄地，蒙蒙昧昧⑰，蠢若游魂⑱。哀乎！趋世之士⑲，驰竞浮华⑳，不固根本，忘躯徇物㉑，危若冰谷㉒，至于是也！

余宗族素多㉓，向余二百㉔。建安纪年以来㉕，犹未十稔㉖，其死亡者，三分有二，伤寒十居其七。感往昔之沦丧㉗，伤横夭之莫救㉘，乃勤求古训㉙，博采众方，撰用《素问》《九卷》《八十一难》《阴阳大论》《胎胪药录》㉚，并平脉辨证㉛，为《伤寒杂病论》，合十六卷。虽未能尽愈诸病，庶可以见病知源。若能寻余所集，思过半矣㉜。

夫天布五行，以运万类；人禀五常㉝，以有五藏。经络府俞㉞，阴阳会通；玄冥幽微，变化难极。自非才高识妙㉟，岂能探其理致哉？上古有神农、黄帝、岐伯、伯高、雷公、少俞、少师、仲文，中世有长桑、扁鹊，汉有公乘阳庆及仓公。下此以往，未之闻也。观今之医，不念思求经旨，以演其所知㊱，各承家技，终始顺旧。省疾问病㊲，务在口给㊳，相对斯须㊴，便处汤药，按寸不及尺，握手不及足，人迎趺阳㊵，三部不参㊶，动数发息，不满五十㊷，短期未知决诊㊸，九候曾无仿佛㊹，明堂阙庭㊺，尽不见察。所谓窥管而已㊻。夫欲视死别生㊼，实为难矣！

孔子云：生而知之者上，学则亚之㊽。多闻博识，知之次也㊾。余宿尚方术(50)，请事斯语(51)。

——明赵开美《仲景全书》本《伤寒论》

【注释】

①秀：出众。 ②曾（zēng 增）：竟然。 ③厄：病困。 ④企踵：踮起脚跟，形容急切仰望之状。 ⑤孜孜汲汲：勤勉不懈、心情急切貌。⑥崇饰：夸饰。 ⑦忽弃：轻弃。 ⑧“皮之不存”二句：语见《左传·僖公十四年》。 ⑨婴：缠绕。 ⑩巫祝：古代从事占卜祭祀的人。 ⑪束手：喻无能为力，毫无办法。 ⑫赍（jī 机）：持。 ⑬重器：国家的宝器。此喻身体。 ⑭异物：指已死的人。 ⑮重（chóng 虫）泉：犹九泉，旧指死者所归。 ⑯进：进身为官。 知：照管。下句“知”义同此。 ⑰蒙蒙昧昧：“蒙蒙”与“昧昧”义同，叠用以明蒙昧之甚。 ⑱惷（chōng 充）：愚蠢。游魂：似鬼魂游动不定，喻苟延残喘。 ⑲趋世：奔走于世俗之事。 ⑳驰竞：追逐。 ㉑忘：通“亡”。失去。 徇物：营求身外之物。 ㉒冰谷：薄冰和深谷，喻险境。语本《诗·小雅·小宛》。 ㉓宗族：同宗同族之人。《尔雅·释亲》：“父之党为宗族。” ㉔向：从前。 ㉕建安：汉献帝刘协的年号（196—220）。 纪年：即纪元。从汉武帝开始，我国历代封建王朝均以帝王的年号纪年。 ㉖稔（rěn 忍）：年。本义为谷物成熟。古代谷物一年一熟，故称。 ㉗感：忧伤。 沦丧（sàng）：沦没丧亡。 ㉘横夭：意外地早死。 ㉙古训：古代留传的典籍。 ㉚撰：同“选”。选择。 九卷：即《灵枢》，又称《针经》。 八十一难：即《难经》。其后《阴阳大论》《胎胪

药录》并为古医书名，已佚。　㉛并（bìng 病）：合。　平：通"辨"。
㉜思过半：谓收益多。语本《周易·系辞下》。　㉝五常：即五行。　㉞府
俞：气府腧穴。府，经气聚会之处。俞，通"腧"，脉气灌注之处。　㉟自
非：如果不是。　㊱演：阐发。　㊲省（xǐng 醒）：察看。　㊳口给（jǐ 己）：
言辞敏捷，能言善辩。　㊴斯须：一会儿。　㊵人迎：位于结喉两侧，指颈
动脉。　趺阳：指足背前胫动脉。　㊶三部：指寸口、人迎和趺阳三部脉象。
㊷"动数"二句：谓医生诊脉时依据自己均匀呼吸以测定病人脉搏跳动次数，
不满五十动，古人视之为失诊。参见《灵枢·根结》。　㊸短期：犹死期。
决诊：犹确诊。　㊹九候：指头部两额、两颊和耳前，中部寸口、合谷和神
门，下部内踝后、大趾内侧和大趾与次趾之间等九处动脉。又，《难经·十八
难》以寸、关、尺三部脉象分浮、中、沉取之合称九候。　仿佛：谓模糊印
象。　㊺明堂：指鼻子。　阙：两眉间。　庭：前额。　㊻窥管："以管窥
天"的略称。喻片面。　㊼视：辨别。　㊽"生而"二句：语本《论语·季
氏》"生而知之者，上也；学而知之者，次也"。　㊾"多闻"二句：语本
《论语·述而》"多闻，择其善者而从之，多见而识之，知之次也"。识（zhì
志），记住。知之次，谓次于"知之"。　㊿宿（sù 粟）：一向。　尚：崇尚。
51请：敬辞，表示自己愿意做某件事。　事：奉行。

【解读】

张机（约150—219），字仲景，以字行，南阳郡涅阳（今河南南阳）人，
东汉著名医学家。相传曾任长沙太守，世称"张长沙"。东汉末年战乱频仍，
疫病横行，张仲景注重研究外感热病，博览《素问》《难经》等医学经典著
作，结合自己的医疗实践，提出六经分证和辨证论治的原则，使理法方药有
机结合，奠定了临证医学的基础，迄今仍有效指导着临床实践，后世尊其为
"医圣"。所著《伤寒杂病论》成书于公元三世纪初，是中国医学史上影响最
大的著作之一，被后世尊为"方书之祖"。该书问世未久，由于战乱而散落，

后经西晋王叔和整理，编集为《伤寒论》和《金匮要略》两书分别流传。

序文分为四段。除了末段以引文作为结语外，前三段的显著特色是通过递进的文势表达作者的爱憎好恶。

首段分两层。到"华其外而悴其内"为前层，喷发一"叹"一"怪"的激情。取用《史记·扁鹊传》所载秦越人的两则典故，由衷地赞叹其才能出众，由此而生发对"当今居世之士"舍本逐末种种丑态惊异的心境，鄙夷轻蔑的情状充溢于字里行间。"怪"之意直贯于此层末。其中分述舍本与逐末二途。医药方术本有对上、对下、对己之三用，而社会上的读书人既不"留神"，更不"精究"，在作者看来，实在是出乎意料，因而安一表示惊讶的"曾"字，是为舍本。接着用"但"字一转，言其只是争相追逐荣华权势，仰慕巴结显贵豪强，迫不及待地一味觊觎名利，此属逐末。其后用"崇饰其末，忽弃其本，华其外而悴其内"两相对照，予以归结："外"即"末"，指荣利，因粉饰而华丽，"内"即"本"，指身体，由忽弃而衰敝。汉末士人追名逐利、摈医轻身的猥獕形象也便漫画式地显露在读者眼前。从"皮之不存，毛将安附焉"起属后层，紧承上文，作者对士人的上述不屑作为进行抨击。连身体这层"皮"都不存在了，名利之类毛发又能附着在哪里？可谓一语说到根子上。其后详析舍本逐末的恶果。因其孜孜汲汲钻营名利而不务养生，自然招致缠绕重病的严重后果："卒然遭邪风之气，婴非常之疾，患及祸至，而方震栗。""震栗"之余，采取两种祛病方法：一是"降志屈节，钦望巫祝，告穷归天，束手受败"；二是"赍百年之寿命，持至贵之重器，委付凡医，恣其所措"。无论"钦望巫祝"，还是"委付凡医"，其结果相同，都是死路一条："厥身已毙，神明消灭，变为异物，幽潜重泉，徒为啼泣。"这是忘躯徇物者的必然下场。当此之时，还说得上什么显贵权势？"进不能爱人知人"应上文"疗君亲之疾""救贫贱之厄"，"退不能爱身知己"应上文"保身长全，以养其生"。作者先后发出"咄嗟呜呼""痛夫""哀乎"三叹，悲惜此类"蒙蒙昧昧，惷若游魂"者的不幸结局。是为此段第二层意。此段从赞叹秦越人医技之精深入笔，反衬东汉末年士人重末轻本之愚昧及其所导致的悲惨结局。

第二段概述撰著《伤寒杂病论》的原因及其内容与作用。"余宗族素多，向余二百。建安纪年以来，犹未十稔，其死亡者，三分有二，伤寒十居其七。"张仲景生活于战火不断、疫情屡发的东汉之末，在汉献帝建安短短的前十年中，其宗族死亡人数竟然多至三分有二，其中殁于伤寒者高达七成。以"向余二百"推算，在公元三世纪前后，伤寒夺去了张仲景一族上百人的性命。这里所说"伤寒"，不仅指外感热病，还包括烈性传染病。据史料记载，东汉末至三国初，战争、饥荒，尤其是瘟疫，使中国人口数由六千多万急剧下降至不足一千五百万。这在当时产生的诗文中每有反映。如曹操《蒿里行》："白骨露于野，千里无鸡鸣。"蔡琰《悲愤诗》："白骨不知谁，纵横莫覆盖。"王粲《七哀诗》："出门无所见，白骨蔽平原。"曹植《说疫气》："家家有僵尸之痛，室室有号泣之哀。或阖门而殪，或覆族而丧。"作者讲了一番"伤寒"肆虐之惨状，引出下文撰著《伤寒杂病论》的创举。"感往昔之沦丧，伤横夭之莫救，乃勤求古训，博采众方……并平脉辨证，为《伤寒杂病论》"，其中安一"乃"字，表明前后之因果相承关系，"感往昔之沦丧，伤横夭之莫救"乃是张仲景发愤著书的直接原因。而"勤求古训，博采众方"这八个字既是张仲景治学之要，亦为千古名言。需要说明的是该书内容既有"古训"，又多"众方"，"并平脉辨证"句反映该书还参合张仲景个人的临证经验。接着以"见病知源""思过半"说明该书的作用。

第三段分三层。"夫天布五行，以运万类；人禀五常，以有五藏。经络府俞，阴阳会通；玄冥幽微，变化难极。自非才高识妙，岂能探其理致哉？"这是第一层，讲人与自然相应，生理病理现象隐晦深奥，因而唯有才识高妙之人方能寻求其义理情致。这既是对今医的训导，也是作者的自我鞭策，并据此分别引出下文所述才高识妙的前代名医与才乏识拙的今医。从"上古有神农"到"未之闻也"为第二层，列举往古名医，并以"下此以往，未之闻也"八字过渡到今医。其中岐伯等六人，相传皆为黄帝时名医。其后为第三层，是本段的重点，数落今医之态，大致有二：一为不求甚解，因循守旧。如"不念思求经旨，以演其所知，各承家技，终始顺旧"。一为敷衍了事，诊治草率。自"省病问疾，务在口给"直至"明堂阙庭，尽不见察"。内中所斥"相对斯须，便处汤药"，意谓面对患者一会儿，就开出处方，此类现象在当今医界也有所见。以"所谓窥管而已"一语归结。凭借不求经旨、草率诊治之一管之见而滥事精微之医，其难显见，故而作者感慨地表示："夫欲视死别生，实为难矣！"

第四段引用孔子两语，表达作者愿意成为"多闻博识"之人。

《伤寒杂病论》是时代的产物，是应对疫病的结晶。张仲景所撰序言系感伤之文、激愤之笔，既反映了其济世活人的高尚医德与弘扬医道的不懈精神，更是讨伐学界、医业不端现象的檄文。在语句运用上，频繁出现对偶句式，借助对称的结构以表达相关的内容，予视觉以整齐的形式，予听觉以铿锵的声韵，便于阅者诵读记忆。如："赍百年之寿命，持至贵之重器"，为上下两句意义相近的正对；"崇饰其末，忽弃其本"，为上下两句意义相反的反对；"遭邪风之气，婴非常之疾"，为上下两句意义相承接的串对，又称为流水对。从对偶的句数来说，"华其外而悴其内"为当句对，"进不能爱人知人，退不能爱身知己"为单句对，"天布五行，以运万类；人禀五常，以有五藏"为复句对。

说 疫 气

曹 植

　　建安二十二年，疠气流行。家家有僵尸之痛，室室有号泣之哀。或阖门而殪①，或覆族而丧②。或以为疫者，鬼神所作。夫罹此者③，悉被褐茹藿之子④，荆室蓬户之人耳⑤！若夫殿处鼎食之家⑥，重貂累蓐之门⑦，若是者鲜焉。此乃阴阳失位⑧，寒暑错时⑨，是故生疫。而愚民悬符厌之⑩，亦可笑也。

　　　　　　　　——文学古籍刊行社 1957 年清丁晏辑本《曹集铨评》卷九

【注释】

　　①阖门：全家。　殪（yì意）：死亡。　②覆族：灭族。　③罹（lí离）：遭受。　④被褐：穿着粗布短袄。　茹：吃。　藿：豆叶。　⑤荆室：用荆条搭建的屋舍。　蓬户：用蓬草编织的门户。　⑥若夫：至于。　殿处（chǔ楚）：居住于高大房屋。　鼎食：列鼎而食。指世家大族的豪奢生活。　⑦重（chóng虫）貂：穿着层层貂皮。　累蓐：铺着厚厚床褥。　⑧失位：没有处于应处的位置。　⑨错时：违背时令。　⑩符：符箓。道士所作用以驱鬼召神或治病延年的神秘文书。　厌（yā压）：谓用迷信的方法驱避灾祸。

【解读】

　　曹植（192—232），字子建，沛国谯县（今安徽亳州）人，建安时期著名文学家，系曹操第三子，曹丕之弟，封陈王，谥思，世称陈王或陈思王。曹植才华横溢，早年曾得曹操赞赏，欲立其为世子，后因恃才任性，逐渐失宠。魏文帝曹丕、魏明帝曹叡期间，屡遭猜忌，抑郁而亡。在文学造诣上与曹操、曹丕齐名，世称"三曹"，代表作有《洛神赋》《白马篇》《七哀诗》。有宋人所辑《曹子建集》传世。《三国志·魏书》有其传。

东汉中后期，是中国历史上屈指可数的黑暗时期之一，太后临朝，外戚干政，宦官弄权，戚宦交替把持朝政，政乱屡屡出现，战争累累不断，饥荒连连发生，疫病频频降临，"四害"横行，导致全国户数人口锐减。尤其是在末代傀儡皇帝汉献帝刘协临朝的建安年间（196—220），更为多灾多难。

《后汉书·五行志》："献帝建安二十二年大疫。"短短十个字，反映的是华夏大地彼时所发生的一场惨绝人寰的灾难。曹植所撰《说疫气》正是这场大疫的文学见证。

开篇点明事件及其所发生的时间："建安二十二年，疠气流行。"建安二十二年即公元 217 年。疠气系病因学名词，又称为戾气，指具有强烈传染性的病邪，可形成流行性瘟疫。

接着说明这次大疫所致危害达到极其严重的程度："家家有僵尸之痛，室室有号泣之哀。或阖门而殪，或覆族而丧。""家家""室室"句重在说疠气危害之广泛，"阖门""覆族"句重在讲疠气危害之深重，可谓写尽疫疠之惨烈。

进而探讨疫病发生的原因。先以"或"字带出误说："或以为疫者，鬼神所作。"由于疫病的病因复杂，兼之缺乏科学知识，因而认为疫病系疫鬼作祟的看法由来已久，如东汉刘熙《释名·释天》就有"疫，役也，言有鬼行疫也"的解释。张仲景《伤寒论·序》也讲到汉末士人"卒然遭邪风之气，婴非常之疾"后，便"降志屈节，钦望巫祝"祛邪。

"夫罹此者，悉被褐茹藿之子，荆室蓬户之人耳！若夫殿处鼎食之家，重貂累蓐之门，若是者鲜焉。""被褐茹藿之子，荆室蓬户之人"泛指贫苦之人；"殿处鼎食之家，重貂累蓐之门"泛指豪富之家。前者"悉"而后者"鲜"，并不是说疫疠有针对贫困者的特异性，而是讲有无防护的问题。防范疠气的恰当举措是阻断病毒的传播渠道，提高人体的免疫能力，"殿处鼎食"者可以做到保持人际距离、增加营养摄入，而对于"茹藿""荆室"者来说，这实在是不切实际的奢望。此对比句既表明何以富贵人少患而穷苦人多患疫病的原因所在，同时也是对"以为疫者，鬼神所作"一说的否定。这里说富贵人罹患疫病少，并非讲没有，养尊处优的上层人士有的也难逃厄运。如著名的"建安七子"，除了孔融被曹操杀害于建安十三年（208年）、阮瑀病死于建安十七年（212年）外，其余王粲、陈琳、徐幹、应场、刘桢都是因罹患疫病而死于建安二十二年。此五人皆在曹操属下担任官职，有身份，有地位，自然不属于"被褐茹藿之子，荆室蓬户之人"。至此，建安年号尚存，而"建安七子"业已悉数凋亡。

"此乃阴阳失位，寒暑错时，是故生疫"，应上文"疫者鬼神所作"，提出疫病发生的正解是阴阳失调，时令紊乱。有关寒暑降临不在其时会招致疫病的认识，早在先秦著作中已见端倪。如《礼记·月令》："（季春）行夏令，则民多疾疫。""（仲夏）行秋令，则草木零落，果实早成，民殃于疫。""（孟秋）行夏令，则国多水灾，寒热不节，民多疟疾。"在其后的著作如《诸病源候论》《备急千金要方》等对疫病皆有论及，至明末吴又可较全面地阐发温疫的病因、病机、证候、治疗，完成我国第一部急性传染病专著《温疫论》。

末句"而愚民悬符厌之，亦可笑也"，承接上文所说对疫病病因的两种解释：由于误解病因为"鬼神所作"，因而"悬符厌之"；由于正解病因是"阴阳失位，寒暑错时"，因而"悬符"的人"愚"，"悬符"的行为"可笑"。符篆术是巫术的一种，始见于东汉。《后汉书·方术列传·解奴辜传》载："河南有麴圣卿，善为丹书符劾，厌杀鬼神而使命之。"

《说疫气》是一篇既纪实又说理的文字，并表达出作者对疫病所致危害的悲痛心情。在中国历史上，疠气横行的频次更仆难数，而记叙描述疫病的篇文屈指可点。从这个意义上来讲，曹植此文自有其特殊的价值。

魏晋南北朝文

段逸山解读医古文

《脉经》序

王　熙

脉理精微，其体难辨①。弦紧浮芤，展转相类②；在心易了，指下难明。谓沈为伏，则方治永乖；以缓为迟，则危殆立至。况有数候俱见③，异病同脉者乎！

夫医药为用，性命所系。和鹊至妙，犹或加思；仲景明审，亦候形证。一毫有疑，则考校以求验。故伤寒有承气之戒，呕哕发下焦之问。而遗文远旨，代寡能用；旧经秘述，奥而不售④。遂令末学⑤，昧于原本⑥，互兹偏见⑦，各逞己能。致微疴成膏肓之变，滞固绝振起之望⑧，良有以也⑨！

今撰集岐伯以来，逮于华佗，经论要决⑩，合为十卷。百病根源，各以类例相从；声色证候，靡不该备。其王、阮、傅、戴，吴、葛、吕、张，所传异同⑪，咸悉载录。诚能留心研究，究其微赜⑫，则可以比踪古贤⑬，代无夭横矣。

——人民卫生出版社 1956 年影印元广勤书堂刊本《脉经》

【注释】

①体：形质。　②展转：反复。　③候：此指脉象。　④售：施行。⑤末学：浅薄的学者。　⑥原本：根源。　⑦兹：滋生。　⑧滞固：经久难愈之病。　⑨以：原因。　⑩要决：秘诀。决，通“诀”。　⑪异同：偏义于“异”。　⑫赜（zé 则）：指事理的微妙幽深处。　⑬比踪：亦作“比迹”。齐步，谓彼此相当。

【解读】

　　王熙（201—280），字叔和，以字行，高平（今山东济宁）人，魏晋时期著名医学家，曾任太医令。他在中国医学发展史上主要作出两个重大贡献：一是整理《伤寒杂病论》。张仲景《伤寒杂病论》问世不久，因战乱频仍而告散失，幸赖王叔和整理，而得以保存。二是撰著《脉经》。《脉经》是现存最早的脉学专著，凡十卷，九十八篇，描述二十四种脉象，较全面地论述脉学理论，为后世脉书之本，至今仍沿用于临诊。唐人甘伯宗《名医传》称王叔和"性度沉静，通经史，穷研方脉，精意诊切，洞识修养之道"。

　　本序概述编撰《脉经》的原因、目的及其作用，短小精悍，要言不烦。

　　首段言脉象之复杂、脉诊之重要，表明撰著《脉经》的原因之一。寥寥五十四字，涵盖了三层意思。

　　一是前六句以"脉理精微，其体难辨"立论。脉象是中医学名词，指脉搏的形象与动态，为中医辨证的重要依据之一。脉象的基本组成部分包括位、数、形、势等。脉位讲脉象的深浅长短，脉数讲脉象的至数节律，脉形讲脉象的大小软硬，脉势讲脉象的强弱畅阻。文章以弦脉与紧脉、浮脉与芤脉之相类为例，说明"其体难辨"。《脉经·脉形状指下秘诀第一》言"弦脉，举之无有，按之如弓弦状""紧脉，数如切绳状"，且称"弦与紧相类"。这两种脉象相类在绷紧不柔的脉形上；又言"浮脉，举之有余，按之不足""芤脉，浮大而软，按之中央空，两边实"，且称"浮与芤相类"。这两种脉象相类在浅显的脉位上。"在心易了，指下难明"八字系千古名句，道尽了脉学之理论与实践的背离。《后汉书·郭玉传》言针刺"神存于心手之际，可得解而不可得言"，与此类同。

　　二是中间四句，言不明脉象之危害。《脉经》说"沉脉，举之有余，按之不足""伏脉，极重按之，著骨乃得"，且称"沉与伏相类"。这两种脉象相类在深沉的脉位上，伏脉尤深于沉脉。沉脉反映里证，伏脉更是每见于邪闭、厥逆、剧烈疼痛等病证。又说"缓脉，去来亦迟，小快于迟""迟脉，呼吸三至，去来极迟"，且称"缓与迟相类"。这两种脉象相类在缓慢的脉数上，迟脉尤慢于缓脉。缓脉多见于湿证，迟脉多见于寒证。混淆沉伏，错乱缓迟，处方治疗每常失误，危险后果立即出现。

三是末两句，相对于前两层，又进一竿。上述单纯脉象尚且容易误诊误治，何况临证所见多为几种脉象并现、更有不同病症而出现相同脉象的现象，则尤难乎其难。"况"字下得的当。

次段言医药关系民命，赞扬古代大医诊治详审的优良作风，说明古代医籍深奥难明，致使末学不明根本，贻误病机。表明撰著《脉经》的原因之二。亦可判一段为三。

其一，"医药为用，性命所系"言医药关系民命。此与《汉书·艺文志》"方技者，皆生生之具"语异旨同。

其二，"和鹊至妙"至"呕哕发下焦之问"，赞扬古代大医诊治详审的优良作风。医和、扁鹊与仲景已然"至妙""明审"，尚且"加思""候形证"。和、鹊之为和、鹊，仲景之为仲景，其由缘此。《伤寒论》每有阳明证而禁用承气汤的告诫。如《辨阳明病脉证并治》阳明病"若汗多，微发热恶寒者，外未解也，其热不潮，未可与承气汤"。《金匮要略》也有在上之病而察其下的提示，如《呕吐哕下利病脉证治》"哕而腹满，视其前后，知何部不利，利之即愈"。此两例系仲景"亦候形证""考校""求验"之据。

其三，"而遗文远旨"至段末说明古代医籍深奥难明，致使末学不明根本，贻误病机。"遗文远旨，代寡能用；旧经秘述，奥而不售"四句两两一意，强调古籍旨远用寡、述秘售难。"末学"因此而昧根源、生偏见，导致如后世《温病条辨》汪廷珍序所言"轻者以重，重者以死"的恶果。

末段言《脉经》的内容、编排方式及其作用。可析为两层。

第一层至"咸悉载录"，介绍《脉经》的要点。前四句说搜集上古到三国时期的经典理论与重要方法，"合为十卷"。"百病"两句说编排方式。"声色"两句说四诊具备。其后例举在此期间的历代名医如张仲景、吕广、吴普等论述尽行载入，说收录繁富。其余为第二层，阐述《脉经》的作用。前提是透彻研究，掌握奥义，善果是与古代名医并驾齐驱，使世人皆跻寿域。

北宋林亿等校定《脉经》进呈札子有云："臣等观其书，叙阴阳表里，辨三部九候，分人迎、气口、神门，条十二经、二十四气、奇经八脉，以举五藏六府三焦四时之疴，若网在纲，有条而不紊，使人占外以知内，视死而别生，至为详悉，咸可按用。"比较中肯地梳理了《脉经》的要点，揭示了《脉经》的作用。

《甲乙经》序

皇甫谧

　　夫医道所兴，其来久矣。上古神农始尝草木而知百药。黄帝咨访岐伯、伯高、少俞之徒，内考五藏六府，外综经络血气色候，参之天地，验之人物，本性命①，穷神极变，而针道生焉。其论至妙。雷公受业，传之于后。伊尹以亚圣之才，撰用《神农本草》，以为《汤液》。中古名医有俞跗、医缓、扁鹊，秦有医和，汉有仓公，其论皆经理识本，非徒诊病而已。汉有华佗、张仲景。华佗奇方异治，施世者多，亦不能尽记其本末②。若知直祭酒刘季琰病发于畏恶③，治之而瘥。云："后九年季琰病应发，发当有感，仍本于畏恶，病动必死。"终如其言。仲景见侍中王仲宣④，时年二十余。谓曰："君有病，四十当眉落，眉落半年而死。"令服五石汤可免。仲宣嫌其言忤⑤，受汤勿服。居三日，见仲宣，谓曰："服汤否？"仲宣曰："已服。"仲景曰："色候固非服汤之诊⑥，君何轻命也！"仲宣犹不言。后二十年果眉落，后一百八十七日而死，终如其言。此二事虽扁鹊、仓公无以加也。华佗性恶矜技⑦，终以戮死。仲景论广伊尹《汤液》为数十卷⑧，用之多验。近代太医令王叔和撰次仲景选论甚精，指事施用。

　　按《七略》《艺文志》："《黄帝内经》十八卷。"今有《针经》九卷，《素问》九卷，二九十八卷，即《内经》也。亦有所忘失⑨。其论遐远，然称述多而切事少⑩，有不编次⑪。比按《仓公传》⑫，其学皆出于《素问》，论病精微。《九卷》是原本经脉⑬，其义深奥，不易觉也。又有《明堂孔穴针灸治要》。皆黄帝、岐伯遗事也。三部同归⑭，文多重复，错互非一⑮。甘露中⑯，吾病风加苦聋，百日方治，要皆浅近⑰。乃撰集三部，使事类相从，删其浮辞，除其重复，论其精要，至为十二卷。《易》曰："观其所聚，而天地之情事见矣⑱。"况物理乎？事类相从，"聚"之义也。夫受先人之体⑲，有八尺之躯，而不知医事，此所谓游魂耳！若不精通于医道，虽有忠孝之心，仁慈之性，君父危困，赤子涂地⑳，无以济之。此固圣贤所以精思极论尽其理也。由此言之，焉可忽乎？其本论㉑，其文有理，虽不切于近事㉒，不甚删也。若必精要，俟其闲暇㉓，当撰核以为教经云尔㉔。

——商务印书馆 1955 年古今医统正脉全书本《针灸甲乙经》

【注释】

①本：探究。　②本末：始末。　③知：主持。　直：值勤。　祭酒：学官名，汉代设博士祭酒，为博士首领。　畏恶（wù 务）：畏惧厌恶，属情志疾患。　④王仲宣：名粲，建安七子之一。　⑤忤：违逆。　⑥色候：气色与所反映的症状。　⑦性恶：此谓性格孤傲。　⑧广：推演。　⑨忘：通"亡"。　⑩称述：此谓阐述理论。　切（qiè 怯）事：此谓切合临诊。　⑪有：通"又"。　⑫比按：比照。　⑬原本：追溯事物之由来。　⑭同归：犹一致。　⑮错互：错杂。　⑯甘露：三国时魏高贵乡公曹髦年号（256—259）。　⑰要：总之。　⑱"易曰"三句：《周易·萃卦》有"观其所聚，而天地万物之情可见矣"语。　⑲先人：亡父。　⑳赤子：比喻百姓。　涂地：惨死。　㉑论：通"伦"。条理，此用如动词。　㉒近事：此指临诊。　㉓其：第一人称代词。　㉔核：查考。

【解读】

皇甫谧（215—282），幼名静，字士安，号玄晏先生，安定朝那（今甘肃灵台）人，魏晋时期著名文史学家。中年后因挛病所困，励志整理医籍，医名遂彰。所撰《甲乙经》，《隋书·经籍志》称《黄帝甲乙经》，十卷，至宋称《黄帝三部针灸甲乙经》，十二卷，是我国现存最早的针灸专著，全书分一百二十八篇，总结了晋以前的针灸临床经验，并有新的发挥。该书为后世的《备急千金要方》《外台秘要》《铜人腧穴针灸图经》《针灸聚英》《针灸大成》等所参考，对我国针灸学的发展有重要影响。

序文以医道源流为铺垫，阐述编撰《甲乙经》之动因以及该书的旨意与作用。

前段概述医道源流，盛赞华佗、张仲景的"奇方异治"。由"医道所兴，其来久矣"总挈全段，例举从上古到汉末的名医诸事。大致可判作三节。

第一节至"以为《汤液》"，叙上古医事，撷神农、黄帝二人。本节又可析为两层：至"其论至妙"属第一层，言神农、黄帝对医学的贡献。前者通过尝草木性味而掌握各种药物知识，后者咨询访问名医，从体内考察脏腑，从体表综合经络、气血、色象、脉候，并比较验证天地万物，探究生命的规律，穷尽其神妙变化，针刺方法由此而产生。"其论至妙"系总括神农、黄帝所论。第二层分述伊尹、雷公传承神农、黄帝的衣钵。伊尹在《神农本草》的基础上撰就《汤液经法》。《汉书·艺文志》"道家"类载题名"汤相"所著"《伊尹》五十一篇"（伊尹系商汤开国元勋，曾任右相）、"经方"类载"《汤液经法》三十二卷"，并佚。《素问》后七篇，即《著至教论》《示从容论》《疏五过论》《征四失论》《阴阳类论》《方盛衰论》《解精微论》以及《灵枢》之《经脉》《禁服》《五色》《官能》四篇，都有雷公向黄帝请教医事的记载。

第二节至"非徒诊病而已"，提中古、秦汉，举俞跗、医缓、扁鹊、医和、仓公诸名医，强调"其论皆经理识本，非徒诊病而已"。这句话有着深刻的含义，表明中医从来就不只是诊病的技术，而是探究自然界的事理、辨识人体本源的大学问，隐寓着人类与自然和谐相处、天人合一的理念。

第三节至段末，述汉末华佗、张仲景，各举一则案例，此属首段的重点所在。华佗诊治刘季琰畏恶案未见于《后汉书》《三国志》本传。张仲景诊治王粲案叙述较为详细，既可显见张仲景医德之高尚、医道之非常，也反映王粲不纳忠言的心态，还具有重要的史料价值。王粲是"建安七子"之一，生于公元 177 年，可知"仲景见侍中王仲宣，时年二十余"，事在二、三世纪之交。张仲景本着治病救人的医家初衷，直截了当地告诫："君有病，四十当眉落，眉落半年而死。"要他服用五石汤，以消弭疾患。《史记·扁鹊仓公列传》有五石之说，《备急千金要方·中风第三》载有五石汤。"仲宣嫌其言忤，受汤勿服"，一个"嫌"字，反映王粲对张仲景所谓"言忤"的厌恶，听不入耳，自然不遵医嘱。张仲景放心不下，过了三天，又去看望王粲，询问是否服用了五石汤，王粲既已心存反感，遂搪塞道已经服用。张仲景诚恳地说："根据气色证候，一定没有服用，您为何轻视生命！""犹不言"三字，披露了王粲毫不当回事的心境。前面既说王粲"受汤勿服"，又谎称"已服"，因而安个"犹"字；"不言"者，已然到了不耐烦回答的地步，因而默而否之。王粲决绝如此，张仲景自然爱莫能助。"后二十年果眉落，后一百八十七日而死，终如其言"，"果""终"前后叠用，佳。王粲卒于公元 217 年，确如张仲景所预言"四十当眉落，眉落半年而死"。"此二事虽扁鹊、仓公无以加也。"以上各举一病案，明示具体时日，两出"终如其言"，以证预后之准的，又云不亚于扁鹊、仓公，皇甫谧推崇华佗、张仲景如此。其后补述后事：华佗性格孤傲，自恃医技，最终被曹操诛杀，事见《后汉书》《三国志》。张仲景在《汤液经》的基础上论述扩充，撰就《伤寒杂病论》，可惜不久散失，幸亏王叔和加以整理，判作《伤寒论》《金匮要略》二书，于此可见张仲景承先启后之功。

后段叙说《甲乙经》之编撰，可大别为二。

其一，从段首到"要皆浅近"，着重讲编著《甲乙经》的原因。自开段到"错互非一"，既点明《针经》《素问》《明堂孔穴针灸治要》"三部同归"，同属"黄帝、岐伯遗事"，具有相仿旨意，更列举三书之瑕疵：既"有所忘失"，又"切事少""不编次""不易觉"，且"文多重复，错互非一"。此为编著《甲乙经》的原因之一。其中所称《针经》（即今传《灵枢》）九

卷、《素问》九卷，合称《内经》十八卷之说，源自于此。"亦有所忘失"句
反映《内经》在皇甫谧所处公元三世纪时已然欠全。这在后世相关著作内也
有所反映。如《素问》，其后南北朝齐梁时期全元起所集唯存七十篇；如《灵
枢》，《素问·调经论》"神气乃平"句下新校正云："据今《素问》注中引
《针经》多称《灵枢》之文，《灵枢》今不全，故未得尽知。"《明堂孔穴针灸
治要》今亦已亡佚。其后称"甘露中，吾病风加苦聋，百日方治，要皆浅
近"，补已病疗治无效以证之。据《晋书·皇甫谧传》载，皇甫谧从中年起，
因风痹导致"躯半不仁，右脚偏小"，此言虽经长期治疗，但毫无效果，可见
彼时医道之不彰，试图借以表明此种现象的出现，与三书多存不足，从而无
补于临诊不无相关。此为编著《甲乙经》的原因之二。

　　其二，自"乃撰集三部"至序末，言编撰《甲乙经》之大略、目的。上
文既然交代了编著《甲乙经》的两个原因，评述三书虽有大瑜，而难掩小疵，
此处遂以"乃"字一承，"撰集三部"，自合情理。《甲乙经》的一个显著特
点是分类编排，亦即序文所称"使事类相从"，将三书中内容相类的条文归并
一起，并借《周易》语表明分类编排之重要，以显现诊治之情事，从而便于
世人"知医事"，以免"游魂"之讥。此外，皇甫谧整理三部，还做了些删
浮辞、除重复、论精要的工作，也努力使其切合临诊，但诚如序末所言，"其
本论，其文有理"，即内容有条理，行文有次序，对于"虽不切于近事"的理
论阐述，也"不甚删"。"若不精通于医道"以下五句属分承，言虽有忠孝之
心，君父危困，无以济之，虽有仁慈之性，赤子涂地，无以济之，进而谆谆
道明这本是如首段所称神农、黄帝等圣人贤哲精密思考、详细论述、穷尽医
学道理的原因，表达了编著《甲乙经》的目的是拯救苍生于疾病磨难之中。

养 生 论

嵇 康

世或有谓神仙可以学得，不死可以力致者；或云上寿百二十①，古今所同，过此以往，莫非妖妄者。此皆两失其情。请试粗论之。

夫神仙虽不目见，然记籍所载，前史所传，较而论之②，其有必矣。以特受异气，禀之自然③，非积学所能致也④。至于导养得理⑤，以尽性命，上获千余岁，下可数百年，可有之耳。而世皆不精，故莫能得之。

何以言之？夫服药求汗，或有弗获；而愧情一集，涣然流离⑥。终朝未餐⑦，则嚣然思食⑧；而曾子衔哀，七日不饥⑨。夜分而坐⑩，则低迷思寝⑪；内怀殷忧⑫，则达旦不瞑⑬。劲刷理鬓⑭，醇醴发颜⑮，仅乃得之；壮士之怒，赫然殊观，植发冲冠⑯。由此言之，精神之于形骸，犹国之有君也。神躁于中，而形丧于外，犹君昏于上，国乱于下也。

夫为稼于汤之世⑰，偏有一溉之功者⑱，虽终归燋烂，必一溉者后枯。然则，一溉之益固不可诬也⑲。而世常谓一怒不足以侵性，一哀不足以伤身，轻而肆之⑳，是犹不识一溉之益，而望嘉谷于旱苗者也。是以君子知形恃神以立，神须形以存，悟生理之易失㉑，知一过之害生。故修性以保神，安心以全身，爱憎不栖于情㉒，忧喜不留于意，泊然无感㉓，而体气和平，又呼吸吐纳㉔，服食养身，使形神相亲，表里俱济也。

夫田种者㉕，一亩十斛㉖，谓之良田，此天下之通称也。不知区种可百余斛㉗。田、种一也㉘，至于树养不同㉙，则功效相悬。谓商无十倍之价，农无百斛之望，此守常而不变者也。

且豆令人重㉚，榆令人瞑㉛，合欢蠲忿㉜，萱草忘忧㉝，愚智所共知也。薰辛害目㉞，豚鱼不养㉟，常世所识也。虱处头而黑㊱，麝食柏而香㊲，颈处险而瘿㊳，齿居晋而黄㊴。推此而言，凡所食之气㊵，蒸性染身，莫不相应。岂惟蒸之使重而无使轻，害之使暗而无使明，薰之使黄而无使坚，芬之使香而无使延哉㊶？

故神农曰"上药养命，中药养性"者㊷，诚知性命之理，因辅养以通也。而世人不察，惟五谷是见，声色是耽，目惑玄黄㊸，耳务淫哇㊹。滋味煎其府藏，醴醪鬻其肠胃㊺，香芳腐其骨髓，喜怒悖其正气，思虑销其精神，哀乐殃其平粹㊻。夫以蕞尔之躯㊼，攻之者非一涂㊽；易竭之身，而外内受敌。身非木石，其能久乎？

其自用甚者㊾，饮食不节，以生百病，好色不倦，以致乏绝，风寒所灾，百毒所伤，中道夭于众难㊿。世皆知笑悼，谓之不善持生也。至于措身失理[51]，亡之于微[52]，积微成损，积损成衰，从衰得白，从白得老，从老得终，闷若无端[53]。中智以下，谓之自然。纵少觉悟，咸叹恨于所遇之初，而不知慎众险于未兆。是由桓侯抱将死之疾[54]，而怒扁鹊之先见，以觉痛之日，为受病之始也。害成于微，而救之于著，故有无功之治；驰骋常人之域[55]，故有一切之寿[56]。仰观俯察，莫不皆然。以多自证，以同自慰，谓天地之理，尽此而已矣。纵闻养生之事，则断以所见，谓之不然；其次狐疑，虽少庶几[57]，莫知所由；其次自力服药，半年一年，劳而未验，志以厌衰，中路复废。或益之以畎浍[58]，而泄之以尾闾[59]，欲坐望显报者[60]；或抑情忍欲，割弃荣愿[61]，而嗜好常在耳目之前，所希在数十年之后，又恐两失，内怀犹豫，心战于内[62]，物诱于外，交赊相倾[63]，如此复败者。

夫至物微妙[64]，可以理知，难以目识。譬犹豫章生七年[65]，然后可觉耳。今以躁竞之心[66]，涉希静之涂[67]，意速而事迟，望近而应远[68]，故莫能相终。

夫悠悠者既以未效不求[69]，而求者以不专丧业，偏恃者以不兼无功，追术者以小道自溺[70]。凡若此类，故欲之者万无一能成也。

善养生者则不然矣。清虚静泰，少私寡欲。知名位之伤德，故忽而不营，非欲而强禁也；识厚味之害性，故弃而弗顾，非贪而后抑也。外物以累心不存⑦，神气以醇白独著⑦。旷然无忧患⑦，寂然无思虑⑦。又守之以一，养之以和。和理日济，同乎大顺。然后蒸以灵芝，润以醴泉⑦，晞以朝阳⑦，绥以五弦⑦。无为自得，体妙心玄。忘欢而后乐足，遗生而后身存⑦。若此以往，庶可与羡门比寿⑦，王乔争年⑧，何为其无有哉！

——四部备要本载明黄省曾刻本《嵇中散集》卷三

【注释】

①上寿：三寿中之上者。唐代李善注引《养生经》："人生上寿一百二十年，中寿百年，下寿八十年。而不竟然者，皆夭耳。"另有上寿为百岁、九十诸说。　②较：明白。　③自然：天然，非人为的。　④积学：谓积累学问。⑤导养：摄生养性。　⑥"愧情"二句：典出《史记·陈丞相世家》。汉文帝问右丞相周勃一年判决多少诉讼案件，赋税收支几何，周勃并谢不知，以致"汗出沾背"。涣然，汗出貌。流离，犹淋离，流滴。　⑦终朝：整天。⑧罍然：饥饿貌。罍，通"枵"，空虚。　⑨"曾子"二句：语本《礼记·檀弓上》："曾子谓子思曰：吾执亲之丧也，水浆不入于口者七日。"曾子，名参，字子舆，孔子弟子，以孝著称。衔哀，心怀哀痛。　⑩夜分：夜半。⑪低迷：昏昏沉沉。　⑫殷忧：忧伤。　⑬瞑：闭目。　⑭劲刷：发梳。⑮醇醴：味厚的美酒。　⑯"壮士"三句：典出《史记》之《廉颇蔺相如列传》与《刺客列传》，战国时蔺相如与荆轲并有因盛怒而植发冲冠事。赫然，盛怒貌。殊观，变色。植发冲冠，形容盛怒之状。植发，头发直立。　⑰汤：商王朝的建立者，亦称天乙、成汤。《管子·轻重》载有"汤七年旱"语。⑱偏：独。　⑲诬：轻视。　⑳肆：纵恣。　㉑生理：生机。　㉒栖：停留。㉓泊然：恬淡无欲貌。　㉔吐纳：吐故纳新，道家养生之术。　㉕田种（zhòng 众）：散播漫种的耕种方法。　㉖斛（hú 胡）：十斗。南宋起改为五斗。　㉗区（ōu 欧）种：谓按一定距离开沟挖穴，播入种子，以便于深耕细

作，集中施肥。　㉘种（zhǒng肿）：种子。　㉙树养：种植管理的方法。
㉚且：语首助词。　豆令人重：《神农本草经》有"黑大豆，久服，令人身重"语。　㉛榆令人暝：榆亦称白榆，《神农本草经》言榆的皮叶皆可"疗不眠"。　㉜合欢蠲（juān捐）忿：《神农本草经》称合欢"安五藏，和心志，令人欢乐无忧"。蠲，消除。　㉝萱草忘忧：萱草又名"谖草"，俗称金针菜、黄花菜，古人认为此草能令人忘忧，又称忘忧草。　㉞薰辛：有刺激气味的食物。薰，通"荤"。李善注引《养生要》曰："大蒜多食，荤辛害目。"　㉟豚鱼：即河豚，其肝、血液、卵巢有剧毒。寇宗奭云："味虽珍美，修治失法，食之杀人。厚生者宜远之。"　㊱"虱处头"句：《抱朴子外篇》佚言有"今头虱著人，皆稍变而白，身虱处头，皆渐化而黑"文。　㊲"麝食柏"句：陶弘景《名医别录》说"麝形似獐而小，黑色，常食柏叶……五月得香"。　㊳"颈处险"句：谓生活在山区，颈部易生瘿瘤，因山区多轻水，《吕氏春秋·尽数》有"轻水所，多秃与瘿人"语。险，高峻。
㊴"齿居晋"句：言生活在晋地之人，牙齿容易变黄，因山西是大枣的重要产地，李时珍《本草纲目·果部》曰："啖枣多，令人齿黄生蟨。"　㊵气（xì戏）：同"饩"。食物。　㊶延：黄省曾注："延，当为脡，生肉酱也。嵇盖用为膻耳。"　㊷"上药"八字：《神农本草经》有上药"主养命以应天"、中药"主养性以应人"、下药"主治病以应地"语。　㊸玄黄：指天地的颜色。此指天地所产之物。《周易·坤卦·文言》有"天玄而地黄"句。
㊹务（mào茂）：通"瞀"。眩惑。　淫哇：淫邪放荡之声。　㊺蒮：通"煮"。此谓伤害。　㊻平粹：平和纯粹。多用以指人的精神品格。　㊼蕞（zuì最）尔：小貌。　㊽涂：通"途"。途径。　㊾自用：自行其是，不听劝告。　㊿中道：中途。　51措身：安身。　52亡：失。　53阍若：愚昧貌。若，词尾。　54由：通"犹"。　55驰骋：犹历观。　56一切：一般。
57庶：庶慕。　几：微。　58畎（quǎn犬）浍（kuài快）：亦作"甽浍"。田间水沟，此喻细少。　59尾闾：传说中海水归宿之处，此喻众多。　60坐：

徒然。　⑥荣愿：犹至愿，最大的心愿。　㉒战：恐惧。　㉓交：近。赊：远。倾：排斥。　㉔至物：最微妙的事物。此指养生之精微。　㉕豫章：枕木与樟木。《淮南子·修务训》有"豫章之生也，七年而后知"句。　㉖躁竞：急于进取而争竞。　㉗希静：无声。此指清心寡欲的修炼。　㉘应：效验。　㉙悠悠：众多。　㉚小道：异端。溺（nì 逆）：沉湎。　㉛累心：劳心。　㉜醇白：纯洁。　㉝旷然：开朗貌。　㉞寂然：心静貌。　㉟醴泉：甘美的泉水。　㊱晞（xī 希）：晒。　㊲绥：安抚。五弦：泛指音乐。　㊳遗生：忘却自我的存在。　㊴羡门：即羡门子高，神话人物，事见《史记·秦始皇本纪》。　㊵王乔：即王子乔，神话人物。一说名晋，字子晋，相传为周灵王太子，喜吹笙作凤凰鸣声，为浮丘公引往嵩山修炼，三十余年后升天而去。事见《列仙传》。

【解读】

　　嵇康（223—262），字叔夜，谯郡铚县（今安徽濉溪西南）人，三国曹魏时期思想家、文学家和音乐家。拜中散大夫，后世尊称"嵇中散"。性格孤傲超逸，崇尚老庄，厌恶烦琐礼教，信奉服食养身，主张回归自然，系"竹林七贤"之一。因抨击司马氏集团的所作所为，惨遭杀害，年仅四十。嵇氏能诗善文，著有《嵇中散集》十卷。后经鲁迅先生整理校订，名之为《嵇康集》。《晋书》有其传。

　　养生是人类的永恒命题。作者明确提出"导养得理"即可长寿的观点，反复强调"形恃神以立，神须形以存"的形神互依关系，认为只要长期坚持"修性以保神，安心以全身""呼吸吐纳，服食养生"，做到"形神相亲，表里俱济"，就能够延年益寿。文章论点明确，议论恢宏，起伏跌宕，引人入胜，极具感染力。

　　全文十一个自然段，可以归纳为四个部分。

　　第一部分包括前两个自然段，提出论点。

首段先摆出世人所持的两种对立观点：一是"神仙可以学得，不死可以力致"。此为长生不老说。一是认为人最多活到一百二十岁，"古今所同"，概莫能外。此为不过上寿说。接着下一断语"此皆两失其情"，认为神仙与妖妄这两种看法都不符合实情。

次段便在这两种极端论调的"夹缝"中提出"导养得理，以尽性命，上获千余岁，下可数百年"的养生名论，既以"非积学所能致"否定了"神仙可以学得"论，又以寿限可以远远超过传统的"上寿"驳斥了"过此以往，莫非妖妄"的看法，只是由于世人"皆不精"于养生，故莫能得"尽性命"。采用这种烘云托月的写法，提出有别于常人的观点，足以引发皆有好生期望的读者之兴趣，自然要进而探究作者所称"导养"究竟是怎么回事，思考"导养得理"与否何以导致生命周期相差如此之巨，"精"与"不精"的差别又在哪里。

第二部分包括第三到第七共五个自然段，申说立论的依据，不仅鲜明地提出养生的方法，并且反复举例阐明养生的作用与不明养生的危害，且各条申说并具关联。

第三自然段用"何以言之"起首，借反诘以立据，运用诸多实例说明精神对于形体的主导作用。此属立论之第一依据。"愧情一集"，则"涣然流离"；"曾子衔哀"，则"七日不饥"；"内怀殷忧"，则"达旦不瞑"；"壮士之怒"，则"植发冲冠"。举此愧、哀、忧、怒四证，说明精神上的任何异动都会对形体产生相应的影响，从而引出"神躁于中，而形丧于外"的结论，意为精神在形体内躁动不安，形体就会在外部遭受损伤，并以君王与国家的关系来比喻精神与形体的密接。

第四自然段借"一溉之功"说明形神相依，提出修性保神、服食养生亦即"导养"之大法。此属立论之第二依据。正由于"形神相依"，精神因而会作用于形体，这也是对第一理据的补证。全段内容可分为两层。第一层至"知一过之害生"，举旱年的庄稼得益于灌溉过一回而迟些时日枯萎的事例，反映"一溉之益"之不可轻视，以此说明一怒之侵性、一哀之伤身，"轻而肆之"者，累积无数的"一"，必然"莫能得"寿。举此嘉谷萌生于一溉、导养始损于一过之论，引出第二层所说养生之法。考全文所论，并据其中"又"字可知，作者所论养生法包括两个方面，即以"修性保神""安心全身"为主，要求摆脱"爱憎""忧喜"等情感的骚扰，无欲无求，以期身体健康，气血和匀，而辅之以"呼吸吐纳，服食养生"，从而达到形体与精神互相结合、表里完全贯通的养生境界。

第五自然段以"田种"与"区种"作比，表明"树养不同，则功效相悬"，并以商有"十倍之价"、农有"百斛之望"，申说不可墨守成规而不知变通，以此暗喻养生宜讲究方法，如果"得理"，便可"尽性命"，安度十倍于常人的岁月。此属立论之第三依据，也是对上一自然段所称"导养"大法之效果的佐证。

第六自然段以"愚智共知""常世所识"的事例，说明"所食之气"都会对形体乃至精神产生相应的作用。此属立论之第四依据，也是对"导养"大法之"服食养生"的补证。所引"豆""榆""合欢""萱草"等例用以证实"凡所食之气，蒸性染身，莫不相应"，认为凡是所食之物，都会对情志与身体产生影响。以下则撷取其中数例而相对言之，"蒸之使重而无使轻"应"豆令人重"句，"害之使暗而无使明"应"薰辛害目"句，"薰之使黄而无使坚"应"齿居晋而黄"句，"芬之使香而无使延"应"麝食柏而香"句。而"岂惟"亦即"哪里只是"意直贯于"芬之使香而无使延哉"。既然说"岂惟"，其言下之意是说也有服用后获得相反效果，即促使身体轻便、眼光明亮、牙齿坚固、产生臭味等的食物。

第七自然段紧承上文，引用《神农本草经》语，说明食物各有其用，关键在于选用必须得当。无奈世人不知辅养，从而遭受外物与内情两途戕害，以致夭亡。其中"五谷是见，声色是耽，目惑玄黄，耳务淫哇"，从意义上来说，后两句顺承前两句，即"目惑玄黄"承接"五谷是见"，"耳务淫哇"承接"声色是耽"。其结果是"滋味煎其府藏，醴醪鬻其肠胃，香芳腐其骨髓"，这是被过度的外物所伤，属于外"受敌"，"喜怒悖其正气，思虑销其精神，哀乐殃其平粹"，言为异常的内情所伤，属于内"受敌"。其中"煎""鬻""腐""悖""销""殃"，变化其辞，恰当其用。接着用"夫以"六句归结上文，言遭此"外内受敌"之"非一涂"攻伐，虽木石亦终当朽烂销蚀，何况是"蕞尔之躯""易竭之身"，其不能长久自属必然。此属从反面申说立论之第五依据，用以确证"导养"大法的可信。

第三部分包括第八、九、十共三个自然段，历数世人"措身失理"的不同表现，从另一侧面证实"导养得理"之至当。

第八自然段集中分析世人不明养生以及从事养生而不能获效的各种原因，其中寓含"治未病"之理念。上文对世人不晓"导养"的表现已有所涉猎，如未明"一怒""一哀"之足以"侵性""伤身"，不知饕餮是"煎其府藏，鬻其肠胃"的诱因，罔察"声色是耽""耳务淫哇"乃"腐其骨髓""殃其平粹"等的祸端，此段又再次加以阐述，内容更有拓展，意义尤为深入，剖析也益加细化。可判作两个层次：至"尽此而已矣"为第一层次，言"自用甚者"无视养生的作为与后果以及世人的态度，"措身失理"者对微、损、衰、白、老、终演变原因的认识以及世人的看法、作者的评判。"自用甚者"的作为是"饮食不节""好色不倦"，后果是"生百病""致乏绝"，"中道夭于众难"。世人的态度是嘲笑其不善养生，哀叹其亡于中年。"措身失理"者对由"微"而"终"的演变浑浑噩噩，丝毫没有察觉。中等智力以下的人认为这是自然现象。即使稍有觉悟者也都在得病亦即"亡之于微"时叹息悔恨，却不知在病患未有征兆时慎加防范。"是由"以下，作者着力对"纵少觉悟"者所持看法加以评判。责其如《扁鹊传》所载齐桓侯般讳疾忌医，直至病入膏肓，方才认为得病而寻求治疗。深刻地指出：疾病在刚显露征兆时已经形成，而在危重时甫始救治，所以治疗没有效果；看到的都是平常人的范围，因而只能达到一般的寿限。全面观察人间，无不如此。正因为"驰骋常人之域"，便以多数人由"微"而"终"的现象来自我验证，也正由于世人只能享有"一切之寿"，就拿与常人相同的寿限来自我安慰，进而认为天地间的事理"尽此而已"。其余属第二层次，分类列举对待养生的态度，着重探求从事养生而不能获效的原因，可以用五个"不"来加以归纳。"纵闻养生之事，则断以所见，谓之不然"：根本不信养生。此其一，不信。"其次狐疑，虽少庶几，莫知所由"：虽然稍微庶慕养生的微妙，却不知其法。此其二，不知。"其次自力服药，半年一年，劳而未验，志以厌衰，中路复废"：不能坚持养生。此其三，不恒。"益之以畎浍，而泄之以尾闾，欲坐望显报者"：补益少而损耗多。此其四，不啬。"抑情忍欲，割弃荣愿，而嗜好常在耳目之前，所希在数十年之后，又恐两失，内怀犹豫，心战于内，物诱于外，交赊相倾，如此复败者"：忍痛割爱的情欲荣愿近在眼前，希求获得的养生效验远在将来，因而犹豫不决，失去信心。此其五，不舍。

在上一自然段尤其是第二层次的基础上，第九、十两个自然段遂从养生要求的角度进行综合概括，指出其"莫能相终""万无一能成"的根本原因之所在，再度重点申述养生贵在坚持。前一自然段着眼于养生之理与世人之愿的矛盾，认为养生至精至微，其效验可以从事理上推知，而难以用眼睛识别，并以枕、樟二木生至七年乃可分别为喻，说明养生唯有坚持不懈始可见效。"以躁竞之心，涉希静之涂"，必然会出现心意急迫而功用迟缓、希望切近而效验绵远的尖锐矛盾，因而无人能够坚持到底。后一自然段更多致力于养生方法的探讨。除了众人认为养生无效而不追求外，追求养生者中因存在着"三不"问题而导致竹篮打水：一是"不专"。不专一于养生，旁骛物欲，心存犹豫，从而"丧业"。二是"不兼"。如上所说，"导养"大法包括"修性保神""服食养生"二途之并行，今不兼行，自然"无功"。三是"不正"。养生本属"至物"，须从正途施行，却以异端邪法折腾，沉湎其中，不能自拔，招致不成。

第四部分为第十一自然段，与前呼应，言"善养生者"导养得理，既注重修性保神，又辅以服食养身，自可"形神相亲，表里俱济"，如羡门、王乔般"尽性命"。在前述申论部分中，虽然也有对养生的正面论说，但那是零打碎敲的，随文说意的。而本自然段作为全文的结尾，在论述了诸众吸人眼球的养生效验、摆出了夥多失当的养生举措后，读者自然而然地切盼一睹养生的具体正道，于此论述"善养生者"的"导养"大法也便水到渠成。为了突出内容的重要，作者别具意匠地采用对偶句式加以表述，使内容与形式高度相称。大体可归纳为两个层次：

前一层次至"绥以五弦"，采用先总论、后分述的写法展示"善养生者"的作为。先总论"导养"，凝练出"清虚静泰，少私寡欲"八字真言，强调清净虚无、宁静安和、少私寡欲，取用《老子》第十九章"见素抱朴，少私寡欲"语义，颇现道家风味。而"名位""厚味"正是"私""欲"的具体所在，因而提出忽伤德之名位而不营、弃害性之厚味而弗顾的要求。且特为指出这种忽弃须出于自觉，而不是有所"欲而强禁"、有所"贪而后抑"。因为"强禁"其欲、"后抑"其贪不符合养生之道，唯有化为人生需求，顺乎自然，方能发挥作用，可谓透辟至极。后分述"修性保神""服食养生"二法。"外物以累心不存，神气以醇白独著"，既无"名位""厚味"之类外物累心，则有醇白神气之独著，以期达到精神上"旷然无忧患，寂然无思虑"的境界。同时沟通"守""养"，既持守纯一之至道，又滋补调和之阴阳，二者一天天地相辅相成，最终统一于《老子》第六十五章所说"大顺"的自然境界。是为"修性保神"之法。其中"守之以一，养之以和"宜本之于《庄子·在宥》"我守其一，以处其和，故我修身千二百岁矣，吾形未常衰"。用灵芝熏蒸，用甘泉滋润，用朝阳沐浴，用音乐安神，则多属"服食养生"之举。

后一层次彰显"善养生"的成效。无所作为，自有所得，身体轻健，心境沉静。更以道家特具的哲理性语言"忘欢而后乐足，遗生而后身存"来概括养生的效验。这既是"无为"而"自得"的具体写照，也是"清虚静泰，少私寡欲"的真谛所在,宜为养生的最高境界。文章以"若此以往,庶可与羡门比寿,王乔争年,何为其无有哉"煞尾,再一次强调贵在坚持,并与篇首"以尽性命,上获千余岁,下可数百年"遥相呼应。

此文问世后,向秀作《难养生论》诘难《养生论》,嵇康又作《答难养生论》逐条予以反驳,其中提到"养生有五难"之说,并可参阅。

华 佗 传

《三国志》

华佗，字元化①，沛国谯人也②，一名旉③。游学徐土④，兼通数经⑤。沛相陈珪举孝廉⑥，太尉黄琬辟⑦，皆不就⑧。晓养性之术⑨，时人以为年且百岁而貌有壮容⑩。又精方药，其疗疾，合汤不过数种⑪，心解分剂⑫，不复称量，煮熟便饮，语其节度⑬，舍去，辄愈。若当灸，不过一两处，每处不过七八壮⑭，病亦应除⑮。若当针，亦不过一两处，下针言"当引某许⑯，若至，语人"，病者言"已到"，应便拔针，病亦行差⑰。若病结积在内，针药所不能及，当须刳割者⑱，便饮其麻沸散，须臾便如醉死无所知，因破取。病若在肠中，便断肠湔洗，缝腹膏摩，四五日差，不痛，人亦不自寤⑲，一月之间，即平复矣。

故甘陵相夫人有娠六月⑳，腹痛不安。佗视脉，曰："胎已死矣。"使人手摸知所在，在左则男，在右则女。人云"在左"，于是为汤下之，果下男形，即愈。

县吏尹世苦四支烦㉑，口中干，不欲闻人声，小便不利。佗曰："试作热食，得汗则愈；不汗，后三日死。"即作热食而不汗出。佗曰："藏气已绝于内，当啼泣而绝。"果如佗言。

府吏兒寻、李延共止㉒，俱头痛身热，所苦正同。佗曰："寻当下之，延当发汗。"或难其异，佗曰："寻外实，延内实㉓，故治之宜殊。"即各与药，明旦并起㉔。

盐渎严昕与数人共候佗㉕，适至㉖。佗谓昕曰："君身中佳否？"昕曰："自如常。"佗曰："君有急病见于面，莫多饮酒。"坐毕归，行数里，昕卒头眩堕车㉗。人扶将还㉘,载归家,中宿死㉙。

故督邮顿子献得病已差㉚,诣佗视脉。曰:"尚虚,未得复,勿为劳事㉛,御内即死。临死,当吐舌数寸。"其妻闻其病除,从百余里来省之。止宿交接,中间三日发病㉜,一如佗言㉝。

督邮徐毅得病,佗往省之。毅谓佗曰:"昨使医曹吏刘租针胃管讫㉞,便苦咳嗽,欲卧不安。"佗曰:"刺不得胃管,误中肝也,食当日减,五日不救。"遂如佗言。

东阳陈叔山小男二岁得疾㉟,下利常先啼,日以羸困。问佗,佗曰:"其母怀躯㊱,阳气内养,乳中虚冷,儿得母寒,故令不时愈㊲。"佗与四物女宛丸,十日即除。

彭城夫人夜之厕㊳,虿螫其手㊴,呻呼无赖㊵。佗令温汤近热㊶,渍手其中,卒可得寐㊷,但旁人数为易汤㊸,汤令暖之,其旦即愈。

军吏梅平得病,除名还家㊹。家居广陵㊺,未至二百里,止亲人舍。有顷,佗偶至主人许。主人令佗视平,佗谓平曰:"君早见我,可不至此。今疾已结㊻,促去可得与家相见㊼,五日卒。"应时归㊽,如佗所刻㊾。

佗行道,见一人病咽塞,嗜食而不得下,家人车载欲往就医。佗闻其呻吟,驻车往视,语之曰:"向来道边有卖饼家蒜齑大酢㊿,从取三升饮之,病自当去。"即如佗言,立吐蛇一枚[51],县车边[52],欲造佗[53]。佗尚未还,小儿戏门前,逆见[54],自相谓曰:"似逢我公,车边病是也[55]。"疾者前入坐,见佗北壁县此蛇辈约以十数。

又有一郡守病[56],佗以为其人盛怒则差,乃多受其货而不加治[57],无何弃去[58],留书骂之[59]。郡守果大怒,令人追捉杀佗。郡守子知之,属使勿逐[60]。守瞋恚既甚[61],吐黑血数升而愈。

又有一士大夫不快[62]。佗云:"君病深,当破腹取。然君寿亦不过十年,病不能杀君,忍病十岁,寿俱当尽[63],不足故自刳裂[64]。"士大夫不耐痛痒[65],必欲除之。佗遂下手,所患寻差[66],十年竟死[67]。

广陵太守陈登得病^⑥，胸中烦懑，面赤不食。佗脉之曰："府君胃中有虫数升^⑥，欲成内疽^⑦，食腥物所为也。"即作汤二升，先服一升，斯须尽服之。食顷^⑦，吐出三升许虫，赤头皆动，半身是生鱼脍也^⑦，所苦便愈。佗曰："此病后三期当发^⑦，遇良医乃可济救。"依期果发动，时佗不在，如言而死。

太祖闻而召佗^⑦，佗常在左右。太祖苦头风，每发，心乱目眩。佗针鬲^⑦，随手而差。

李将军妻病甚，呼佗视脉。曰："伤娠而胎不去^⑦。"将军言："闻实伤娠，胎已去矣。"佗曰："案脉，胎未去也。"将军以为不然。佗舍去，妇稍小差^⑦。百余日复动，更呼佗。佗曰："此脉故事有胎^⑦。前当生两儿，一儿先出，血出甚多，后儿不及生。母不自觉，旁人亦不寤，不复迎，遂不得生。胎死，血脉不复归，必燥著母脊，故使多脊痛^⑦。今当与汤，并针一处，此死胎必出。"汤针既加，妇痛急如欲生者。佗曰："此死胎久枯，不能自出，宜使人探之^⑧。"果得一死男，手足完具，色黑，长可尺所^⑧。

佗之绝技，凡类此也。

然本作士人，以医见业^⑧，意常自悔。后太祖亲理，得病笃重，使佗专视。佗曰："此近难济^⑧，恒事攻治，可延岁月。"佗久远家思归，因曰："当得家书^⑧，方欲暂还耳^⑧。"到家，辞以妻病^⑧，数乞期不反。太祖累书呼^⑧，又敕郡县发遣^⑧。佗恃能厌食事^⑧，犹不上道。太祖大怒，使人往检：若妻信病^⑨，赐小豆四十斛，宽假限日；若其虚诈，便收送之^⑨。于是传付许狱^⑨，考验首服^⑨。荀彧请曰^⑨："佗术实工^⑨，人命所县^⑨，宜含宥之^⑨。"太祖曰："不忧，天下当无此鼠辈耶^⑨？"遂考竟佗^⑨。佗临死，出一卷书与狱吏，曰："此可以活人。"吏畏法不受，佗亦不强，索火烧之。佗死后，太祖头风未除。太祖曰："佗能愈此。小人养吾病^⑩，欲以自重，然吾不杀此子，亦终当不为我断此根原耳。"及后爱子仓舒病困^⑩，太祖叹曰："吾悔杀华佗，令此儿强死也^⑩。"

初，军吏李成苦咳嗽，昼夜不寐^⑩，时吐脓血，以问佗。佗言："君病肠臃^⑩，咳之所吐，非从肺来也。与君散两钱^⑩，当吐二升余脓血讫，快自养^⑩，一月可小起，好自将爱^⑩，一年便健。十八岁当一小发，服此散，亦行复差。若不得此药，故当死^⑩。"复与两钱散。成得药，去五六岁^⑩，亲中人有病如成者，谓成曰："卿今强健^⑩，我欲死，何忍无急去药，以待不祥？先持贷我^⑪，我差，为卿从华佗更索。"成与之。已故到谯^⑫，适值佗见收，匆匆不忍从求^⑬。后十八岁，成病竟发，无药可服，以至于死。

广陵吴普、彭城樊阿皆从佗学。普依准佗治^⑭，多所全济。佗语普曰："人体欲得劳动^⑮，但不当使极尔^⑯。动摇则谷气得消，血脉流通，病不得生，譬犹户枢不朽是也^⑰。是以古之仙者为导引之事，熊颈鸱顾^⑱，引挽腰体^⑲，动诸关节，以求难老。吾有一术，名五禽之戏^⑳：一曰虎，二曰鹿，三曰熊，四曰猿，五曰鸟。亦以除疾，并利蹄足^㉑，以当导引。体中不快，起作一禽之戏，沾濡汗出^㉒，因上著粉^㉓，身体轻便，腹中欲食。"普施行之，年九十余，耳目聪明，齿牙完坚。阿善针术。凡医咸言背及胸藏之间不可妄针，针之不过四分，而阿针背入一二寸，巨阙胸藏针下五六寸^㉔，而病辄皆瘳。阿从佗求可服食益于人者，佗授以漆叶青黏散^㉕。漆叶屑一升，青黏屑十四两，以是为率^㉖，言久服去三虫^㉗，利五藏，轻体，使人头不白。阿从其言，寿百余岁。漆叶处所而有^㉘，青黏生于丰、沛、彭城及朝歌云^㉙。

——中华书局1982年校点本《三国志·魏书》

【注释】

①字：表字。古代男子成人后须结发加冠，依据本名含义另立的别名，称为字。　②沛国：汉王朝分封的王国，在今安徽、江苏、河南交界地区，以宿州为中心。　谯（qiáo 瞧）：沛国县名，今安徽亳州。　③剸：同"敷"。　④游学：离开本乡到外地求学。　徐土：今江苏徐州一带。　⑤数：言其多。　经：汉代立五经，即《诗》《书》《礼》《易》《春秋》。　⑥沛相陈珪：陈珪，字汉瑜，徐州下邳（治今江苏睢宁西北）人，初举孝廉，官至

沛相，即沛国的最高行政长官，系陈登之父。　举：推荐。　孝廉：汉代选拔人才的科目。善事父母为孝，清白不贪为廉，合称孝廉。　⑦太尉黄琬：黄琬（141—192），字子琰，江夏郡安陆县（今湖北安陆北）人，189—190年任太尉，即汉代掌管军权的最高长官。　辟（bì 必）：征召。　⑧就：依从。　⑨养性：养生。　⑩且：将近。　壮：三十为壮。　⑪合汤：调制汤药。　数：言其少。　⑫分（fèn 份）剂：分量。　⑬节度：此指服药注意事项。　⑭壮：量词。艾灸一灼为一壮。　⑮应：立即。下文"应便拔针"之"应"同。　⑯引某许：谓针感循经络延引至某处。许，处所，此指部位。　⑰行：即。　差（chài）：病除。　⑱刳（kū 枯）割：切割。　⑲寤：醒悟。　⑳故：原先的。　甘陵：汉代郡国名，故址在今山东临清东北。　㉑烦：热痛。　㉒兒：通"倪"。姓氏。　㉓"寻外实"二句：《太平御览》与元刻《类证普济本事方》卷九《伤寒时疫》引此皆作"寻内实，延外实"。北宋庞安时《伤寒总病论·解华佗内外实说》云："某深疑陈寿误用内外意，非华佗本意也。"　㉔起：痊愈。　㉕盐渎：县名，故址在今江苏盐城西北。　候：拜访。　㉖适：方才。　㉗卒：通"猝"。突然。　㉘扶将：搀扶。二字同义。　㉙中宿：半夜。　㉚督邮：官名。汉置，为郡守属吏，掌监属官。　㉛劳事：房事。下文"御内""交接"义同，皆为房事的委婉语。　㉜间：间隔。　㉝一：完全。　㉞医曹吏：东汉所置官名，郡县属吏，掌医疗。胃管：即中脘穴，在脐上四寸。　讫：完毕。　㉟东阳：县名，治所在今安徽天长西北。　㊱怀躯：怀胎。　㊲不时：不及时。　㊳彭城：县名，故址在今江苏徐州境内。　之：往。　㊴虿（chài 瘥）：蝎子一类毒虫。　螫（shì 士）：刺。　㊵无赖：无可奈何。　㊶温汤：加热汤药。　㊷卒：终。　㊸数（shuò 朔）：屡次。　㊹除名：除去名籍，取消原有身份。　㊺广陵：郡名，今江苏扬州。　㊻结：凝聚。　㊼促：速。　㊽应时：即刻。　㊾刻：限定。　㊿向来：刚才。　饼：面食的统称。　蒜齑（jì 计）：蒜汁。　酢（cù 醋）：酸。　51蛇：此指寄生虫。　52县：悬挂。　53造：到……去。

54逆：迎面。　55病：病物，此指寄生虫。　56郡守：官名，郡的太守。
57货：钱财。　58无何：不久。　弃去：离去。　59书：书信。　60属：叮
嘱。　61瞋（chēn琛）恚（huì汇）：愤怒。　62不快：谓有病。　63俱：
全。　尽：死。　64不足：不值得。　故自：还要。　65痛痒：义偏于
"痛"。　66寻：随即。　67竟：终于。　68陈登：字符龙，东汉建安中任广陵
太守。　69府君：对太守的尊称。　70内疽：体内脏器的毒性肿块。　71食
顷：吃一顿饭的时间。　72脍（kuài快）：细切的肉。　73期（jī机）：一周
年。　74太祖：指曹操。其孙曹叡称帝后，尊曹操庙号为太祖。　75鬲：同
"膈"。膈腧穴，在第七胸椎棘突下旁开一寸半。　76伤娠：小产。　77稍：逐
渐。　小：稍微。　78故事：先例。此谓按照先例。　79多：常常。　80探：
摸取。　81可：大约。　所：用在数量词后表示约数。　82见：立。《孟子·
尽心上》"修身见于世"赵岐注："见，立也。"　83近：大概。　84当：方
才。　85暂：短期。　86辞：推托。　87累：屡次。　88敕：命令。　发遣：
遣送。　89食事：为事。此指侍奉曹操之事。　90信：确实。　91收：拘捕。
送：遣送。　92许：许昌，今属河南。汉献帝建安元年（196年），曹操将东
汉都城由洛阳迁至许昌。　93考验：审讯验实。　首服：同"首伏"。坦白服
罪。　94荀彧（yù玉）：曹操的谋士，字文若，曾任尚书令。后因反对曹操
称魏公，为操所忌，建安十七年（212年）服毒自杀。　95工：精巧。
96县：维系。　97宥（yòu又）：宽恕。　98当：相当于"必定"。　鼠辈：
对他人的蔑称，意为低微下贱的人。　99考竟：刑讯致死。《释名·释丧制》：
"狱死曰考竟。考得其情，竟其命于狱也。"　100养：助长。　101仓舒：即曹
冲，曹操幼子，病死于建安十三年（208年）。　病困：犹言病笃。　102强
死：谓死于非命。　103寐：原作"寤"，据《后汉书·方术列传》改。
104肠臃：亦作"肠痈"。中医指阑尾炎。　105散：药末。　钱：钱匕。古代量
取药末的器具。用汉代的五铢钱量取药末至不散落为一钱匕，约今二克。
106快：犹好。　107将爱：保养。　108故：犹则。　109去（jǔ举）：同"弃"。

收藏。下一"去"字义同。　⑪卿：对人表示亲爱之称。　⑪贷：借。
⑫已：随后。　故：特地。　⑬匆匆：仓促。　⑭依准：依照。　⑮欲得：须
要。　劳动：活动。　⑯极：疲惫。　⑰户枢：门轴。　⑱熊颈鸱（chī
痴）顾：《后汉书·方术列传》作"熊经鸱顾"，是。像熊那样攀枝，像鸱鹰
那样回视。　⑲引挽：伸展。　⑳五禽之戏：华佗模仿五种动物的动作而创
作的健身体操。禽，鸟兽的统称。　㉑蹄足：在兽曰"蹄"，在人曰"足"。
此义偏于"足"。　㉒沾濡：湿润。　㉓因：接着。　上：体表。　㉔巨阙：
穴位名，在脐上六寸。　㉕漆叶青黏散：古代方剂名，有补虚、益精、杀虫、
滋养脾肺肾等功用。青黏，黄精的别名。　㉖率（lǜ 律）：比例。　㉗三虫：
多种寄生虫。　㉘处所：处处。　㉙丰：今江苏丰县。　沛：今江苏沛县东。
朝（zhāo 招）歌：今河南淇县。　云：文末语气词。

【解读】

《三国志》记述魏文帝黄初元年（220 年）至晋武帝太康元年（280
年）六十一年间魏、蜀、吴三国史事。全书凡六十五卷，其中《魏书》三十
卷，《蜀书》十五卷，《吴书》二十卷。文笔简洁，评价公允，是一部纪传体
断代史书，也是一部历史散文著作。南朝宋裴松之为《三国志》作注，援引
魏晋时期相关著作多达二百余种。作者陈寿（233—297），字承祚，巴西安汉
（今四川南充北）人，师事大儒谯周，曾在蜀汉、晋初担任观阁令史与著作
郎。《晋书》有其传。

本文载录十六则医案，说明华佗通晓内、外、妇、儿各科，擅长针灸，
精熟方药，是一位杰出的医学家。记载他被曹操处死的不幸结局。他发明的
麻沸散，早于欧洲使用麻醉剂一千六百年。他创造的五禽戏，至今仍被世界
各地人民广泛用于健身。附传吴普、樊阿的医学事迹，反映华佗在医学教育
上的成就。

华佗是一位家喻户晓的人物，世人尊称"外科鼻祖"。史书、医著、道

经、笔记、诗词、方志皆有记载，裴松之注所引《佗别传》资料尤丰，民间传说更夥听闻。有以华佗命名的穴位、方药、医家、庙宇、邮票等。"华佗再世""元化重生"的美誉每每见于药铺的牌匾、医院的锦旗，为世人传颂。

首段为第一部分，概述华佗其人。谓其习儒出身，"兼通数经"，因而屡受征召，而"皆不就"，华佗淡泊名利之心于此可见。"晓养性之术"，且有成效。其后从三个方面展示其神奇的医术。一是方药精当："合汤不过数种，心解分剂，不复称量，煮熟便饮，语其节度，舍去，辄愈。"处方用药不过几味，心知各药的分量，一抓即准，因而不用称量，告知服药注意事项，饮服后疾病便快速痊愈。二是针灸简便：取穴少，针与灸皆"不过一两处"，艾灸不过七八灼，取效迅捷。三是麻醉手术：对于"针药所不能及，当须刳割"的疾患，便给病人饮服麻沸散，施行"破取""断肠湔洗"之类手术，患者不痛无觉，"四五日差""一月之间，即平复矣"。

此段尚存一疑惑之处，说华佗"年且百岁而貌有壮容"。一般认为华佗与张仲景生活时代相近，约生于公元 145 年，卒于公元 208 年，在世六十余载，与"百岁"相距尚遥。前人对此曾有多种解释，然终乏圆说。宜属史家存疑之笔，似可不烦深究。

医家传记主要记载传主的医事活动，其中每多见于医案，《史记》所载仓公淳于意传可谓其肇迹。《后汉书》《三国志》并有华佗传记。《三国志》虽然从总体上来看写得比较简略，但就本传而言，共载录华佗十六则医案。范晔《后汉书》晚出于以《魏书》《蜀书》《吴书》单独流传的《三国志》的前身，其中《方术列传》亦载有华佗传记，唯收录本传中的七则医案，远逊于陈寿所载之数。

本传所载十六则医案为：第一则据脉象断定故甘陵相夫人胎死腹中案。第二则辨别县吏尹世藏气绝案。第三则府吏兒寻、李延同证异治案。第四则望诊盐渎严昕"急病见于面"案。第五则脉诊故督邮顿子献正气虚弱案。第六则问诊督邮徐毅误针案。第七则四物女宛丸治愈陈叔山小男虚寒案。第八

华佗传

则加热汤药浸泡疗治彭城夫人蝎刺剧痛案。第九则诊断军吏梅平瘤病将死案。第十则蒜汁驱虫案。第十一则激怒郡守却病案。第十二则士大夫破腹手术案。第十三则汤药驱除广陵太守陈登胃中生鱼案。第十四则针刺曹操头风案。第十五则脉诊李将军妻胎产案。第十六则散药疗治军吏李成肠痈案。

从科别上说，其中第一、十五两则属妇产科，第七则属儿科，第八、十二两则属外科，其余十一则统属内科。就诊断方法言，望诊、问诊，尤其是脉诊运用普遍。在治疗上，有内服，也有外治，有针刺，也有手术，还运用情志疗法。辨证精当，预后准确。所述平实简净，并有所侧重，以此展示华佗之绝技。

有几则医案宜加适当说解：

第二案：尹世"苦四支烦，口中干"，反映脾气不运，津液不布，以致四肢失濡，口干舌燥；"不欲闻人声，小便不利"，披露肾气虚衰，上不充耳，下乏气化。肺为水之上源，外司皮毛汗液，内主通调水道，"热食而不汗出"，证实肺气已竭。又因肺主悲，故"当啼泣而绝"。华佗之注重辨证于此可见。

第四案：华佗一见严昕，便知其有病，遂发"君身中佳否"之问。严昕颇感突兀，漠然答之以像原先一样。华佗谆谆告之您有急病显现于面色，嘱其多加注意。严昕对华佗的告诫并未上心，遂致"头眩堕车"，"中宿死"。足见华佗望诊之剀切、预后之不爽。

第五案：顿子献疾病初愈，华佗依据脉象，判断其正气尚虚，嘱其毋行房事。顿子献置之脑后，我行我素，三日后一命呜呼。此属劳复。《伤寒论》有《辨阴阳易差后劳复病脉证并治》篇。

第七案：因母体怀胎，阳气内养胎儿，乳汁虚寒，营养欠缺，导致小男下痢、瘦弱困乏。此与本书《气寿》所云"字乳亟数，气薄不能成也。虽成人，形体则易感伤"意相仿。华佗所用四物女宛丸契合该案中小儿的病机。四物女宛丸系人参、白术、干姜、甘草加女菀组成。前四物即人参汤，出于《金匮要略》，亦即后世所称理中汤，主治脾胃虚寒引起的呕吐、下利等症。

女菀亦称白菀，有止痢作用。参见田虎等《〈华佗传〉"东阳陈叔山小男"医案辨析》（《中医教育》2021 年第 2 期）。

第十案：如果说第四案"莫多饮酒"与第五案"勿为劳事"的叮嘱、第十六案在治病后"复与两钱散"以备不虞，只是反映华佗对病人的关照，那么本案所述闻见一咽喉梗塞者呻吟，便主动停车往视，并告之以具体治法，就体现出华佗以消除病人痛苦为念的高尚医德。患者遵照华佗嘱咐服用蒜汁后，立刻呕吐出一条寄生虫，悬挂在车旁，要去拜访华佗，以感谢他的指点。华佗的孩子一看到车旁挂着的寄生虫，就知道来客曾经遇到他的父亲，由此可知华佗驱虫案例甚多。

第十一案：华佗认为要治愈郡守的疾病，必须使他大怒，于是与郡守子商定采取情志疗法，使用四条措施以激怒病人。一是"多受其货而不加治"，二是"无何弃去"，三是"留书骂之"，四是郡守"令人追捉杀佗"而不得。郡守果然盛怒，怒则气上，"吐黑血数升而愈"。

第十二案：其中"君寿亦不过十年，病不能杀君"，意为手术与否，皆有十年之寿，故云"病不能杀君"。

第十五案：李将军妻小产，在胎儿是否已去的问题上，李将军与华佗有不同看法，前者因亲身见闻言"已去"，后者依据脉象谓"未去"，各执一词。过了一百多天，李将军妻又觉腹痛，再次召请华佗。华佗诊脉后得知李将军妻所怀系双胎，可见李将军与华佗原先所持之见各有其理。一儿先出后，不继续接生，因此胎儿死于母腹。"胎死，血脉不复归，必燥著母脊，故使多脊痛"说明病机，接言服汤药加针刺治法。"妇痛急如欲生者"，像要生产似的，实则未生。因胎死已百余日，不能正常分娩，"使人探之，果得一死男"，身长一尺左右。

第十六案：华佗告诫李成说："十八岁当一小发，服此散，亦行复差。若不得此药，故当死。"因而又给李成两钱匕末药。设一伏笔，引出下文。李成收藏末药五六年后，亲戚中有患像他一样病的人，要借服此药。李成就把药给了这个亲戚，随后特地赶到谯地，意欲再向华佗求药，孰料恰好看到华佗被捕，便不忍心开口。最终如华佗所言，因"无药可服"而亡。从"成与之""不忍从求"二事，也反映了李成的一片仁慈心地。

前十五则医案后，以"佗之绝技，凡类此也"作结。是为本传第二部分。

《晋书》谓时人称陈寿"善叙事，有良史之才"。"华佗之死"一段所述史事波澜起伏，颇见陈寿"善叙事"之才气。

对于华佗与曹操，建安十三年（208 年）是一个非常特殊的年份。此段叙述这一年所发生的三件事：一是"太祖亲理"。《三国志·魏书·武帝纪》载："汉罢三公官，置丞相、御史大夫。夏六月，以公（曹操）为丞相。"二是华佗被害。三是曹冲病亡。《三国志·魏书·邓哀王冲》："（冲）年十三，建安十三年疾病，太祖亲为请命，及亡，哀甚。"

以华佗"本作士人，以医见业，意常自悔"起段，为其惨遭杀身之祸埋下伏笔。

从表面上来看，是华佗多方搪塞，不愿为"得病笃重"的曹操治疗：一是"归"，借口长久远离家乡而获准回到谯地；二是"辞"，以妻病推托，多次请求延长假期不肯返回；三是"不上道"，任凭曹操屡次发信叫他，又命令郡县官员遣送，仍然不肯踏上归途。而曹操似乎是"仁至义尽"：既允准华佗回家，又关照如果华佗妻子果真患病，不仅要赐予小豆，而且还宽缓期限。

就深层次探讨，则另当别论。

是华佗不肯为曹操治病吗？不是。前述第十四则就是华佗针刺曹操头风案。《诸病源候论》有关于头风的记载。卷二《头面风候》称其为"首风"："病状，头面多汗，恶风，病甚则头痛。""如风在首，久不差，则风入脑，变为头眩。"该书还每多将"头风"与"脑旋"连用，正符合曹操"每发，心乱目眩"的症状。明代方隅《医林绳墨·头痛附头风》说："浅而近者，名曰头痛；深而远者，名曰头风。头痛卒然而至，易于解散也；头风作止不常，愈后触感复发也。"表明头风病症有时发时止、一触即发的特点，因此"佗常在左右"，经常侍候在曹操身边，一旦发作，华佗"针鬲，随手而差"。说明华佗非但不是不肯为曹操治病，而且是诚壹地在为曹操治病。

是华佗"以医见业，意常自悔"吗？说是也不是。东汉时期儒与医的地位、名声有高下之分，华佗习儒出身，"兼通数经"，说他从事医业有点"自悔"，似乎也在情理之中。但是细析华佗的行医经历，何曾发现他有丝毫"自悔"的言行？相反，是他应召乃至悉心为人治病的场景，甚至连他的住所病人都知道，可以随时前往求诊，下文更说到华佗面临死亡还试图留存"活人"书，反映华佗不唯不"悔"医，而且很"乐"医，至死仍不忘济人。《史记·日者列传》引贾谊曰："吾闻古之圣人，不居朝廷，必在卜医之中。"华佗士人出身，"兼通数经"，却不愿进入仕途，凭借精湛的医术，为百姓增添福寿康宁，应当说正是"得其所哉"。

那么究竟是什么原因促使华佗"归""辞""不上道"的呢？清人韩菼（别号慕庐）有过一句说到点子上的话："元化胸中似有所不可于操者。"（卢弼《三国志集解》在《华佗传》"意常自悔"下所引）意思是华佗心中对于曹操好像有不能忍受之处。不能忍受什么？不能忍受"专视"。华佗生性自由，早年便外出游学，行医足迹更是遍布安徽、河南、山东、江苏等地，造福于民众。如今却要把他禁锢于丞相府第，成为服务于权贵的"御医"，这超越了华佗能够忍受的大防。一个通经明医之人，弃仕途如敝屣，而汲汲于岐黄，居然"沦落"如此，要说有"悔"，悔在其中。

华佗被捕后，荀彧曾说"佗术实工，人命所县"，劝导曹操"宜含宥之"。荀彧无愧为曹操所倚重的谋士，此说入情入理，且深有见地：一则华佗医术全面而高超，从上载医案可见；二则曹操"头风未除"，尚赖华佗针刺；三则以备不时之虞，如后曹操爱子曹冲病危，因世无华佗，遂至死于非命。孰料曹操唯有强权的意识，毫无容人的肚量，怀满腹之愤，逞一时之快，在迸发出罔顾后果的"不忧，天下当无此鼠辈耶"的嘶吼声后，一代名医惨遭滥杀。如前所述，华佗在临刑前尚以救人为念，拿出一卷"活人"书给狱吏，希图留存于世，但鉴于曹操刑法的苛峻，狱吏不敢接受，华佗也不勉强，无奈地付之一炬，深为痛惜！"人无远虑，必有近忧"（《论语·卫灵公》），华佗被害后，曹操"头风未除"，还说"华佗能够治愈我的头风。可是这小人助长我的病症，要以此抬高自己，即使我不杀这小子，他也最终不会替我断除病根的"。这显然是以小人之心度君子之腹，在为滥杀找借口，反映至此仍不悔悟。直到爱子曹冲病势沉重，方才有所悔悟。华佗并非曹操嘴中的"鼠辈"，而确然是维护人命的名医。但是逝者已往，悔之晚矣！

以上为全文的第三部分，记述华佗被害过程，反映曹操之专横凶残。唐人刘禹锡《华佗论》指出："夫以佗之不宜杀，昭昭然不可言也。"意思是华佗不该杀，是十分明白而不用多讲的。此说宜为执柄者思之慎之。

第四部分为前述第十六案。所叙虽属华佗生前事，因事关华佗被拘；因而置于此处。用"初"字开段，以明倒叙。其末所云"后十八岁，成病竟发，无药可服，以至于死"，补证华佗确系"人命所县"之人。

末段为第五部分。述华佗在医学教育与保健体育上的贡献，并附传吴普、樊阿的事迹。以"广陵吴普、彭城樊阿皆从佗学"带出，据此内分两节。

上节说吴普。前说华佗"晓养性之术"，在此段华佗对吴普的教导中得到展现。一是人体活动贵在适度。华佗引述《吕氏春秋·尽数》"流水不腐，户枢不蝼，动也"的名论，说明动而不极，有利于消化吸收食物的营养成分，流通全身气血，就不容易患病。譬如门轴不易朽烂就是这个道理。二是介绍前人导引。华佗认为像熊那样攀枝，像鸱鹰那样回视，伸展身体，活动关节，便可推迟衰老。三是传授自创的五禽戏。模仿虎、鹿、熊、猿、鸟的动作，用以祛疾，使腿脚松快，用来当作导引。体内有所不适，起身作一禽戏，汗出后扑粉，就能取得"身体轻便，腹中欲食"的效果。吴普施行五禽戏，九十多岁，尚且耳聪目明，齿完牙坚。此属吴普附传。吴普还擅本草，《隋书·经籍志》载"《吴普本草》六卷"，已佚。今人尚志钧有《吴氏本草经》辑校本，共辑得药物二百七十种。

《庄子·刻意》有"吹呴呼吸，吐故纳新，熊经鸟申，为寿而已矣"文，华佗在"熊经鸟申"的基础上创编了"五禽戏"。陶弘景《养性延命录·导引按摩篇》对"五禽戏"有比较详细的记载，强调"任力为之，以汗出为度"。2011年华佗五禽戏经国务院批准列入第三批国家级非物质文化遗产名录。

下节说樊阿。其中又判作两层。先讲樊阿"善针术"。前述华佗也擅长针灸，所列第十四、十五两案都提到华佗运用针刺手法。樊阿继承并发扬了华佗的针法，对于通常认为"不可妄针，针之不过四分"的胸背部位，竟然"针背入一二寸，巨阙胸藏针下五六寸"，而疾病都能立即痊愈。后述华佗给樊阿传授漆叶青黏散，说明其组方、功用以及产地。樊阿服用后，寿达百余岁。此属樊阿附传。

华佗的弟子除吴普、樊阿外，出名的还有李譡之，对药学尤多研究，《隋书·经籍志》载有"《李譡之本草经》一卷""《李譡之药录》六卷"等，惜已亡佚。

"零落成泥碾作尘，只有香如故"（陆游《卜算子·咏梅》），华佗遗泽遍布人间，永远铭记于世人胸中。

极　言

葛　洪

或问曰："古之仙人者①，皆由学以得之？将特禀异气耶②？"

抱朴子答曰："是何言欤？彼莫不负笈随师③，积其功勤④，蒙霜冒险，栉风沐雨⑤，而躬亲洒扫，契阔劳艺⑥，始见之以信行⑦，终被试以危困，性笃行贞，心无怨贰⑧，乃得升堂以入于室。或有怠厌而中止⑨，或有怨恚而造退⑩，或有诱于荣利而还修流俗之事，或有败于邪说而失其淡泊之志，或朝为而夕欲其成，或坐修而立望其效。若夫睹财色而心不战，闻俗言而志不沮者⑪，万夫之中有一人为多矣。故为者如牛毛，获者如麟角也。夫彀劲弩者⑫，效力于发箭⑬；涉大川者，保全于既济⑭。井不达泉，则犹不掘也；一步未至，则犹不往也。修涂之累⑮，非移晷所臻⑯；凌霄之高⑰，非一篑之积⑱。然升峻者患于垂上而力不足⑲，为道者病于方成而志不遂⑳。千仓万箱，非一耕所得；干天之木㉑，非旬日所长。不测之渊，起于汀滢㉒；陶朱之资㉓，必积百千。若乃人退己进㉔，阴子所以穷至道也㉕；敬卒若始，羡门所以致云龙也㉖。我志诚坚，彼何人哉？"

抱朴子曰："俗民既不能生生㉗，而务所以煞生㉘。夫有尽之物，不能给无已之耗；江河之流，不能盈无底之器也。凡人利入少而费用多者，犹不供也，况无锱铢之来㉙，而有千百之往乎？人无少长，莫不有疾，但轻重言之耳。而受气各有多少㉚，多者其尽迟，少者其竭速。其知道者补而救之，必先复故，然后方求量表之益㉛。若令服食终日，则肉飞骨腾㉜，导引改朔㉝，则羽翮参差㉞，则世间无不信道之民也。患乎升勺之利未坚㉟，而钟石之费相寻㊱，根柢之据未极，而冰霜之毒交攻。不知过之在己，而反云道之无益，故捐丸散而罢吐纳矣^㊲。故曰：非长生难也，闻道难也；非闻道难也，行之难也；非行之难也，终之难也。良匠能与人规矩，不能使人必巧也；明师能授人方书，不能使人必为也。夫修道犹如播谷也，成之犹收积也。厥田虽沃，水泽虽美，而为之失天时，耕锄又不至，登稼被垄^㊳，不获不刈^㊴，顷亩虽多，犹无获也。凡夫不徒不知益之为益也，又不知损之为损也。夫损易知而速焉，益难知而迟焉，人尚不悟其易，安能识其难哉？夫损之者如灯火之消脂，莫之见也，而忽尽矣；益之者如苗禾之播殖，莫之觉也，而忽茂矣。故治身养性，务谨其细，不可以小益为不平而不修^㊵，不可以小损为无伤而不防。凡聚小所以就大，积一所以至亿也。若能爱之于微，成之于著，则几乎知道矣^㊶。"

或问曰："世有服食药物，行气导引，不免死者，何也？"

抱朴子答曰："不得金丹^㊷，但服草木之药及修小术者，可以延年迟死耳，不得仙也。或但知服草药，而不知还年之要术^㊸，则终无久生之理也。夫木槿杨柳^㊹，断，殖之更生^㊺，倒之亦生，横之亦生。生之易者，莫过斯木也。然埋之既浅，又未得久，乍刻乍剥^㊻，或摇或拔，虽壅以膏壤^㊼，浸以春泽^㊽，犹不脱于枯瘁者，以其根荄不固^㊾，不暇吐其萌芽，津液不得遂结其生气也。人生之为体，易伤难养，方之二木^㊿，不及远矣。而所以攻毁之者，过于刻剥，剧乎摇拔也。济之者鲜，坏之者众，死其宜也。夫吐故纳新者，因气以长气，而气大衰者则难长也；服食药物者，因血以益血，而血垂竭者则难益也。夫奔驰而喘逆，或咳或满^㉛，用力役体，汲汲短乏者^㉜，气损之候也；面无光色，皮肤枯腊^㉝，唇焦脉白^㉞，腠理萎瘁者，血减之证也。二证既衰于外，则灵根亦凋于中矣^㉟。如此则不得上药，不能救也。凡为道而不成，营生而得死者，其人非不有气血也，然身中之所以为气为血者，根源已丧，但余其枝流也。譬犹入水之烬^㊱，火灭而烟不即息，既断之木，柯叶犹生^㊲。二者非不有烟，非不有叶，而其所以为烟为叶者，已先亡矣。世人以觉病之日，始作为疾，犹以气绝之日，为身丧之候也。唯怨风冷与暑湿，不知风冷暑湿不能伤壮实之人也，徒患体虚气少者不能堪之，故为所中耳。何以较之？设有数人，年纪老壮既同，服食厚薄又等，俱造沙漠之地，并冒严寒之夜，素雪堕于上，玄冰结于下⑤，寒风摧条而宵骇，咳唾凝沍于唇吻⑨，则其中将有独中冷者，而不必尽病也。非冷气之有偏，盖人体有不耐者耳。故俱食一物，或独以结病者，非此物之有偏毒也；钧器齐饮⑥，而或醒或醉者，非酒势之有彼此也；同冒炎暑，而或独以暍死者⑥，非天热之有公私也；齐服一药，而或昏瞑烦闷者，非毒烈之有爱憎也。是以冲风赴林⑩，而枯柯先摧；洪涛凌崖⑥，而拆隙首颓⑥；烈火燎原，而燥卉前焚；龙碗坠地⑤，而脆者独破。由兹以观，则人之无道，体已素病，因风寒暑湿者以发之耳。苟能令正气不衰，形神相卫，莫能伤也。凡为道者，常患于晚，不患于早也。恃年纪之少壮、体力之方刚者，自役过差⑥，百病兼结，命危朝露⑥，不得大药，但服草木，可以差于常人，不能延其大限也⑥。故仙经曰⑥：养生以不伤为本。此要言也。神农曰：百病不愈，安得长生？信哉斯言也！"

或问曰："所谓伤之者，岂非淫欲之间乎？"

抱朴子曰："亦何独斯哉？然长生之要，在乎还年之道。上士知之，可以延年除病，其次不以自伐者也。若年尚少壮而知还年，服阴丹以补脑⑩，采玉液于长谷者⑪，不服药物，亦不失三百岁也，但不得仙耳。不得其术者，古人方之于冰杯之盛汤，羽苞之蓄火也⑫。且又才所不逮而困思之，伤也；力所不胜而强举之，伤也；悲哀憔悴，伤也；喜乐过差，伤也；汲汲所欲，伤也；久谈言笑，伤也；寝息失时，伤也；挽弓引弩，伤也；沈醉呕吐，伤也；饱食即卧，伤也；跳走喘乏，伤也；欢呼哭泣，伤也；阴阳不交⑬，伤也。积伤至尽则早亡，早亡非道也。是以养生之方，唾不及远，行不疾步，耳不极听，目不久视，坐不至久，卧不及疲，先寒而衣，先热而解。不欲极饥而食，食不过饱；不欲极渴而饮，饮不过多。凡食过则结积聚，饮过则成痰癖⑭。不欲甚劳甚逸，不欲起晚，不欲汗流，不欲多睡，不欲奔车走马，不欲极目远望，不欲多啖生冷，不欲饮酒当风，不欲数数沐浴⑮，不欲广志远愿，不欲规造异巧^{⑦⑥}。冬不欲极温，夏不欲穷凉，不露卧星下，不眠中见肩。大寒大热，大风大雾，皆不欲冒之。五味入口不欲偏多，故酸多伤脾，苦多伤肺，辛多伤肝，咸多则伤心，甘多则伤肾，此五行自然之理也。凡言伤者，亦不便觉也，谓久则寿损耳。是以善摄生者，卧起有四时之早晚，兴居有至和之常制，调利筋骨有偃仰之方^{⑦⑦}，杜疾闲邪有吞吐之术^{⑦⑧}，流行荣卫有补泻之法，节宣劳逸有与夺之要^{⑦⑨}。忍怒以全阴气，抑喜以养阳气。然后先将服草木以救亏缺，后服金丹以定无穷，长生之理，尽于此矣。若有欲决意任怀^{⑧⑩}，自谓达识知命，不泥异端，极情肆力，不营久生者，闻此言也，虽风之过耳，电之经目，不足谕也^{⑧①}。虽身枯于流连之中^{⑧②}，气绝于纨绮之间^{⑧③}，而甘心焉，亦安可告之以养生之事哉？不惟不纳，乃谓妖讹也，而望彼信之，所谓以明鉴给蒙瞽^{⑧④}，以丝竹娱聋夫也^{⑧⑤}。"

——中华书局 1985 年《新编诸子集成》本《抱朴子内篇校释》

【注释】

①仙人：此指长生不老的人。　②将：还是。　③笈：盛器。多用竹、藤编织，常用以放置书籍、衣巾、药物等。　④功勤：犹功劳。　⑤栉（zhì至）风沐雨：风梳发，雨洗头，形容奔波劳苦。　⑥契阔：勤苦。劳艺：劳作。　⑦信行：诚实守信的品行。　⑧怨贰：怀怨而有二心。　⑨怠厌：犹厌倦。　⑩怨恚：怨恨。造：突然。　⑪沮：沮丧。　⑫彀（gòu构）：拉满弓弩。　⑬效力：尽力。　⑭济：渡。　⑮修涂：长途。修，长。　⑯移晷（guǐ鬼）：日影移动，此谓经过时间不长。　⑰凌霄：凌云。　⑱篑（kuì愧）：盛土的竹筐。　⑲垂：将近。　⑳方：将要。遂：如愿。㉑干天：直冲云天。　㉒汀（tīng听）滢（yìng映）：小水流。　㉓陶朱：即陶朱公，春秋时范蠡。范蠡佐越王勾践灭吴后，以越王为人不可共安乐，遂弃官远去，至陶地，称朱公，以经商致富。后因以"陶朱公"称富者。事见《史记·货殖列传》。　㉔若乃：犹若夫。至于。　㉕阴子：阴长生，东汉新

野人。据《神仙传》载，阴子从马鸣生学道。马终日高谈当世之事，而不传授度世之法，如此十余年。同时共事鸣生者十二人皆离去，唯阴子执礼益恭，鸣生以其"真能得道"，授以《太清神丹经》。 ㉖美门：传说为古仙人，一作美门高，名子高。 云龙：即龙。《易·乾》有"云从龙"语，故称。 ㉗生生：犹养生。 ㉘煞：损伤。 ㉙锱（zī咨）铢：喻极微小的数量。锱、铢都是古代很小的重量单位。锱为一两的四分之一，铢为一两的二十四分之一。 ㉚受气：指所禀受的精气。 ㉛量：布满。 ㉜肉飞骨腾：喻身体轻捷，能飞腾上天。 ㉝改朔：一个月时间。朔，农历每月初一。 ㉞羽翮（hé禾）：鸟翼。 参（cēn）差（cī疵）：纷纭繁杂。 ㉟升勺：古容量单位。此言其少。十勺为一合，十合为一升。 ㊱钟石：古容量单位。此言其多。钟，说法不一，西晋杜预认为一钟为六斛四斗。石，十斗为一石。 寻：连续。 ㊲捐：弃。 罢：止。 ㊳登：成熟。 被：覆盖。 ㊴刈（yì义）：割。 ㊵不平：不足。 ㊶几乎：接近于。 ㊷金丹：古代方士所炼金石药，认为服之可以长生不老。《抱朴子·金丹》分为金液与还丹两类。 ㊸还年：返老还童。 ㊹木槿（jǐn仅）：木名，落叶灌木，夏秋开红、白或紫色花，朝开暮敛。 ㊺殖：种植。 ㊻乍：忽然。 刻：伤害。下"剥"义同。 ㊼壅：用土壤或肥料培在植物根部。 ㊽浸：灌溉。 泽：雨露。 ㊾根荄（gāi该）：植物的根。 ㊿方：比较。 51满（mèn焖）：通"懑"。烦闷。 52汲汲：形容呼吸急促貌。 53枯腊（xī西）：谓干瘦。 54脉白：表露的经脉颜色浅淡。 55灵根：借指身体。 56烬：物体燃烧后剩下的部分。 57柯叶：枝叶。 58玄冰：厚冰。 59冱（hù护）：冻结。 60钧：通"均"。同等。 61暍（yē椰）：中暑。 62冲风：暴风。 63凌：侵犯。此谓冲击。 64坼隙：裂缝。坼，通"坼"，裂开。 65龙：当作"笼"。 66过差：过度。 67朝露：比喻存在时间短促。 68大限：寿数。 69仙经：指道教的经典著作。 70阴丹：即金丹。 71玉液：琼树花蕊的汁液。 长谷：深山岩谷。 72苞：通"包"。 73阴阳不交：此谓禁绝房事。 74痿癖：痰邪停聚于胸胁之间所致病症。　㊄数数：频繁。　㊅规造：筹划制作。㊆偃仰：俯仰。　㊇闲：防御。　㊈与夺：取舍。　㊿任怀：犹任性。㊱谕：理解。　㊲流连：乐而忘返。　㊳纨绮：精美的丝织品，引申为富贵安乐的生活环境。　㊴蒙瞽：盲人。　㊵丝竹：泛指音乐。

【解读】

葛洪（约281—341），字稚川，自号抱朴子，丹阳句容（今属江苏）人，东晋著名道教理论家、医学家。始以儒术知名，曾任咨议参军。性好神仙导养之法，晚年住罗浮山炼丹、著述，成为当时金丹道的始祖。《晋书》本传称其"博闻深洽，江左绝伦；著述篇章，富于班马"。葛洪存世著作另有《肘后备急方》三卷。《抱朴子》系道教著作。书分内外篇。现存《内篇》二十卷（篇）、《外篇》五十卷（篇）。《内篇》是现存体系最完整的"神仙家言"，也是研究晋以前道教史与科技史不可或缺的资料。《外篇·自叙》云："其《内篇》言神仙方药、鬼怪变化、养生延年、禳邪却祸之事，属道家。其《外篇》言人间得失、世事臧否，属儒家。"反映作者以神仙养生为内、儒术应世为外的思想。

《极言》全文凡六问答，此节选第一、五、六问答，第五问答（即此选文的第二问答）"则终无久生之理也"与"夫木槿杨柳"间有删节。

古代仙人是后天学习所得，还是先天自然生成？文章发端提出如何成为仙人的问题。

何谓仙人？东汉刘熙《释名·释长幼》有一个解释："老而不死曰仙。"追求永恒的生命是人类孜孜以求的美好愿望，同时也是难以实现的乌托邦。但在葛洪看来，仙与人本属同类，永生并非完全不能成为现实的痴心妄想。从下文肯定"学以得之"说，可知"是何言欤"针对并否定了"特禀异气"之问，认为人不仅只是禀受先天的元气，更要通过后天的努力，修炼身心二途，可以变化成仙。接着便极言亦即竭力陈说如何通过学习练就仙人的相关问题。

第一答问分为两段。

首段又可判作三节。

第一节止于"获者如麟角也"。从正反两个方面提出练就仙人的前提条件。先从正面说。"蒙霜冒险，栉风沐雨，而躬亲洒扫，契阔劳艺"，要有吃苦耐劳的精神；"性笃行贞，心无怨贰"，性情忠厚，行为坚定，要有诚实守信的品行。不仅要具备这两个条件，而且须"始终"坚守如一："始见之以信行，终被试以危困"两句互备，言始终笃守信行，备尝危困，并且要一直处于有表现与被测试的境地。唯有"性""行""心"三者俱优者乃能跨入仙道的门槛，逐步深入到内奥。再从反面讲。分析步入仙门者寥寥的原因。为什么呢？那是由于被各种因素干扰阻止了。这些因素有"怠厌"、"怨恚"、慕"荣利"、信"邪说"以及急于求成。而一反上述作为行之者，如不是"诱于荣利"，而是"睹财色而心不战"，不是"败于邪说"，而是"闻俗言而志不沮"，则万无一人，少之又少。《诗经·大雅·荡》有云"靡不有初，鲜克有终"，实乃事之常，因而修道者多如牛毛，而成仙者罕若麟角。

第二节至"陶朱之资，必积百千"，对上述问题予以发挥。取用前人名言的立意，如《尚书·旅獒》"为山九仞，功亏一篑"、《荀子·劝学》"不积跬步，无以至千里；不积小流，无以成江海"、《战国策·秦策五》"行百里者半九十"等，连用六组对偶，泛举日常事理予以发挥，而使之更为具象：拉弓为发箭，要在发箭瞬间使尽全力；泅渡为过河，到达对岸方才保全生命。掘井没有掘到泉水，就如同未曾开凿；还差一步未到终点，便好似没有前往。移晷不能臻修途，漫长的旅程不是一会工夫可以抵达；一篑不能积凌霄，超越云霄的高山并非一筐泥土所能堆成。攀登高峰，忧虑将要到达顶点而力气不足；学习仙道，担心快要成功而意志动摇。千仓万箱的粮食哪能一次耕耘获得，直冲云天的大树岂可十天半月长成。不可测量的深潭始于细小水流，陶朱公的巨资必由百千积累。反过来、倒过去地通说一个"恒"字，强调修道务须心诚志坚，善始善终，兼之齐整句式耀目，铿锵音韵悦耳，给人以深刻的印象。

在摆出养生的前提、分析失败的原因、强调贵在坚持后，第三节举神话人物阴长生"人退己进"，从而获授真经，羡门子高始终如一地保持恭敬之心，从而成仙驾龙两例，说明唯有具备"诚坚"之"志"方能得道。

分析辨说到如此地步，作者还感到意犹未尽，进而在第二段中提出与之关联的"生生""煞生"也就是养生、伤身的五个问题。

一是"煞生"之害。人体的元气有尽，不补光耗不行。抱朴子摆出常人皆晓的两个事理，说明人体元气不可有耗无补：大江长河之水能灌满无底的容器吗？不能，其结果必然是绝流；有穷的物资能供给无尽的消耗吗？不能，其结果必然是断供；"利入少而费用多"尚且"不供"，何况"无锱铢之来，而有千百之往"？其结果必然是用无可用。

二是"生生"之法。凡人皆会患病，疾病要消耗元气，禀气厚者消尽慢，禀气薄者耗竭速。为应对疾病的消耗，就需要补养元气。怎样来补养呢？知"道"者的正确做法是循序渐进：先恢复到原有的程度，然后求取满溢体表的效果。诚如《抱朴子·论仙》所说："凡学道当阶浅以涉深，由易以及难。"不知"道"者的错误做法是一步到位。"若令服食终日，则肉飞骨腾，导引改朔，则羽翮参差"，把急于求成者的心态描绘到了极致。

三是小"生"大"煞"。"生"者如"升勺"之微，元气尚未充实，根基还没坚固，而"煞"者似"钟石"之巨，有如冰刀霜剑般交替攻伐，自然要败下阵来。于是偃旗息鼓，"捐丸散而罢吐纳"。对此，作者总结说："非长生难也，闻道难也；非闻道难也，行之难也；非行之难也，终之难也。""长生""闻道""行""终"，层层递进，归根结底，难在于"终"，即不能坚持到底。

四是自身修炼。《孟子·尽心下》有云："梓匠轮舆能与人规矩，不能使人巧。"作者化裁为"良匠能与人规矩，不能使人必巧也"，并补充"明师能授人方书，不能使人必为也"句，又举"播谷"例应之，表明务须如首段所言"契阔劳艺",修道方有成功的可能。

五是"务谨其细"。作者认为细小是养生的着眼入手处,要修小益,防小损。由"一"至"亿"、由"微"成"著",皆"谨细"之所得。

第二问世上有人服食药物,行气导引,但仍然以死亡告终,是什么原因。抱朴子的答问可析作两节。

至"则终无久生之理也"为前节,直截了当地回答说,一是"但服草木之药"而"不得金丹",二是只"修小术"而"不知还年之要术"。表明长生术一须"得金丹",一须"知还年之要术"。葛洪所称"还年之要术"博采众长,兼容并包,"藉众术之共存长生"(《抱朴子·微旨》),范围较广,包括行气、导引、房中、辟谷、服食以及医药,等等。

后节反复强调人体气血的重要。其中又可分作三层:

至"济之者鲜,坏之者众,死其宜也"为首层。说气血易损难益。借易于生长的木槿、杨柳两种树木为例,即使被伐断,只要再行种植,倒过来也好,横过去也罢,都能够生长。因而说"生之易者,莫过斯木也"。对于如此易生之木,如果保养欠当,刻剥摇拔,尚且会枯瘁,而人体既不如此二木之易养,而攻毁又较此二木之过剧,故云"死其宜也"。

至"所以为烟为叶者,已先亡矣"属次层。言生长气血须有根基。认为导引与服食皆赖体有气血,大衰之气难以长气,垂竭之血难以益血。如何得知气血之盛衰?依据气损、血减的外部征象,即可判断身体内部的凋疲。这一看法与《灵枢·外揣》"司外揣内"之说合辙。犹如"入水之烬"虽还短暂冒烟、"既断之木"虽仍一时生叶,但冒烟的火种、生叶的本根已然绝灭,以喻人体根源已丧。

其后系末层。起句取用嵇康《养生论》"以觉痛之日,为受病之始"意。接着提出一层主意:"风冷暑湿不能伤壮实之人也,徒患体虚气少者,不能堪之,故为所中耳",认为体虚气少者易受外邪侵袭。接着详说此意。"设有数人,年纪老壮既同,服食厚薄又等,俱造沙漠之地,并冒严寒之夜……则其中将有独中冷者，而不必尽病也。非冷气之有偏，盖人体有不耐者耳。"从意义上来说，"同""等""俱""并"而有"独"，表明个体之差异；就用语而言，"同""等""俱""并"表意相同而变化其词。作者犹感此意不可等闲视之，下文又特意各撷人事、物理四例以畅明之："俱食一物"而独结病，"钧器齐饮"而独沉醉，"同冒炎暑"而独暍死，"齐服一药"而独昏烦，此属人事；赴林的冲风先摧枯柯，凌崖的洪涛首颓拆隙，燎原的烈火前焚燥卉，坠地的笼碗独破脆薄，此属物理。所述事理皆表明外因据内因而发生作用，"体虚气少者，不能堪之"之理于此益明。"苟能令正气不衰，形神相卫，莫能伤也"，补述内因为本。针对上文体弱者易为外邪所中之说，最后提出养生宜早须当的要求。

在这一节，尤其是此层内，非常突出的是一个"气"字，如担忧"体虚气少"、强调"令正气不衰"等。在作者看来，气无异于能量场。《抱朴子·至理》有云："夫人在气中，气在人中，自天地至于万物，无不须气以生者。"天地万物尚且"须气以生"，那么充溢并环绕着人体的气就更是人类生存的命脉，因而《至理》又说："身劳则神散，气竭则命终。"这便是葛洪视气为人体第一要素的原因所在。

第三答问从正反二途提出养生的具体方法。大判为三节。

首节至"积伤至尽则早亡，早亡非道也"。针对唯淫欲伤人之问，作者答曰"亦何独斯哉"，亦即哪里只是淫欲伤人，予以否定，其后所列"才所不逮而困思之""力所不胜而强举之"凡十三"伤"与之相应。此节主讲"还年之道"乃属"长生之要"，其作用不仅在于"不以自伐"，即避免十三"伤"，而且"可以延年除病"，并以"冰杯盛汤""羽苞蓄火"二喻予以论证。

次节至"谓久则寿损耳"。从反面开出养生方，凡二十七"不"加二"先"。其中"凡食过则结积聚，饮过则成痰癖"用以说明"食不过饱""饮不过多"。所列每多符合医理。如说"悲哀憔悴""喜乐过差"会导致伤害，就同《灵枢·本神》"因悲哀动中者，竭绝而失生""喜乐者，神惮散而不藏"相合。又如《素问·五藏生成篇》言五味所伤：脾合肉，"多食酸则肉胝膶而唇揭"；肺合皮，"多食苦则皮槁而毛拔"；肝合筋，"多食辛则筋急而爪枯"；心合脉，"多食咸则脉凝泣而变色"；肾合骨，"多食甘则骨痛而发落"。葛洪在此相应地说"酸多伤脾，苦多伤肺，辛多伤肝，咸多则伤心，甘多则伤肾"。

其余属末节。从正面归纳养生方法，提出六"有"、"忍"、"抑"以及服食等"摄生"要点。"忍怒以全阴气，抑喜以养阳气"本之于《素问·阴阳应象大论》"暴怒伤阴，暴喜伤阳"之说。在葛洪看来，草木与金丹的服食效果大不相同：草木药只能"救亏缺"，所谓"亏缺"，即上文所言气损血减，起到"延年迟死"的作用，而金丹则可以"定无穷"，长生不死。《抱朴子·金丹》对金丹的功效称扬到了极致："余考览养性之书，鸠集久视之方，曾所披涉篇卷以千计矣，莫不皆以还丹金液为大要者焉。然则此二事，盖仙道之极也。服此而不仙，则古来无仙矣。"接着作者以"长生之理，尽于此矣"归结上文所述。最后对不信此理者加以告诫，也透露出作者对长生之说难获世人认可的无奈。其中"若有"意直贯于"不营久生者"，"风之过耳，电之经目"言如大风般响声过耳、闪电般光耀经目，"以明鉴给蒙瞽，以丝竹娱聋夫也"极言"彼"之不信，言之无用。

在继承前人尤其是嵇康养生理论的基础上，葛洪提出的养生思想与方法每有可取之处，这在本文内也有所展示。比如持之以恒、"务谨其细"、气血为本等，是养生者必须遵奉的基本信条。所说"自役过差，百病兼结"，正与《素问·经脉别论》"生病起于过用"的名言稽节符合。所述养生的具体方法更是多有借鉴作用。至于视作养生终极目标的长生不死，乃是道教宗教信仰的产物，只能成为可求而不可达的空中楼阁而已。此外，从写作上来说，行文气势磅礴，恣肆汪洋，若天马行空，语典频见，句式多变，似信手拈来。

郭 玉 传

《后汉书》

郭玉者，广汉雒人也①。初，有老父不知何出②，常渔钓于涪水③，因号涪翁。乞食人间，见有疾者，时下针石，辄应时而效，乃著《针经》《诊脉法》传于世。弟子程高寻求积年，翁乃授之。高亦隐迹不仕。玉少师事高，学方诊六微之技、阴阳隐侧之术④。和帝时⑤，为太医丞⑥，多有效应。帝奇之，仍试令嬖臣美手腕者与女子杂处帷中⑦，使玉各诊一手，问所疾苦。玉曰："左阳右阴，脉有男女，状若异人。臣疑其故。"帝叹息称善。

玉仁爱不矜⑧，虽贫贱厮养⑨，必尽其心力，而医疗贵人，时或不愈。帝乃令贵人羸服变处⑩，一针即差。召玉诘问其状。对曰："医之为言意也⑪。腠理至微，随气用巧，针石之间，毫芒即乖⑫。神存于心手之际，可得解而不可得言也。夫贵者处尊高以临臣，臣怀怖慑以承之⑬。其为疗也，有四难焉：自用意而不任臣⑭，一难也；将身不谨，二难也；骨节不强，不能使药，三难也；好逸恶劳，四难也。针有分寸⑮，时有破漏⑯，重以恐惧之心，加以裁慎之志⑰，臣意且犹不尽，何有于病哉！此其所为不愈也。"帝善其对。年老卒官。

——中华书局 1982 年校点本《后汉书·方术列传》

【注释】

①广汉：东汉郡名，在今四川西北部、甘肃东南部一带。　雒：广汉郡治所在，今四川广汉。　②何出：出生何处。　③涪水：嘉陵江的支流。　④方诊：处方和诊察病情。　六微：指三阴三阳之脉候。　⑤和帝：刘肇，

东汉第四任皇帝，89—105年在位。　⑥太医丞：太医令属官。　⑦仍：于
是。　嬖（bì壁）臣：受宠幸的近臣。　⑧不矜：不夸耀。　⑨厮养：犹厮
役，指服劳役的仆人之类。　⑩羸服：穿破旧的衣服。　⑪之为言：声训术
语。释词与被释词在读音上相同或相近。　⑫毫芒：喻极细微。　⑬怖慑：
恐惧。　⑭自用意：自以为是，不听劝告。　⑮分寸：此指针刺深浅之度。
⑯破漏：谓用针的时日有禁忌。　⑰裁慎：犹审慎。

【解读】

《后汉书》记述东汉自光武帝刘秀建武元年（25年）至献帝刘协建安二
十五年（220年）近二百年历史，今本有纪十卷、传八十卷、志三十卷。其
中纪、传系范晔所作。《后汉书》虽多沿袭《史记》《汉书》的现成体例，但
也有所创新。如根据东汉从和帝后连续出现太后临朝的实际，在"帝纪"后
增加了"皇后纪"。还新补"党锢""宦者""文苑""独行""方术""逸民"
"列女"诸类传。全书结构严谨，编排有序，文辞优美，简洁流畅。范晔
（398—446），字蔚宗，顺阳（今河南淅川南）人，南朝宋史学家、文学家。
曾任尚书吏部郎等职，因参与彭城王刘义康谋反，事败被杀。《宋书》有
其传。

在史书所载医家传记中，《郭玉传》算是比较短小的一篇，这与传主存世
的资料稀少相关。虽然如此，本传仍多有值得一说之处。

郭玉的师承。文章交代郭玉系何处人氏后，安一"初"字，请出"不知
何出"的"老父"，因不晓姓氏，故以其常渔钓处而命为"涪翁"。如此描
述，带有些许神奇色彩。有关涪翁的信息，史志所载甚寡。《直隶绵州志·隐
逸》载："涪翁避王莽乱隐居于涪，以渔钓老，工医，亡姓氏。"据此可知涪
翁为前后汉交替时人。接着叙述涪翁的两件事：一是医术。涪翁擅长针灸，
治病疗效迅捷，并撰有两部医著。在"应时而效"后安一"乃"字，表明二
书是其医学研究和临证经验的总结，可惜今已亡佚。二是传承。"弟子程高寻

求积年，翁乃授之"。不是一见面就教诲，而是在程高寻找追求多年后方传授，这就同长桑君在观察十多年后才把"怀中药""禁方书""尽与"秦越人一样，是"得其人乃言"的又一例证。有其师乃有其徒，程高步涪翁后尘，也隐迹于涪水。郭玉从年轻时就拜程高为师，学习处方、诊脉乃至探求男女脉象的技术，看来程高把从涪翁那里所学本事如数授予郭玉。郭玉从乃师处受得师祖的医术，但并非如涪翁、程高般地以涪水为伴，以鱼虾为侣，隐迹不仕，而是由边远的川蜀来到中原，迈入都城，当上了太医丞，治病每多效验，卒于任上。

郭玉的脉诊。汉和帝刘肇是历史上少有的勤政恤民的皇帝，永元四年（92 年）起亲政，使东汉国力日渐强盛，时人称为"永元之隆"。这个年轻的皇上倒也会耍弄点"噱头"，得知郭玉谙熟脉诊，就要测试一番，让宠信的近臣与宫女从帷幕后各伸一手。郭玉诊脉后，惊讶地说："左阳右阴，脉有男女，状若异人。"什么叫"左阳右阴"？郭玉为何能够凭此而判定"脉有男女"？《素问·疏五过论》"切脉问名，当合男女"，王冰注："男子阳气多而左脉大为顺，女子阴气多而右脉大为顺。"表明男子左手脉强于右手脉，女子则相反。又，《难经·十九难》说："男脉在关上，女脉在关下。是以男子尺脉恒弱，女子尺脉恒盛，是其常也。反者，男得女脉，女得男脉也。"具体到一手的部位，男子关上的寸部脉要强于关下的尺部脉，女子则相反。依据上述王冰注文，即左右两手脉象俱盛，即左手为男脉，右手为女脉；依从《难经》所言，左手寸部脉盛于尺部脉，属男脉，右手尺部脉盛于寸部脉，属女脉。今郭玉所诊系"女子"而见男子之脉，因而说"脉有男女，状若异人"。

郭玉的针效贵贱有别论。郭玉为人仁爱，治疗贫贱之人竭尽心力，效果很好，而疗治贵富之人有时不愈。这又引发刘肇的好奇心，便叫患病的贵人穿上破旧的衣服，换到简陋的屋子里，郭玉一针刺，疾病就痊愈。皇帝便召来郭玉询问其中的缘故。郭玉从三个方面说明针刺贵人效果欠佳的原因：

第一，针刺精微，难以把握。提出"医之为言意也"的名言。自此一出，后世引用者甚多，或云"医者意也"。此语因何而出？是由于面对"至微"的"腠理"，极其细微的运针差错都会导致误治。唯其如此，医生务须集中神思于心手之际，以便"随气用巧"，即随着病人经气运行的变化而使用精巧的针术，《素问·缪刺论》有"用针者，随气盛衰，以为痏数"句，这便是可以领悟而难以言传的"意"。

第二，心意分散，不能集中。"贵者处尊高以临臣，臣怀怖慑以承之。"什么叫"临"？从高处往低处俯视叫"临"。显贵处于崇高的地位俯视我，我怀着惶恐心态来侍奉他。从中反映了医生诊治病人的心理障碍。再说针刺有深浅的度数，用针有时日的禁忌。前谓"医之为言意也"，今"意"尽付于"恐惧""裁慎"尚嫌不足，而无一毫施之于病。

第三，疗治贵人，本有四难。前三难类同于《扁鹊传》所说"骄恣不论于理""衣食不能适""形羸不能服药"。可见郭玉为权贵疗治有"四难"说，与司马迁在总结秦越人医事活动后所提炼的"六不治"论一脉相承。

郭玉的这一番心语，足可为位高势赫患者戒。

如上所述，本传简要记载东汉针灸名医郭玉的师承、医术、医德以及神奇的医事。另可补述与涪翁所著或有相关之一事。1993年，在四川绵阳市郊涪城区永兴镇玉龙院村2号汉墓出土数百件文物中，发现一具人体经脉髹漆木雕，体表有表示经脉的红色漆线。其中一条位于项背正中，同《难经·二十八难》所示督脉走向近似。另有分布于身体两侧呈对称纵向走势的红线，与《灵枢·经脉》所载相仿。据考证，制作年代当在西汉武帝之前，是迄今世界上发现最早的标有经脉流注的木质人体模型，被命名为"涪水经脉木人"，现藏于绵阳博物馆。有学者认为此木人所示经脉循行路线或与涪翁学说不无关联。

药论四则

药论内容广泛，通常围绕本草的经典进行论述，涉及中药的产地、种植、采摘、炮制、性味、配伍、剂量、功能、用法、特点，乃至相类相似药物的鉴别、药物与人体的关系等方面。药论每多作者的心得体会，反映出医道的圆机活法，是中医药体系中一个重要环节。

（一）白 矾

雷 敩

凡使，须以瓷瓶盛，于火中煅，令内外通赤，用钳揭起盖，旋安石蜂窠于赤瓶子中①，烧蜂窠尽为度。将钳夹出，放冷，敲碎，入钵中，研如粉。后于屋下掘一坑，可深五寸，却以纸裹②，留坑中一宿，取出，再研。每修事十两③，用石蜂窠六两，尽为度。

又云：凡使，要光明如水精④，酸、咸、涩味全者，研如粉，于瓷瓶中盛。其瓶盛得三升已来⑤，以六一泥泥⑥，于火畔炙之令干。置研了白矾于瓶内⑦，用五方草、紫背天葵二味自然汁各一镒⑧，旋旋添白矾于中⑨，下火逼令药汁干⑩，用盖子并瓶口⑪，更以泥泥，上下用火一百斤煅⑫，从巳至未⑬，去火，取白矾瓶出，放冷，敲破，取白矾。若经大火一煅，色如银，自然伏火⑭，铢絫不失⑮。捣细，研如轻粉⑯，方用之。

——人民卫生出版社 1957 年影印晦明轩金刻本《证类本草》卷三

【注释】

①旋：立即。 石蜂窠：蜂窠的一种。大如拳，色青黑，内居青色蜂十

四至二十一只。　②却：再。　③修事：炮制。　④水精：即水晶，又称石英。精，通"晶"。　⑤已来：余。表约数。　⑥六一泥：道家炼丹时用以封炉的一种泥。《抱朴子·金丹》谓"用雄黄水、矾石水、戎盐、卤盐、礜石、牡蛎、赤石脂、滑石、胡粉各数十斤，以为六一泥"。　泥（nì 腻）：涂抹。⑦了：毕。　⑧五方草：马齿苋的全草。　自然汁：捣鲜药所取未掺水的纯汁。　镒（yì 意）：古代重量单位，一般重二十两或二十四两，但据雷敩《论合药分剂料理法则》为十二两。　⑨旋旋：缓缓。　添白矾于中：宜为"添于白矾中"。　⑩下火：点火。　逼：用同"煏"。用火烘干。　⑪并：合上。⑫上下：犹言前后。　火：指燃烧物，如木炭之类。　⑬巳：时辰名。九至十一时。　未：时辰名。十三至十五时。　⑭伏火：谓降除白矾的火气毒性。⑮铢絫：古代重量单位。《汉书·律历志》颜师古注："十黍为絫，十絫为铢。"此喻极细小的分量。絫，后作"累"。　⑯轻粉：汞粉。由汞、白矾等升炼而成。

【解读】

雷敩是南朝宋药学家，生活在公元五世纪。所著《炮炙论》是我国最早的制药专著，汇集秦汉至南北朝历代炮制经验之大成，对炮制技术的发展产生了巨大影响。原书惜已亡佚，其内容散见于历代本草，其中《证类本草》收录二百四十余种。现有辑本多部，以 1932 年张骥辑本为最早，1991 年尚志钧辑本收载原书药物二百八十八种，校注较为详尽。炮制又称为炮炙、修事、修治等，是药物在应用或制成剂型前所作加工处理过程，目的是消除或降低药物的毒副作用，清除杂质与非药用部分，便于制剂、服用与保藏，有的还或为增强药效，或为改变药性。炮制方法分为修制、水制、火制、水火共制以及其他制法五类，每类又可析为若干具体制法。

本文两则炮制法都属于火制法，即采用高温加热使白矾成分有所改变的方法，但具体炮制方法有所不同。需要注意的是，雷敩所言，每似炮制操作实录，细述实施步骤，而不注重阐明其理，这就需要读者从上下文内推断揣摩。

前一则辅以石蜂窠，火煅阴埋去火。第一步：火煅。用瓷瓶盛白矾，放在火中煅烧，以消除白矾的烈性。第二步：入辅料。放入石蜂窠继续煅烧到以石蜂窠熔尽为准。用石蜂窠为辅料的目的是利用其动物蜡的凝固作用，使煅烧的白矾结为整体，方便挑拣。其中说"用钳揭起盖"，可知瓷瓶是合盖煅烧的。第三步：研末。"将钳夹出"什么？据下文"敲碎"，可知是"夹出"瓷瓶。先把白矾"研如粉"，再"入钵中"。第四步：阴埋。"留坑中一宿"的目的是吸附阴湿之气，去除白矾的火毒气息。第五步："再研"。因白矾经阴埋后易凝结，故须再研。最后补一句白矾与石蜂窠的用量比率。

后一则辅以马齿苋、紫背天葵之纯汁，火煅自然伏火。首先提示白矾须质纯味全。接着说炮制的步骤：研磨成粉末，置于可容纳三升多的瓷瓶内。用不易开裂的六一泥涂抹，放在火畔烘烤干燥。捣取马齿苋、紫背天葵各一镒鲜汁，缓缓地添加到盛有白矾的瓷瓶内。这两种药草性属寒凉，常用作石药炮制的辅料。前说所用瓷瓶容量要大，就是为了盛放鲜汁。点火烘干药汁后，盖上瓶口，再用泥涂抹。前后用一百斤木炭煅烧四个小时，去除炭火，取出瓷瓶，放冷后敲破，拿出白矾。经过百斤木炭四个小时煅烧，白矾颜色似银，自然降除了火气毒性，丝毫不差。捣细后研磨成像汞粉一般，方才使用。

（二）论汤、散、丸

沈 括

汤、散、丸各有所宜。古方用汤最多，用丸、散者殊少。煮散[①]，古方无用者，唯近世人为之。大体欲达五脏四肢者莫如汤，欲留膈胃中者莫如散，久而后散者莫如丸。又无毒者宜汤，小毒者宜散，大毒者须用丸。又欲速者用汤，稍缓者用散，甚缓者用丸。此其大概也。近世用汤者全少^②，应汤者皆用煮散。大率汤剂气势完壮^③，力与丸、散倍蓰^④。煮散者一啜不过三五钱极矣，比功较力，岂敌汤势^⑤？然汤既力大，则不宜有失消息^⑥。用之全在良工，难可以定论拘也。

——上海书店出版社 2009 年版《梦溪笔谈》卷二十六《药议》

【注释】

①煮散：药物加工的方法之一。即散剂加水煮汤，去渣服用。　②全：很。　③大率：大抵。　④倍蓰（xǐ 徙）：亦作"倍屣""倍徙"。谓增加几倍。倍，一倍。蓰，五倍。　⑤敌：抵得上。　⑥消息：斟酌。

【解读】

本则篇名据内容另加。沈括生平见本书《〈良方〉自序》。

开篇提出主旨："汤、散、丸各有所宜。"哪些方面"各有所宜"？作者指出三点。一是药效的到达部位，"达五脏四肢者莫如汤，欲留膈胃中者莫如散，久而后散者莫如丸"。二是药物的毒性程度，"无毒者宜汤，小毒者宜散，大毒者须用丸"，意思是无毒的药物适宜于制成汤剂，有小毒的药物适宜于制成散剂，有大毒的药物适宜于制成丸剂。三是药效的发挥速度，"欲速者用汤，稍缓者用散，甚缓者用丸"，从不同角度提出此三种剂型的选用原则。

中药剂型不同，作用就有区别。元人王好古《汤液本草·东垣用药心法》说："汤者，荡也，去大病用之；散者，散也，去急病用之；丸者，缓也，舒缓而治之。"汤剂吸收快，疗效速，便于加减，适用于大病，如麻黄汤、大承气汤等。散剂是把药物研碎成均匀混合的干燥粉末，可以直接冲服，有散结除邪的功效，取用也方便，如秦艽散、七厘散等。丸剂是用他物如水、酒、醋、蜜、面等调制而成，服用后随着药衣的缓慢消融，药物逐步释放，因而吸收缓慢，药力持久，体积小，便于保存携带，可以长期服用，一般适用于慢性、虚弱性疾病，如归脾丸、人参养荣丸等。这属于通常情况，不可绝对化。如安宫牛黄丸、苏合香丸就可用于治疗急病。同样的道理，汤剂也有作用缓慢的，如四物汤、四君子汤等。临床既要掌握不同剂型的作用特点，又不可为剂型所囿，而应当灵活运用。

作者所论，除了"汤、散、丸各有所宜"的主旨外，还涉及剂型演变的问题。如说"古方用汤最多，用丸、散者殊少"。也确实如此，马王堆出土医书《五十二病方》与《黄帝内经》已有汤、散、丸的剂型。作为方书之祖张仲景留存的《伤寒论》《金匮要略》中汤剂多，而丸、散相对要少。《新校备急千金要方例》说"凡古方治疾，全用汤法，百十之中，未有一用散者"，可以印证沈括此说。

文章还讲到"煮散"，认为"煮散，古方无用者，唯近世人为之"，又说"近世用汤者全少，应汤者皆用煮散"，意思是近代汤剂使用甚少，应当用汤剂的也多用煮散。煮散法在《五十二病方》见有端倪，张仲景的方书中已有煮散方，但有实无名，葛洪的《肘后备急方》有"煮散"语，而未径直出现煮散方。煮散作为剂型名首见于《备急千金要方》。《新校〈备急千金要方〉例》有"昔人长将药者，多作煮散法，盖取其积日之功"的说法。该书记有煮散方十八种，如防风煮散、茯神煮散、续命煮散、苁蓉煮散等。成书于北宋淳化三年（992 年）的《太平圣惠方》，是距离沈括生活年代最近的一部官修大型方书。有学者统计，全书共收一万六千八百三十四方，其中煮散多达四千六百八十方，而在沈括之后问世的《妇人大全良方》，煮散方的占比竟然高达 66%。是可说明沈括此言之不虚。从制作工艺上来看，煮散是将药物锉碎，加水煮汤，兼具汤剂与散剂的制作方式，可连同药沫或去渣服用。《备急千金要方》卷七第二篇名为《汤液》，第三篇名为《诸散》。在《汤液》篇内有"丹参牛膝煮散"，其中说道："夏月热，不得服丸散，此煮散顷年常用，大验。"既把煮散方放在《汤液》篇而未摆到《诸散》篇，又把煮散与"丸散"对举，可见在孙思邈眼里，煮散属于汤剂。煮散多有长处，如药材用量少，费用低，煎煮时间短，服用方便，较适合于慢性病的急性期治疗，因而得到宋朝政府的提倡。

从作者所说"大率汤剂气势完壮，力与丸、散倍蓰"，又认为"比功较力"，煮散"岂敌汤势"，足见在剂型的选用上，还是倾向于汤剂。作者在文末又以"用之全在良工，难可以定论拘也"回旋一句，与篇旨"汤、散、丸各有所宜"呼应，表明剂型选择是否得宜，"神而明之，存乎其人"。

（三）菊

李时珍

菊春生夏茂，秋花冬实，备受四气①，饱经露霜，叶枯不落，花槁不零②，味兼甘苦，性禀平和。昔人谓其能除风热，益肝补阴，盖不知其得金水之精英尤多③，能益金水二脏也④。补水所以制火，益金所以平木，木平则风息，火降则热除。用治诸风头目⑤，其旨深微。黄者入金水阴分，白者入金水阳分，红者行妇人血分，皆可入药。神而明之，存乎其人⑥。其苗可蔬，叶可啜，花可饵，根实可药，囊之可枕⑦，酿之可饮，自本至末，罔不有功。宜乎前贤比之君子⑧，神农列之上品，隐士采入酒罍⑨，骚人餐其落英⑩。费长房言九日饮菊酒，可以辟不祥⑪。《神仙传》言康风子、朱孺子皆以服菊花成仙⑫。《荆州记》言胡广久病风羸，饮菊潭水多寿⑬。菊之贵重如此，是岂群芳可伍哉⑭？

——上海科学技术出版社 1993 年影印金陵初刻本

《本草纲目》卷十五《菊》

【注释】

①四气：指春、夏、秋、冬四季之气。 ②零：凋落。 ③金水：指秋、冬。 ④金水二脏：指肺与肾。 ⑤诸风头目：指因各种风邪所致头目疾患。 ⑥"神而"二句：语见《周易·系辞上》。言要真正明白某一事物的奥妙，

在于各人的领会。 ⑦囊：装入口袋。 ⑧"宜乎"句：三国魏钟会所撰《菊花赋》有"早植晚发，君子德也"句，故云。 ⑨"隐士"句：东晋陶渊明诗文常并言菊与酒，故云。斝（jiǎ甲），古代铜制酒器，圆口，三足，两柱，有把手。 ⑩"骚人"句：战国时楚国诗人屈原《离骚》有"夕餐秋菊之落英"句，故云。骚人，诗人，指屈原。英，花。 ⑪"费长房"二句：据南朝梁吴均《续齐谐记》，江南桓景随费长房游学，长房告之："九月九日汝家中当有灾，急去，令家人各作绛囊，盛茱萸以系臂，登高饮菊花酒，此祸可除。"费长房，东汉方士，《后汉书·方术列传》载其事。九日，指农历九月初九，亦称重九、重阳。 ⑫"神仙传"句：《神仙传》系东晋葛洪撰。康风子、朱孺子事未见于该书。唐代李汾《续神仙传》卷上言朱孺子为三国时人，服饵黄精十余年，后煮食根形如犬、坚硬如石之枸杞，遂升云而去。⑬"荆州记"二句：《荆州记》系南朝宋盛弘之撰。据该书载，胡广之父患风羸，饮菊潭水而愈。胡广，东汉太尉，封育阳安乐乡侯。 ⑭伍：同列。

【解读】

李时珍（1518—1593），字东璧，晚号濒湖山人，蕲州（今湖北蕲春）人，明代著名医药学家。前后选经四十年，三度修改，著成《本草纲目》，另撰有《濒湖脉学》《奇经八脉考》。《明史》有其传。

《本草纲目》凡五十二卷，系本草集大成巨作，载录药物一千八百九十二种，分为十六部六十类，每种药物于"正名"后，选列"释名""集解""辨疑""正误""修治""气味""主治""发明""附方"诸项。

菊，俗称菊花，有别名寿客、金英、黄华、秋菊、陶菊等，是多年生草本植物。

"菊春生夏茂，秋花冬实，备受四气，饱经露霜，叶枯不落，花槁不零"，开篇用三组四字对偶句式，描述菊花的生长习性——备受天地之精气，饱经露霜之考验，为下文讲解菊的多途效用铺垫。

"昔人谓其能除风热"至"神而明之，存乎其人"，说菊花的药用价值。既能补益肺、肾，又兼襄助肝、心。"得金水之精英尤多"呼应上文"秋花冬实"，因秋属金，冬属水。"补水所以制火，益金所以平木，木平则风息，火降则热除"，此系交错相承句式，按文意宜为：补水所以制火，火降则热除；益金所以平木，木平则风息。补益肾水用以制约心火，心火受制则热邪祛除，因而前面说"能除风热"。补益肺金用以平定肝木，肝木平定则风邪止息，因而后面说"用治诸风头目"。黄菊渗入肺肾阴分，白菊渗入肺肾阳分，红菊通调妇女血分。要真正把握菊花的奥妙，在于各人的领悟。

其后至"罔不有功"带说菊花的其他效用，有可以作为蔬菜的菊苗，有可以服用的花与叶，有可以入药的根与实，菊花装进口袋可以当作枕头，还可以酿制成为饮品，从根部到枝叶，菊花无不有用。

在详述菊花的功用后，至"饮菊潭水多寿"，博引前人赞美菊花的典故，赋予菊花诸多文化色彩。"宜乎"意贯通"前贤""神农""隐士""骚人"句，意思是菊花被称作君子、列为上品、置入酒壶、充填饥肠是必然的。因何称菊花为君子？实由本文开头所说"叶枯不落，花槁不零"，花叶即使枯槁也不零落，随风飘荡。南宋朱淑真《菊花》诗有"宁可抱香枝头老，不随黄叶舞秋风"句，称扬菊花的节操。《神农本草经》分药为三品，谓上药"主养命以应天，无毒，多服、久服不伤人"，菊花正归属为上品药。说到菊花，自然离不开东晋田园诗人陶渊明，"采菊东篱下，悠然见南山"脍炙人口，千余年来传诵不绝，而其所撰五言《饮酒》诗二十首，每以菊花与酒相伴，其七有"泛此忘忧物"句，就是描绘菊花漂浮在酒面的情状。公元前302年，屈原被听信佞臣谗言的楚怀王流放到汉北期间作《离骚》，既倾吐了对楚国命运和人民生活的关心，也诉说了离别郢都的愁苦，其中有"朝饮木兰之坠露兮，夕餐秋菊之落英"句。如果说上述四句都属于语典，着重展现菊花品格的话，那么其后连用的三则事典，则反映了菊花禳邪却祸、养生延年的作用。

"菊之贵重如此"既是上文的束结，也是下句的引领。较之"是岂群芳可伍哉”的反问，唐人元稹《菊花》诗“不是花中偏爱菊，此花开尽更无花”句，颇具“舍我其谁”的一股豪情，而唐末黄巢《咏菊》诗“待到秋来九月八，我花开后百花杀”，更是抖露出不可一世的雄威。

李时珍的这篇“发明”，借助排偶、错综的齐整句式，典故的恰当使用，多角度地描绘了菊花的“贵重”，给人以一气呵成的气势。可见李时珍不唯在本草学上独步医林，在文章写作上也可称行家里手。其实李时珍原本就是习儒出身，他的后辈同乡顾景星写过一篇《李时珍传》，内云：“年十四，补诸生，三试于乡，不售。”说李时珍十四岁时中了秀才，三次应考乡试，都没有考上举人。谢天谢地，更要感谢五百多年前主管李时珍乡试的考官大人，正是由于你们“不让售”，方才成就了一位无与伦比的本草学家，收获了一部具有世界性影响的古代医药百科全书。

（四）制药论

莫枚士

自雷敩著炮制之论，而后世之以药制药者①，愈出而愈奇，但因此而失其本性者亦不少。药之有利必有弊，势也；病之资利不资弊②，情也；用之去弊勿去利，理也。古方能使各遂其性③，如仲景小半夏汤类，凡生姜、半夏并用者，皆一时同人之，非先时专制之，正欲生半夏之得尽其长，而复借生姜以随救其短。譬诸用人，自有使贪、使诈之权衡，不必胥天下之菲材而尽桎梏之④，使不得动也。各遂之妙如此。若后世专制之法，在临时修合丸散而即服者犹可，倘预制备售，则被制者之力已微，甚而至再、至三、至十余制，则取其质而汩其性⑤，其能去病也几何？近见人治痰疟，于肆中求半贝丸服之无效，取生半夏、贝母为末，和姜汁，服之即效，但微有烦状耳。于此可类推已。或薄古法为疏，盍思之⑥！

——人民卫生出版社 1991 年点校本《研经言》卷一

【注释】

①以药制药：以某些药物参与其他药物的炮制，意在增强药效或减轻毒副作用。　②资：取用。　③遂：穷尽。　④眵：相视。菲材：亦作"菲才"。才能浅薄之人。　桎梏：束缚。　⑤汩：埋没。　⑥盍：何不。

【解读】

莫枚士，名文泉，以字行，归安（今浙江湖州）人，清末医家，并精于文字、训诂之学。《研经言》为医论专著，凡四卷，成书于1871年，收录作者研究《内经》《伤寒论》《金匮要略》《神农本草经》的心得体会。

文章首先指出自从雷敩所著《雷公炮炙论》一出，后世滥用"以药制药"之法，招致药物"失其本性"的弊端。接着从"势""情""理"三途说明药物配伍的目的在于"资利""去弊"，即发挥药物的功效，消除药物的毒副作用。举张仲景小半夏汤为例，表明古方能使药物"各遂其性"，而不是"失其本性"。小半夏汤方见载于《金匮要略·痰饮咳嗽病脉症并治》："半夏一升，生姜半斤。右二味，以水七升，煮取一升半，分温再服。"此二药"一时同入"，而不是"先时专制"。半夏味辛性燥，辛可散结，燥能逐饮。不预先炮制，正是为了发挥半夏长处，这就是"资利"；生姜除了具有救逆止呕的作用外，还能抑制半夏的悍性，这就是"去弊"。作者还以人性喻药性，用人性的贪、诈比喻半夏的毒性，拿权衡使用贪诈的人比喻借生姜克制半夏之毒性，认为自有使用贪诈之人的法度，如同用生姜克制半夏的毒性一样，不必看到天下才学浅薄的人都加以束缚，使他们无所作为。进一步说明"一时同入"，而不是"先时专制"，有利于"各遂之妙"，亦即发挥药物的全部效用。其后用"若"即"至于"转入到对后世专制之法的分析，认为要区分两种情况：一为"临时修合"。这是根据"即服"需求的炮制，因而效果"犹可"。二为"预制备售"。这是为了高价"备售"的炮制，效力已经微弱，如果再反复不断地炮制，那么药物就只是剩下质料而失去了性用，治病的效果也便所余无几。作者又补充一则疗治痰疟的实例说明"预制备售"之无效，而"一时同入"之得当，并希望能够据此而类推之。文末再次强调不可轻视古方配伍。

　　此文以小半夏汤为例，推崇古方中的药物"一时同入"，配伍精当，对后世"临时修合"的专制之法予以一定的认可，批评"先时专制"，尤其是揭示滥用"以药制药"的弊端。所说每有可取之处。与此同时，需要指出的是不能由此而得出炮制无用的结论。炮制是药物在应用或制成剂型前所作加工处理过程，用以发挥药效，符合治疗需要。在莫枚士之前，清人徐大椿所著《医学源流论》也有一篇《制药论》，其中说道"凡物气厚力大者，无有不偏，偏则有利必有害，欲取其利，而去其害，则用法以制之，则药性之偏者醇矣"，表明炮制具有使药物"取利去害"的作用。费尔巴哈抹黑黑格尔的唯心主义哲学，连同其体系中的"合理内核"辩证法也一并抛弃，恩格斯曾用形象的比喻批评费尔巴哈这种形而上学的否定观，说"不能在倒洗澡水时把澡盆里的婴儿一起倒掉"（《路德维希·费尔巴哈和德国古典哲学的终结》，人民出版社 2018 年）。同样，我们在批评"预制备售"的同时，不能否定前人所创造的药物炮制方法。

隋唐文

皇甫谧传

《晋书》

　　皇甫谧，字士安，幼名静，安定朝那人①，汉太尉嵩之曾孙也②。出后叔父③，徙居新安④。年二十，不好学，游荡无度，或以为痴。尝得瓜果，辄进所后叔母任氏。任氏曰："《孝经》云：'三牲之养，犹为不孝⑤。'汝今年余二十，目不存教⑥，心不入道⑦，无以慰我。"因叹曰："昔孟母三徙以成仁⑧，曾父烹豕以存教⑨，岂我居不卜邻⑩，教有所阙？何尔鲁钝之甚也！修身笃学⑪，自汝得之，于我何有？"因对之流涕。谧乃感激⑫，就乡人席坦受书，勤力不怠。居贫，躬自稼穑，带经而农，遂博综典籍百家之言⑬。沈静寡欲，始有高尚之志⑭，以著述为务，自号玄晏先生。著《礼乐》《圣真》之论⑮。后得风痹疾，犹手不辍卷。

　　或劝谧修名广交⑯，谧以为非圣人孰能兼存出处⑰，居田里之中亦可以乐尧舜之道，何必崇接世利⑱，事官鞅掌⑲，然后为名乎？作《玄守论》以答之，曰："或谓谧曰：'富贵，人之所欲，贫贱，人之所恶，何故委形待于穷而不变乎⑳？且道之所贵者，理世也；人之所美者，及时也。先生年迈齿变，饥寒不赡㉑，转死沟壑㉒，其谁知乎？'谧曰：'人之所至惜者，命也；道之所必全者，形也；性形所不可犯者㉓，疾病也。若扰全道以损性命㉔，安得去贫贱存所欲哉？吾闻食人之禄者怀人之忧㉕，形强犹不堪，况吾之弱疾乎！且贫者，士之常，贱者，道之实㉖，处常得实，没齿不忧㉗，孰与富贵扰神耗精者乎㉘？又生为人所不知，死为人所不惜，至矣！喑聋之徒㉙，天下之有道者也㉚。夫一人死而天下号者，以为损也；一人生而四海笑者，以为益也。然则，号笑非益死损生也。是以至道不损，至德不益。何哉？体足也㉛。如回天下之念㉜，以追损生之祸，运四海之心，以广非益之病，岂道德之至乎！夫唯无损，则至坚矣；夫唯无益，则至厚矣。坚，故终不损；厚，故终不薄。苟能体坚厚之实㉝，居不薄之真㉞，立乎损益之外，游乎形骸之表㉟，则我道全矣。'"遂不仕。耽玩典籍㊱，忘寝与食，时人谓之"书淫"。或有箴其过笃㊲，将损耗精神。谧曰："朝闻道，夕死可矣㊳，况命之修短分定悬天乎㊴！"

叔父有子既冠㊵，谧年四十丧所生后母，遂还本宗。

城阳太守梁柳㊶，谧从姑子也㊷，当之官，人劝谧饯之㊸。谧曰："柳为布衣时过吾，吾送迎不出门，食不过盐菜，贫者不以酒肉为礼。今作郡而送之，是贵城阳太守而贱梁柳，岂中古人之道㊹？是非吾心所安也。"

其后武帝频下诏敦逼不已㊺，谧上疏自称草莽臣，曰："臣以尪弊㊻，迷于道趣㊼，因疾抽簪㊽，散发林皋㊾，人纲不闲㊿，鸟兽为群。陛下披榛采兰(51)，并收蒿艾(52)。是以皋陶振褐(53)，不仁者远。臣惟顽蒙(54)，备食晋粟，犹识唐人击壤之乐(55)，宜赴京城，称寿阙外。而小人无良(56)，致灾速祸(57)，久婴笃疾，躯半不仁，右脚偏小，十有九载。又服寒食药，违错节度，辛苦荼毒(58)，于今七年。隆冬裸袒食冰，当暑烦闷，加以咳逆，或若温疟，或类伤寒，浮气流肿，四肢酸重。于今困劣，救命呼噏(59)，父兄见出(60)，妻息长诀(61)。仰迫天威(62)，扶舆就道(63)，所苦加焉，不任进路，委身待罪，伏枕叹息。臣闻韶卫不并奏(64)，雅郑不兼御(65)，故郄子入周，祸延王叔(66)，虞丘称贤，樊姬掩口(67)。君子小人，礼不同器(68)，况臣糠䅟(69)，糅之雕胡(70)！庸夫锦衣，不称其服也。窃闻同命之士(71)，咸以毕到，唯臣疾疢，抱衅床蓐(72)，虽贪明时(73)，惧毙命路隅。设臣不疾，已遭尧舜之世，执志箕山(74)，犹当容之。臣闻上有明圣之主，下有输实之臣(75)，上有在宽之政(76)，下有委情之人(77)。唯陛下留神垂恕(78)，更旌瑰俊(79)，索隐于傅岩(80)，收钓于渭滨(81)，无令泥滓久浊清流(82)。"谧辞切言至，遂见听许。

太康三年卒(83)，时年六十八。子童灵、方回等遵其遗命(84)。谧所著诗赋诔颂论难甚多(85)，又撰《帝王世纪》《年历》《高士》《逸士》《列女》等传、

《玄晏春秋》，并重于世。门人挚虞、张轨、牛综、席纯，皆为晋名臣。

——中华书局 1982 年校点本《晋书·皇甫谧传》

【注释】

①安定朝（zhū 朱）那（nuó 挪）：今甘肃灵台。　②汉太尉嵩：即皇甫嵩。东汉灵帝时为北地太守，以破黄巾功，领冀州牧，拜太尉。　③出后：出继，即过继给他人为后代。　④徙：迁移。　新安：古县名，在今河南洛阳西。　⑤"三牲"二句：谓即使每天用三牲奉养，仍是不孝之子。语见《孝经·纪孝行章》第十："居上而骄则亡，为下而乱则刑，在丑而争则兵。三者不除，虽日用三牲之养，犹为不孝也。"三牲，指奉养父母的牛、羊、猪。　⑥存：关注。　⑦入道：合于圣贤之道。　⑧孟母三徙：相传孟轲幼年时，所居环境不好，孟母为教育孟轲，三次迁居。事见《列女传·母仪》和东汉赵岐《孟子题辞》。后喻母教之德。　成仁：成就仁德。　⑨曾父烹豕（shǐ 史）：曾参妻携子到市场，其子啼哭，母亲说回家为子杀猪。到家后，曾参将杀猪，其妻说与儿戏言，曾参认为不能失信于子，终杀猪以取信。事见《韩非子·外储说左上》。　⑩卜：选择。　⑪修身：陶冶身心，涵养德性。笃学：专心好学。　⑫感激：感动激发。　⑬博综：亦作"博纵"。犹博通。⑭高尚：犹隐逸。　⑮礼乐圣真：皇甫谧早年著作，已佚。清吴士鉴《补晋书经籍志》有载。　⑯修名：谓置备名帖，以作通报姓名之用。　⑰出处：出仕为官与隐退为民。　⑱崇：崇尚。　接：交接。　世利：世间的利禄。⑲鞅掌：谓职事纷扰烦忙。语出《诗经·小雅·北山》。　⑳委形：置身。㉑赡：富足。　㉒转死沟壑：谓弃尸于山沟水渠。　㉓性：命。㉔扰全道：扰乱保全身体之道。　㉕"食人"九字：语本《史记·淮阴侯列传》"食人之食者，死人之事"。　㉖实：实质。　㉗没齿：终身。㉘耗：同"耗"。消耗。　㉙喑聋之徒：暗喻对外物闭口塞耳、无语无听的人。　㉚有道者：保有自然法则的人。有，保有。道，道家所主张的自然天道观。　㉛足：完

备。 ㉜回：扭转。下句"运"义同。 ㉝体：容纳。 ㉞居：积蓄。
㉟表：外。 ㊱耽玩：酷嗜研习。玩，研习。 ㊲箴（zhēn 针）：劝告。 过
笃：过甚。 ㊳"朝闻道"二句：早晨得知真理，就是晚间死去也满足了。
语出《论语·里仁》。 ㊴分定：判定。 悬天：系于天。 ㊵既冠：已经进
入成年。古代男子二十岁举行冠礼，标志已成人。 ㊶城阳：郡名，故址在
今山东菏泽。 ㊷从姑：父亲的堂姊妹。 ㊸饯之：为他饯行。 ㊹中
（zhòng 众）：符合。 ㊺敦逼：敦促逼迫。 ㊻尪（wāng 汪）弊：衰病疲
困。 ㊼道趣：修道的情趣。 ㊽抽簪：谓弃官引退。古时做官之人须束发
整冠，用簪连冠于发，故称。 ㊾散发：喻弃官隐居。 林阜：指隐居之地。
㊿人纲：即人伦纲纪，为人处世的道德准则。 闲：通"娴"。熟悉。 (51)披
榛采兰：喻选拔人才。 (52)蒿艾：即艾蒿，一种野生的草。此用以自喻不才。
(53)皋（gāo 高）陶（yáo 摇）：传说为舜之臣，掌刑狱之事。 振褐：抖掉粗
麻短衣上的尘土，喻从下层到朝廷任官。事见《论语·颜渊》。 (54)惟：虽
然。 (55)唐：即陶唐氏，传说中远古部落名。居于平阳（今山西临汾西南），
尧乃其领袖。 击壤：古代一种投掷游戏名。《艺文类聚》卷十一引皇甫谧
《帝王世纪》文："（帝尧之世）天下大和，百姓无事，有五十老人击壤于
道。"后用"击壤"为歌颂太平盛世之典。 (56)小人：用以谦称自己。
(57)速：招致。 (58)辛苦荼毒：被寒食散的火邪热毒残害。辛苦，本为辛苦之味
入口，犹困厄之事在身，此指服用寒食散，造成火邪热毒在身。荼毒，毒害。
(59)呼噏（xī 西）：亦作"呼翕"。一息之间，形容顷刻之间。 (60)见出：离弃
我。见，表示他人行为及于己。出，离弃。 (61)妻息：妻子儿女。 长诀：
亦作"长决"。永别。 (62)天威：皇帝的威严。 (63)扶舆：勉强扶持貌。
(64)"韶卫"五字：谓高雅的韶乐和低俗的卫乐不能在一起演奏。韶乐，虞舜
时乐名，喻高雅之乐。卫乐，喻低俗之乐。卫献公好淫乐，曾鞭笞强迫歌者
为其演唱淫乐，事见《史记·卫康叔世家》。 (65)"雅郑"五字：含义同上。
雅郑，雅乐和郑声。古代儒家以郑声为淫邪之音。因用以指正声和淫邪之音。

语本西汉扬雄《法言·吾子》。御，演奏。 ⑥⑥"郤（xì 细）子"八字：谓所以郤子入周报功，灾祸牵累王叔。鲁成公十六年（前575年）晋师在鄢陵大败楚军。晋厉公委派郤至入周报功。郤至归功于己，并重略周大夫王叔简公。王叔即唆使在朝公卿上言简王擢升郤至为上卿。郤至返晋，即于次年被晋厉公处死。王叔因此而受牵累。事见《国语·周语中》。 ⑥⑦"虞丘"八字：春秋虞丘子任楚相十余年，从未举贤良斥不肖，楚庄王却称其为贤相，遂遭致夫人樊姬窃笑。事见西汉刘向《列女传·楚庄樊姬》。 ⑥⑧同器：比喻共处。 ⑥⑨糠麷（kuàng 矿）：指粗劣的食粮。麷，麦麸。 ⑦⑩糅：混杂。雕胡：菰米，古代六谷之一。 ⑦①同命之士：同时拜官之人。 ⑦②抱衅：负罪。衅，罪过。 ⑦③明时：政治清明的时代，多用以称颂本朝。 ⑦④箕（jī 鸡）山：传说古代许由避世，隐于箕山。后因以"箕山"为退隐不仕的典故。 ⑦⑤输实：竭尽忠诚。 ⑦⑥在宽：犹在宥，任物自在，无为而化，多用以赞美帝王的"仁政""德化"。 ⑦⑦委情：倾注全心。 ⑦⑧唯：希望。 ⑦⑨旌（jīng 精）：识别。 瑰俊：指才俊之士。 ⑧⑩"索隐"句：到傅岩访求隐士。傅岩，古地名。传说傅说为奴隶时版筑于傅岩之野，殷高宗求贤，举傅说为相。 ⑧①"收钓"句：到渭河之滨访求隐士。传说姜子牙曾垂钓于渭滨，周文王访贤得之，后佐武王灭殷。 ⑧②"无令"句：谓不要让泥滓长久把清水搅混。泥滓，喻自己。清流，喻贤才。 ⑧③太康：晋武帝司马炎年号，公元280—289年。 ⑧④遗命：犹遗嘱。 ⑧⑤诔：哀祭文。 颂：称颂功德文。

【解读】

《晋书》凡一百三十卷，记载两晋封建王朝的兴衰史，上起于东汉末年司马懿早年（约二世纪末），下至东晋恭帝元熙二年（420年）刘裕废晋帝自立，以宋代晋，另以"载记"形式，记述十六国政权的状况。唐代房玄龄等二十一人编撰。房玄龄（579—648），临淄（今属山东）人。唐初名相，居相位十五年，举贤兴教，佐理朝政，后封梁国公，参与监修国史，主持重修

《晋书》。旧、新《唐书》并有其传。

《皇甫谧传》全文字数几达半万，除了叙述皇甫谧的生平外，其余由皇甫谧所作《玄守论》《释劝论》《笃终论》以及奏章构成。本文系节录，所略部分主要为《释劝论》与《笃终论》。曹魏相国司马昭征召皇甫谧进京为官，皇甫谧推辞，而其乡亲劝令应命，于是皇甫谧约于公元265年作《释劝论》表达志向，此论近两千字。晋武帝司马炎于咸宁初先后两次诏令皇甫谧入都任职，皇甫谧"并不应"，约于公元278年作《笃终论》，以年衰体羸为辞，此论也达千余字。今节录部分已可见皇甫谧异趣于世俗、淡泊于名利的高洁志向。

首段先述皇甫谧出身。皇甫谧本系名门之后，六世祖皇甫棱拜度辽将军，五世祖皇甫旗任扶风都尉，四世祖皇甫节为雁门太守，皇甫节之弟皇甫规官至度辽将军、尚书，封寿成亭侯，曾祖皇甫嵩晚年历任车骑将军、太尉等职。其后皇甫氏族渐趋没落，皇甫谧的祖父皇甫叔献当过霸陵令，其父皇甫叔侯仅举孝廉，未曾入仕。皇甫谧出生不久，母亲去世，不得已而过继给叔父，后迁居新安。据《玄晏春秋》载，皇甫谧十七岁时人高马大，同堂姑子梁柳在路中玩投掷、攻防等游戏，"不好学，游荡无度"，以致有人认为他头脑愚笨。好在皇甫谧对叔母颇有孝心，有瓜果之类，就呈献给叔母品尝。也幸亏叔母任氏心存高远，对于侄儿如此两眼不关注教本、一心不合于圣道的作为，伤心欲绝地用古人事例予以训诫。其中所引《孝经》"三牲之养，犹为不孝"，呼应上文"尝得瓜果，辄进所后叔母任氏"。言下之意是"三牲之养，犹为不孝"，何况只是敬奉些瓜果。"居不卜邻"针对"孟母三徙"言，"教有所阙"指向"曾父烹豕"说。而"何尔鲁钝之甚也"正应上文"不好学，游荡无度，或以为痴"。"修身笃学，自汝得之，于我何有"委实是掏心肺语，诚所谓"父母之爱子，则为之计深远"（《战国策·赵策四》语）。《孟子·告子上》说："学问之道无他，求其放心而已矣。"好在皇甫谧并不愚笨，唯是一时痴迷于游戏而已，属于"孺子可教"一类，在叔母的痛切开导下，幡然醒悟，把久被遗放之心求得回来，改弦易辙，"勤力不怠"到"带经而农"

的地步，"始有高尚之志，以著述为务，自号玄晏先生"。"玄"义为静，"晏"义为安，可知皇甫谧的"高尚之志"乃志在隐逸。所撰著作等身，虽久已散佚，然幸经后人汇辑，尚有《帝王世纪》《高士传》《列女传》《逸士传》《年历》《玄晏春秋》等传世。清人李巨来在《书〈古文尚书冤词〉后》赞誉说："考晋时著书之富，无若皇甫谧者。"诚如李氏所言，皇甫谧确系一代大家，彼时文坛几乎无出其右者。据南朝宋人刘义庆《世说新语·政事》载：左思撰就《三都赋》，多遭讥訾之言，后皇甫谧为之作序，豪贵之家转而竞相传写，一时之间"洛阳纸贵"。皇甫谧名高望重，一至于此。

次段驳"或谓"说，表明其摆脱名利乃至生死束缚，努力追求真理的心迹。皇甫谧名重于世，有人就劝导他置备名帖，广泛交友，及时享受富贵生活。传文先总提皇甫谧对此看法：专一不二，杜绝出仕之虚名，务求圣道之实事。接着以全段的主干《玄守论》（约作于魏齐王九年，即公元248年）回答这个问题。段末叙述皇甫谧遵奉此论的言行。《玄守论》可分为两个部分。

一是针对"或谓"人欲富贵而恶贫贱的看法，从"人之所至惜者"至"孰与富贵扰神耗精者乎"，提出异于俗见的富贵贫贱论。

首先论述"命""形"与"疾病"之间的关系：命乃人所至惜，形乃道所必全，形体与生命皆不可为疾病所伤害。如果扰乱了形体以至于损伤生命，就不能去贫贱而取富贵。"安得去贫贱存所欲"之"欲"，据上文"富贵人之所欲"，宜指富贵。此说视形体、生命为本，而以富贵为其依附，是所谓"皮之不存，毛将焉附"。

以下分两途再作申论。"吾闻食人之禄者怀人之忧，形强犹不堪，况吾之弱疾乎"，言领取他人的俸禄就要分担他人的忧愁，形体壮实的人尚且不能承受，何况我衰弱多病呢？谓自己身患风痹，只能安于贫贱。此其一。"且贫者，士之常，贱者，道之实，处常得实，没齿不忧，孰与富贵扰神耗精乎"，言清贫原是士人的常态，卑贱本属道的实质，处于贫贱而得到道的真谛，终身摆脱忧患，同为了谋求富贵耗伤精神相比，哪一种更好，自是不言而喻。谓我胸怀隐逸之志，乐于贫贱。此其二。

二是针对"或谓"知与不知的看法，从"又生为人所不知"到"则我道全矣"，提出惊世骇俗的生死观。

首先提出大凡不知其生、不惜其死的无语无听之人是做人最高境界的见解，以此表明自己本无出名之想。

以下从两个方面加以阐述：

第一，自"夫一人死而天下号者"到"岂道德之至乎"，言道德完备者无损无益。世人以死为损故号哭，以生为益故欢笑，既然如此，那么"号笑非益死损生也"。此句含有承上与启下二义：既然以死为损而号，那么号就非益死，亦即号哭并非认为人死有益；既然以生为益而笑，那么笑就非损生，亦即欢笑并非认为人生有损。这是承上。号哭或欢笑对于死生而言既无益也无损。这是启下，引出下文"至道不损，至德不益"，是"体足"即道德完备的缘故。因其为人所不知不惜，也就无所谓损或益，正应上文"喑聋之徒，天下之有道者"。接着又从反面加以论说，说如果要扭转天下人保全身体的心念，来追求损害生命的名利，增多无益于身的富贵，难道是道德的最高境界吗？反复强调以不损性命、有益于身为要。

第二，自"夫唯无损"到"则我道全矣"，论述损益与坚厚的关系。在前述"至道不损，至德不益"的基础上，进一步阐述他所追求的人生目标。言由于至道不会损伤，则反映其至坚，至德不能增益，就体现其至厚。反过来说，因为至道坚固，所以最终不会损伤，因为至德厚实，所以最终不能减损。皇甫谧认为人的身心如果能够充满至坚至厚的道德，就可以摆脱名利富贵的束缚，乃至置形体与死生于度外，这就是他所孜孜以求的"道全"，亦即人生的最高境界。《素问·上古天真论》讲到中古之时有"淳德全道""去世离俗"的"至人"，皇甫谧的《玄守论》所涉守玄养生正是黄老德道摄生思想的反映。

第三段补叙皇甫谧生平，与首段"出后叔父"呼应，因叔父既有子已成年，而皇甫谧的继母又去世，皇甫谧遂回归本宗族。

第四段举梁柳事，反映皇甫谧之正直不阿。梁柳字洪季，天水（今属甘肃）人，既是皇甫谧的外弟，如前所述，也是皇甫谧的发小，从小一起玩耍长大，曾先后担任过城阳、弘农、平阳诸地太守，累官至镇西将军，于光熙元年（306 年）"八王之乱"末被司马颙杀害。梁柳将赴任城阳太守，有人劝皇甫谧为梁柳饯行，皇甫谧为此发了一通绝俗的言论：梁柳没有当官时来探望我，来去我都不出门迎接送行，吃的不过是盐渍的蔬菜，贫穷的人不以酒肉相待。如今他当了太守就要为他饯行，这是认为城阳太守尊贵而梁柳卑贱，不符合古人万物齐等、贵贱无殊的待人之道，这不是让我心安的事。他认为昔之梁柳、今之城阳太守本是一人，而作前倨后恭之媚态，既不合古人交友之道，也于心不安。

第五段主要为皇甫谧的奏章《让征聘表》。据《晋书·武帝本纪》，泰始四年（268 年）十一月，晋武帝下诏"举贤良方正直言之士"。本传说此事发生在皇甫谧向晋武帝上表一年多后："岁余，又举贤良方正，并不起。"可晓皇甫谧上表之时宜为泰始三年（267 年），皇甫谧时年五十三岁。下诏"敦逼"且"不已"，既反映晋武帝的求贤之心，也足见皇甫谧的声望之隆，这也是皇甫谧上书陈情的缘由。"草莽"比喻平庸轻贱，"草莽臣"犹贱臣，是个自谦词。在这一奏章中，皇甫谧用委婉感人的笔触披露立志隐逸的衷情。起首至"鸟兽为群"，言身患疾病，不悉人伦。此为陈情之意一。其后至"称寿阙外"，言皇恩浩荡，本宜效力。此为陈情之意二。其后至"伏枕叹息"，备述病状与苦难。此为陈情之意三。其后至"不称其服也"，连用三典六喻，以明己之不才，不宜入朝。此为陈情之意四。其后至"惧毙命路隅"，表白自己并非清高而不屑为官，只是担心患病之体。此为陈情之意五。其后至"犹当容之"，言身处明世，即使无病而欲退隐，尚且应当容许，何况笃病缠身者。此为陈情之意六。其后至"无令泥滓久浊清流"，表明去意已决，恳请另聘贤人。此为陈情之意七。皇甫谧所陈之情迂回反复，情真意挚，"辞切言至"，终获晋武帝允准。

有关这篇奏章，有三个方面宜加补述。

其一，由于读者是皇帝，因而通篇多用表示自谦的词语。如野生的蒿艾、无良的小人、低俗的卫乐、淫乱的郑声、诳功的郄至、平庸的虞丘、粗劣的粮食、无用的庸夫、浑浊的泥滓等。

其二，在上述陈情之意三内，皇甫谧提到患风痹、服寒食散事。其中说"久婴笃疾"，"十有九载"，"又服寒食药"，"于今七年"，稍作推算，即知皇甫谧从公元 248 年三十四岁起患风痹，公元 260 年四十六岁开始服用寒食散。由于误服，导致疾病加重。《诸病源候论》卷六《解诸散病寒食散发候》第一引皇甫谧说："吾尝如此，对食垂涕，援刀欲自刺，未及得施，赖家亲见迫夺，故事不行。"《千金翼方》卷二十二第三、《医心方》卷十九第四并有此引。此后幸赖其兄皇甫士元从方书中检得三黄汤方，服后大泻，方始转危为安。后来皇甫谧强迫自己吃冷食，饮凉水，用冷水沐浴，病情逐渐得到控制。为此，他说"匪曰我能也，盖三折臂者为医"，并"求诸本草，考以《素问》"，把"皆吾所亲更"，即自己同寒食散症抗争的经历加以记载，讲到寒食散的服用方法、服后注意事项，尤其是把寒食散症发作的证候归纳为五十一种，记述其具体的表现、发作的原因与对证治疗的方法，并提出防治寒食散症的要求。洋洋洒洒，计有五千余言，堪称有关寒食散的最早论述。这是皇甫谧患风痹以及服用寒食散之大略。皇甫谧所说三黄汤，在今两部"千金"中皆有记载。《备急千金要方》卷八第四载："治中风，手足拘挛，百节疼痛，烦热心乱，恶寒，经日不欲饮食，仲景三黄汤方。麻黄三十铢，黄耆十二铢，黄芩十八铢，独活一两，细辛十二铢。"《千金翼方》卷十五第三载："三黄汤，主解散发，腹痛胀满卒急方。大黄、黄连、黄芩各三两。"

其三，与李密的"陈情"不约而同。如前所述，皇甫谧上《让征聘表》时在泰始三年（267 年）。李密生于公元 224 年，时年 44 岁。李密《陈情表》有"臣密今年四十有四"语，可知李密与皇甫谧是同一年给晋武帝上奏章的。

皇甫谧在前述陈情之意五内有"窃闻同命之士，咸以毕到，唯臣疾疢，抱衅床蓐，虽贪明时，惧毙命路隅"句，佯言自己也"贪明时"即贪恋晋王朝政治清明的时代，只是担心因久病之体而一命呜呼于进京途中，并非为了显示清高而不屑为官。与此相仿，李密本为蜀汉旧臣，因家有年高病缠的祖母乏人照料，遂上表要求暂缓赴任，又担心司马炎疑其不忘旧主，便特意说"本图宦达，不矜名节"，表明自己本来就贪图仕途通达，不能奉命为官，实在出于无奈，而并非用以夸耀名声气节。以此观之，皇甫谧与李密陈情之时不唯未谋而合，陈情之意更是妙若同工。

末段补述皇甫谧的行状，带出其后人与门生。其中次子皇甫方回与门人挚虞、张轨，《晋书》有传。言"子童灵、方回等遵其遗命"，皇甫谧有何"遗命"？这在《笃终论》里说了，简要来讲，两个字：薄葬。具体些说就是："吾欲朝死夕葬，夕死朝葬，不设棺椁，不加缠敛，不修沐浴，不造新服。殡唅之物，一皆绝之……择不毛之地，穿坑深十尺，长一丈五尺，广六尺。坑讫，举床就坑，去床下尸。平生之物，皆无自随，唯赍《孝经》一卷，示不忘孝道。"据北宋王存等所纂《元丰九域志》"古迹"条载，灵台有"皇甫士安冢"。

《晋书·阮籍传》有"魏晋之际，天下多故，名士少有全者"语。从汉末以降，宦官乱政，战乱蜂起，至司马氏执政，大肆杀戮，排除异己，其"故"多得不知其数，致使诸多士人视官场为刑场，入仕途成死途，为了寻求思想的寄托，他们找到了《周易》《老子》《庄子》"三玄"。皇甫谧出生于汉末，成长于曹魏，殁世于西晋，血腥的社会、贫病的生活、盛行的玄学陪伴着他的一生，弃闻达如敝屣、奉道德为圭臬成为他的价值取向。为此他频诏不就，屡荐不仕，甚至为了躲避朝廷的征召，住到陕西陇县的龙门洞、甘肃平凉的崆峒山。数十年潜心向学，手不释卷，既是彪炳的文史学家，也是著名的医药学家。视其形象，古今不一。本传于其医事虽然几乎未涉，但是因其文史著作散失较多，而所撰宏著《甲乙经》留存于今，因而在今人心目中，其医名更胜过文名。

《千金要方》自序

孙思邈

  夫清浊剖判^①，上下攸分^②，三才肇基^③，五行俶落^④，万物淳朴，无得而称。燧人氏出^⑤，观斗极以定方名^⑥，始有火化^⑦；伏羲氏作，因之而画八卦、立庖厨，滋味既兴，疴瘵萌起^⑧。大圣神农氏愍黎元之多疾^⑨，遂尝百药以救疗之，犹未尽善。黄帝受命，创制九针，与方士歧伯、雷公之伦^⑩，备论经脉，旁通问难^⑪，详究义理，以为经论，故后世可得依而畅焉。春秋之际，良医和、缓，六国之时，则有扁鹊，汉有仓公、仲景，魏有华佗，并皆探赜索隐，穷幽洞微，用药不过二三，灸炷不逾七八，而疾无不愈者。晋宋以来^⑫，虽复名医间出^⑬，然治十不能愈五六。良由今人嗜欲泰甚^⑭，立心不常^⑮，淫放纵逸，有阙摄养所致耳^⑯。余缅寻圣人设教^⑰，欲使家家自学，人人自晓。君亲有疾，不能疗之者，非忠孝也。末俗小人，多行诡诈，倚傍圣教，而为欺绐^⑱，遂令朝野士庶咸耻医术之名^⑲，多教子弟诵短文、构小策^⑳，以求出身之道^㉑，医治之术，阙而弗论。吁！可怪也。嗟乎！深乖圣贤之本意。

  吾幼遭风冷，屡造医门，汤药之资，罄尽家产^㉒。所以青衿之岁^㉓，高尚兹典，白首之年，未常释卷。至于切脉诊候，采药合和^㉔，服饵节度，将息避慎，一事长于己者，不远千里，伏膺取决^㉕。至于弱冠，颇觉有悟，是以亲邻中外有疾厄者^㉖，多所济益，在身之患，断绝医门，故知方药本草不可不学。吾见诸方部帙浩博^㉗，忽遇仓卒，求检至难，比得方讫^㉘，疾已不救矣。呜呼！痛夭枉之幽厄^㉙，惜堕学之昏愚^㉚，乃博采群经，删裁繁重，务在简易，以为备急。《千金要方》一部，凡三十卷。虽不能究尽病源，但使留意于斯者，亦思过半矣。以为人命至重，有贵千金，一方济之，德逾于此，故以为名也。未可传于士族³¹，庶以贻厥私门³²。

——《东洋医学善本丛书》影印江户医学馆影宋刊本《千金要方》

【注释】

①剖判：分离。　②上下：指天地。　攸：所。　③三才：指天地人。肇基：谓始创基业。　④俶（chù 触）落：谓开始形成。　⑤燧（suì 岁）人氏：传说中钻木取火的发明者。　⑥斗极：指北斗星与北极星。　方：方位。⑦火化：以火熟物。　⑧疴瘵（zhài 债）：疾病。　⑨愍（mǐn 皿）：忧愁。黎元：百姓。　⑩伦：辈。　⑪问难（nàn）：诘问驳辩。　⑫宋：指南朝宋。　⑬间（jiàn 建）：间或。　⑭泰甚：太甚。　⑮不常：反常。　⑯阙：通“缺”。　⑰缅寻：犹缅求，远求。　设教：实施教化。　⑱欺绐（dài代）：欺骗。　⑲朝野士庶：即朝士野庶。泛指朝廷官员与民间百姓。⑳构：写作。　小策：小册子。　㉑出身：为官。　㉒罄（qìng 庆）尽：穷尽。　㉓青衿（jīn 巾）：借指学子。　㉔合和：调制。　㉕伏膺：服膺，谓师事。伏，通“服”。　取决：由某人、某方面或某种情况决定。此谓由“长于己者”决定。　㉖中外：此指乡里内外。　㉗部帙（zhì 至）：篇幅。㉘比：等到。　㉙天枉：短命早死。　幽厄：犹困厄，灾难。　㉚堕（huī灰）学：荒废学业。　㉛士族：世家大族。　㉜私门：犹家门。此与“士族”对言，用以指平民。

【解读】

孙思邈（581—682），京兆华原（今陕西铜川市耀州区）人，唐代著名医学家。他钻研诸子百家，善言老庄，兼好佛典。隋、唐两代皇帝征召授官，皆固辞不受，而隐居山林，行医民间，世称真人、药王。一生著述丰富，主要有《千金要方》与《千金翼方》各三十卷传世，另有《千金髓方》二十卷已佚。旧、新《唐书》并有其传。《千金要方》分二百三十二门，载方论五千三百余首，记述妇、儿、内、外各科病证及本草、制药、解毒、急救、食治、养生、平脉、针灸、导引等内容，保存了唐代以前诸多珍贵的医学文献资料，是我国现存最早的一部临床实用百科全书，对后世医学发展有较大影响，曾先后传入朝鲜、日本诸国。

本文节去文末所引张仲景《伤寒论·序》的文字。序文反映作者对医学矢志不倦的精神，表达撰著《千金要方》的原因、方法与目的。叙事畅达而跌宕有致，抒怀得体而余音绕梁。

首段大分为两个部分。

至"有阙摄养所致耳"属前一部分，概述远古至隋、唐医学起伏之历程。开篇从天地开辟、三才初创、五行始成着笔，磅礴大气之势，酣畅笔墨之力，迎面扑来。当此之时，万物朴实无华，因而无从称扬。是为第一节，落脚到"无得而称"，引出下文可"称"之物。燧人氏观察星象而确定方位名称，发明钻木取火，教人熟食，伏羲氏制作八卦，教民结网，从事渔猎畜牧，美味兴而疾病起。是为第二节，落脚到"疴瘵萌起"，引出下文治病方术。其后统属第三节，历述神农至作者所处时代疗疾概况，又可判作三层。神农尝百药以救疗，今有《神农本草经》托其名。黄帝既创九针，又论经脉。九针系九种针刺工具，《灵枢·九针十二原》有镵针、员针、鍉针、锋针、铍针、员利针、毫针、长针、大针的形制。《素问》《灵枢》并有黄帝与岐伯、雷公探讨医学事。此为首层，言医道之源起与规范，以"后世可得依而畅"带出下文。春秋至汉魏的名医在依据前代药物、针刺、医论的基础上，并加以充实，治病"无不愈者"。此为次层，属陪衬，重点在下。如果说此第三节之前两层褒扬先秦至两汉的医学发展的话，那么第三层则贬抑晋宋至作者所处时期的医界。谓近世名医虽多，而"治十不能愈五六"，与前"无不愈者"形成鲜明的对照，其原因尽在"有阙摄养"，以此引出属于第二部分的评判。

对这一部分所称"燧人氏出，观斗极以定方名，始有火化"补说数语。火的应用结束了茹毛饮血的历史，开创了人类文明的新纪元。有关燧人氏发明人工取火法的传说，古书每有记载。如《韩非子·五蠹》："有圣人作，钻燧取火，以化腥臊，而民悦之，使王天下，号之曰燧人氏。""钻燧取火"就是用钻子钻木，因摩擦发热而爆出火星。这里没有提到与天文的关系。另有其他几部书倒是述及，如战国魏人尸佼《尸子》卷下有"燧人上观辰星，下察五木以为火"句，汉末徐干《中论·治学》有"太昊观天地而画八卦，燧人察时令而钻火"文，都曾说到钻木取火与辰星、时令的关系。孙思邈此说或与之相关。唐玄宗时期王希明《太乙金镜式经》所云"燧人氏占斗极而定方，名东西南北是也"，则与孙氏之说相仿。今人还有依据《尚书大传》"遂人以火纪"与南宋罗泌《路史》"察辰心而出火，作钻燧"等记载，推断燧人氏出火的可能年代与具体年代（见赵永恒《燧人氏"察辰心而出火"的可能年代》，载《重庆文理学院学报》2013年第4期；蒋南华《燧人氏"察辰心而出火"的具体年代之考订》，载《贵州文史丛刊》2015年第1期）。

后一部分承接上文"晋宋以来"的医界状况，着重抨击轻医学、重仕途的"末俗小人"。"欲使家家自学，人人自晓"什么？据其上文"圣人"前加上个"缅寻"，可知所指"圣人"并非当今皇上，而是指古代的孔子。孔子创办私学，设立教化，把孝道放在重要甚至是首要的地位。《论语·学而》就多次讲到"孝弟"（弟，同"悌"），如"君子务本，本立而道生。孝弟也者，其为仁之本与"，把"孝弟"摆到"为仁之本"的显要位置。善事父母为孝，善事兄长为弟。孝敬父母的内容很多，从下文"君亲有疾，不能疗之者，非忠孝也"可以看出，"欲使家家自学，人人自晓"的正是医术。唐人王焘《外台秘要·序》即有"齐梁之间，不明医术者，不得为孝子"语，也可印证。可见这一观念是六朝以来，乃至唐代士人的共识。而平庸且卑下之人依附儒教，多行狡诈欺骗，导致耻医术而谋官职成为社会的通病。作者于此视博取功名之道为"诵短文、构小策"，可见其对官禄的贬斥。孙思邈一贯视功名利禄如敝屣，曾先后三次拒绝就任命官。据《旧唐书》记载，杨坚在后周静帝时担任丞相，掌管朝政，欲征孙思邈为国子博士，孙"称疾不起"，其后唐太宗、唐高宗先后拟授以爵位，他一概"固辞不受"。唯其如此，他在文中连用叹语，对"咸耻医术之名"的社会现状深表不满，抨击重仕途轻医业的"末俗小人"。

此段概述远古至隋唐医学起伏之历程，以此为铺垫，引出下段全序主旨，即叙述习医的原因，反映刻苦的精神，表明撰著的美好心愿。

孙思邈自幼身体羸弱，频困于二竖。本序说"幼遭风冷，屡造医门"，《千金翼方·序》也说"早缠尪瘵"，兼之家境欠赡，以致为支付医酬药资竟然"罄尽家产"，但也因此而磨炼出"穷且益坚，不坠青云之志"的品质，藻厉成"青衿之岁，高尚兹典，白首之年，未常释卷"的坚守。不仅如此，脉诊的要领、药物的采制、服食的方法，乃至养息避邪，凡有关医药养生者，还一概虚心求教，"一事长于己者，不远千里，伏膺取决"十四字，是属千古嘉语。刻苦学医到弱冠之年，不唯"在身之患，断绝医门"，应上文"吾幼遭风冷，屡造医门"，而且对罹患疾病的乡里乡亲也都有所帮助。通过以上亲身所经之事的叙述，得出"方药本草不可不学"的结论。此为本段第一节。

上文讲"不可不学"，但是"诸方部帙浩博"，"求检至难"，遇有危急病症，每每难以及时获救。有鉴于民众短命早死的灾难、士人荒废学业的昏愚，作者深感痛惜，从而萌生撰著之意。犹如张仲景面对伤寒疫疠肆虐的惨状，"感往昔之沦丧，伤横夭之莫救"，而始有编写《伤寒杂病论》之创举。孙思邈既"博采群经"，又针对"诸方部帙浩博"，"求检至难"的弊端，"删裁繁重，务在简易"，撰成《千金要方》三十卷。"虽不能究尽病源，但使留意于斯者，亦思过半矣"，言《千金要方》的作用，取意自《伤寒论·序》"虽未能尽愈诸病，庶可以见病知源。若能寻余所集，思过半矣"。"人命至重，有贵千金，一方济之，德逾于此"十六字实属至理名言。《说文解字》有"人，天地之性最贵者也"的解释，《素问·宝命全形论》也有"天覆地载，万物悉备，莫贵于人"的训诫，而孙思邈则以"千金"命名其书，这不仅反映了

《千金要方》的立意所在，也使天地间人最尊贵这一观念更加牢固地植根于人们的心目中。何以"未可传于士族"，因其"咸耻医术之名"；何以"庶以贻厥私门"，正为上文所说"欲使家家自学，人人自晓"。此为本段第二节，言撰著的原因、方法与目的。

大医精诚

孙思邈

张湛曰[①]："夫经方之难精，由来尚矣[②]。"今病有内同而外异[③]，亦有内异而外同，故五藏六腑之盈虚，血脉荣卫之通塞[④]，固非耳目之所察，必先诊候以审之。而寸口关尺，有浮沈弦紧之乱；俞穴流注[⑤]，有高下浅深之差；肌肤筋骨，有厚薄刚柔之异。唯用心精微者，始可与言于兹矣。今以至精至微之事，求之于至粗至浅之思，其不殆哉？若盈而益之，虚而损之，通而彻之，塞而壅之，寒而冷之，热而温之，是重加其疾。而望其生，吾见其死矣。故医方卜筮[⑥]，艺能之难精者也，既非神授，何以得其幽微？世有愚者，读方三年，便谓天下无病可治；及治病三年，乃知天下无方可用。故学者必须博极医源，精勤不倦，不得道听途说，而言医道已了，深自误哉！

凡大医治病，必当安神定志，无欲无求，先发大慈恻隐之心，誓愿普救含灵之苦[⑦]。若有疾厄来求救者，不得问其贵贱贫富，长幼妍蚩[⑧]，怨亲善友[⑨]，华夷愚智[⑩]，普同一等，皆如至亲之想，亦不得瞻前顾后，自虑吉凶，护惜身命。见彼苦恼，若己有之，深心凄怆[⑪]，勿避险巇、昼夜、寒暑、饥渴、疲劳[⑫]，一心赴救，无作功夫形迹之心[⑬]。如此可为苍生大医，反此则是含灵巨贼。自古名贤治病，多用生命以济危急[⑭]，虽曰贱畜贵人[⑮]，至于爱命，人畜一也。损彼益己，物情同患[⑯]，况于人乎[⑰]！夫杀生求生，去生更远。吾今此方所以不用生命为药者，良由此也。其虻虫、水蛭之属，市有先死者，则市而用之[⑱]，不在此例。只如鸡卵一物，以其混沌未分[⑲]，必有大段要急之处[⑳]，不得已隐忍而用之[㉑]。能不用者，斯为大哲[㉒]，亦所不及也。其有患疮痍、下痢，臭秽不可瞻视，人所恶见者，但发惭愧、凄怜、忧恤之意，不得起一念蒂芥之心㉓，是吾之志也。

夫大医之体㉔，欲得澄神内视㉕，望之俨然㉖，宽裕汪汪㉗，不皎不昧㉘。省病诊疾，至意深心，详察形候，纤毫勿失，处判针药，无得参差。虽曰病宜速救，要须临事不惑㉙。唯当审谛覃思㉚，不得于性命之上，率尔自逞俊快㉛，邀射名誉㉜，甚不仁矣！又到病家，纵绮罗满目㉝，勿左右顾眄㉞，丝竹凑耳，无得似有所娱，珍羞迭荐㉟，食如无味，醽醁兼陈㊱，看有若无。所以尔者，夫一人向隅，满堂不乐㊲，而况病人苦楚，不离斯须。而医者安然欢娱，傲然自得，兹乃人神之所共耻，至人之所不为㊳。斯盖医之本意也。

夫为医之法，不得多语调笑，谈谑喧哗㊴，道说是非，议论人物，炫耀声名，訾毁诸医，自矜己德。偶然治差一病，则昂头戴面㊵，而有自许之貌，谓天下无双，此医人之膏肓也㊶。

老君曰㊷："人行阳德㊸，人自报之；人行阴德㊹，鬼神报之。人行阳恶，人自报之；人行阴恶，鬼神害之。"寻此贰途，阴阳报施㊺，岂诬也哉㊻？所以医人不得恃己所长，专心经略财物㊼，但作救苦之心，于冥运道中㊽，自感多福者耳。又不得以彼富贵，处以珍贵之药，令彼难求，自炫功能，谅非忠恕之道㊾。志存救济㊿，故亦曲碎论之[51]，学者不可耻言之鄙俚也[52]。

——《东洋医学善本丛书》影印江户医学馆

影宋刊本《千金要方》卷一

【注释】

①张湛：字处度，高平（今属山东济宁）人，东晋学者。晓养生之术，撰有《养生要集》十卷、《延年秘录》十二卷，均佚。今有《列子注》八卷传世。　②尚：久远。　③今：语首助词，犹"夫"。　④荣：通"营"。指营气。　⑤流注：谓经络气血运行灌注。　⑥卜筮（shì誓）：占卜。古时占卜吉凶，用龟甲称卜，用蓍草称筮，合称卜筮。　⑦含灵：人类。人为万物之灵，故云。　⑧妍（yán研）蚩（chī痴）：美丑。妍，姣美。蚩，同

“媸”，丑陋。 ⑨怨亲善友：谓关系亲疏。善，交往一般者。友，过从密切者。 ⑩华夷：谓不同民族之人。华，指汉族。夷，古代对异族的通称。⑪凄怆：伤感。 ⑫险巇（xī 西）：艰险崎岖。 ⑬作：产生。 功夫：时间。此谓耽搁时间。 形迹：客套。此谓婉言推托。 ⑭生命：特指动物。⑮贱畜贵人：认为牲畜低贱、人类贵重。 ⑯物情：民心。 患：厌恨。⑰于人：《医心方》引作“圣人”。 ⑱市：购买。 ⑲混沌：亦作“浑沌”。浑然一体。此指鸡雏成形前的状态。 ⑳大段：犹言十分。 ㉑隐忍：克制忍耐。 ㉒大哲：才能识见超越寻常的人。 ㉓蒂芥：又作“芥蒂”。细小的梗塞物，喻郁积在胸中的怨恨或不快。 ㉔体：风范。 ㉕内视：谓不视外物，排除杂念。 ㉖俨然：庄重貌。 ㉗宽裕：气度宽宏。 汪汪：水宽广貌，此喻心胸宽阔。 ㉘不皎不昧：谓不亢不卑。 ㉙要须：必须。 ㉚审谛：仔细观察。 覃（tán 谈）思：深思。 ㉛率尔：轻率貌。 俊快：洒脱迅捷。 ㉜邀射：谋取。 ㉝绮罗：指穿着绮罗的人，为贵妇、美女的代称。 ㉞顾眄（miǎn 免）：斜视。 ㉟珍羞：亦作“珍馐”。贵重珍奇的食品。 迭：交替。 荐：进献。 ㊱醽（líng 灵）醁（lù 录）：美酒名。㊲“所以”三句：语本西汉刘向《说苑·贵德》“今有满堂饮酒者，有一人独索然向隅而泣，则满堂之人皆不乐矣”。此谓一人有病，全家不乐。隅，角落。 ㊳至人：古代指思想道德达到最高境界的人。 ㊴谈谑（xuè）：谈笑戏谑。 喧哗：大声吵闹。 ㊵戴面：仰面。 ㊶膏肓：此喻恶劣习气。㊷老君：即老子。春秋时思想家，道家学派的创始者。唐代乾封元年（666 年）上尊号“玄元皇帝”，武后时改称“老君”。俗称“太上老君”。㊸阳德：明中之德。 ㊹阴德：暗中之德。 ㊺报施：犹报应。 ㊻诓：欺骗。 ㊼经略：谋取。 ㊽冥运道：犹冥道，冥界。 ㊾谅：确实。 忠恕之道：儒家伦理思想。尽心为人曰忠，推己及人为恕。《论语·里仁》：“夫子之道，忠恕而已矣。” ㊿救济：救世济民。 (51)曲碎：琐碎。 (52)鄙俚：粗俗。

【解读】

孙思邈生平见本书《〈千金要方〉自序》。

文章紧扣题目，论述医德修养必须注重"精""诚"二字。"精"即医技精湛，"诚"即医德高尚。这是成为"大医"的必要条件。据此全文分为两大部分。

第一部分亦即首段，说"精"。"经方"一般指《伤寒杂病论》等著作中的医方，此泛指医道。文章由引文发端，说医道难以精通由来久远，带出所以"难精"的种种表现。先说人体的病理、生理现象复杂多变，因而"必先诊候"。而脉象的涩乱、气血的差异、肌骨的不一，又给诊候造成重重困难，表明只有至精至微之人，运用至精至微之心，方可从事此至精至微之事。接着笔锋一转，若以至粗至浅之思来对待诊治之事，自然是"危殆"之象频现，如实证却补益、虚证却损耗之类误治，其结果必然犹同雪上添霜，加重病情，望其生而见其死。作者借此再次申述医道之难精。医道既然不是神仙传授，那么怎样来掌握其中幽深精微的道理呢？世上有蠢人读了三年方书，就认为天下医方多而疾病少，"无病可治"；等到治了三年疾病，方才知道天下疾病多而医方少，"无方可用"。以此说明浅尝辄止不可能把握医道，而唯有"博极医源，精勤不倦"，才是切中医道肯綮的必由之路。此八字系这一段的主旨。孙思邈《千金要方》中有两篇题作"大医"的文章，另一篇叫《大医习业》，排在本篇之前，也是全书的首篇文章，对大医所"习"之"业"提出要求，包括读书之广、知识之宽、涉猎之深等。其后告诫不能如上述"愚者"般道听途说，信口雌黄，而言医道已然尽入囊中。

其余统为第二部分。

前三段分别从"心""体""法"三途说"诚"。

先说大医之"心"。关键词是"普同一等""一心赴救"。《论语·卫灵公》记录孔子的一句名言叫"有教无类"，从教育对象上理解，即不管什么人都应当受到教育。与此相仿，孙思邈对"有医无类"作出如下表述："若有疾厄来求救者"，要做到四"不问"，不问"贵贱贫富"，不问"长幼妍蚩"，不问"怨亲善友"，不问"华夷愚智"，都要"普同一等"，而且还补上一句"皆如至亲之想"，在为对象服务上，较孔子更胜一筹。孙思邈还进而提出五"勿避"的要求，看到患者深受疾病的煎熬，"若己有之"，感同身受，因而无论险巇、昼夜、寒暑、饥渴、疲劳，一概"勿避"，既"不得瞻前顾后，自虑吉凶，护惜身命"，更不能耽搁、推托。唯有奋不顾身，舍身忘我，"一心赴救"，"如此可为苍生大医，反此则是含灵巨贼"。

其中说到用活物救助危急病症，自古名医每多如此，虽说牲畜低贱、人类贵重，至于爱惜生命，人类与牲畜相同。认为"杀生求生，去生更远"。其中三个"生"字意义有别："杀生"之"生"通"牲"，牲畜；"求生"之"生"，生存；"去生"之"生"，此指救生的本意。唯其如此，《千金要方》殊少以活物入药，即使偶尔用到虻虫、水蛭一类，也是购买街市上已死的。又说对于鸡蛋"能不用者，斯为大哲，亦所不及也"，意思是大哲不用鸡蛋入药，而自己偶尔用之，故云"不及"。孙思邈的思想，道、儒、释掺杂，这在本文中也都有反映。此有关活物入药一节，是遵循中国大乘佛教五戒之一"不杀生"的戒律。

此段还提出医者要有"恻隐之心"。孔子讲究仁爱，他的嫡孙子思的再传弟子孟轲进而注重恻隐。在《孟子》一书中多次言及"恻隐之心"。恻隐是对他人所受苦难具有同情心理，这是仁爱的发端。《孟子·公孙丑上》有"恻隐之心，仁之端也"的名言。孙思邈认为先要产生"恻隐之心"，然后可"普救含灵之苦"，其意与《孟子》上述名言可谓如出一辙。孙思邈并不止步于"恻隐"，更进而道出"惭愧"一语："其有患疮痍、下痢，臭秽不可瞻视，人所恶见者，但发惭愧、凄怜、忧恤之意，不得起一念蒂芥之心，是吾之志也。"此"惭愧"二字，甚有深意。深在何处？深在被誉为古希腊职业道德圣典的《希波克拉底誓言》，被襃为世界上最早成文医德法典的明代陈实功

《外科正宗》中的《医家五戒》《医家十要》，1991 年国家教育委员会高等教育司颁布的《医学生誓言》，乃至于探讨医德的诸多文著，皆未涉及医者贵有惭愧之心。深在"惭愧"之心伴随着医学的出现而生发。有关医学起源的问题，纷纭众说，仁智互见。二十世纪初，意大利著名医学史家卡斯蒂廖尼《世界医学史》指出"医学随着人类痛苦的最初表达和减轻这痛苦的最初愿望而诞生"（北京医科大学医史教研室译，商务印书馆 1986 年），认为医学的出现是为了减轻身体上的痛苦。这是对医学起源的朴素而实在的解释，同时也对医者的职责提出了要求，即减轻患者身体上的痛苦。倘若患者身体上的痛苦非但不能得到及时的救治而有所减轻，而且流变到"臭秽不可瞻视，人所恶见"的地步，不唯肉体上的痛苦益甚，甚至失去为人之尊严，饱受精神上的煎熬。这岂非医者的严重失责？凡有良知的医者，愧疚之心、惭怍之色能不油然而起？面对"臭秽不可瞻视，人所恶见"的患者，医者能顿生惭愧之心，反映其良知未泯，此其所以为贵也。尤其令人折服的是孙思邈并非纸上谈兵、嘴巴上说说而已，而是亲力亲为，以身示范。《千金要方》卷二十三《痔漏》第五篇讲到"恶疾大风"，此病系传染性皮肤病，属于癞病、麻风病一类。在此篇中，孙思邈描绘其症有"眉须已落"者，有"手足十指已有堕落"者，有"疮痍荼毒重叠而生，昼夜苦痛不已"者。我们来看看孙思邈是怎样对待如此"臭秽不可瞻视，人所恶见者"的："予尝手疗六百余人，差者十分有一，莫不一一亲自抚养，所以深细谙委之。""手疗""亲自抚养""深细谙委之"。什么叫"深细谙委"？就是深入仔细地了解病情。不仅毫无"一念蒂芥之心"，而且"皆如至亲之想"，表里如一，言行相合。以具备如此大医品格的孙思邈来探讨对大医的要求，确实恰如其分。

次说大医之"体"，采用先总说后分说的写法。总说心无杂念、仪态庄重、气度宽宏、不卑不亢的大医风范。后分说诊治与处事的风范。诊治的总体要求是尽心尽意，诊断准确，治疗得当。虽说病宜速救，但必须临证不惑，唯有细察深思，方得迅速获效。不可置病人性命于脑后，轻率地卖弄医技，谋取名誉。此属诊治的风范。出诊到病人家中，即使"绮罗满目""丝竹凑耳""珍羞迭荐""醽醁兼陈"，也要做到目无所视、耳无所闻、味无所尝、杯无所贪，"纵"字意直贯于"看有若无"。为何坚持四"无"？因为一人有病，全家不乐。当此之时，如果医者目视绮罗，耳闻丝竹，味尝珍羞，杯贪醽醁，还高傲地自鸣得意，这是"人神之所共耻，至人之所不为"的轻浮作为。此属处事的风范。此段强调诊治、处事皆须谨慎。

末说大医之"法"。作者针对医界的弊病，指摘违背行医规范的恶习，主要表现为言行浮夸虚妄，或不顾场合，戏谑吵闹，或飞短流长，自我炫耀。作者在治愈一病前安一"偶然"，与其后的"昂头戴面""谓天下无双"形成鲜明对照，半瓶子醋晃晃荡荡的丑态便栩栩如生地呈现在读者眼前，"此医人之膏肓也"，这是医者难以根治的恶劣习气，可谓入木三分，鞭辟着里！

末段表明反复强调为医须诚的原因所在。引述老子语，认为"阳德""阳恶"，人知之，"阴德""阴恶"，人虽不知，但鬼神知之，阳施必有阳报，阴施必有阴报，皆有报应，毫不虚假，因而劝勉医人须多施德。行文至此，作者尚觉言有未竟，特又补一告诫："又不得以彼富贵，处以珍贵之药，令彼难求，自炫功能，谅非忠恕之道。"治疗疾病不能因为病家富贵，便罔顾是否对症，故意卖弄，开列珍奇名贵药材，使其难以寻觅求取，以此炫耀所谓"才干"，轻则使病家徒耗钱财，重则延误病情，自然不合尽心为人、推己及人的忠恕之道。作者鉴于文中用语有的颇为辛辣，如"含灵巨贼""甚不仁""医人之膏肓"以及"邀射名誉""专心经略财物"等，因而在文末以"志存救济，故亦曲碎论之，学者不可耻言之鄙俚也"缓和一二，意思是实在出于救世济民之心，故而几番苦口地论述一个"诚"字，学者不可认为我讲得粗俗而感到羞愧。

《礼记·中庸》有云："诚者天之道也，诚之者人之道也。"说"诚"是天的根本属性，努力求诚，以达到合乎诚的境界，则是为人之道。而作为医者，担负着治病救人的重任，不仅应当怀有精湛的医技，更加必须具备高尚的医德。因而文章除首段说"精"外，其余部分都泼墨在"诚"字上，是论述医德、进行医学伦理教育的重要文献，至今仍然具有切实的指导作用。《庄子·渔夫》有云："真者，精诚之至也。不精不诚，不能动人。"孙思邈就具有"精诚之至"的"动人"之"真"。此文一出，后世医著内频有述及医德之文，如南宋张杲《医说》有"医以救人为心"文，明代龚廷贤《万病回春》有"医家病家通病"文，清代雷丰《时病论》有"医家嫉妒害人论"文等，皆涉及医德内容。

《新修本草》序

孔志约

  盖闻天地之大德曰生[1]，运阴阳以播物[2]；含灵之所保曰命，资亭育以尽年[3]。蛰穴栖巢[4]，感物之情盖寡[5]；范金揉木[6]，逐欲之道方滋。而五味或爽[7]，时昧甘辛之节；六气斯沴[8]，易愆寒燠之宜[9]。中外交侵[10]，形神分战。饮食伺衅[11]，成肠胃之眚[12]；风湿候隙，遘手足之灾[13]。几缠肤腠[14]，莫知救止；渐固膏肓[15]，期于夭折[16]。暨炎晖纪物[17]，识药石之功；云瑞名官[18]，穷诊候之术。草木咸得其性，鬼神无所遁情[19]。刳麝剚犀[20]，驱泄邪恶；飞丹炼石[21]，引纳清和。大庇苍生，普济黔首，功侔造化[22]，恩迈财成[23]。日用不知，于今是赖。歧、和、彭、缓，腾绝轨于前[24]；李、华、张、吴，振英声于后。昔秦政煨燔，兹经不预[25]，永嘉丧乱[26]，斯道尚存。

  梁陶宏景雅好摄生[27]，研精药术。以为《本草经》者，神农之所作，不刊之书也[28]。惜其年代浸远[29]，简编残蠹，与桐、雷众记[30]，颇或踳驳[31]。兴言撰缉[32]，勒成一家[33]，亦以雕琢经方，润色医业[34]。然而时钟鼎峙[35]，闻见阙于殊方[36]，事非佥议[37]，诠释拘于独学[38]。至如重建平之防己[39]，弃槐里之半夏[40]。秋采榆人[41]，冬收云实[42]。谬粱米之黄白[43]，混荆子之牡蔓[44]。异繁缕于鸡肠[45]，合由跋于鸢尾[46]。防葵、狼毒，妄曰同根[47]；钩吻、黄精，引为连类[48]。铅锡莫辨，橙柚不分，凡此比例[49]，盖亦多矣。自时厥后[50]，以迄于今，虽方技分镳[51]，名医继轨[52]，更相祖述[53]，罕能厘正[54]。乃复采杜蘅于及己[55]，求忍冬于络石[56]，舍陟厘而取荓藤[57]，退飞廉而用马蓟[58]。承疑行妄，曾无有觉，疾瘵多殆，良深慨叹。

  既而朝议郎行右监门府长史骑都尉臣苏敬[59]，摭陶氏之乖违[60]，辨俗用之纰紊[61]，遂表请修定[62]，深副圣怀[63]。乃诏太尉扬州都督监修国史上柱国赵国公臣无忌、太中大夫行尚药奉御臣许孝崇等二十二人[64]，与苏敬详撰。窃以动植形生[65]，因方舛性[66]；春秋节变，感气殊功。离其本土，则质同而效异；乖于采摘，乃物是而时非。名实既爽，寒温多谬。用之凡庶[67]，其欺已甚；施之君父，逆莫大焉。于是上禀神规[68]，下询众议，普颁天下，营求药物。羽毛鳞介[69]，无远不臻；根茎花实，有名咸萃。遂乃详探秘要，博综方术。《本经》虽阙，有验必书；《别录》虽存，无稽必正。考其同异，择其去取。铅翰昭章[70]，定群言之得失；丹青绮焕[71]，备庶物之形容[72]。撰本草并图经、目录等，凡成五十四卷。庶以网罗今古，开涤耳目，尽医方之妙极，拯生灵之性命，传万祀而无昧，悬百王而不朽[73]。

——安徽科学技术出版社 1981 年辑复本《新修本草》

【注释】

①"天地"七字：语见《周易·系辞下》。生，谓生养万物。　②播物：谓化育万物。　③亭育：养育。　尽年：终其天年。　④蛰穴栖巢：指上古时期。蛰穴，指穴居。栖巢，巢居。　⑤感物之情：谓对物质生活的需求。⑥范金揉木：指中古时期。范金，用模子浇铸金属。揉木，使木材弯曲或伸直。　⑦或：语气助词，无义。　爽：败坏。　⑧斯：语气助词。　沴（lì力）：伤害。　⑨愆（qiān 千）：丧失。　燠（yù 欲）：热。　⑩中外：指内邪和外邪。　交侵：叠相侵犯。　⑪伺衅：亦作"伺衅"。寻找可乘之机。⑫眚（shěng）：疾苦。　⑬遘：通"构"。造成。　⑭几：微。　⑮渐：剧。固：凝结。　⑯期：必定。　⑰暨：到。　炎晖：神农氏。　纪物：记录药物，指撰写《神农本草》。纪，通"记"。　⑱云瑞名官：相传黄帝出，有祥云相应，遂以云命百官。语见《左传·昭公十七年》与《史记·五帝本纪》。云瑞，指黄帝。　⑲遁情：犹隐情。　⑳刳麝剸（tuán 团）犀：割取麝香，截断犀角。泛指收集药物。　㉑飞丹炼石：水飞丹砂，火炼金石。泛指炮制

药物。　㉒侔（móu谋）：等同。　造化：指创造化育万物的自然界。

㉓迈：超越。　财成：谓裁度以成之，指筹谋成就万物的帝王。语见《周易·泰卦》。财，通"裁"。　㉔腾：传播。　绝轨：犹远迹，先贤的事迹。

㉕预：牵涉。　㉖永嘉丧乱：永嘉五年（311年），匈奴贵族刘聪、石勒等举兵攻破晋都洛阳，俘怀帝，烧掠宫殿和图籍，史称"永嘉之乱"。永嘉，西晋怀帝司马炽的年号。　㉗雅好：平素爱好。　㉘不刊：不容改动。　㉙浸：逐渐。　㉚桐雷众记：指桐君、雷公等人的著述。相传桐、雷两人均为黄帝时医官，分别著有《桐君药录》《雷公药对》，实为后人托名，已佚。

㉛或：有。　踳（chuǎn舛）驳：错乱驳杂。　㉜兴言：语助词。　缉：补缀。　㉝勒：编纂。　一家：一家学说。　㉞润色：使增加光彩。　㉟钟：当。　鼎峙：亦作"鼎跱"。鼎足并峙。指南北朝时天下不统一，南朝的梁和北朝的东、西魏，有如鼎足三分峙立。　㊱殊方：异域。　㊲佥（qiān千）议：共同商议。　㊳独学：谓自学而无师友指导切磋。　㊴"重（zhòng众）建平"六字：防己为中药名，有汉防己、木防己之分，产于建平（今重庆巫山）的称木防己，产于汉中（今属陕西）的称汉防己。因陶氏未见汉防己，故推崇木防己。重，推崇。　㊵"弃槐里"句：槐里，地名，今陕西兴平东南，系半夏地道产地，陶氏认为半夏第一出青州（今属山东）。

㊶秋采榆人：榆人系榆树的果实，宜四至六月采，陶氏误为八月。人，通"仁"。　㊷冬收云实：豆科植物云实的种子，宜晚秋采实，陶氏误为十月。㊸"谬梁米"句：梁米有黄粱、白粱之分，黄粱米食之香美，人称竹根黄，而陶氏误将襄阳竹根黄认作白粱米。　㊹"混荆子"句：荆实有牡、蔓之别，功效不同，而陶氏误认为牡荆子即小的蔓荆子。　㊺"异繁缕"句：繁缕又名鸡肠草，即鹅儿不食草，民间通谓鸡肠，文士总称繁缕，陶氏误分为两种。异，区别。　㊻"合由跋"句：由跋属天南星科，鸢尾属鸢尾科，陶氏误认鸢尾为由跋。　㊼"防葵"八字：防葵属伞形科，狼毒属瑞香科，陶氏误认为二者同根。　㊽"钩吻"八字：钩吻属马钱科，黄精属百合科，陶氏误认

为同类。　㊾比例：类似的事例。　㊿时：通"是"。此。　○51分镳（biāo标）：犹分道。　○52继轨：谓接继前人的轨迹。　○53祖述：仿效。　○54厘正：考据订正。　○55"采杜蘅"六字：杜蘅别名马蹄香，属马兜铃科，及己属金粟兰科，而俗以及己代杜蘅。　○56"求忍冬"句：忍冬又名金银花藤，属忍冬科，络石即络石藤，属夹竹桃科，而时俗混用。　○57"舍陟（zhì至）厘"句：陟厘为苔类植物，又名石发，生于池泽阴湿岩石上，可止痢，也可造纸。莂（bié别）藤，疑为"刿藤"之讹。刿藤系浙江嵊州所产，可用以造纸。○58"退飞廉"句：飞廉属菊科，形似蓟。马蓟（jì记）属菊科，又名大蓟。○59朝议郎：唐代官名，正六品上。　行：唐代官制，凡官员身份级别高于其职事品级时，在官名前加"行"字，反之则加"守"字。　右监门府长史：唐代官名，从七品上，协助管理宫殿门卫等事宜。　骑都尉：唐代第八等的军功勋号。　苏敬：唐代药物学家。宋代因避宋太祖赵匡胤家讳，改称"苏恭"。　○60摭（zhí直）：摘取。　○61纰（pī批）紊：错乱。　○62表：启奏，给皇帝上奏章。　○63圣怀：皇帝的心意。　○64太尉：官名。唐代优礼大臣的最高官衔（正一品）。　都督：官名，掌管州内兵马等。　监修国史：领衔编修史书，实际上不参与具体编写。　上柱国：唐制一等功勋的称号。　赵国公：长孙无忌的封爵。　太中大夫：唐代从四品下的文官。　尚药奉御：唐代中央官署殿中省下尚药局设尚药奉御二人（正五品下），主管御医。　许孝崇：唐代医家，著有《箧中方》三卷，已佚。　○65形生：形态与禀性。○66方：指产地。　○67凡庶：百姓。　○68神规：对帝王意图的敬称。　○69羽毛鳞介：指鸟类、兽类、鱼类、甲虫类。　○70铅翰：笔，此指文字。铅，铅粉。翰，毛笔。　○71丹青：图画。　○72庶物：众物。　○73悬：犹公布。　百王：历代帝王。

【解读】

孔志约，唐初冀州衡水（今属河北）人，曾任礼部郎中兼弘文馆学士，著有《本草音义》二十卷，已佚。孔志约既是朝廷官员，又是药物学家，曾参与编撰《新修本草》（又称《唐本草》），兼之为著名经学家孔颖达之子，家学渊源，由其为《新修本草》作序，宜是恰当的人选。显庆二年（657年），唐高宗诏苏敬等二十多人编修《新修本草》，历时两年。全书五十四卷，包括本草、药图、图经三部分。本草二十卷加目录一卷，药图二十五卷加目录一卷，图经七卷，共收药八百四十四种（尚志钧《唐·新修本草·辑复前记》称，对《本草经集注》所载药物分合为七百三十六种，新增一百一十四种，合为八百五十种），是我国第一部药典，也是世界上最早的国家药典。该书取材丰富，结构严谨，一经问世，广泛流传，有较高的学术水平和科学价值。至北宋时渐有散失，但基本内容保存在北宋唐慎微的《证类本草》中。

《新修本草》在《神农本草经》与南朝齐梁时期陶弘景《本草经集注》的基础上增补修正而成。《神农本草经》又称《神农本经》《本草经》《本经》，托名神农所作，实为经过累代口耳相传、简帛赓续，而于东汉时期汇集整理而成的三卷本医书，记载三百六十五种药物的性味功效等，是已知存世最早的药物学专著，被历代医药学家视作珍宝，奉为圭臬。魏晋时期曾出现《名医别录》三卷。该书除对《神农本草经》所载药物的药性、功用、主治等内容有所补充外，又新补三百六十五种药物。因其系汇集各家用药经验而成，故为此名。原书已佚。一说为陶弘景所著。陶弘景将此二著汇集整理为《本草经集注》，凡七卷，收载药物七百三十种。此书流传到唐高宗李治在位期间，已然一百多年。大唐建朝以来，国势隆盛，疆域开阔，中外交流，新药猛增，医药经验需要加以总结、发展。这是《新修本草》编纂的历史背景。

序文简述本草史，指摘陶弘景《本草经集注》与世俗用药的问题，阐发重修的意义，说明编写的原则。文章虽属骈体，但不尚堆砌辞藻，雕琢文句，叙事要而不繁，遣词用典亦较朴实。

首段堪为上古至魏晋疾病发生、药物起源之简微史。起首一组偶句言生养万物是天地的"大德"，终其天年是人类的企盼。其后一组偶句概括蛰伏于洞穴、栖息于树窝与能够使用金属冶炼、木材加工的前后两个时期对物欲的追求。《周易·系辞下》"上古穴居而野处",《庄子·盗跖》"古者禽兽多而人民少,于是民皆巢居以避之",说的正是"蛰穴栖巢"的时期。彼时人们少存私心而寡求物欲。《礼记·礼运》"范金合土以为台榭宫室牖户",《周易·系辞下》"包牺氏没,神农氏作,断木为耜,揉木为耒",讲的则是"范金揉木"的时期。此时人们多存私心而夥求物欲。诚如《素问·上古天真论》所说"上古之人""恬淡虚无""志闲而少欲",而"今时之人""以酒为浆,以妄为常"。对物质生活的需求,追逐物欲的方法,前者"寡"而后者"滋"。正因其"滋",便引发疾病。"而五味或爽"至"期于夭折"即紧承这个"滋"字。言因五味败坏而侵于体内、六气伤害而侵于体表。其中"饮食伺衅,成肠胃之眚"言"中侵","风湿候隙,遘手足之灾"言"外侵"。"中外交侵"的结果导致内外疾患,由"肤腠"而"膏肓"而"夭折",逐渐深入乃至命丧,由此带出药物。随着生产技术的提高,人们的欲望滋长,也进一步促进了工具、器物的更新。其后至"振英声于后"总言医药之源起与功用。其中可判作两层:前层至"于今是赖",言神农遍尝百草,药物性味一皆掌握,黄帝与明医的大臣探讨医学,病魔无处藏身,又搜集炮制药物,导引吐纳,庇护百姓。赞美神农、黄帝对百姓的功德等同创造化育万物的自然界,恩惠超越筹谋成就万物的帝王。百姓日用而不知,至今还依赖着神农、黄帝所传医学。后层言既有先秦名医如岐伯、医和、巫彭(相传创制药丸)、医缓等传播先贤的事迹于前,又有汉代名医李助(通晓经方本草的东汉蜀医)、华佗、张仲景、吴普等显扬美好的名声于后,神农、黄帝的事业因而得以传扬。最后补入秦皇焚书、永嘉丧乱逆事,而医书未曾烧毁,医道恒不止息。《史记·秦始皇本纪》载有"史官非秦记者皆烧之……所不去者,医药、卜筮、种树之书"语,可知"秦政煨燔,兹经不预"。此段所述,由生命之诞生,物欲的滋长,引发邪气的侵犯,导致患病与死亡,医药由此而产生,在事理上呈现出层层递进的态势。

次段指摘陶弘景《本草经集注》之不足以及后世沿袭《集注》的差讹。段首至"盖亦多矣",评议陶氏及其《本草经集注》,列举《集注》讹误。其中至"润色医业",先说陶氏编纂《本草经集注》的原因与用意。原因有二:一者陶氏素爱养生,精研药术。二者《神农本草经》系经典著作,因年代久远,残缺杂乱。用意是补缀编纂成一家学说,为医道增光。其后至"诠释拘于独学",言陶弘景既身处江南,不谙北方药物,闻见既阙,且又孤学无友,乏人商议,以致错失频出。其后列举陶氏《集注》之讹误,或混淆药物产地,或误载采摘季节,或未能明辨品类,甚至视一物为二物、二物为一物。接着概述陶氏之后直至于今,虽然医学与本草分道研究,但是名医仍然沿袭前人的差讹,罕见能够纠正,并另举现存本草中误用药物的现象,致使疾病每多危重。

末段阐述《新修本草》编撰的原因、特点及其价值。自段首至"逆莫大焉"言编著之缘起。高宗显庆二年,著名药物学家、朝议郎苏敬摘取《本草经集注》的差讹,辨别世俗用药的错乱,上表请求修订,深合皇帝的心意。唐高宗于是下诏任命太尉长孙无忌、尚药奉御许孝崇以及苏敬等二十三人承担编纂重任。其中"窃以动植形生"以下补述编撰的原因。言药物随着地域、季节的变化而感受不同的气候,以致效用大异。其中"离其本土,则质同而效异"应"因方舛性"句,"乖于采摘,乃物是而时非"应"感气殊功"句。为避免滥用伪劣药物,甚欺民众、大逆君父的罪责,因而加以"新修"。其后至"凡成五十四卷",言此书的鲜明特点。一是搜罗广泛。"普颁天下,营求药物",大凡天空飞的,水中游的,地上长的,乃至植物的各个部位,"无远不臻""有名咸萃"。二是研究深入。编纂者考察前人所载异同,决定药物的取舍,补入《神农本草经》未收的药物,纠正《名医别录》缺乏根据的记载。三是文字清晰。判定诸家论说的得失。四是药图明丽。完备各种药物的形貌。《新修本草》甚是重视药物形态,从卷数上来说,所绘"药图"与"图经"(对药图加以说明的文字)就超过"本草"部分。其后至文末言此书的价值。用一"庶"字即希望义带出，网罗古今之所载，汇集药物之大成，开拓涤荡人们的见闻，穷尽医方的精妙，拯救百姓的生命，传布百世万年而光鲜永存。

有关《新修本草》的编撰人员，有两点宜加说明。

一是哪些人参与编撰？本序说共有二十三人，而提到名姓者唯长孙无忌、许孝崇、苏敬三人。《旧唐书·吕才传》《新唐书·艺文志》以及北宋宰相王溥《唐会要》卷八十二等对此均有记载，其中以《新唐书·艺文志》所载较洽。除上述三人外，另二十人是：英国公李𪟝，兼侍中辛茂将，太子宾客、弘文馆学士许敬宗，尚药奉御胡子象、蒋季璋，尚药局直长蔺复珪、许弘直，侍御医巢孝俭，太子药藏监蒋季瑜、吴嗣宗，太子药藏丞蒋义方，太医令蒋季琬、许弘，太医丞蒋茂昌，太常丞吕才、贾文通，太史令李淳风，潞王府参军吴师哲，礼部主事颜仁楚以及孔志约。其中既有领衔者，也有医药专业人员，相关管理部门主管。

二是此书由谁领衔编撰？从序文所述以及《新唐书·艺文志》所载编撰人员名单来看，应为长孙无忌。长孙无忌原是秦王李世民的心腹谋臣，曾随其出征，并参与策划玄武门之变，使李世民得以上位为唐太宗，又在立嗣斗争中扶持李治，使其后来承继皇位为唐高宗，且唐高宗的生母文德皇后是长孙无忌的同母妹。在二十三人中，他贵为太尉，排名第一。但是《旧唐书·吕才传》与《唐会要》并有"仍令司空李𪟝总监定之"句，日本天平三年（731年）《新修本草》残本各卷下也皆有"司空上柱国英国公臣𪟝等奉敕修"字样，所提领衔者都是李𪟝。李𪟝原名徐世𪟝，是唐高祖、唐太宗、唐高宗三朝元老。唐高祖李渊赐其姓李，为李世𪟝，后避唐太宗李世民讳，遂省脱"世"字，改称李𪟝。领衔者由长孙无忌改为李𪟝，导演这一变化的是一场政治搏斗——皇后废立事件。永徽六年（655年），唐高宗李治提出废立皇后事，即废除皇后王氏为庶人，册立昭仪武则天为皇后，遭到时任宰相的褚遂良与长孙无忌等老臣反对。唐高宗犹豫不定，就询问李𪟝。据《资治通鉴》

卷第一百九十九载，李绩答以"此陛下家事，何必更问外人"，致使"上意遂决"。此事为长孙无忌日后的政治生涯埋下祸根。《新修本草》成书于显庆四年（659年）正月十七日，同年四月，长孙无忌遭许敬宗诬告谋反，遂削官流放，七月被逼自刎。孔志约的序文写于显庆四年四月之前，其时长孙无忌仍在其位，因而录其名讳于内，而在刻录付印时，长孙无忌已遭上述不测，领衔者遂由李绩替代。因李绩被封英国公，故《新修本草》又称《英公本草》。

《释疾文》序

卢照邻

余羸卧不起，行已十年。宛转匡床①，婆娑小室②。未攀偃蹇寒桂③，一臂连蜷④；不学邯郸步，两足匍匐⑤。寸步千里，咫尺山河⑥。每至冬谢春归⑦，暑阑秋至⑧，云壑改色，烟郊变容，辄舆出户庭⑨，悠然一望⑩。覆帱虽广⑪，嗟不容乎此生；亭育虽繁，恩已绝乎斯代。赋命如此⑫，几何可凭⑬？今为《释疾文》三篇，以贻诸好事⑭。盖作《易》者，其有忧患乎⑮？删《书》者，其有栖遑乎⑯？《国语》之作，非瞽叟之事乎⑰？《骚文》之兴，非怀沙之痛乎⑱？吾非斯人之徒欤⑲，安可默而无述？

——中华书局 1985 年丛书集成初编本《幽忧子集》卷五

【注释】

①宛转：翻来覆去。　匡床：安适的床榻。　②婆娑：盘桓徘徊。③偃（yǎn 演）蹇（jiǎn 简）：高耸。　④连蜷：挛曲貌。　⑤"不学"二句：《庄子·秋水》载有人学步于邯郸，未能掌握，又忘却原有步法，只能"匍匐而归"。匍匐，伏地而行。　⑥咫（zhǐ 止）尺：形容距离极近。⑦冬谢春归：冬去春回。谢，衰落。　⑧阑：残尽。　⑨舆：坐车。　⑩悠然：忧伤貌。　⑪覆帱（dào 到）：亦作"覆焘"。犹覆被，谓施恩。　⑫赋命：禀受的命运。　⑬几何：多少。　⑭贻：赠送。　诸：之于。　好（hào浩）事：此指喜欢作文的人。　⑮"作易"二句：语出《周易·系辞下》。相传周文王被商纣王囚于羑里而作《易》。　⑯"删书"二句：相传《尚书》为孔子删定。栖遑，奔波。　⑰"国语"二句：相传《国语》系盲人左丘明

所作。　⑱"骚文"二句：相传屈原怀抱砂砾自沉于汨罗江。　⑲徒：同类人。

【解读】

卢照邻（约637—约686），字昇之，号幽忧子，幽州范阳（今河北涿州）人。曾任新都尉，文才与王勃、杨炯、骆宾王齐名，世称"初唐四杰"。后为风痹所困，手足挛废，投颍水而死。有《卢昇之集》，另有明朝张燮所辑《幽忧子集》存于世，皆为七卷。旧、新《唐书》并有其传，两部《唐书》的《孙思邈传》皆载卢照邻曾拜孙思邈为师。此系《释疾文》的序文。通篇尽写病患之状、忧伤之情，表明《释疾文》乃悲愤之笔。此文撰就后，卢照邻遂弃世而去。

据两部《唐书》所载，卢照邻年轻时入邓王府，担任典签，负责处理文书，深得邓王李元裕赏识。邓王曾对众官说卢照邻"即寡人相如也"，把二人之相知比作汉武帝刘彻与司马相如。李元裕是唐高祖李渊的第十七子，为当时皇帝唐高宗李治的叔父，多有藏书，卢照邻得以饱览。其后卢氏曾拜益州新都县尉，不久因病辞职。

卢照邻《病梨树赋并序》称"癸酉之岁"，"余年垂强仕，则有幽忧之疾"。癸酉系唐高宗咸亨四年（673年），是岁卢照邻年近四十，身患"幽忧之疾"。"幽忧"语见于《庄子·让王》"我适有幽忧之病"，谓过于劳累，而在卢照邻笔下，则取其忧伤义。卢氏罹患什么忧伤之疾？《旧唐书·孙思邈传》说是"恶疾，医所不能愈"，《旧唐书·卢照邻传》则明确讲是"风疾"，"以服饵为事，后疾转笃"。"笃"到什么程度？《新唐书》本传说"足挛，一手又废"，四肢挛废了三肢，可见病情之严重。更为可怕的是身体上的疾病导致了心理上的崩溃，这在卢照邻的文章中有所体现。如《释疾文·粤若》："死去死去今如此，生兮生兮奈汝何？"《五悲文》之三《悲昔游》："形半生而半死，气一绝而一连。"尤其是《释疾文·序》集中地反映了他的绝望心态。

从上文所言"年垂强仕，则有幽忧之疾"，"后疾转笃"，此谓"余羸卧不起，行已十年"，可知卢照邻作此文时年届半百。

此文可判作四个层次：

"余羸卧不起"四句，概言十年不离匡床小室，以下则具体叙述。

"未攀假蹇桂"六句，描述病患之状。范阳卢氏自东汉卢植开始直至隋唐，便是积代簪缨、累世高官的著名望族。作为卢氏后人，成功立业本是其分内之事，却未能攀登高耸的桂树，学步于祖先，已然一臂、两足挛废，以致寸步之距如同千里之遥，咫尺之界好似山河之隔，将行步之艰难描绘到极致。

"每至冬谢春归"十二句，抒发忧伤之情。在气候宜人的春秋季节，云霞使山谷变换颜色，烟霭让郊野改换姿容，作者则坐车出门，悠然一望。悠然谓忧伤貌。"悠然"一语，尽得其旨。作者感叹苍天施恩虽然宽广，却不能容纳我此生，养育虽然繁多，竟不能造福我今世。禀受的命运就是如此，还有什么可以寄托的呢？

其后连用四典，以忧愤而作文的前人自况。周文王的忧患，孔夫子的奔波，左丘明的瞽目，屈灵均的自沉，而有《易》《书》《国语》《离骚》之作，用以表明文由心生，坦露《释疾文》的旨意及其所作缘由，即以悲愤之笔尽述忧伤之情。需要提示的是，所用事典仿之于司马迁。《史记·太史公自序》有云："昔西伯拘羑里，演《周易》；孔子厄陈、蔡，作《春秋》；屈原放逐，著《离骚》；左丘失明，厥有《国语》；孙子膑脚，而论《兵法》；不韦迁蜀，世传《吕览》；韩非囚秦，《说难》《孤愤》；《诗》三百篇，大抵贤圣发愤之所为作也。此人皆意有所郁结，不得通其道也，故述往事，思来者，于是卒述陶唐以来，至于麟止，自黄帝始。"

《释疾文并序》除《序》外，有《粤若》《悲夫》《命曰》三篇。卢照邻撰就此文与《五悲文》后，遂自投颍水而去。正所谓幽忧子患幽忧疾、撰幽忧文、行幽忧事。

《外台秘要》序

王　焘

　　昔者农皇之治天下也，尝百药，立九候，以正阴阳之变沴①，以救性命之昏札②，俾厥土宇用能康宁③，广矣哉！泊周之王④，亦有冢卿⑤，格于医道⑥，掌其政令，聚毒药以供其事焉，岁终稽考而制其食，十全为上，失四下之。我国家率由兹典⑦，动取厥中⑧，置医学，颁良方，亦所以极元气之和也。夫圣人之德，又何以加于此乎？故三代常道，百王不易，又所从来者远矣。自雷、岐、仓、缓之作，彭、扁、华、张之起，迨兹厥后，仁贤间出，岁且数千，方逾万卷，专车之不受⑨，广厦之不容。然而载祀绵远⑩，简编亏替⑪，所详者虽广，所略者或深。讨简则功倍力烦，取舍则论甘忌苦⑫。永言笔削⑬，未暇尸之⑭。

　　余幼多疾病，长好医术，遭逢有道⑮，遂蹑亨衢⑯。七登南宫⑰，两拜东掖⑱，便繁台阁二十余载⑲，久知弘文馆图籍方书等⑳。繇是睹奥升堂㉑，皆探其秘要。以婚姻之故，贬守房陵㉒，量移大宁郡㉓，提携江上㉔，冒犯蒸暑㉕，自南徂北㉖，既僻且陋，染瘴婴疴，十有六七。死生契阔㉗，不可问天㉘，赖有经方，仅得存者㉙，神功妙用，固难称述。遂发愤刊削，庶几一隅㉚。凡古方纂得五六十家，新撰者向数千百卷㉛，皆研其总领㉜，核其指归㉝。近代释僧深、崔尚书、孙处士、张文仲、孟同州、许仁则、吴昇等十数家㉞，皆有编录，并行于代。美则美矣，而未尽善。何者？各擅风流㉟，递相矛盾。或篇目重杂，或商较繁芜㊱。今并味精英，铃其要妙㊲，俾夜作昼，经之营之㊳。捐众贤之砂砾㊴，掇群才之翠羽㊵，皆出入再三㊶，伏念旬岁㊷。上自炎昊㊸，迄于圣唐，括囊遗阙，稽考隐秘，不愧尽心焉。

客有见余此方曰："嘻，博哉！学乃至于此邪！"余答之曰："吾所好者，寿也，岂进于学哉^㊹！至于遁天倍情^㊺，悬解先觉^㊻，吾常闻之矣。投药治疾，庶几有瘳乎！"又谓余曰："禀生受形，咸有定分^㊼，药石其如命何？"吾甚非之。请论其目："夫喜怒不节，饥饱失常，嗜欲攻中，寒温伤外，如此之患，岂由天乎？夫为人臣，为人子，自家刑国^㊽，由近兼远，何谈之容易哉^㊾？则圣人不合启金滕，贤者曷为条玉版^㊿？斯言之玷^㉛，窃为吾子羞之^㉜。"客曰："唯唯^㉝。"

呜呼！齐梁之间，不明医术者，不得为孝子。曾闵之行，宜其用心^㉞。若不能精究病源，深探方论，虽百医守疾，众药聚门，适足多疑^㉟，而不能一愈之也。主上尊贤重道，养寿祈年，故张、王、李等数先生继入^㊱，皆钦风请益^㊲，贵而遵之。故鸿宝金匮、青囊绿帙^㊳，往往而有，则知日月所照者远，圣人所感者深。至于啬神养和、休老补病者^㊴，可得闻见也，余敢采而录之，则古所未有，今并缮缉，而能事毕矣。若乃分天地至数^㊵，别阴阳至候^㊶，气有余则和其经渠以安之^㊷，志不足则补其复溜以养之^㊸，溶溶液液，调上调下^㊹，吾闻其语矣，未遇其人也。不诬方将^㊺，请俟来哲。其方凡四十卷，名曰《外台秘要方》。非敢传之都邑^㊻，且欲施于后贤。如或询谋，亦所不隐。

是岁天宝十一载，岁在执徐月之哉生明者也^㊼。

——人民卫生出版社 1955 年影印崇祯十三年程衍道刊本《外台秘要》

【注释】

①变沴（lì 力）：灾异。　②昏札：夭死。昏，出生后未起名而死。札，遭疫病而死。　③俾：使。　土宇：疆土。　用：由此。　④洎（jì 记）：等到。　王（wàng 旺）：成就王业。　⑤冢卿：上卿。六卿中掌国政之人。⑥格：探究。　⑦率由：遵循。　⑧动：常常。　⑨专车：满满一车。　受：容纳。　⑩载祀：年代。　⑪亏替：损坏。　⑫论甘忌苦：亦作"论甘忌辛"。说到甜的就忌讳苦的，比喻有所好而偏执。　⑬笔削：删改订正。

⑭尸：主持。　⑮有道：指政治清明。　⑯躐（niè 聂）：登。　亨衢：四通八达的大道。喻美好的前程。　⑰南宫：尚书省的别称。　⑱拜：授官。　东掖：门下省的代称。掖，两旁。唐时门下、中书两省在宫中左右掖，即东西两旁，故称门下省为东掖，亦称左掖。　⑲便（pián 骈）繁：亦作"便蕃""便烦"。频繁。　台阁：泛指中央政府机构。　⑳知：执掌。　弘文馆：归属门下省，又先后名"修文馆""昭文馆"，设置学士，掌管校正图书，教授生徒，并参议朝廷制度礼仪的沿革等。　㉑繇：通"由"。　睹奥升堂：即升堂睹奥。入门先升堂，后进入内室，室的西南角为奥。喻学问逐步深入。　㉒贬守房陵：贬任房陵太守。守，太守，亦称刺史。房陵，郡名，今属湖北。　㉓量移：指官员因罪远谪，遇赦调迁近处任职。　大宁郡：今属山西。　㉔提携：扶。　㉕蒸暑：暑热。　㉖徂（cú）：往。　㉗死生契（qiè 妾）阔：生死离合。语见《诗经·邶风·击鼓》。　㉘问天：谓心有委屈而诉问于天。　㉙仅：方才。　㉚一隅：即举一反三，比喻能由此而识彼。语本《论语·述而》。　㉛向：接近。　㉜领：要领。　㉝指归：意旨。　㉞释僧深：僧名，即深师，南朝宋齐间人，善医，著有《僧深药方》，已佚。　崔尚书：指崔知悌，唐高宗时官至户部尚书，著有《产图》《纂要方》《骨蒸病灸方》等，均佚。　孙处士：即孙思邈，因多次不接受隋唐王朝的任命，故称。张文仲：武后时御医，著有《随身备急方》等。　孟同州：即唐代医家孟诜，曾任同州刺史，著有《食疗本草》《必效方》等，均佚。　许仁则：唐医家，著有《子母秘录》，已佚。　吴昇：唐医家，著有《新修钟乳论》等，已佚。　㉟擅：通"掸"。持。　风流：风格流派。　㊱商较：研究比较。　㊲铨（qián 钱）：此谓把握。　要妙：精深微妙。　㊳经之营之：筹划营造。语见《诗·大雅·灵台》。此谓对各家文献进行分析整理。　㊴砂砾（lì 立）：细碎的石子。喻无用之物。　㊵摭：选取。　翠羽：翠色的鸟羽。喻精华。　㊶出入再三：谓反复筛选。　㊷旬岁：满一年。　㊸炎昊：炎帝和太昊，即神农氏和伏羲氏。　㊹"岂进"句：或许比学问更进一步吧。　㊺遁天倍情：

违背天性与真情。 ㊻悬解：犹了悟。 ㊼定分：固定的气数。 ㊽自家刑国：从治家到治国。刑，谓以法治理。 ㊾容易：轻易。 ㊿“则圣人”二句：谓如果圣人不该打开金匮，那么贤者为何把祝文刻在玉片上呢？《尚书·金縢》记载武王患重病，周公作册书向先王祈祷，愿以身代死。史官把册书放在金属缄封的匣子中。武王死后，成王继位，周公摄政。因管叔、蔡叔流言，周公避居东都。后来成王开匣得知其祝文，乃知周公之忠勤，遂出郊亲迎周公。则，如果。合，应该。金縢（téng 滕），金属缄封的匣子。玉版，刊刻文字的玉片。 (51)玷（diàn 店）：比喻过失。 (52)吾子：对人表示亲爱的称呼。 (53)唯唯：应答之辞，意为“对对”“是是”。 (54)“曾闵”二句：意谓曾参、闵损虽是有孝行之人，也须用心于医术。 (55)适（chì 赤）：通“啻”。只能。 (56)张王李：系汉人大姓，用此假姓表示“某某某”之意。南朝范缜《神灭论》、南宋朱弁《曲洧旧闻》并有“张王李赵”假姓之例。因玄宗尚老庄，疑指当时的方士。 入：谓入朝。 (57)钦风：谓钦慕其风俗教化。 请益：泛指向人请教。 (58)“鸿宝”八字：泛指养生、卜筮、医术之书。鸿宝，也作“洪宝”，道家书籍，此指养生书。金匮，以金属制成的藏书匮，用以藏珍贵图书。青囊，本为卜筮人盛书之囊，此指卜筮和医术之书。绿帙，绿色的书套，用以藏珍贵图书。 (59)啬神养和：爱惜精神，保养身心。休老补病：使老人休养安适，使病人得到救治。 (60)若乃：至于。 天地至数：也称天地大数，指自然界的普遍规律。 (61)阴阳至候：指病证的阴阳、表里、寒热、虚实属性等极细微的表现。 (62)气有余：指肺邪有余，属实证，因肺主气，故云。 和：调和。 经渠：手太阴肺经穴位名。 (63)志不足：谓肾气不足，属虚证，因肾藏志，故云。 复溜：足少阴肾经穴位名。 (64)“溶溶”二句：意为根据病人体内阴阳虚实变化不定的情况，采用适当的针法进行调理。溶溶液液，犹溶溶曳曳，晃动貌。 (65)方将：此指正要学医的人。 (66)都邑：指京城。 (67)执徐：十二支中辰的别称。天宝十一载为壬辰年，故云。其后“月”前宜有脱文。 哉生明：指初三日。农历每月初三，月亮开始有光。哉，通"才"，开始。

【解读】

王焘（约670—755），郿（今陕西眉县）人，唐代医学家。出身仕宦，爱好医学。曾在台阁供职二十余年，深入研究并辑录弘文馆所藏图籍方书，编著《外台秘要》四十卷。全书把各类疾病分为一千一百零四门，载方六千余首。先引《诸病源候论》等书，阐述其病因病机，再列历代方书的适宜方剂，说明其治法，内容繁富，次序分明，是继《千金要方》后汇集历代经验方的巨著，保存了唐以前诸多资料，是研究中医治疗学的重要参考书，多具学术价值。《新唐书·王珪传》有王焘附传。

序文概述编著《外台秘要》的条件、原因、目的及其内容取舍，注重病源，尤其突出方论，行文朴实无华。

王焘一族系官宦世家，曾祖王珪是唐太宗时宰相，祖父王崇基袭王珪永宁公爵位，任主爵员外郎，父亲王茂时曾为武临县令，赠陈州刺史，其兄王光大历任户部员外郎、监察御史等职，王焘的两个儿子王遂、王遘也分别曾任大理寺卿、苏州刺史。王焘除了供职于地方与中央机构外，还酷嗜医学，《外台秘要》就是他的重大成果。

此书何以命名为"外台"，向有异说。宋臣孙兆校正序云："夫外台者，刺史之任也。"又说："以出守于外，故号曰'外台秘要方'。"又，王焘序文落款为"天宝十一载"，即公元752年，王焘时任邺郡（今河南安阳）太守。比较而言，此说宜可。

首段概述医学源流，方书充栋，亟待整理，以引出下文。可大分为两节。

前节至"又所从来者远矣"，泛言医学的萌生与发展。其中又可判作三层。至"失四下之"为首层，既述医学之重大作用，又论医道渊源有自。医药方术始于神农品尝百草，医事制度源自周公所撰《周礼》。其中"十全为上，失四下之"语本《周礼·天官·冢宰》，参见本书《医师章》。中层为

"我国家率由兹典，动取厥中，置医学，颁良方，亦所以极元气之和也"，赞美作者所处唐王朝。言其遵循神农医术与周公医制，从中取法，设置医学，颁布良方，使人的元气和谐达到最佳状态。其后属末层，对前两层加以总括。所称"圣人"，既明指神农、周公，亦暗称唐代君王。

后节专论医方的源流与现状。内中亦可析为三层。至"广厦之不容"系首层，言历代医方的肇始发展，落脚于连"专车""广厦"都难以容纳的繁富。中层至"所略者或深"，用"然而"一转，带出历代医方的瑕疵，即由于年代久远，书篇残缺，有的深奥内容论述简略。末层言历代医方须加修订而乏人主事。

次段言编著《外台秘要》的条件、原因、目的及其内容。

前述王焘家族累代为官，王焘一生亦曾担任多种官职，所不同者，王焘同时又酷嗜医学。此段开首即言"幼多疾病，长好医术"，《新唐书·王珪传》也说王焘"数从高医游，遂穷医术"。此外，王焘的父亲王茂时除为官一方外，还是一位诗人，《全唐诗》卷七十二载其《晦日宴高氏林亭》五律一首。王焘自幼熏染于诗情的氛围，交往于"高医"的左右，所具医学基础与文化素养，是他撰写《外台秘要》的主观条件。其后至"皆探其秘要"，表明王焘编著《外台秘要》还具有他人难以企及的客观条件。《唐会要》卷六十四载：武德九年（626年）"九月，太宗初即位，大阐文教，于弘文殿聚四部群书二十余万卷"。弘文馆始建于武德四年，原名修文馆，唐太宗李世民于武德九年即位，更名为弘文馆，彼时仅此一馆藏书便多达二十多万卷，后经二十三年"贞观之治"复兴文教，再经唐玄宗李隆基二十九年"开元盛世"大力重教倡文，弘文馆藏书益趋丰赡。开元年间元行冲、殷践猷等所编《群书四部录》二百卷，是古代卷帙最为浩博的书目。王焘"久知弘文馆图籍方书"，担任弘文馆亦即国家图书馆的"馆长"，因此而能饱览其中的医书，不仅可尽情阅读历代医典，而且如下文所说，近代释僧深、崔知悌、孙思邈、张文仲等人的医方皆能经目，"睹奥升堂，皆探其秘要"。具备如此优渥的外在条件，既是王焘之幸，也是中医古籍之幸，中医学术之幸！若是进一步探究，恐怕也少不了前人所撰方书，尤其是大型方书的启迪与示范，如成书于隋大业年间的《四海类聚方》两千六百卷，以及《千金要方》《千金翼方》等。

天宝七载（748 年），王焘外放到房陵为官。房陵位于鄂西北山区，系川陕豫鄂交界地，是历史上沿传久远的流放地域，不久遇赦迁往大宁任职。时当夏日，顶着暑热，扶老携幼，从湖北房陵向北到山西大宁，一路所经都是偏僻之途，以致家人"十有六七"患病，幸亏依靠经方，方能保住性命。王焘从中切肤地感受到医方"神功妙用，固难称述"。这是编撰《外台秘要》的原因。其中"死生契阔，不可问天"，委婉地表露出对皇帝的怨艾。

"遂发愤刊削，庶几一隅"，"遂"字承接自然，言正因为医方的神妙功用实在难以叙述，于是奋勉整理，希望能够举一反三，更好地发挥医方的作用，使百姓摆脱疾病的折磨、死亡的威胁。这是王焘编著《外台秘要》的目的所在。

其后备说《外台秘要》的内容。此书广泛采撷古今医方，"上自炎昊，迄于圣唐"。所录医方大致来源于三个方面：一是至今仍然传世的名作，如《肘后备急方》《千金要方》等。二是业已亡佚的方书。孙兆校正序说："张文仲、《集验》、《小品方》最为名家，今多亡逸"，而"载诸方中"。上述诸书，包括本段提及的深师、崔知悌、孟诜、许仁则、吴昇等人的著作，王焘皆亲眼所见，孙兆则无缘得见。在中国历史上，书籍曾屡遭亡佚毁损的劫难，前人谓之书厄。孙兆校正序写于宋英宗治平四年（1067 年），上距王焘撰著《外台秘要》不过三百余年，其间遭遇过两次书厄，一为安史之乱，一为唐末战乱。这些书籍或荡然于此。值得庆幸的是安史之乱始发于公元 755 年，也就是《外台秘要》成书后仅仅三年。三是民间的验方。此段末有"括囊遗阙"语，末段又有"至于啬神养和、休老补病者，可得闻见也，余敢采而录之，则古所未有，今并缮缉"句，说包罗"古所未有"的"遗阙"，得之于

"闻见"的一并采录"缮缉"，其中包括"啬神养和、休老补病"道林养生类内容。在叙述内容的同时，也涉及文献整理的方法问题。由于诸家各自持有风格流派，囿于个人的经验，导致所著方书"美则美矣，而未尽善"，主要表现在"篇目重杂""商较繁芜"两个方面，因而王焘夜以继日，反复考求各家文献，体味其精华，把握其要妙，弃其短而取其长。王焘辛勤付出心血终获应有回报的欣慰之情，尽在"不愧尽心焉"句中。

第三段借主客对话，驳斥轻视医药而信奉天命的观点，表明《外台秘要》的寿民价值。在前一答问中，王焘明确提出：我所喜好的并非停留于学问，而是更期望于寿民，使医方的作用得以充分发挥，达到"治疾""有瘳"的目的，呼应上文"发愤刊削，庶几一隅"语。其中对于"遁天倍情，悬解先觉"之类，以曾经"闻之"，用示不信，表明《外台秘要》非关乎情性，也无先觉可言，只是治病方书而已。后一答问针对"定分"说，先下断语"吾甚非之"，接着予以驳斥。言人体病患乃六淫七情侵犯所致，并非"禀生受形"时所得，从为人子者治家到为人臣者治国亦复如此，例举周公"条玉版"的事典，说明事物必有其发展规律。

末段着重强调"精究病源，深探方论"，此八字实系《外台秘要》立论之本，也是治愈疾病的必要保障，继而说明对《外台秘要》内容的取舍。从段首至"而不能一愈之也"讲前者。言孝道与医术的关系，认为医术是奉行孝道的重要条件。厕列孔子七十子的曾参、闵损均以孝行著称，《二十四孝》有记载曾参"啮指痛心"、闵损"芦衣顺母"的事迹。其实王焘本人就是一个孝子。《附传》称王焘"性至孝"，"母有疾，弥年不废带，视絮汤剂"。如果不能"精究病源，深探方论"，父母有病，即使医夥药丰，唯能增多疑惑，也不能治愈。从序文所称"研其总领，核其指归""俾夜作昼，经之营之"云云，可见王焘便是"精究""深探"的范例。其后至"请俟来者"述后者。《外台秘要》除了集中收录验方以及有关病源的论述外，如前所述，还纳入道林养生类内容。唐玄宗崇道，据《新唐书·玄宗本纪》记载，李隆基曾多次加封老子的尊号，并明令诸州遍建道观，提高道士的社会地位，搜集整理道教经书，编成《开元道藏》，甚至召见道士，亲受其法。"日月所照者远，圣人所感者深"，以"日月"比照"圣人"，重点在后句，意为唐明皇此举对人们的感化作用深远。与之相反，王焘排斥针法，犹如上段对"遁天倍情，悬解先觉"以"常闻之"表示不信，这里用"吾闻其语矣，未遇其人也"予以否定。《外台秘要》卷三十九《明堂序》云："其针法，古来以为深奥，今人卒不可解。经云：针能杀生人，不能起死人。若欲录之，恐伤性命。今并不录针经，唯取灸法。"所引"经云"见于《灵枢·玉版》黄帝问语。其实《玉版》篇讲的是"刺禁"，下文岐伯回答说"如刀剑之可以杀人，如饮酒使人醉也"，属于"逆治"。《素问》有专篇《刺禁论》，可参阅。孙兆校正序认为《外台秘要》"取灸而不取针，亦医家之弊"。对此王焘表示这是为了不欺骗正要学医者，请允许我留待后世高明医家来讲清针刺问题。序末说"非敢传之都邑"宜属谦语，"且欲施于后贤"却是本意。

综观《外台秘要》，有三个特色：

一是搜罗广泛。如序文所说"凡古方纂得五六十家，新撰者向数千百卷"。其中包括"古所未有"的内容。后世书目对王焘此举赞美有加，如南宋陈振孙《直斋书录解题》言"其书博采诸家方论"，包括"世尚多有之""今无传者"。《四库全书总目提要》称："古书益多散佚，唯赖王焘此编以存，弥可宝贵矣。"

二是选择精粹。诚如序文所说"并味精英，钤其要妙"，孙兆校正序称王焘"采取诸家之方颇得其要"。现今医家每多取用卷十一《消渴》"消渴能饮水，小便甜"，以证《外台秘要》精于择选。另如卷四《瘟黄方》"每夜小便中浸白帛片，取色退为验"，谓用白帛浸于尿中，逐日观察色泽增减，以明治疗黄疸之效，亦属恰当的检验方法。

三是指明出处。每于引文末标明所引诸书卷次。此举备受后世称赞。如孙兆校正序说："王氏编次，各题名号，使后之学者皆知所出，此其所长也。"

《四库全书总目提要》称"每条下必详注原书在某卷",并且认为"引书注卷第","例创于焘,可以见其详确"。

王焘此书,多可称扬,《新唐书》《附传》美其"讨绎精明,世宝焉"。兹补述一事,以见《外台秘要》之为世所珍。章太炎是著名的国学大师,且对医学屡有独到见解。恽铁樵曾在《章太炎先生〈霍乱论〉编后》赞誉说:"太炎先生为当代国学大师,稍知治学者,无不仰之如泰山北斗,医学乃其余绪,而深造如此,洵奇人也。"(载于 1927 年《铁樵函授中医学校讲义》第十七种第十五期)上海中医药大学图书馆藏有抄本《章太炎手写古医方》,系章太炎写于 1910 年,其中所录未题出处的医方凡二百九十六条,大多来自《外台秘要》。对医学具有非凡目力的太炎先生如此青眼有加于《外台秘要》,也可佐证。

《黄帝内经素问注》序

王　冰

　　夫释缚脱艰，全真导气，拯黎元于仁寿①，济羸劣以获安者②，非三圣道③，则不能致之矣。孔安国序《尚书》曰④："伏羲、神农、黄帝之书，谓之三坟，言大道也。"班固《汉书·艺文志》曰："《黄帝内经》十八卷。"《素问》即其经之九卷也，兼《灵枢》九卷，乃其数焉。虽复年移代革⑤，而授学犹存。惧非其人⑥，而时有所隐，故第七一卷，师氏藏之⑦，今之奉行，惟八卷尔。然而其文简，其意博，其理奥，其趣深⑧。天地之象分，阴阳之候列⑨，变化之由表，死生之兆彰。不谋而遐迩自同⑩，勿约而幽明斯契⑪，稽其言有征⑫，验之事不忒⑬，诚可谓至道之宗⑭，奉生之始矣⑮。

　　假若天机迅发⑯，妙识玄通⑰，蔵谋虽属乎生知⑱，标格亦资于诂训⑲，未尝有行不由径、出不由户者也⑳。然刻意研精㉑，探微索隐，或识契真要㉒，则目牛无全㉓，故动则有成，犹鬼神幽赞㉔，而命世奇杰㉕，时时间出焉㉖。则周有秦公，汉有淳于公，魏有张公、华公，皆得斯妙道者也。咸日新其用，大济蒸人㉗，华叶递荣，声实相副。盖教之著矣，亦天之假也㉘。

　　冰弱龄慕道，夙好养生㉙，幸遇真经，式为龟镜㉚。而世本纰缪㉛，篇目重叠，前后不伦㉜，文义悬隔，施行不易，披会亦难㉝，岁月既淹㉞，袭以成弊。或一篇重出，而别立二名；或两论并吞，而都为一目㉟；或问答未已，别树篇题；或脱简不书㊱，而云世阙。重"合经"而冠"针服"，并"方宜"而为"咳篇"；隔"虚实"而为"逆从"，合"经络"而为"论要"；节"皮部"为"经络"，退"至教"以先"针"。诸如此流，不可胜数。且将升岱岳㊲，非径奚为？欲诣扶桑㊳，无舟莫适。乃精勤博访，而并有其人㊴。历十二年，方臻理要㊵，询谋得失㊶，深遂夙心㊷。时于先生郭子斋堂㊸，受得先师张公秘本㊹，文字昭晰，义理环周，一以参详，群疑冰释。恐散于末学㊺，绝彼师资㊻，因而撰注，用传不朽㊼。兼旧藏之卷，合八十一篇二十四卷，勒成一部㊽。冀乎究尾明首，寻注会经，开发童蒙㊾，宣扬至理而已。

其中简脱文断，义不相接者，搜求经论所有，迁移以补其处；篇目坠缺，指事不明者，量其意趣，加字以昭其义；篇论吞并，义不相涉，阙漏名目者，区分事类，别目以冠篇首；君臣请问，礼仪乖失者，考校尊卑，增益以光其意；错简碎文㊿，前后重叠者，详其指趣(51)，削去繁杂，以存其要；辞理秘密，难粗论述者，别撰《玄珠》(52)，以陈其道；凡所加字，皆朱书其文(53)，使今古必分，字不杂糅。庶厥昭彰圣旨(54)，敷畅玄言(55)，有如列宿高悬(56)，奎张不乱(57)，深泉净滢，鳞介咸分。君臣无夭枉之期(58)，夷夏有延龄之望(59)。俾工徒勿误(60)，学者惟明(61)，至道流行，徽音累属(62)。千载之后，方知大圣之慈惠无穷。

时大唐宝应元年岁次壬寅序(63)。

——人民卫生出版社 1956 年影印明顾从德翻刻宋本《黄帝内经素问》

【注释】

①仁寿：长寿。 ②赢劣：瘦弱多病。劣，弱。 ③三圣：指伏羲、神农、黄帝。 ④孔安国：西汉经学家，孔子后裔，以研究《尚书》而为汉武帝博士。 ⑤革：更改。 ⑥其人：指适合的人。 ⑦师氏：指学官，即主管学务的官员。 ⑧趣：旨趣。 ⑨候：征候。此指阴阳变化的征兆。 ⑩遐迩：远近。此指远近的事理。 自：自然。 ⑪幽明：指无形的事物和有形的事物。 斯：皆。 契：符合。 ⑫征：证验。 ⑬之：其。 忒（tè 特）：差误。 ⑭宗：根本。下句“始”字义同。 ⑮奉生：养生。 ⑯天机：犹灵性。谓天赋灵机。 ⑰玄通：谓与天相通。 ⑱蒇（chǎn 产）：此谓谨慎。 生知：生而知之。 ⑲标格：犹规范，此指对经文正确理解的

标准。 资：借助。 ⑳行不由径：语见《论语·雍也》。原意为走正道不抄小路，此谓行走却不遵循道路。 ㉑刻意：潜心致志。 ㉒或：如果。 真要：真谛要义。 ㉓目牛无全：比喻技艺精熟，运用自如。语见《庄子·养生主》。 ㉔赞：帮助。 ㉕命世：著名于当世。 ㉖间出：交替叠出。 ㉗蒸人：众民。蒸，通“烝”，众多。 ㉘假：借助。 ㉙夙（sù 素）：一向。 ㉚式：用。 龟镜：亦作“龟鉴”。喻借鉴。古人卜龟甲以占吉凶，照铜镜以见美丑。 ㉛世本：传世的文本。 纰（pī 批）缪：错误。 ㉜不伦：不相类。 ㉝披会：翻阅领会。 ㉞淹：久。 ㉟都：汇聚。 ㊱脱简：简片散失。后泛指文字有脱漏或书页有缺失。 ㊲岱岳：泰山的别称。 ㊳扶桑：传说日出之处。 ㊴并：兼。 ㊵臻：穷尽。 理要：事理的要旨。 ㊶得失：义偏于“得”。 ㊷夙：早先。 ㊸斋堂：供祭祀前斋戒用的房屋。 ㊹先师：已故的老师。 ㊺末学：犹后学。 ㊻师资：原指能传授知识的人，此指授学的依据。 ㊼用：用来。 ㊽勒（lè 仂）：编纂。 ㊾童蒙：幼稚蒙昧。 ㊿错简：竹简次第错乱。后用以指文字次序错乱。 碎：繁杂。 (51)指趣：亦作“指趋”。意义。 (52)玄珠：指《玄珠密语》，已佚。现传《玄珠密语》十卷为后人托名之作。 (53)朱书：用朱墨书写。 (54)圣旨：圣人的意旨。 (55)敷畅：铺叙而加以发挥。 玄言：指《素问》中深奥的理论。 (56)列宿（xiù 秀）：众星宿。此指二十八宿。 (57)奎张：二十八宿中的奎宿和张宿。奎，俗作“魁”，由十六颗小星组成。张，又称鹑尾，由六颗小星组成。 (58)夭枉：短命早死。 (59)夷夏：泛指各族民众。夏，古代汉民族自称，也称华夏。 (60)工徒：指医生。 (61)惟：句中语气词，表肯定。 (62)徽音：佳音。徽，美好。 累属（zhǔ 嘱）：连续承接。属，接续。 (63)次：在。

【解读】

王冰，号启玄子，唐代中期医学家。北宋林亿等新校正引《唐人物志》云：“冰仕唐为太仆令，年八十余，以寿终。”后人因称“王太仆”。在王冰之前,《素问》有南北朝齐梁时期的全元起注本以及其他传抄本,王冰历时十二年,收集整理,参校诸本,改编注释,于唐宝应元年（762 年）撰就《重广补注黄帝内经素问》,共二十四卷,八十一篇（其中两篇有名无实）,对保存传布此部中医要典,厥功堪嘉。后经林亿等校正,成为流传后世的通行本。

序文高度评价《素问》的学术价值及其深远影响,认为训诂是通晓经文的必由之路,指出前代版本的各种谬误,表明编次整理的方法、目的与意义。

首段在叙述《素问》由来的基础上,说明其内容,评价其作用。

开篇四句采用交错承接的修辞手法,即"济羸劣以获安"遥承"释缚脱艰","拯黎元于仁寿"紧接"全真导气",以此表明"三圣道"即活人之道的巨大作用。借孔安国为《尚书》作序语,带到"黄帝之书";接着撷《汉志》文,引出《黄帝内经》;进而取皇甫谧《甲乙经·序》意,召来《素问》。逐层递进,即由"三圣道"而"黄帝之书",而《黄帝内经》,最终落脚于本序的主体《素问》。

其后文字便集中于《素问》一书。先说《素问》的现状,"虽复年移代革,而授学犹存",说虽然经受数百年沧桑,依然留存于世,表明《素问》具有强大生命力。"惧非其人,而时有所隐,故第七一卷,师氏藏之",申说《素问》现存八卷,此为《素问》缺失第七卷之一说。后论《素问》的内容与作用,是本段的主旨所在。"文简""意博""理奥""趣深"是对《素问》的总评。"天地之象分"四句读法皆前四字一顿,讲述《素问》的内容,广泛涉及时空与人体的阴阳变化。"不谋"以下阐发《素问》的作用,前四句表明《素问》所述乃普遍真理,并可用以指导临证实践。其中后两句读法,皆前三字一顿。以"至道之宗,奉生之始"高度评价《素问》的价值,作为全段的落脚点。

次段旨在说明医学教化的重要性,强调须重视前人的注释,并"刻意研精",方能造就"大济蒸人"的一代名医。"藏谋"二句系让转复句,重点在后句,并以"未尝有行不由径、出不由户"申说"资于诂训"的重要性。其中"径""户"皆喻"诂训"。在此基础上，进而"刻意研精，探微索隐"，如果识见符合《素问》的真谛要义，医技就能精纯成熟，运用自如，因而一举一动都能成功，好像鬼神在暗中赞助一般，著名于当世的杰出医家便会时时不断出现。序文盛赞秦越人、淳于意、张仲景、华元化便是这样的"命世奇杰"，不仅掌握《素问》的至道，而且能发扬光大，如花叶般递相争荣。究其原因，既是"教之著"，也是"天之假"，分别呼应上文"资于诂训""犹鬼神幽赞"。

前两段叙述《素问》的由来，阐发《素问》的价值，在作此充分的铺垫后，作者的笔锋自然而然地转入到序文的主旨，即整理《素问》上面。第三段便历数《素问》传本的纰缪现象，说明寻访《素问》善本的过程与撰注《素问》的目的。

作者首先表明仰慕医道、珍爱《素问》的心境，接着指出《素问》传本的差错。王冰所见《素问》文本有南北朝齐梁时期全元起注本以及别本。"世本纰缪"八句，总说《素问》传本存在沿袭已久的诸多讹误，既不易传布，也难以阅读领会。其后归纳其"纰缪"的十种表现，前四种属泛指，后六种系确指。王冰泛指的四种在全元起注本中皆有其例，如：全本卷一《经合论》与卷二《真邪论》，内容相重，王冰定为一篇《离合真邪论》，是谓"一篇重出，而别立二名"；全本卷二《皮部论》，王冰分为《皮部论》与《经络论》两篇，是谓"两论并吞，而都为一目"；全本《阴阳类论》在卷八第五十七，《四时病类论》在卷八第五十八，王冰认为全本《四时病类论》篇首"雷公曰请问短期黄帝不应"至"期在盛水"一百五十四字应当属于《阴阳类论》，遂迁入该篇末，是谓"问答未已，别树篇题"；全本卷三《六节藏象论》，王冰增补"岐伯对曰昭乎哉问也"至"孰少孰多可得闻乎"七百十五字，是谓"脱简不书，而云世阙"。王冰确指的六种在全本中多不存在。全本卷一《四时刺逆从论》论述三阴三阳的有余不足，全本卷六《四时刺逆从论》论述四时针刺的逆从，王冰将此两篇合而为一。如果说有余为实，不足为虚，这就是所谓"隔虚实而为逆从"，勉强可以成立的话，那么其余五条确指性的"纰缪"现象在全本中都得不到任何印证，或许王冰是从别本中发现的问题。有关王冰所指"世本纰缪"，说来话多，也过于细碎，若有兴趣详尽了解，可参阅拙著《〈素问〉全元起本研究与辑复》　（上海科学技术出版社 2001年版）。

　　面对纰缪如此的世本，王冰发出"将升岱岳，非径奚为？欲诣扶桑，无舟莫适"的感慨，认为《素问》善本是攀登泰山的路径、航行扶桑的舟船。设此二喻，以明《素问》善本之不可或缺。以一"乃"字承上，用示王冰因此而"精勤博访"。皇天不负，发现多位《素问》资料收藏者，经过长达十二年的研究，方才穷尽把握《素问》的要旨，探讨其中的所得，"深遂夙心"，言甚合早年的心愿，正应上文"冰弱龄慕道"语。后又获得先师张公所藏"文字昭晰，义理环周"的《素问》秘本。"昭晰""环周"皆属复用，以强调张公秘本文字之清晰，义理之完备，因而用以参合众本，诸多疑惑完全消除。

　　其后作者表明撰注《素问》的目的，是为传承不朽，发挥"开发童蒙，宣扬至理"的作用。其中"究尾明首"与"寻注会经"两句一意，"尾"指注文，"首"指经文，谓探求注文以领会经文，正是上文所说"资于诂训"之意。王冰对《素问》出注约四千五百条，确实每多发挥"会经"的作用。《四库全书总目提要》赞其"所注排抉隐奥，多所发明"，并举《至真要大论》王冰注文"益火之源，以消阴翳""壮水之主，以镇（王注作'制'）阳光"条文示例，认为"遂开明代薛己诸人探本命门之一法，其亦深于医理者矣"。此系阐发医理例，另补注释词义例：《至真要大论》有"少腹生寒，下为鹜溏"语。何为"鹜溏"？王冰注："鹜，鸭也，言如鸭之后也。"以"鸭"训"鹜"，并将"鹜溏"串讲为"鸭之后"，亦即鸭子所拉的稀粪。此类既确切又通俗的释语在王冰注文内为数不少。细细品尝王冰的注语，不仅能"寻注会经"，有时甚至可以"寻注纠经"，即纠正正文的差错。

如《素问·玉版论要》："容色见上下左右，各在其要。"王冰注："容色者，他气也。如肝木部内见赤黄白黑色，皆谓他气也。"此条以"他气"训"容色"，其后举例补说肝见赤黄白黑之色，就属于他气。为何如此说呢？《素问·五藏生成篇》有云："色味当五藏：白当肺，辛；赤当心，苦；青当肝，酸；黄当脾，甘；黑当肾，咸。"讲明五脏所当之色，青属肝之色，其余赤黄白黑都不是肝色，而分别是心脾肺肾之色，因而就肝而言，皆属他气。无论怎么说，"容"都没有"他""其他"的义项，可知是个讹字。上举《素问·玉版论要》语下，林亿等新校正指出："按全元起本'容'作'客'。"凡自外而入曰客，如邪气自外而入，故又称为客邪。可知今通行本《素问》此"容色"当系"客色"之讹。

从序文前述三段，我们可以简要归纳王冰整理《素问》的原因所在：一是喜欢医道："冰弱龄慕道，夙好养生"。二是《素问》甚有价值：既赞为"至道之宗，奉生之始"，又奉为"真经""龟镜"，可"拯黎元于仁寿，济羸劣以获安"。三是"世本纰缪"："施行不易，披会亦难"。四是传承所需："恐散于末学，绝彼师资"。兼之获取"并有其人"的相关资料，更受得"一以参详，群疑冰释"的"秘本"，从而具备整理的条件。

末段概述整理《素问》的方法、成效及其期望所在。

针对"世本纰缪"的各种表现，采取迁移、增补、分篇、遵礼、删削、另撰、朱书七法。王冰归纳的整理方法既欠全面，也未体现重点所在。有关王冰整理《素问》的主要方法，下文将作条陈。兹就其中的"朱书"一法举《六节藏象论》例略说之：

> 未至而至，此谓太过，则薄所不胜，而乘所胜也，命曰气淫。不分邪僻内生，工不能禁。至而不至，此谓不及，则所胜妄行，而所生受病，所不胜薄之也，命曰气迫。

王冰在"不分邪僻内生，工不能禁"下注："此上十字，文义不伦，应古人错简，次后'五治'下，乃其义也，今朱书之。"所引《素问》讲述时令与气温至与不至的问题，其间横插"不分邪僻内生，工不能禁"十字，王冰发现此属错简之文，就特意用红字书写，以引起读者注意。问题在于朱墨分写殊多不便，后人传抄每不遵行，兼之时日既久，红字也成墨字，犹难分辨，以致今《素问》通行本两出此十字，一留存于上述引文内，一见于王冰注文所说其后的"'五治'下"。

王冰希冀经过如此一番整理，显明《素问》的旨意，阐发《素问》的奥理，并以列宿、深泉二喻，表明其整理本之清晰有序。其后"君臣"两句互备，言君臣、夷夏皆无夭枉之期，而有延龄之望。还针对前文所述因"世本纰缪"而导致"施行不易，披会亦难"的弊端，认为整理本可让医人不出差错，学者明晓医理，从而使最好的学说广泛传播，美好的音讯连续承接。末句所称"千载之后，方知大圣之慈惠无穷"，又与首段"三圣道""黄帝"之语遥相呼应。

平心而论，王冰《黄帝内经素问注》解字释义每多准的可取，阐述乃至发挥医理也有生花妙笔，迁移增删并非一无是处，所补七篇"大论"虽然不属《素问》原篇，但是所论运气学说倒也可圈可点。问题在于王冰对《素问》的整理属于改编性质，主要表现在以下几个方面：其一，增补卷篇。反映《素问》早期传本面貌的全元起注本为八卷七十篇，王冰经过迁移分合，"兼久藏之卷"，补充七篇"大论"，连同原已亡佚的两篇，改编成二十四卷八十一篇。其二，调换篇序。全本原按脉法、辨证、治则等顺序编排，而王冰以其所好，将有关摄生养性的篇文如《上古天真论》《四气调神大论》等置于卷一，并对全本的篇序全部另行编排。其三，更改篇名。王冰更改全本篇名多达十篇，如《决死生篇》改为《三部九候论》，《十二藏相使》改为《灵兰秘典论》等。至于内容文字上的离析并合、删改增换，更是不胜枚举，所涉遍及全本七十篇中的六十五篇，其中不乏欠慎、失当之处。后世医家对王冰主观随意更改传本每有诟病，如金朝刘完素《素问玄机原病式·序》："王冰迁移加减之经亦有臆说，而不合古圣之意者也。"清人张琦《素问释义·序》："冰之注得不偿失，托言藏本，多所改窜，又移其篇第，以意分合。"对于王冰整理本的得失，一言以蔽之，"失"在改变了《素问》早期传本的面貌，"得"在为后世传承了《素问》改编本。比较二者的轻重，经王冰整理、复由北宋新校正的《素问》改编本毕竟基本上保留了《素问》的主体内容，而且传承至今，不至于葬送在历史上无数次的"书厄"中，宜是"得"重而"失"轻。

《素问》注文三则

前人注释中医古籍，大多集中于经典著作，尤其是《素问》与《伤寒论》。内容则广泛涉及字音的标注、词义的解释、句读的提示、语法的剖析、修辞的说明、文意的串讲、篇章的推究、文字的校勘等诸多方面，其中对原文医理的阐述乃至发挥尤具价值。这是中医药学术传承的一个重要途径。这里选录古代医家对《素问》的三则注文，每则标题皆据内容另加。

（一）益火消阴　壮水制阳

王　冰

《素问·至真要大论》：诸寒之而热者取之阴，热之而寒者取之阳，所谓求其属也①。

言益火之源②，以消阴翳③；壮水之主，以制阳光：故曰求其属也。夫粗工褊浅④，学未精深。以热攻寒，以寒疗热。治热未已，而冷疾已生；攻寒日深，而热病更起。热起而中寒尚在，寒生而外热不除；欲攻寒则惧热不前，欲疗热则思寒又止。进退交战⑤，危亟已臻⑥。岂知藏府之源有寒热温凉之主哉？取心者不必齐以热⑦，取肾者不必齐以寒，但益心之阳，寒亦通行，强肾之阴，热之犹可。观斯之故，或治热以热，治寒以寒，万举万全，孰知其意⑧，思方智极⑨，理尽辞穷。呜呼！人之死者岂谓命，不谓方士愚昧而杀之耶⑩？

——人民卫生出版社 1956 年影印明顾从德翻刻宋本《素问·至真要大论》

【注释】

①属：指病证的属性。 ②言：训诂学术语。主要用以说明比喻、借代等修辞义或串讲文意。相当于"意思是"。 ③阴翳（yì意）：阴霾。此指阴寒之气。 ④褊浅：见识狭隘短浅。 ⑤交：俱。 战：害怕。 ⑥危亟：危急。 ⑦齐：全。 ⑧孰：同"熟"。深入。 ⑨方：周全。 ⑩方士：指医生。

【解读】

王冰生平见本书《〈黄帝内经素问注〉序》。

根据《素问》"诸寒之而热者取之阴，热之而寒者取之阳"之说，王冰提炼出"益火之源，以消阴翳；壮水之主，以制阳光"的精辟名言。

要弄清上述王冰注文"益火"十六字的具体意思，需了解原文"诸寒之"两句的用意。此两句系岐伯回答黄帝之问。黄帝提出的问题是："有病热者，寒之而热；有病寒者，热之而寒。二者皆在，新病复起，奈何治？"意思是：有患热证的，"寒之"即用苦寒药治疗，导致"而热"即因阳气偏盛而热；有患寒证的，"热之"即用辛热药治疗，导致"而寒"即因阴气偏盛而寒。"二者皆在"意思是原有的热证、寒证都还存在，"新病复起"谓又产生阳气、阴气偏盛的新病。黄帝提出对此怎么治疗的问题。岐伯答语所说"诸寒之而热者""热之而寒者"即是对黄帝"有病热者，寒之而热；有病寒者，热之而寒。二者皆在，新病复起"之问的回答，而"取之阴""取之阳"是对黄帝"奈何治"的答语。由此可知"诸寒之而热者取之阴，热之而寒者取之阳"的意思是：用苦寒药治疗众多热证而出现阳气偏盛的，要用养阴法治疗；用辛热药治疗众多寒证而出现阴气偏盛的，要用补阳法治疗。我们知道，阴阳偏盛偏衰是疾病发生的根本原因，调整阴阳，促使其恢复相对平衡是治疗疾病的基本原则。在通常情况下，遇有热证，使用苦寒药物，热象不退，甚至反增，反映体内阴液不足，不能制阳，引发虚火上炎，对此宜采用养阴法，阴液得到补充，阳热自然收敛，一般可用六味地黄丸之类药物。王冰用"壮水之主，以制阳光"形象地说明此类治法，即用滋补肾阴法来抑制阳亢之象。同样的道理，遇有寒证，使用辛热药物，寒象不退，甚至反增，说明体内阳气缺乏，不能制阴，引发寒气弥漫，对此宜采用补阳法，阳气充盛，阴寒自消，一般可用附桂八味丸之类药物。王冰用"益火之源，以消阴翳"形象地说明此类治法，即用温养心阳法来消除阴寒之气。这就是"求其属"，即推求病证的根本属性，是阴虚而热还是阳虚而寒。由此揭示出上引原文的主旨所在。

对于正文"诸寒之而热者取之阴，热之而寒者取之阳"也有不同的看法。认为"诸寒之而热者"是指阴盛格阳的真寒假热证，即由于身体阴寒内盛，迫阳于外，出现假热之象，因而使用寒药而热象不减。当此之时，宜撇开假象，针对阴寒内盛的病本，用通脉四逆汤等方回阳救逆，引火归元，这就是"取之阴"的治法。同样的道理，"热之而寒者"是指阳盛格阴的真热假寒证，因而使用热药而寒象不除，宜针对阳热内炽的病本，用白虎汤等方荡涤里热，疏达阳气，这就是"取之阳"的治法。（参见段逸山、王庆其主编《中医名言通解》第 756 页，湖南科学技术出版社 2018 年版）

其后言当今之医不明此理及其所致危害。自"以热攻寒"至"欲疗热则思寒又止"，从句式来说，属于递相分承，即：以热攻寒，攻寒日深，而热病更起，热起而中寒尚在，欲攻寒则惧热不前（言误治阳虚而寒证）；以寒疗热，治热未已，而冷疾已生，寒生而外热不除，欲疗热则思寒又止（言误治阴虚而热证）。"进退交战"用以形容"欲攻寒则惧热不前，欲疗热则思寒又止"的心貌，从而导致患者出现危急病象。"取心者不必齐以热"至"热之犹可"也是分承句式，即"益心之阳，寒亦通行"上承"取心者不必齐以热"，"强肾之阴，热之犹可"上承"取肾者不必齐以寒"。意思是：温养阳气不必全用热药，只要扶助心阳，寒药也可用；滋补阴液不必全用寒药，只要扶助肾阴，热药也可用。因而下文讲"或治热以热，治寒以寒，万举万全"，关键是把准病机，掌握治则。如此深入地了解其中的道理，思虑周全，见识深远，也便无理可辩、无话可说了。"呜呼！人之死者岂谓命，不谓方士愚昧而杀之耶"呼应上文"粗工褊浅，学未精深"，言粗工见识狭隘短浅，昧于病机，不明治则，以致药饵杀人。

（二）阳气不固

马　莳

《素问·生气通天论》：**阳气者，大怒则形气绝，而血菀于上**①，**使人薄厥**②。**有伤于筋**③，**纵**④，**其若不容**⑤。**汗出偏沮**⑥，**使人偏枯。汗出见湿，乃生痤痱**⑦。**高梁之变，足生大丁，受如持虚。劳汗当风，寒薄为皶**⑧，**郁乃痤**。菀，音郁，《诗·小弁》有"菀者柳"，亦注为郁。沮，子鱼切。痤，作和反。痱，方味反。高，当作膏⑨。梁，当作粱。丁，后世作疔。皶，织加反。

此又言阳气不固者，有为厥、为胀、为偏枯、为痤痱、为大丁、为皶痤诸证也。阳气者，贵于清净，若大怒而不清净，则形气、经络阻绝不通，而血积于心胸之间。《奇病论》："岐伯曰：胞之络脉绝。"亦阻绝之义，非断绝之谓。《举痛论》："岐伯曰：怒则气逆，甚则呕血。"其气有升而无降，使人依薄上下而厥逆矣⑩。然而血不营筋，筋将就伤，纵缓无策，胸膈膜胀⑪，真若有不能容物者矣，所谓鼓胀而有粗筋见于腹者是也。又人当汗出之时，或左或右，一偏阻塞而无汗，则无汗之半体，他日必有偏枯之患，所谓半身不随者是也。又人当汗出之时，玄府未闭⑫，乃受水湿，则阳气方泄，寒水制之，热郁皮内，湿邪凝结，遂为痤痱。痤则较痱为大，其形类疖；痱则较痤为小，即所谓风瘾是也⑬。又人有嗜用膏粱美味者，肥厚内热，其变饶生大疔。足之为言饶也，非手足之足。盖中热既甚，邪热易侵，如持空虚之器以受彼物者矣。又人于劳苦汗出之时，当风取凉，使寒气薄于玄府之中，始则为皶，俗云粉刺。郁久则为痤，较皶则稍大矣。凡若此者，皆阳气不固使然也。

  ——明万历丙戌天宝堂初刻本《黄帝内经素问注证发微·生气通天论》

【注释】

  ①菀（yùn 运）：通"蕴"。蕴积。 ②薄厥：因大怒伤肝，肝气上冲，血随气而逆上，积于头部，致使昏厥的病症。 ③有：通"或"。 ④纵：此谓缓纵不随。 ⑤容：通"庸"。使用。 ⑥偏沮（jù 具）：谓身体一侧汗出。沮，湿润。 ⑦痤痱：疮疖与痱子。 ⑧薄：搏击。 皶（zhā 渣）：亦作"齇""齄""皻"等。粉刺。 ⑨当作：用于校勘误字的术语。一般认为本句"高"是"膏"的借字。下句仿此。 ⑩依薄：同"倚薄"。交迫。⑪䐜（chēn 嗔）胀：肿胀。 ⑫玄府：汗孔。 ⑬风瘾：即风瘾疹，亦即荨麻疹。

【解读】

  马莳，字仲化，号玄台，会稽（今浙江绍兴）人，明代医家。《黄帝内经灵枢注证发微》（成于 1580 年）和《黄帝内经素问注证发微》（成于 1586 年）各九卷为其代表作，前者系现存最早的《灵枢》全注本。另撰有《难经正义》九卷，今残存前五卷。

  前段为《素问》正文，后段为马莳注文。前后两段中的小字系马莳所插入的注文。

  注文开头先以"此又言阳气不固者，有为厥、为胀、为偏枯、为痤痱、为大丁、为皶痤诸证也"总括原文旨意，此后逐句串讲阳气不固所生各种病患及其机理。

  自"阳气者"至"使人依薄上下而厥逆矣"，串讲正文"阳气者，大怒则形气绝，而血菀于上，使人薄厥"。阐述大怒导致"薄厥"的原因，认为阳气贵在"清净"安定，若是受到情志大怒的纷扰，就会引发病理反应。《素问》此条为后世医家阐发卒中病机提出理论依据。马莳注文以"阻绝不通"释"绝",并以小字引文说明"绝"为"阻绝"而非"断绝"义,又以"积"训释原文的"菀",更以小字注引《素问·举痛论》语,作为大怒导致气逆血积的依据,这些都还说得比较在理,但分拆"薄厥"一语,以"依薄"释"薄",串讲为"依薄上下而厥逆",终属欠妥。"薄厥"系病症名,多由大怒引起,怒则气上,血随气升,蕴积于头部而致昏厥。此外,除"菀,音郁"用直音法外,其余注音皆属反切法。所引"菀者柳"谓见于《诗·小弁》,而《诗经》的《小雅·小弁》唯有"菀彼柳斯"句,而《小雅·菀柳》篇倒有"有菀者柳"句,此系误引书证出处。又,"当作"本属用于校勘误字的训诂术语,而"高""梁"分别是"膏""粱"的借字,并非讹字,此属误用训诂术语。

其后至"所谓鼓胀而有粗筋见于腹者是也"串讲正文"有伤于筋,纵,其若不容"。其中以"纵缓"释"纵"得当。对宜为"或"义的"有"字默而置之,则是视其为常义的"有无"之有,此属当注而失注。正文未曾涉及"胸膈",而注文或因误解下文的"容"字为"容纳"义,而横添"胸膈膜胀"四字,此属增义为释。其实"有伤于筋"是讲"薄厥"的后遗症,亦即后世所说中风后遗症,筋在脏腑属肝,在病机为风,功能在于屈伸,筋伤而纵缓不随,以致不能使用。

其后至"所谓半身不随者是也"串讲正文"汗出偏沮,使人偏枯"。其中以"半身不随"训释"偏枯",甚是。此条虽然没有训释"沮"字,但从串讲"一偏阻塞而无汗",可以推求另一侧畅流而多汗。

其后至"即所谓风瘾是也"串讲正文"汗出见湿,乃生痤痱"。认为出汗时毛孔打开,遭受湿气,阻碍阳气正常宣发,导致湿热凝结,从而产生痤痱,简明地阐述了皮肤疹块出现的病因病机,同时通俗明白地辨析了痤痱二症的异同。后世医家对痤痱病因病机的认识与深化本之于《素问》此语。

其后至"如持空虚之器以受彼物者矣"串讲正文"高粱之变,足生大丁,受如持虚"。认为过食肥甘厚味，致使热毒积聚脏腑，酿变为疮疡，就好像拿着空荡的容器盛放实物一般容易。其中训"高梁"为"膏粱"、"足"为"饶"、"丁"为"疔"，甚当。因原文"足生大丁"之"足"易惑为"手足"之足，故特予补释。

其后至"较皶则稍大矣"串讲正文"劳汗当风，寒薄为皶，郁乃痤"。其中言皶"俗云粉刺"本于王冰注。认为劳动汗出时正对着风，寒邪侵入汗孔，卫气闭郁化热，始则生成粉刺，久而变为疮疖，疮疖比粉刺稍大些。

注末以"凡若此者，皆阳气不固使然也"总括以上所述为厥、为胀、为偏枯、为痤痱、为大丁、为皶痤诸证，皆属"阳气不固"所致，再次申论主旨，与首句遥相呼应。

综观马莳此注，既注重医理之阐述，也涉及文字的音义。相较而言，阐述发挥的医理每多与正文稽节合符，得其肯綮，有关文字注释则时或欠当，前文已然揭示。这或是医家注文的通常现象。

（三）治血枯方

张志聪

《素问·腹中论》：以四乌鲗骨、一藘茹①**，二物并合之，丸以雀卵，大如小豆，以五丸为后饭，饮以鲍鱼汁，利肠中及伤肝也**②**。**

鲗，贼同；藘茹当作茹藘。乌鲗骨，乌贼鱼之骨也。鲗鱼状若胞囊，腹中有墨，脊上止生一骨，轻脆如通草③。盖乌者肾之色，骨乃肾所生，主补益肾藏之精血者也。茹藘一名茜草，又名地血，汁可染绛，其色紫赤，延蔓空通，乃生血通经之草也。夫鱼乃水中动物，属阴中之阳，血中之气，故用乌鲗骨四者，以布散于四支也。血乃中焦所生，用茹藘一者，主生聚于中焦也。夫飞者主气④，潜者主血⑤；卵白主气，卵黄主血。雀乃羽虫，潜入大水为蛤，故丸以雀卵者，因气竭肝虚，补血而补气也。豆乃肾之谷，五者土之数。

气血皆中焦所生，故宜饭后而服五豆许也。鲍鱼味咸气臭，主利下行，故饮鲍鱼汁以利肠中，而后补及于肝之伤也。

——清康熙壬子刻本影印本《黄帝内经素问集注·腹中论》

【注释】

①"以四"二句：谓乌鲗骨与蔍（lú 驴）茹二物配用比例为四比一。②肠：《太素》卷三十《血枯》作"胁"，与所治之病起证"病胸胁支满者妨于食"较合。　③通草：五加科植物通脱木的茎髓。　④飞者：此指雀。⑤潜者：此指鱼。

【解读】

张志聪（1610—1680?），字隐庵，钱塘（今浙江杭州）人，清代医家。他召集门人商讨《内经》之学，撰成《黄帝内经素问集注》与《黄帝内经灵枢经集注》各九卷。另撰有《伤寒论宗印》《伤寒论集注》《本草崇原》《侣山堂类辨》等。《清史稿》载其传。

为了说明这首方剂的来历及其所针对病症，先交代一下"前情"：黄帝问道：有一种患胸胁胀闷的病，妨碍饮食，发病时先闻到腥臊气味，流清涕，吐血，四肢寒冷，目眩晕，二便时常出血，这叫作什么病？因为什么得病？岐伯说：病名叫血枯，患者年轻时曾经大脱血。男子脱血，后或醉酒行房，使精气耗竭，气竭不能摄血；女子脱血，后或肝脏损伤，导致月经衰少，甚至停经。黄帝问：怎么治疗呢？用什么方法恢复病人的血气呢？岐伯便针对女子脱血开出此首治血枯病方。

本则前段为《素问》原文，言治血枯病方的组方、服法及其效用：用四份乌贼骨、一份茹蘆，两种药合并，用雀卵调和成如小豆大的丸药，在饭前用鲍鱼汁服用五丸，有助于消除胁胀，补益受伤的肝脏。

后段为张志聪注文，以中医独特的理论及取模拟象的思维方式解释其方义。

首先为两味主药正名:"鰂,贼同;蘆茹当作茹蘆。"鰂,《甲乙经》卷十一第七与《太素》卷三十《血枯》并作"贼"。《说文解字·鱼部》:"鰂,乌鰂,鱼名。"乌鰂也就是乌贼。"茹蘆"语见《诗·郑风·东门之墠》:"东门之墠,茹蘆在阪。"毛亨传:"茹蘆,茅搜也。"唐代孔颖达疏引东汉李巡曰:"茅搜,一名茜,可以染绛。"又见于《尔雅·释草》:"茹蘆,茅搜。"晋代郭璞注:"今之蒨也,可以染绛。"李时珍《本草纲目》卷十八《茜草》"释名"说到茜草有蒨、茅搜、茹蘆、地血等异名,可知张志聪"蘆茹当作茹蘆"之说甚确。

接说两味主药的形状、色泽、功用及其配伍。乌贼骨又名海螵蛸。《神农本草经》载:"乌贼鱼骨,味咸微温,主女子漏下、赤白经汁、血闭、阴蚀、肿痛、寒热、症瘕、无子。"茜草原称茜根,《神农本草经》列为上品,后世对茜草的认识逐渐加深。《本草纲目》茜草"主治"称其"通经脉,治骨节风痛,活血行血"。在"发明"中更进一步指出:"茜根赤色而气温,味微酸而带咸。色赤入营,气温行滞,味酸入肝而咸走血,手足厥阴血分之药也,专于行血活血。俗方用治女子经水不通,以一两煎酒服之,一日即通,甚效。"因何乌贼鱼骨用四份?为"布散于四肢"。因何茜草用一份,为专"聚于中焦"。这个解释似乎比较牵强,相较而言,张志聪的门生兼学友高世栻的说法倒还有点说得过去:"用四乌鰂骨,取水中生动之气,上通于肺而四布也。""用一茹蘆,取月事所生之血,本于天一之癸水也。"(《素问直解·腹中论》)

其后对辅药、服法、功用等逐一加以阐发。其中所释,每多取用《本草纲目》之说。比如说雀"入大水为蛤",见于《本草纲目》卷四十八《雀》"集解"引《逸周书》。为何用雀卵调丸,因雀卵有补益血气的功效。《本草纲目·雀》之雀卵"发明":"今人知雀卵能益男子阳虚,不知能治女子血枯,盖雀卵益精血耳。"解释为何丸如小豆大小,且于饭后服五丸,因"豆乃肾之谷，五者土之数"。《本草纲目》卷二十四《大豆》之黑大豆"发明"有"豆乃肾之谷，其形类肾，而又黑色通肾"的引文，而《尚书·洪范》言五行有"五曰土"语。"饮鲍鱼汁以利肠中，而后补及于肝之伤"说明因何用鲍鱼汁送服。《本草纲目》卷四十四《鲍鱼》"主治"引《名医别录》："煮汁，治女子血枯病伤肝，利肠中"。其中有"后饭"一语，前人解释每有不同。《太素·血枯》串讲作"食后服之"，而王冰注则称"饭后药先，谓之后饭"，认为是饭前服食，张志聪采用的是杨上善的说法。究竟哪种理解正确呢？高世栻在《黄帝素问直解》中有个解释："后饭者，先药后饭，使药下行，而以饭压之也。"不仅明确指出"后饭"的意思是"先药后饭"，而且说明其作用是用饭食压迫药物下行，此说比较可取。

血枯所致月经闭阻，反映血亡、精竭、气耗，藏血之肝、藏精之肾、主气之肺皆有损伤，清气不升，浊气不降。乌贼骨气味咸温下行，主女子赤白漏下、血枯经闭；茜草气味甘寒，既能止血治崩，又可和血通经；麻雀卵气味甘温，能补益精血，调理冲、任；鲍鱼，气味辛温，能通血脉，益精气，其汁养肝化瘀。此治血枯方能补益肝血、肾精、肺气，具有活血通经的作用，被后人赞为妇科第一方。

医　说

韩　愈

　　善医者，不视人之瘠肥，察其脉之病否而已矣；善计天下者①，不视天下之安危，察其纪纲之理乱而已矣②。天下者，人也；安危者，肥瘠也；纪纲者，脉也。脉不病，虽瘠不害；脉病而肥者，死矣。通于此说者，其知所以为天下乎！

　　夏殷周之衰也，诸侯作而战伐日行矣③，传数王而天下不倾者，纪纲存焉耳。秦之王天下也④，无分势于诸侯⑤，聚兵而焚之⑥，传二世而天下倾者，纪纲亡焉耳。是故四支虽无故⑦，不足恃也⑧，脉而已矣；四海虽无事，不足矜也⑨，纪纲而已矣。忧其所可恃，惧其所可矜，善医善计者，谓之天扶与之⑩。《易》曰："视履考祥⑪。"善医善计者为之。

　　　　　　　　　　——四部丛刊本《昌黎先生集》卷十一

【注释】

　　①计：谋虑。　②纪纲：法度。　理乱：治与乱。　③作：兴起。④王（wàng 旺）：称王。　⑤势：权势。　⑥兵：兵器。　⑦故：疾患。⑧恃：依仗。　⑨矜（jīn 巾）：夸耀。　⑩扶与：扶持。　⑪视履考祥：谓审视以往的经历，推究吉凶之征兆。语见《周易·履卦·上九》。

【解读】

　　韩愈（768—824），字退之，河阳（今河南孟州南）人，唐代文学家。祖籍昌黎（今属河北），谥文，北宋元丰年间追封为昌黎伯，故又称韩昌黎、韩文公，累迁吏部侍郎。名居"唐宋八大家"之首，与柳宗元、欧阳修、苏轼合称"千古文章四大家"。传世著作有《昌黎先生集》四十卷。旧、新《唐书》并有其传。

本文系作者所撰《杂说》之二，篇名另加。

文章开篇言"善医者，不视人之瘠肥，察其脉之病否而已矣；善计天下者，不视天下之安危，察其纪纲之理乱而已矣"，认为善于谋虑天下的人，不为天下安定或危险的表面现象所迷惑，而是察别法度是否健全，就好比善于治病的人，不为病人瘦弱或肥壮的表面现象所迷惑，而是察别脉象是否正常。此一模拟的主旨说"善医"者重脉象，"善计"者重"纪纲"。接着说"脉不病，虽瘠不害；脉病而肥者，死矣"，病人脉象正常，即使形体瘦弱，也没有大害，脉象不正常，即使形体肥壮，也会死亡。韩愈此语，自有医学经典著作为依据。《素问·方盛衰论》："形弱气虚，死；形气有余，脉气不足，死；脉气有余，形气不足，生。"说到二死一生，"死"则都是由于脉气不足所致，而不问其形体之强壮，"生"则由于脉气充盈，而无关乎形体之虚弱。所引《方盛衰论》讲的是"诊道"，是诊断的大法。这对于治国有什么启示呢？文章没有明讲，而是寄寓于"通于此说者，其知所以为天下乎"句中，说通晓这个道理的人，就知道怎么来治理天下。因为这是不言自明地比喻国家法度正常，即使出现危情，也无大碍，法度不正常，即使太平，也会导致灭亡。有关"纪纲"对于国家重要性的问题，早在先秦著作中便有论述，如《尚书·五子之歌》："今失厥道，乱其纪纲，乃厎灭亡。"说大禹之孙太康即位称王后废弃唐尧的治道，搅乱他的法度，从而招致灭亡。《礼记·乐记下》："纪纲既正，天下大定。"从正反两个方面说明"纪纲"乃是治国之本。此段言治天下之法：纪纲理，虽危犹安；纪纲乱，虽安犹危。

次段举夏商周三代虽衰乏而绵延数十王与秦王朝虽集权而仅传二世之例，以证纪纲对于国家存亡所具有的决定性作用。夏朝从大禹到桀共十四代十七王，前后四百七十年，商朝自商汤至帝辛计十七代三十一王，存世五百五十年，周朝由姬发逮姬延合三十代三十七王，更是迭经七百九十年。秦王朝实行郡县制，不分权于诸侯，而是集中到皇帝手中，又聚集天下兵器于咸阳，铸为阿房宫前十二铜人，却只是维持了不足十五年。"四支虽无故，不足恃也，脉而已矣；四海虽无事，不足矜也，纪纲而已矣。"由上述事例得出结论：国家虽然太平，也不值得夸耀，如同四肢虽无疾患，也不值得依仗，这是秦朝历史短暂给后人揭示的教训；值得夸耀的只是纪纲正常罢了，如同值得依仗的只是脉象正常罢了，这是三代国祚绵长给后人提供的经验。至此，以纪纲为本的意思好像已经说尽，文章似乎可以结束，岂料作者更有深一层次的思考："忧其所可恃，惧其所可矜，善医善计者，谓之天扶与之。"忧虑可以依仗的会消失，畏惧可以夸耀的会泯没，就是要时时顾及脉气与纪纲，使其更加充实，更加稳固，从而使人长寿而天下治。这种擅长诊病、善于谋国的人，可以说是得到上天扶助的。最后取用《易》卦语表明上天所以赐福，正由于善医、善计者吸取以往的经验教训，始终小心行事的缘故。

　　医道通政道，文章借医喻政，论说"纪纲"乃是治理天下的关键问题。韩愈被后人赞为"百代文宗"，所撰文章车载斗量，启人心智者无数，然类此《医说》的涉医之文在韩文中可谓凤毛麟角。

宋 清 传

柳宗元

宋清，长安西部药市人也。居善药①。有自山泽来者，必归宋清氏，清优主之。长安医工得清药辅其方，辄易雠②，咸誉清。疾病疕疡者，亦皆乐就清求药，冀速已。清皆乐然响应③。虽不持钱者，皆与善药，积券如山④，未尝诣取直⑤。或不识，遥与券，清不为辞。岁终，度不能报，辄焚券，终不复言。市人以其异，皆笑之，曰："清蚩妄人也⑥。"或曰："清其有道者欤！"清闻之，曰："清逐利以活妻子耳⑦，非有道也，然谓我蚩妄者亦谬。"

清居药四十年，所焚券者百数十人，或至大官，或连数州⑧，受俸博。其馈遗清者⑨，相属于户⑩。虽不能立报，而以赊死者千百⑪，不害清之为富也⑫。清之取利远⑬，远故大，岂若小市人哉？一不得直，则怫然怒⑭，再则骂而仇耳。彼之为利不亦翦翦乎⑮？吾见蚩之有在也。清诚以是得大利，又不为妄，执其道不废⑯，卒以富。求者益众，其应益广。或斥弃沉废⑰，亲与交视之落然者⑱，清不以怠遇其人⑲，必与善药如故。一旦复柄用⑳，益厚报清。其远取利，皆类此。

吾观今之交乎人者，炎而附，寒而弃，鲜有能类清之为者。世之言徒曰"市道交"㉑。呜呼！清，市人也，今之交有能望报如清之远者乎？幸而庶几㉒，则天下之穷困废辱得不死亡者众矣。"市道交"岂可少耶？或曰："清非市道也。"柳先生曰："清居市不为市之道，然而居朝廷、居官府、居庠塾㉓，乡党以士大夫自名者，反争为之不已。悲夫！然则清非独异于市人也。"

——上海古籍出版社 2008 年版《柳河东集》卷十七

【注释】

①居：积储。　②雠（chóu 筹）：应验。　③响应：喻有求必应。
④券：契据。　⑤诣：前往。　直：钱款。　⑥蚩（chī 吃）妄：痴愚狂妄。
⑦妻子：妻儿。　⑧连数州：此谓连续掌管一州又一州。　⑨馈遗（wèi
卫）：馈赠。　⑩相属（zhǔ 主）：相继。　⑪赊（shē 奢）：买物延期付款。
⑫害：妨碍。　⑬远：漫长。　⑭怫然：愤怒貌。　⑮翦翦：浅薄。　⑯执：
坚持。　⑰斥弃：黜免。　沉废：谓埋没在下层，不被起用。　⑱交：指朋
友。　落然：冷漠。　⑲怠：轻慢。　遇：对待。　⑳柄用：谓被信任而掌
权。　㉑市道交：势利之交。　㉒幸而：幸亏。　庶几：近似。谓近似宋清
般的人。　㉓庠塾：学校。

【解读】

　　柳宗元（773—819），字子厚，河东解县（今山西运城西南）人，世称
"柳河东"，因官终于柳州，又称"柳柳州"，唐代著名文学家、哲学家。贞
元九年（793 年）进士，累迁礼部员外郎。后因所参与王叔文为首的集团革
新失败，永贞元年（805 年）谪为邵州刺史，赴任途中，又被加贬为永州司
马，元和十年（815 年）迁任柳州刺史。柳宗元虽然未届"知命"而辞世，
却留存诗文多达六百余篇，尤以文的成就为高，是唐代古文运动的主要倡导
者之一，与韩愈并称为"韩柳"。有刘禹锡所集《柳河东集》四十五卷传世。
旧、新《唐书》皆载其传。

　　此文系作者任永州（今湖南零陵）司马期间（805—815）所作。文章赞
扬药商宋清轻财重义且始终如一的情怀，嘲讽"以士大夫自名者"炎附寒弃
的势利习气，吐露了作者官场落寞的抑郁心声。

　　文章开头点明传主的药商身份。唐代都城长安（今西安）商铺有东西二
市，宋清在西市开了一家药铺。

继而表明他所经营的都是"善药",也就是上等药材。据成书于开元二十六年(738年)的《大唐六典》卷二十《两京诸市署》记载,当时长安市场"以三贾均市。精为上贾,次为中贾,粗为下贾"。贾,通"价"。"三贾均市"政策不仅执行于京城,而且普洒于各地,不仅实施于药材,而且通用于粮食、纺织品等重要物资。从吐鲁番出土的文书《唐天宝二年交河郡市估案》中可以看出,连交河郡(今新疆维吾尔自治区吐鲁番市高昌一带)如此僻远之地也在贯彻这一政策。收购的药材来源于山地湖泽的药农,从所用"必归"二字,足见宋清在药农中的声望,也与宋清"优主之"即给予优厚的收购价格有关。销售主要有两个渠道:一是批发给医生。医生用其药入方,治病多有效应,因而都赞誉宋清的药材地道。二是零售给病家。病家喜欢到宋清的药铺买药,希望能够尽快痊愈。对此,宋清一概有求必应。医生治疗有各科病人,买药者有"疾病疕疡"即内科、外伤科的不同,既然如此,有的药材须得加工方可使用。就中反映宋清的药铺,除了收购、销售外,还经营加工业务,属于前店后坊式的布局。

其后用较多笔墨叙述宋清被世人讥笑为"蚩妄"的经营之道:只要立下契据,药资可以赊欠,即使从远方来的不相识者,也不推辞。与柳宗元同时代的贾岛《寄钱庶子》诗有云:"树阴终日扫,药债隔年还。"可知赊药的风气在唐代还是有所流行的。问题是宋清对于"积券"未取值,"与券"不为辞,"焚券"不复言,故"市人以其异",认为宋清痴愚,但是也有人称赞他有道义。对此截然相左的议论,宋清只是说,我既非"蚩妄",也非"有道",唯是追逐利益养家糊口而已。这是既真诚又平淡的大实话!

第二段叙议相杂,前后两端赞扬宋清的经营要诀"远取利",其中插入宋清与"小市人"的对照,用以评说"蚩妄"。

宋清经营药铺长达四十年,虽然不能立即收到药资,而且赊欠到死都未能支付的多达千百人,但是不妨碍宋清富有,为什么呢?因为在被宋清烧掉契据的百多人中,有的当上大官,有的连续掌管多州,他们馈赠宋清的,一个接着一个，亦即下文"取利远，远故大"，获取货利的时间漫长，而正由于漫长，所以就丰厚。进而特地补充一例：有被黜免后埋没在下层不被起用的官员，连亲人与朋友都对他冷漠，宋清却不用轻慢的态度看待他，照样热情有加，一如往常地给予上等药材。其人一旦重获信任而掌权，就更会予以厚报。宋清就是如此远取大利而最终富有的。

为了说明"蚩妄"问题，作者描绘了小商人的心态形象：一旦不能获取钱款，就怒形于色，进一步便破口大骂，视为仇敌。作者借此与宋清形成鲜明的映照，认为这些鼠目寸光、斤斤计较的小商人才属于痴愚之辈，而宋清讲究道义，不求目下之利，长期坚持不懈，因此而获大利，何痴妄之有？

在前两段称扬宋清道义的基础上，作者结合自己的坎坷经历，生发了一番感慨。认为如今人与人之间的交往属于势利之交，炎附而寒弃，缺乏类似宋清的道义作为。世俗只是笼而统之地一概称为"市道交"。不错，宋清是个商人，然而当今人们之间的交往有像宋清一样不图眼前的回报，如此取利远的吗？幸亏有近似宋清般的人，那么天下穷困潦倒削官受辱而能够免于一死的人就多了，像这样的"市道交"难道可以少吗？有人讲宋清并非一般的买卖人。作者针对此说，提出一篇主旨：宋清栖身商场而不贪求财利，而那些身处朝廷、官府、学校，在乡里以士大夫自诩的人反倒争权夺利不止，真是可悲啊！既然这样，那么宋清就不仅仅有别于商人，也高出士大夫多多。

有关这篇传记，有三点宜可略作补述：

其一，宋清的经营之道。中国古代有士、农、工、商"四民"之说，柳宗元却为位居其末的药商宋清作传，并对其"市道"不吝褒扬。归纳起来，主要有二：一是"居善药"。不论是付现金的还是"不持钱"的，当地的还是远方的，熟悉的还是"不识"的，身居高位的还是"穷困废辱"的，宋清始终一贯地自觉坚守质量第一的信念，以致医方入其药辄易验，病人用其药"冀速已"，"得不死亡者众矣"。二是重义轻财，目光远大。"积券如山"而"未尝诣取直"，乃至"度不能报，辄焚券"。始播善因，终获善果："馈遗清者，相属于户"，"一旦复柄用，益厚报清"。宋清凭此两招，遂致"求者益众，其应益广"，生意越做越大，"得大利""卒以富"。

其二，宋清人物的真实。宋清并非柳宗元塑造出来的艺术形象，而是一位历史人物。李肇与柳宗元生活年代相近，撰有《唐国史补》三卷，记载唐玄宗开元元年（713年）到唐穆宗长庆四年（824年）间的史事。该书将"纪事实"作为选择内容的一条标准。其卷中就有"宋清"条："宋清卖药于长安西市。朝官出入移贬，清辄卖药迎送之。贫士请药，常多折券，人有急难，倾财救之。岁计所入，利亦百倍。长安言：'人有义声，卖药宋清。'"同本传所叙之事不谋而合，是可证之。

其三，柳宗元的有感而发。柳宗元早年登进士第，复举博学宏词科，韩愈说他"名声大振，一时皆慕与之交"（韩愈《柳子厚墓志铭》），《旧唐书》本传也称"当时流辈咸推之"。此时的柳宗元，门前是车水马龙，厅堂是高朋满座。及至贬谪，人事皆非。如他在《答周君巢饵药久寿书》写道："居小州，与囚徒为朋，行则若带缧索，处则若关桎梏，彳亍（chì chù）而无所趋，拳拘而不能肆，槁然若蘖，隤然若璞。其形固若是，则其中者可得矣。"此段淋漓尽致地表达了行动拘束、形体枯槁、内心郁闷的凄苦，较之前述在长安的年轻时期，反差实在是过于强烈。他在《答贡士廖有方论文书》中曾经对比过这仿佛冰火般的境遇："吾在京都时，好以文宠后辈，后辈由吾文知名者，亦为不少焉。自遭斥逐禁锢，益为轻薄小儿哗嚣，群朋增饰无状，当途人率谓仆垢污重厚，举将去而远之。"更是把遭人白眼冷落的情状显露无余。职此之由，文章所言"炎而附，寒而弃"揭示了上层社会的一大弊病，也正是本传的主旨所在。南宋韩醇《诂训柳先生文集》有个点评："公此文在谪永州后作，盖谓当时之交游者不为之汲引，附炎弃寒，有愧于清之为者，因托是以讽。"应当说解读到了点子上。

与崔连州论石钟乳书

柳宗元

宗元白^①：前以所致石钟乳非良^②，闻子敬所饵与此类，又闻子敬时愦闷动作^③，宜以为未得其粹美^④，而为粗矿惨悍所中，惧伤子敬醇懿^⑤，仍习谬误^⑥，故勤勤以云也^⑦。再获书辞，辱征引地理证验多过数百言^⑧，以为土之所出乃良^⑨，无不可者。是将不然^⑩。夫言土之出者固多良而少不可，不谓其咸无不可也。

草木之生也依于土，然即其类也，而有居山之阴阳^⑪，或近水，或附石，其性移焉。又况钟乳直产于石^⑫，石之精粗疏密，寻尺特异^⑬，而穴之上下，其土之薄厚、石之高下不可知，则其依而产者固不一性。然由其精密而出者，则油然而清^⑭，炯然而辉^⑮，其窍滑以夷^⑯，其肌廉以微^⑰，食之使人荣华温柔^⑱，其气宣流^⑲，生胃通肠^⑳，寿善康宁，心平意舒，其乐愉愉^㉑。由其粗疏而下者，则奔突结涩^㉒，乍大乍小，色如枯骨，或类死灰，淹悴不发^㉓，丛齿积颣^㉔，重浊顽璞，食之使人偃蹇壅郁^㉕，泄火生风，戟喉痒肺^㉖，幽关不聪^㉗，心烦喜怒，肝举气刚^㉘，不能和平。故君子慎焉。取其色之美，而不必唯土之信，以求其至精，凡为此也。幸子敬饵之近^㉙，不至于是，故可止御也。

必若土之出无不可者^㉚，则东南之竹箭^㉛，虽旁岐揉曲^㉜，皆可以贯犀革；北山之木，虽离奇液㿟、空中立枯者^㉝，皆可以梁百尺之观^㉞，航千仞之渊^㉟；冀之北土，马之所生^㊱，凡其大耳短脰、拘挛踠跌、薄蹄而曳者^㊲，皆可以胜百钧^㊳，驰千里；雍之块璞^㊴，皆可以备砥砺^㊵；徐之粪壤^㊶，皆可以封太社^㊷；荆之茅^㊸，皆可以缩酒^㊹；九江之元龟^㊺，皆可以卜；泗滨之石^㊻，皆可以击考。若是而不大谬者少矣。其在人也，则鲁之晨饮其羊、关毂而輠轮者(47)，皆可以为师儒；卢之沽名者，皆可以为大医；西子之里，恶而矉者(48)，皆可以当侯王(49)；山西之冒没轻儳、沓贪而忍者(50)，皆可以凿凶门(51)，制阃外(52)；山东之稚騃朴鄙、力农桑、啖枣栗者(53)，皆可以谋谟于庙堂之上(54)。若是则反伦悖道甚矣(55)。何以异于是物哉？

是故经中言丹砂者，以类芙蓉而有光(56)；言当归者，以类马尾蚕首(57)；言人参者，以人形(58)；黄芩以腐肠(59)；附子八角(60)；甘遂赤肤(61)。类不可悉数。若果土宜乃善(62)，则云生某所，不当又云某者良也。经注曰："始兴为上，次乃广、连，则不必服(63)。"正为始兴也(64)。

今再三为言者，唯欲得其英精，以固子敬之寿，非以知药石、角技能也。若以服饵不必利己，姑务胜人而夸辩博(65)，素不望此于子敬。其不然明矣，故毕其说。宗元再拜。

——上海古籍出版社 2008 年版《柳河东集》卷三十二

【注释】

①白：禀告。 ②致：赠送。 ③动作：发作。 ④宜：似乎。 ⑤醇懿：朴厚纯美。 ⑥仍：频繁。 ⑦勤勤：恳切至诚。 ⑧辱：谦辞。犹承蒙。 ⑨土：指产地。 ⑩将：疑辞。大概。 ⑪山之阴阳：山南为阳，山北为阴。 ⑫直：直接。 ⑬寻尺：喻微细之物。 ⑭油然：光润貌。⑮炯然：明亮貌。 ⑯夷：平坦。 ⑰廉：洁净。 微：纤细。 ⑱荣华：旺盛。指精力。 温柔：柔和。指面色。 ⑲宣流：通畅。 ⑳生：养育。㉑愉愉：和悦貌。 ㉒结涩：谓屈曲粗糙。 ㉓淹悴：败坏。 发：生长。㉔颣（lèi 类）：疙瘩。 ㉕偃蹇（jiǎn 简）：犹困顿。 ㉖戟：刺激。下"痒"字义同。 ㉗幽关：此指听觉。道家指幽关为两肾之间，而肾开窍于耳，故云。 ㉘气刚：脾气火暴。 ㉙近：历时短。 ㉚必若：如果。二字同义。 ㉛竹箭：即筱，细竹，宜制作箭。《尔雅·释地》："东南之美者，有

会稽之竹箭焉。” ㉜旁岐：此谓旁生歧出。 揉：错杂。 ㉝离奇：盘曲貌。 液瞒：当作“液樠”。脂液渗出。瞒，“樠”的讹字。 空中：内部空虚。 ㉞梁：屋梁。此用如动词。 观：楼台。 ㉟航：舟船。此用如动词。仞：长度单位，说法不一，一般多指八尺或七尺。 ㊱“冀之”二句：语出《左传·昭公四年》。冀之北土相当于今河北、山西北部，古代认为是良马的产地。 ㊲脰（dòu 豆）：颈项。 踠（wǎn 宛）跌：谓蹄足拳曲而颠仆。曳（yè 夜）：拖。 ㊳钧：重量单位，三十斤。 ㊴雍：指雍州，古九州岛之一，今陕西、甘肃一带。《尚书·禹贡》谓其处多产似玉之石。 ㊵砥砺：磨刀石。 ㊶徐：指徐州，古九州岛之一，今江苏、山东、安徽部分地区。《尚书·禹贡》谓其处多有五色土。 粪壤：秽土。 ㊷封：建筑。 太社：古代天子为群姓祈福报功而设立的祭祀土神、谷神的场所。 ㊸荆：指荆州，古九州岛之一，今湖北、湖南部分地区。《尚书·禹贡》谓其处多产包茅。㊹缩酒：古代祭祀时用菁茅滤酒去滓。 ㊺“九江”句：《尚书·禹贡》有“九江纳锡大龟”语，故云。元龟，大龟，古代用以占卜。 ㊻“泗滨”句：《尚书·禹贡》有“泗滨浮盘”语，故云。泗，河流名，称泗水或泗河，在今山东中部。 ㊼晨饮（yìn 印）其羊：语本《孔子家语·相鲁》。谓鲁国贩羊者沈犹氏清晨给羊饮水，以增其重量，诈欺世人。或省作“饮羊”。 “关毂（gǔ 谷）”五字：语出《礼记·杂记下》。谓作轮之人以扶病之杖插入车毂而回转车轮。关，穿。輠（huì 慧），回转。 ㊽“西子”二句：谓西施乡里丑陋而效仿西施皱眉的女子。语本《庄子·天运》。矉，皱眉，后作“颦”。 ㊾当：匹配。 ㊿山西：指函谷关以西地区，即关西。下文“山东”指函谷关以东地区，即关东。 冒没：冒昧。 轻傿（chán 蝉）：没有长幼尊卑之分。 沓贪：贪婪。 忍：残忍。 (51)凿凶门：古代将军凿一凶门（即北向门）出征，以丧礼处之，以示必死之决心。 (52)阃（kǔn 捆）：城郭之门。 (53)騃（ái）：愚。 朴鄙：质朴鄙野。 (54)谋谟：谋划。 庙堂：指朝廷。 (55)反伦悖道：谓违反常理。伦，道理。 (56)“经中”十三字：苏敬等《新修本草》分丹砂为土砂与石砂，石砂之上等者称光明砂，"形似芙蓉，破之如云母，光明照彻"。　⑤⑦"言当归"二句：《新修本草》谓当归"宕州（今甘肃宕昌、舟曲）最胜，细叶者名蚕头当归，大叶者名马尾当归"。　⑤⑧"言人参"二句：陶弘景《名医别录》谓人参"如人形者有神"。⑤⑨"黄芩"句：《神农本草经》谓黄芩"一名腐肠"。因其断面中央呈朽片状，故称。　⑥⑩"附子"句：《本草经集注》谓"附子以八月上旬采八角者良"。　⑥①"甘遂"句：《本草经集注》谓甘遂"赤皮者胜"。　⑥②土宜：谓各地不同性质的土壤对于不同的生物各有所宜。　⑥③"经注"三句：《新修本草·石钟乳》："钟乳第一始兴，其次广、连、澧、朗、郴等州者，虽厚而光润可爱，饵之并佳。今峡州、青溪、房州三洞出者，亚于始兴。自余非其土地，不可轻服。"始兴，郡名，今广东连江、瀜江流域以北地区。广，广州，相当于今广东、广西大部分地区。连，连州，今广东连州、连山、阳山等地。⑥④为：通"谓"。　⑥⑤辩博：谓知识广博。

【解读】

柳宗元生平见本书《宋清传》。

这是柳宗元写给崔连州的一封信，内容主要是探讨石钟乳的优劣问题。全文论点鲜明，论证周备，感情真挚，具有较强的说服力与艺术感染力。

崔连州（761—812），名简，字子敬，贞元五年（789年）进士，先任刑部员外郎等职，后任连州（今属广东）刺史，因称崔连州。元和六年转任永州刺史，未至，坐事流放驩州（今越南演州），元和七年（812年）正月卒于驩州贬所。此封书信当写于崔简连州任上。

石钟乳又称钟乳石，别名滴乳石、鹅管石等，是在碳酸盐岩地区洞穴内长期而缓慢形成的沉淀物。《神农本草经·玉石部》称其"味甘，温。主咳逆上气，明目益精，安五藏，通百节，利九窍，下乳汁"。《中药大辞典》言其"温肺气，壮元阳，下乳汁。治虚劳喘咳，寒嗽，阳痿，腰脚冷痹，乳汁不通"。传说久服延年，以致自汉末以降服食成风，崔简饵服，与此风不无关联。虽然如此，但是石钟乳终属石药。《素问·腹中论》有"石药发瘨""石药之气悍"语。"石药发瘨"的"瘨"，《甲乙经》卷十一第六作"疽"，宜是。《史记·扁鹊仓公列传》也说"石之为药精悍"，并有齐王侍医遂石药发疽的例证。后世医书如《诸病源候论》《千金要方》等，都有类似的说法。李时珍《本草纲目》有更进一步的分析："石钟乳，乃阳明经气分药也，其气慓疾，令阳气暴充，饮食倍进……昧者得此自庆，益肆淫泆，精气暗损，石气独存，孤阳愈炽。久之，营卫不从，发为淋渴，变为痈疽。"

从书信的开端可以看出，柳宗元与崔简就服用石钟乳事曾有多次信件往返，作过比较深入的探讨。崔简不仅给柳宗元赠送石钟乳，后来还写过一封长信，其中为了证实"土之所出乃良，无不可者"，特地"征引地理证验多过数百言"，足见其对石钟乳的功用坚信不疑。但是柳宗元鉴定崔简"所致石钟乳非良"，又传闻崔简"所饵与此类"，并经常出现烦闷不舒的现象，由此认为这是滥服劣质石钟乳的后果。崔简与柳宗元对石钟乳看法的主要差异，在于凡是产地上所出是否都是优质的。崔简认为是，柳宗元答以否。柳宗元的这封书信针对崔简的看法，以"是将不然"一语委婉地予以否定，提出"土之出者固多良而少不可，不谓其咸无不可"的观点。"无不可"与"少不可"，"无"与"少"一字之别，便鲜明地反映出崔、柳二人分歧的焦点所在。这是首段所述内容，摆出两种不同的观点。其后便多角度地予以论证，阐明"不必唯土之信"的主旨。

论证的第一部分，采用衬托、对比的手法，着眼于石钟乳的依附物。草木依附泥土生长，即使同类草木，也会由于日光的向背、水分的多少，其性能就有变化，借此衬托受自然环境影响尤多的石钟乳更易变其质性。钟乳直接生长在石块上，石块的精粗疏密有微细的差异，而影响石块的众多因素又难以预测，这就决定了石钟乳的质性必然有别。其后便并举相同句式"由其精密而出（粗疏而下）者……，食之使人……"进行对比，以示其优劣之殊。

表明二者在色泽、形状、质地以及服用效果上大相径庭，从而自然地引出"故君子慎焉"的告诫，"取其色之美，而不必唯土之信"的重要性也便跃然纸上，令人信而不疑。

论证的第二部分，取用归谬法，即首先假设对方的论点正确，然后依据该论点加以引申、推论，从而得出极其荒谬的结论，使对方的论点不攻自破。崔简的论点是"土之出无不可"。假如这个论点成立，那么就会出现"东南之竹箭，虽旁岐揉曲，皆可以贯犀革"等八件物事之谬以及"鲁之晨饮其羊、关觳而輠轮者，皆可以为师儒"等五桩人事之谬。试想：横生弯曲的东南竹箭皆能穿透犀牛皮，内部朽烂的北山树木皆能制作横跨于百尺楼台的屋梁、航行于千仞深渊的舟船，同样的道理，孔子生于鲁，则鲁地的欺诈之徒都可担任教官，秦越人家于卢，则卢地的沽名钓誉之辈都可成为大医。如此之类荒谬透顶的结论，居然都是由"土之出无不可"的观点推论而来，则此观点之不能成立也便不言自明。在所举八事之谬中，前三谬皆言产地所出而质劣者，后五谬仿此而略质劣语。另外需要指出的是，作者论述八物、五事，共享"必若土之出无不可者"这一假设分句，而对其结果，亦即所述相似相关的内容，运用结构相近的句式、前后贯通的语气，犹如江涛海波，一浪紧随一浪地滚滚向前，大有一泻千里、不可阻遏的气势。与此同时，在分类枚举若干事例后，嵌以短语作结，如推论八物后的"若是而不大谬者少矣"、五事后的"若是则反伦悖道甚矣"，既使层次分明，又得点睛之妙。末句"何以异于是物哉"，言您崔简的见解同上述谬误有什么区别呢，乃是说明全段主旨之语，所有推论而出的八物、五事，正是共同指向于此。

论证的第三部分，引用本草经文之语，包括《神农本草经》《本草经集注》《新修本草》所言六种药物，重新回到正面论述中来，进一步否定崔简"土之出无不可"的看法，肯定"不必唯土之信"的见解，是前述"取其色之美，而不必唯土之信"的延伸。这不仅使文章错落有致，跌宕生姿，更重要的是所引之经，历来被后人奉为典籍，具有难以移易的说服力。所引经文六药，当归、人参、黄芩、附子皆言其形，甘遂言其色，丹砂则形状、色泽并举，竟无一药提到产地。作者又特地补充一句"类不可悉数"，意为似此强调形色而不注重产地的药物数不胜数。在此基础上，指出崔简"产地"说的谬误：如果产地上生长的药物就是优质的，那么本草经文只要说生长在某地，不该又讲某一品种精良了。接着对《新修本草》所说石钟乳"始兴为上"语加以解释，认为其意正是讲对始兴出产的石钟乳须辨其形质。

崔简是柳宗元的大姐夫，比柳宗元年长十二岁。柳宗元的大姐比柳宗元大两岁，十五岁时嫁给崔简，据此，柳宗元与崔简相识于贞元元年（785年）前。除了亲戚关系外，柳宗元还视崔简为师友。柳宗元《祭姊夫崔使君简文》有言："惟昔与君，年殊志匹。昼咨夕讨，期正文律。实契师友，岂伊亲昵。"另在《祭崔氏外甥女文》中说："汝之先君，以文诲我。周流辩论，有疑必果。恒革其非，以成其可。"从中可见崔简对柳宗元的文学创作乃至所从事的古文运动具有一定的影响。正由于以往关系比较密切，因而柳宗元在书信中有些用语较为尖锐，口气也比较严峻，如"大谬""反伦悖道甚矣"等。此外，"若以服饵不必利己，姑务胜人而夸辩博，素不望此于子敬"，也寓有暗讽崔简"征引地理证验多过数百言"意。但是毕竟崔简要年长一轮，且"实契师友"，柳宗元便在书信中反复表述其用心，既申明于前"惧伤子敬醇懿，仍习谬误，故勤勤以云也"，又表白于后"今再三为言者，唯欲得其英精，以固子敬之寿，非以知药石、角技能也"。由此可知，语之重本于心之长，而此"语重心长"正反映了柳宗元对崔简的诚挚情谊。令人惋惜的是，柳宗元的忠言，崔简并未入耳，依然故我地服用劣质石钟乳。据柳宗元所撰《崔君权厝志》"后饵五石，病疡且乱，故不承于初"以及《祭姊夫崔使君简文》"悍石是饵，元精以渝"语，可晓崔简之死与饵服石钟乳不无关系。这一结果也足资证明对于石钟乳乃至其他药石"不必唯土之信"，而务须"求其至精"，始能获得良好疗效，"故君子慎焉"。

鉴　药

刘禹锡

　　刘子闲居①，有负薪之忧②，食精良弗知其旨③，血气交沴④，炀然焚如⑤。客有谓予："子病，病积日矣。乃今我里有方士沦迹于医⑥，厉者造焉而美肥⑦，尪者造焉而善驰⑧，矧常病也⑨。将子诣诸⑩？"

　　予然之⑪，之医所。切脉、观色、聆声，参合而后言曰："子之病，其兴居之节舛、衣食之齐乖所由致也⑫。今夫藏鲜能安谷⑬，府鲜能母气⑭，徒为美疢之囊橐耳⑮！我能攻之。"乃出药一丸，可兼方寸⑯，以授予曰："服是足以瀹昏烦而锄蕴结⑰，销蛊慝而归耗气⑱。然中有毒，须其疾瘳而止⑲，过当则伤和，是以微其齐也。"予受药以饵。过信而腿能轻⑳，痹能和；涉旬而苛痒绝焉㉑，抑搔罢焉；逾月而视分纤，听察微，蹈危如平㉒，嗜粝如精㉓。

　　或闻而庆予，且哄言曰㉔："子之获是药几神乎㉕，诚难遭已。顾医之态㉖，多啬术以自贵㉗，遗患以要财。盍重求之㉘，所至益深矣㉙。"予昧者也，泥通方而狃既效㉚，猜至诚而惑剿说㉛，卒行其言。逮再饵半旬，厥毒果肆，岑岑周体㉜，如痁作焉㉝。悟而走诸医。医大咤曰㉞："吾固知夫子未达也！"促和蠲毒者投之，滨于殆㉟，而有喜㊱。异日进和药㊲，乃复初。

　　刘子慨然曰：善哉医乎！用毒以攻疹，用和以安神，易则两踬㊳，明矣。苟循往以御变，昧于节宣㊴，奚独吾侪小人理身之弊而已！

——上海人民出版社 1975 年版《刘禹锡集》卷六《因论》

【注释】

　　①闲居：安闲居家。　②负薪之忧：病的婉辞。　③旨：味美。　④沴

(lì 力)：不和。　⑤炀然焚如：若烘烤状，喻体温极高。如，词尾。　⑥方士：方术之士。　沦迹：隐居。　⑦厉：通"癞"。恶疮。　⑧辄：足疾。
⑨矧（shěn 审）：何况。　⑩将（qiāng 腔）：请。　⑪然：认为正确。
⑫齐（jì 计）：分量。　⑬安谷：谓病中仍能进食。　⑭母气：犹养气。
⑮美疢（chèn 衬）：指疾病。　囊橐（tuó 佗）：用以贮物的口袋，此指疾病滋生处。　⑯兼：加倍。　方寸：一寸见方。　⑰瀹（yuè 月）：疏导。　锄（chú 除）：清除。　⑱销：消散。　蛊慝（tè 特）：蛊虫引起的祸害。
⑲须：待。　⑳信：两天。　能：乃。　㉑苛痒：疥疮，一种刺痒的皮肤病。
㉒危：高地。　㉓粝：粗糙的米。　精：纯净的米。　㉔哄：逗引。　㉕几：几乎。　㉖顾：只是。　态：习气。　㉗啬术：对技艺有所保留。　㉘盍：何不。　㉙至：通"致"。得到。　㉚通方：共通的道理。　狃（niǔ 扭）：贪图。　㉛剿（chāo 抄）说：因袭旧说为己说。　㉜岑岑：胀痛貌。　㉝痁（shān 山）：疟疾。　㉞咤（zhà 乍）：怒喝。　㉟滨：临近。　㊱有喜：指病愈。　㊲异日：以后。　㊳踬（zhì 至）：谓事情不顺利，处于困境。
㊴节宣：谓或节制或宣散以调适之，使气既不散漫，也不壅闭。

【解读】

刘禹锡（772—842），字梦得，因晚年任太子宾客，故又称刘宾客，洛阳（今属河南）人，唐代著名文学家、哲学家。贞元九年（793 年）进士，累迁监察御史。永贞元年（805 年）参与王叔文为首的革新集团，反对藩镇割据与宦官势力，时经百余日而宣告失败，旋遭贬谪，外放到朗州、连州、夔州等地任官。有《刘宾客文集》四十卷传世。旧、新《唐书》并有其传。

《因论》凡七篇，系刘氏于夔州刺史任上所作，时在公元 822—824 年间，分别为《鉴药》《讯甿》《叹牛》《儆舟》《原力》《说骥》《述病》。其中首尾两篇一言药一言病，非知晓医药者难以落笔。元和十三年（818 年），刘禹锡《答道州薛郎中论方书书》称自己年幼多病，"羞己之不如""里中儿年齿比者"，遂"伏读"医书《素问》《雷公药对》《小品方》等，所得医术不仅"足以自卫"，且能为人治病，更撰有《传信方》两卷。《因论》有序，文云："刘子闲居作《因论》。或问其旨曷归欤？对曰：'因之为言有所自也。夫造端乎无形，垂训于至当，其立言之徒；放词乎无方，措旨于至适，其寓言之徒。蒙之智不逮于是，造形而有感，因感而有词，匪立匪寓，以因为目。《因论》之旨也云尔。'"认为《因论》既非立说，也不是寓言，而是借事说意，亦即假托具体事物来表明个人看法的小品文。

如题名所示，《鉴药》讲用药的教训。全文分为叙事与议论两部分。前三段叙事，末段议论。

首段为全文的引子，说刘子患病，病状为食不知味，血气不和，体热如焚。有位宾客就向他介绍隐居在医界的方士，以"厉者造焉而美肥，羸者造焉而善驰"，极力渲染其医术之高明，劝导刘子前往就医。

次段接说刘子去方士处诊治的过程：方士经过诊断，点明刘子的病因、病机，并给出药物，说明其效果与注意事项。病因是起居规律混乱，衣食调适不当，病机是脏腑难以受纳水谷，养育正气，药效是疏导昏烦，清除郁结，消散病害，恢复正气，注意事项是等到病愈就停止用药。刘子遵照医嘱服药，病体逐渐康复。此段概述诊治过程与效验，反映方士医技之精湛，证实上段宾客所言不虚。

《尚书·说命》有"若药不瞑眩，厥疾弗瘳"语。所谓"瞑眩"，乃是进入体内的药物与病邪交争的反应。古谚说"是药三分毒"，有病服药可却病，无病服药则伤体，因而方士在所言服药注意事项中，特别叮咛药中"有毒"，"过当则伤和"，为下文病情反复埋下伏笔。

第三段通过"或"之"哄言"、"予"之"昧"以及"医"之"大咤"与"促和蠲毒者投之"，描述刘子受骗过程及其后果与再次治疗情况。有人逗引他说：药物既然神妙难求，而医生的习气大多对医术有所保留，用以抬高自己，留下部分病患，用以索取钱财，为什么不多服用点药物。刘子拘泥于上述共通的道理，贪求已有的疗效，猜忌医生极其真诚的心地，为"哄言"所迷惑，便置医嘱于脑后，继续服药。五天后，药物中的毒性果然涌现，浑身胀痛，如同疟疾发作一般，正应上文"然中有毒"的告诫，并益见方士之"至诚"。于是再行求医，医生在怒喝刘子不晓医理后，急忙调制解毒药给其服用，方得转危为安，逐渐平复。

以上三段叙事铺实了垫，蓄足了势，末段之议论自然而然地因此而生发。

议论可分为两层意思：第一层止于"明矣"，说医之高明，用攻伐的药物祛病，用平和的药物安神，反之则必然导致"两踬"即都要失败，这既是对上述叙事的归结，也是对下述结论的导入。第二层，字面上的意思是如果依据医"多啬术""遗患"的旧习来处理已然变化的病状，不明白节制与宣散的不同作用，哪里只是我们这些小人物养身的弊端呢，而字面下的意思则是如果依据守旧的理念来统制已经变化的社会现实，不能把握或德或刑的适度，是身居朝廷的那些大人物治国的弊病，从而点明全文的主旨。于此可见，《鉴药》一文讲说的是治病之理，隐含的是治国之道，乃作者借助服药的教训向唐王朝所作针砭之言。

范仲淹《岳阳楼记》有云："居庙堂之高，则忧其民；处江湖之远，则忧其君：是进亦忧，退亦忧。"这实际上也是对刘禹锡一生的写照。刘氏早年迁任监察御史、屯田员外郎，参与王叔文、王伾为首的革新集团，裁减宦官，抑制藩镇，整顿吏治，取缔宫市，力图重建中央集权，是为"进亦忧"；其后"二王八司马"革新失败，被贬放外任，奔走于湖广、巴蜀一带，依然关注国事，是为"退亦忧"。

述　病

刘禹锡

　　刘子尝涉暑而征①，热攻于膝以致病。其仆也告痛②，亦莫能兴。逮浃日③，予有瘳。医诊之曰："疾幸间矣④，顾热疹而未平，有遗类焉⑤，宜谨于摄卫。卫之乖方⑥，则病复矣。"所苦既微，而怠其说，倦眠于衾而兴焉⑦，倦隐于几而步焉⑧，面不能罢頮⑨，发不能捐栉⑩，口不能忘味，心不能无思。如是，未移日而疾也瘥如复瘭于躬⑪。进药求汗，凡三渙⑫，然后目能视。视既分，则向时之仆已睆然执杯圈侍予于前矣⑬。予讶而曰："曩吾与若也病偕⑭，呻也呼也⑮，若酷而吾微，药也饵也，吾殷而若薄，何患之同而痊之异哉？"仆谆谆而答云⑯："己之被病也，兀然而无知⑰；有间也，亦兀然而无知。发蓬如而忘乎乱⑱，面黔如而忘乎垢⑲。洎疾之杀也⑳，虽饮食是念，无滑甘之思㉑。日致复初，亦不知也。"

　　予喟然叹曰㉒："始予有斯仆也，命之理畦则蔬荒㉓，主庖则味乖，颛厩则马瘠㉔，常谓其无适能适，乃今以兀然而贤我远甚，利与钝果相长哉！仆更矣。"

　　刘子遂言曰：乐于用则豫章贵，厚其生则社栎贤㉕，唯理所之，曾何胶于域也？

　　　　　　　　——上海人民出版社 1975 年版《刘禹锡集》卷六《因论》

【注释】

　　①征：远行。　②告痡（pū 铺）：犹告病。　③浃日：十天。　④间：好转。　⑤遗类：指余邪。　⑥乖方：违背法度。　⑦衾（qīn 钦）：被子。

236　·

⑧隐（yìn 印）：凭依。　几：小桌。　⑨颒（huì 汇）：洗脸。　⑩栉（zhì
至）：梳头。　⑪未移日：时间不久。　瘆（shèn 肾）如：寒战貌。　癏
（guān 官）：病痛。　⑫涣：发散。　⑬睨（nì 逆）然：高视貌。　杯圈：
一种木质饮器。　⑭若：你。　⑮呼：大声叫号。　⑯谆谆：忠谨诚恳貌。
⑰兀然：无知貌。　⑱蓬如：纷乱貌。　忘：不顾念。　⑲黔如：污秽貌。
⑳杀：减轻。　㉑滑甘：指代甘美的食物。　㉒喟（kuì 匮）然：感叹貌。
㉓畦（qí 齐）：泛指田园。　㉔颛：通"专"。专管。　㉕社栎（lì 力）：
木名。

【解读】

刘禹锡生平见本书《鉴药》。

文章以所述病事为题，因之而有感触，发表一番有关利与钝的议论。

首段述事。可大别为两节。前节至"亦莫能兴"，先简提主仆二人之病由
冒暑远行，"热攻于膝"所致。其余属后节。

后节判作两个部分，分述主仆二人病愈的过程。

述主人的部分，分四层详说病情。第一层，十天后病势好转。第二层，
医生诊断后说，只是邪热的危害尚未平复，还有余邪，给出"谨于摄卫"的
嘱咐，并明确提出"卫之乖方则病复"的告诫，为下文病情反复设一伏笔。
第三层，以"所苦既微，而怠其说"带出，备述懈怠的表现为两"倦"、四
"不能"："倦眠于衾而兴焉，倦隐于几而步焉"，因躺在被窝里，倚着小桌上
十日而生厌倦，于是便起床活动；"面不能罢颒，发不能捐栉，口不能忘味，
心不能无思"，面孔要洗，头发要梳，味道要尝，心思要动。如此这般地"卫
之乖方"，从而招致病情复发。第四层，述主人再经治疗而痊愈。

述仆人的部分，先提主人复发之病初愈，就看到仆人已洋洋自得地侍候
于面前。次表主人的惊讶，为何惊讶？同时患病，而病重药少的仆人先愈，
病轻药多的主人后痊，自然可"讶"。末说仆人诚恳地答以三"兀然"、二

"忘乎"、一"无思"。在疾病发展的三个阶段即发病、好转、痊愈时一概"兀然"（"日致复初，亦不知也"的"不知"，意同于上文两个"兀然而无知"）。两个"忘乎"："发蓬如而忘乎乱""面黔如而忘乎垢"。前者与主人"发不能捐栉"呼应，后者与主人"面不能罢颒"应和。一个"无思"："虽饮食是念，无滑甘之思"，言虽念饮食，但不思美味，对应主人的"口不能忘味，心不能无思"。此节以主人病情反复与仆人病愈顺当作比，仆之应答乃主旨所在，其中"兀然"一语实为通篇眼目。

听了仆人"兀然"而愈原因的解释后，第二段顺势引出主人的一番感慨，对仆人来个今昔对比：以前是料理田园则蔬菜荒芜，掌管烹调则味道走样，专管马棚则马匹瘦弱。连用三语，说尽仆人之无能，因而一直认为仆人是"无适能适"，没有适当的活计能适合他干，如今凭借着"兀然"则比自己能干多了。最后得出结论是"利与钝果相长哉！仆更矣"，说敏捷与迟钝各有其长，比如仆人的"兀然"之"钝"也有其长，从而改变了"无适能适"的状况。

一般来说，写到这里，既有叙事，又对所叙之事加以议论，得出了仆人从"无适能适"到"有适能适"改变的结论，文章似乎可以作结。但是，作者意犹未尽，更借对仆人看法的变化，推论到如何培养使用像仆人那样笨拙迟钝者的问题，于是便有了第三段。说善于使用，像豫章般迟钝的人也能成为贵重之材，重视培养，如社栎般无用的人也可成为贤能之材。古人认为豫章二木生长多年后方有分别，《淮南子·修务训》便有"豫章之生也，七年而后知"语。《庄子·人间世》称社栎"是不材之木""无所可用"。迟钝也好，无用也罢，"唯理所之，曾何胶于域也"，只要善加引导，合理使用，就不会固定在一个水平上，自然也就有可用之处。如此一来，文章的义理便提升一大截。

清人顾嗣协《杂兴八首》诗，其三云："骏马能历险，力田不如牛。坚车能载重，渡河不如舟。舍长以就短，智者难为谋。生材贵适用，幸勿多苛求。"这首小诗形象地说明"尺有所短，寸有所长"的哲理，告诉人们要善于因材施用、用人所长的辩证道理。可以作为《述病》一文的补解。

郭 常 传

沈亚之

郭常者，饶人①，业医，居饶中，以直德信②。饶江其南导自闽，颇通商外夷③。波斯、安息之货④，国人有转估于饶者⑤，病且亟⑥，历请他医，莫能治，请常。常为诊曰："病可去也。"估曰："诚能生我，我酬钱五十万。"常因舍之⑦。先以针火杂治，导其血关⑧，然后辅以奇药。诚曰："第无橐虑⑨。"块居月余⑩，估称愈，欲归常所许财⑪，常不听⑫。估曰："先生以寡与?"常曰："不也。吾直吾之药⑬，计吾之功，不能损千钱，而所受非任⑭，反祸耳。"卒不内⑮。人以常为诈而责常。常曰："夫贩贾之人，细度而狭见⑯，终日希售榷买⑰，计量于毫铢之间⑱，所入不能补其望。今暴夺之息财五十万⑲，则必追吝，郁悁宁能离其心? 且药加于人，病新去而六府方惫，复有悒然之气自内而伐⑳，即不可救，奈何? 彼方有苦时，知我能治而告我，我幸免之，因利其财，又使其死，是独不畏不仁而神可欺者㉑? 吾何敢欺?"

沈亚之曰："仲尼盖言'我未见好仁者、恶不仁者'㉒，而后学之徒未闻明好恶也㉓。其言之愤，不足畏耶? 今世或有邦有土之臣㉔，专心聚敛，残割饥民之食，以资所欲，忍其死而不愧，受刑辱而无耻，是亦不仁甚矣，终无有恶者。郭常之贱而行之，又焉得不称于当时哉?"

——南开大学出版社 2003 年版《沈下贤集校注》卷四

【注释】

①饶：饶州。今江西上饶地区。　②直：正直。　③颇：已。　④波斯：今伊朗。　安息：伊朗高原古国名。　⑤估：贩卖。　⑥亟（jí及）：危急。

⑦舍：留住。 ⑧血关：犹血脉。 ⑨第：只是。 橐（tuó 佗）虑：多虑。 ⑩块居：独居。 ⑪归：通"馈"。赠送。 ⑫听：接受。 ⑬直：价值。用如动词，谓计算价值。 ⑭任：相称。 ⑮内：同"纳"。接受。 ⑯细度：器量狭小。 狭见：见识短浅。 ⑰榷（què 确）买：犹专卖。 ⑱毫铢：极言其少。 ⑲之：其。 息财：指买卖所获利润。 ⑳悒（yì 义）然：愁闷貌。 ㉑独：难道。 ㉒"仲尼"句：语见《论语·里仁》。 ㉓好恶：即上文所言"好仁""恶不仁"。 ㉔有邦有土：语见《尚书·吕刑》，谓有国土的诸侯。

【解读】

沈亚之（约781—约832），字下贤，吴兴（今浙江湖州）人，唐代文学家。元和十年（815 年）登进士第，先后任栎阳（今陕西西安市临潼区东北）尉、福建等州都团练副使、殿中丞御史内供奉等职。大和三年（829年）贬为虔城南康（今属江西赣州）尉，大和五年量移郢州（今湖北钟祥）掾。曾游韩愈门下十余年，与李贺、杜牧等交往。李贺有《送沈亚之歌》，杜牧有《沈下贤》诗，李商隐也有《拟沈下贤》诗。善作传奇，著名作品有《湘中怨解》《异梦录》《秦梦记》等。有后人纂集的《沈下贤文集》十二卷等传世。

本文记述郭常治愈一商贾重病而谢绝丰酬的事迹，表彰他体恤病人、不慕财利的高尚医德，借此抨击"专心聚敛，残割饥民"的执政者。

作者运用凝练的笔法，开篇交代了两件事：一是传主。介绍了姓名、何方人士、居住于何处、什么职业，为人如何。二是地域特点。饶州境内有条信江，又称上饶江，其上游最大支流丰溪流经福建，因而有"饶江其南导自闽"之说，表明此地外贸生意比较兴隆。如此之多的内容只用了二十六个字，不仅"简"，而且"要"，既为情节的叙述打下了楔子，更为主旨的表达吐露了先声。

接着叙事、对话交杂，引出主要情节。依据内容，可以分为五节。

患病。有个在饶地转手售卖波斯、安息货物的估者罹患了危重疾病，"历请他医，莫能治，请常"。

议病。郭常于是就在估者生死攸关的时刻正式登场，诊察后说"病可去也"。面对诸多医生都束手无策的病症，以如此平淡的口吻道明可治，反映了郭常医道的高明，也使估者看到了一线生机，自然要抓住不放。怎么抓住？"如果能够救活我，我酬谢五十万钱。""有钱能使鬼推磨"，说这话很符合估者的身份。"常因舍之"，郭常因而留住他。安一"因"字，表面上看，是郭常贪财，由于重金而治病。须知这个"表面"是做给估者看的，让他消除疑心、担心，而能放心、安心。因为郭常知道，在估者的心目中，看在数目不菲的钱财面上，医者就会悉心为他治病。看来郭常还善于揣摸病人的心理。

治病。郭常先用针刺灸焫综合治疗，通导血脉，后用奇妙的药物辅助，告诫不要多虑，估者独居一月有余而病愈。

付酬。估者守信用，要付报酬五十万。"常不听"，郭常不接受。这"不听"二字也蛮有趣：在估者眼中，从来就没有跟钱过不去的人，既然"不听"，那就是嫌少，因而发出"先生以寡与"之问。孰料郭常说，计算所用药物与付出工夫的价值不到一千钱，并且认为获得的酬劳与付出的物力、劳力不相称，反倒是祸事。最终不取非分之报。

自白。在"天下熙熙，皆为利来；天下壤壤，皆为利往"（《史记·货殖列传》。壤壤，同"攘攘"）的世俗社会中，郭常拒收重金的正义行为反被视作虚伪而遭受责备。对此，郭常敞开心扉，发表了一通既骇俗又温情的看法，主要讲了两层意思：一会导致估者丧身。生意人器量小，见识短，在买卖上本来就锱铢必较。现在突然夺走他五十万利润，一定会追念吝惜，心中郁闷，况且大病初愈，身体疲惫，压抑之气由内伤害，就不能救助。二是不合仁爱之道。侥幸治愈估者重病，使他免于一死，因贪图财利，又让他送命，这实在太不仁爱。人在做，神在看，因而言何敢欺神。仁心一片，天地可鉴！

郭常这番肺腑之言，表明其行为的思想动机，展示其设身处地为病人着想的品格，是前述"以直德信"的最好注脚。

末段由所引孔子名言起笔，带出作者一番议论：如今"有邦有土之臣"搜括民财，掠夺民食，对于忍受刑辱、死亡的民众，毫无愧疚、耻辱之心，实在是"不仁甚"，也从未见有厌恶不仁的人，而卑微如郭常却奉行仁道，两相映照，益见郭常之可贵而值得称道。

作者行文语约而意丰，写人略貌而取神，在简要的叙事、与人物身份吻合的对话以及感情真挚的表白中，把郭常、估者的思想、性格乃至心理披露无遗。

宋金元文

段逸山解读医古文

《铜人腧穴针灸图经》序

夏　竦

臣闻圣人之有天下也，论病以及国，原诊以知政①。王泽不流②，则奸生于下，故辨淑慝以制治③；真气不荣，则疢动于体④，故谨医砭以救民⑤。昔我圣祖之问岐伯也⑥，以为善言天者，必有验于人⑦。天之数十有二，人经络以应之⑧；周天之度三百六十有五，人气穴以应之⑨。上下有纪⑩，左右有象⑪，督任有会⑫，腧合有数⑬，穷妙于血脉，参变乎阴阳。始命尽书其言，藏于金兰之室⑭。洎雷公请问其道，乃坐明堂以授之⑮，后世之言明堂者以此⑯。由是閞灸针刺之术备焉⑰，神圣工巧之艺生焉⑱。若越人起死⑲，华佗愈躄⑳，王纂驱邪㉑，秋夫疗鬼㉒，非有神哉，皆此法也。

去圣寖远㉓，其学难精。虽列在经诀，绘之图素㉔，而粉墨易糅㉕，豕亥多讹㉖。丸艾而坏肝㉗，投针而失胃。平民受弊而莫赎㉘，庸医承误而不思。非夫圣人，孰救兹患？洪惟我后㉙，勤哀兆庶㉚，迪帝轩之遗烈㉛，祗文母之慈训㉜，命百工以修政令㉝，敕大医以谨方技㉞。深惟针艾之法㉟，旧列王官之守㊱，人命所系，日用尤急，思革其谬，永济于民。殿中省尚药奉御王惟一素授禁方㊲，尤工厉石㊳，竭心奉诏，精意参神。定偃侧于人形，正分寸于腧募㊴，增古今之救验，刊日相之破漏㊵，总会诸说，勒成三篇。上又以古经训诂至精，学者封执多失㊶，传心岂如会目㊷，著辞不若案形㊸，复令创铸铜人为式㊹。内分腑脏，旁注溪谷㊺，井荥所会，孔穴所安，窍而达中㊻，刻题于侧㊼。使观者烂然而有第㊽，疑者涣然而冰释。

在昔未臻，惟帝时宪㊾，乃命侍臣为之序引㊿，名曰《新铸铜人腧穴针灸图经》。肇颁四方，景式万代(51)，将使多瘠咸诏(52)，巨刺靡差(53)。案说蠲疴^㊴，若对谈于涪水^㊵；披图洞视，如旧饮于上池^㊶。保我黎烝^㊷，介乎寿考^㊸。昔夏后叙六极以辨疾^㊹，帝炎问百药以惠人，固当让德今辰^㊻，归功圣域者矣^㊽。

时天圣四年岁次析木秋八月丙申谨上^㊽。

——人民卫生出版社 1955 年影印清宣统刘氏玉海堂
影刻金大定本《铜人腧穴针灸图经》

【注释】

①"论病"二句：语见《汉书·艺文志》。　②泽：恩惠。　流：传布。③淑愿（tè 特）：犹善恶。　制治：治理政务。　④疢（chèn 衬）：疾病。⑤谨：慎守。　医砭：泛指医术。　⑥圣祖：指黄帝。　⑦"善言"九字：语见《素问·举痛论》。　⑧"天之数"二句：谓人的十二经脉与天的十二个月相应。语本《灵枢·阴阳系日月》。有，通"又"。　⑨"周天"二句：地球绕太阳一周三百六十五日与人身三百六十五穴相应。语本《素问·气穴论》。　⑩上下：指天地。　纪：法度。　⑪左右：指四方。　象：迹象。⑫督任：督脉、任脉。　会：会合。　⑬腧合：腧穴、合穴。　数：规律。⑭金兰之室：古代帝王收藏珍贵文书处。　⑮明堂：古代帝王宣明政教处。⑯以：依据。　⑰開（guān 观）灸：即关灸。针灸。《史记·扁鹊仓公列传》："形弊者，不当关灸、镵石及饮毒药也。"開，同"关"。　⑱神圣工巧：即望、闻、问、切。语本《难经·六十一难》。　⑲越人起死：指秦越人用针术使虢太子复生事。参见本书《扁鹊传》。　⑳华佗愈躄（bì 毕）：指华佗用灸法治愈跛足事。事见《三国志·华佗传》裴松之注引《佗别传》。㉑王纂驱邪：王纂以针刺法为一女子诊治被獭所惑事。事见《太平御览》卷七百二十二引《异苑》。王纂，南朝宋医家，以善针术著称。　㉒秋夫疗鬼：指秋夫以针刺鬼，为其治愈腰痛事。事见《南史·张融传》。秋夫，南朝宋医家徐秋夫，以针术见长。　㉓寖（jìn 近）：逐渐。　㉔图素：此指针灸经络图

像。　㉕粉墨：绘画所用白粉与黑墨。　糅：混杂。　㉖豕亥：语本《吕氏春秋·察传》，后谓书籍传写或刊印中的文字错误。　㉗丸艾：谓抟艾绒成艾炷而灸之。丸，揉物使成圆形。　㉘赎：弥补。　㉙洪：语助词，用于句首。后：君主。　㉚哀：怜悯。　兆庶：犹言兆民，指众民。　㉛迪：继承。帝轩：指黄帝。　烈：功业。　㉜祗（zhī支）：敬。　文母：文德之母，指文王妻太姒。太姒以仁而明道著称天下，故称。语本《诗·周颂·雝》及《列女传·母仪传》等。　慈训：母或父的教诲。　㉝百工：百官。　㉞大（tài太）医：太医。　㉟惟：思。　㊱王官之守：语见《汉书·艺文志》。㊲殿中省：官署名，掌皇帝饮食、服裳、车马等事。　㊳厉石：此指针灸技术。　㊴腧募：人体穴位，在背脊部的叫腧，在胸腹部的叫募。募，通"膜"。　㊵刊：订正。　日相：古代针灸取穴的学说，依据日、时的干支来推算某天某时应取某个穴位。　㊶封执：固执。　㊷传心：以心传心。　会目：目见。　㊸案：通"按"。查考。　㊹式：标准。　㊺溪谷：针灸穴位。其后"井荥""孔穴"并为针灸穴位。　㊻窍：凿成孔窍。　㊼题：标志。㊽烂然：明显貌。　第：次序。　㊾时宪：确立当时的教令。　㊿侍臣：侍奉帝王的廷臣，此系作者自谓。　51景式：仰慕而以为法式。　52瘠：疾病。诏：告知。　53巨刺：本指针刺方法之一，此泛指针灸治疗。　54案：通"按"。按照。　蠲：消除。　55"对谈"五字：谓在涪水边向涪翁求教针术。事见本书《郭玉传》。　56"旧饮"五字：事见本书《扁鹊传》。旧，久。　57黎烝：黎民百姓。烝，众多。　58介：佐助。　寿考：长寿。59夏后：夏禹。　六极：六种极凶恶之事。《尚书·洪范》："六极：一曰凶短折，二曰疾，三曰忧，四曰贫，五曰恶，六曰弱。"　60让德：将自己的德行归功于他人。　61圣域：犹言圣人的境界。　62岁次析木：按岁星纪年法，正值岁星运行到析木。析木，十二星次之一。

【解读】

夏竦（985—1051），字子乔，德安（今属江西）人，北宋文学家，先后任刑部尚书、户部尚书、宰相、枢密使，封英国公、郑国公，谥文庄，世称夏文庄公、夏英公、夏郑公。著有《文庄集》三十六卷、《古文四声韵》五卷等。《宋史》有其传。

序文写于天圣四年（1026年），概述针灸经络学说的源流及其在临床上的奇效，说明王惟一奉命编著此书并设计、主持铸造铜人模型的原因和经过，赞扬此举必将对医疗事业的发展产生积极影响。王惟一（987—1067），又称王惟德，曾任翰林医官，宋仁宗时任尚药御。

在中国历代王朝中，宋朝可算是一朵奇葩。比起它的前辈唐王朝，尤其是盛唐时期来说，无论是国力还是疆域，都逊色好多。但是在科技上，出现了前所未有的辉煌。造纸术、印刷术、火药、指南针，被誉为中国古代四大发明，其中后三项都产生或使用于有宋一代。同样，在医学上也迎来了鼎兴时期，关乎医学的诏令发布之频多，医学价值之肯定，医学教育之隆盛，医学分科之细密，医生地位之提高，医学书籍整理刊印之繁富，都达到了前所未有的地步。其中一个重要原因是宋朝皇帝每多喜好乃至明晓医术，上之所好，下必甚焉，由此而迎来了长达三百年之久的医坛兴盛。宋仁宗赵祯是宋朝第四位皇帝，在位四十二年（1022—1063）。继位不久，便诏命王惟一编撰《铜人腧穴针灸图经》，并创制针灸铜人。这篇序文便是有关此事的记载。

首段论述针灸经络学说的源流及其神妙功用。作者并未直奔主题，而是通过身国一体、天人相应之说自然而然把读者带进这个话题。先由《汉志》名言发端，表明治身与治国本属同理。紧接着运用一组对偶句，说如果君王的恩泽不能传播，奸邪就要在世间产生，所以要辨别善恶来治理政务，同样的道理，如果人身的正气不够充盛，疾病就要在体内发作，所以要注重医术来救助百姓，既用以说明何为"论病以及国，原诊以知政"，又把重点落在对偶后句上。其后说黄帝向岐伯询问如何证实"善言天者，必有验于人"的问题，岐伯认为"天之数十有二……腧合有数"即是"有验"的证据，进而穷究血脉微妙的道理，参合比较阴阳的变化。黄帝随之敕命"尽书其言"，把岐伯所授经络、气穴、天地、左右、督任、腧合、血脉、阴阳等有关针灸的言论全部记录下来，"藏于金兰之室"，后又传授给雷公，以至于后世。从此针灸技术齐备，诊断方法产生。总之言针灸传承有自：就学术言，由身国一体、天人相应而诊断、针灸；就传人言，由岐伯而黄帝而雷公而后世。"若越人起死"四句强调所获奇特疗效，并非神灵佑助，而是皆赖针灸发挥作用。

次段叙历代不明针灸所致祸害，王惟一奉诏撰著《图经》、铸造铜人。可判作三节。

首节至"庸医承误而不思"，言针灸临证之弊。"去圣浸远，其学难精"，总论经黄帝所传针灸经典因年代久远而难以精通。其中一个重要原因是图画、文字皆出现差错，反映针灸学术之衰替。正由于针灸经典的"难精""多讹"，从而导致艾灸、针刺临证的种种失误，不唯如此，尤为令人担忧的是，此类以灸害人、用针伤人的现象一概被视作正常的医疗行为。

中节至"勒成三篇"，言王惟一受命编写《图经》。先说宋仁宗所思。为避免庸医承误而不加忖量、民众受害而不能弥补的状况继续存在，拨乱反正的大任就落在"我后"的肩上。宋仁宗"哀兆庶""救兹患"，于是继承轩辕黄帝留下的功业，遵奉文母太姒的教诲，"命百工以修政令，敕大医以谨方技"。更进而深虑到针灸乃"人命所系，日用尤急"的大事，"思革其谬，永济于民"。再说王惟一所做。由谁来具体承担如此重务？一向教授经典医方、尤其擅长针灸技术的王惟一是恰当的人选。王惟一遂顺势而出，尽心地奉行皇帝的命令，专一地探究神妙的针道。接着概述王惟一所做工作：考校《甲乙经》《千金要方》《外台秘要》《太平圣惠方》等诸家之说，在人体腹背和两侧标定经络循行路线，确定各个腧穴的位置与深浅，增补古今的救治效验，订正针灸取穴学说的疏漏，编集为三卷，于天圣五年（1027 年）刊行于世。

为了长期保存此书，其后不久，曾将全书文字雕刻在石壁上。

后节述王惟一奉敕创铸铜人。依然先讲宋仁宗所思，接言王惟一所做。赵祯确实是深切地怜悯百姓，又认为古书的注释非常精深，学习的人每每固执而理解有误，口传心授不如亲眼目睹，写成文字不如查考图形。目见考形自然优于心传词释，此说在理，因而又敕命王惟一铸造针灸铜人作为标准。从设计到铸造的全过程，王惟一皆亲力亲为，制成两座"天圣铜人"。铜人身高与成年男子类同，体内有木雕的脏腑器官，与真人生理结构相仿，四肢与内脏都可以拼拆，胸背前后能够开合，体表镂有三百五十四个穴位，凿成孔窍，内注入水银，穴口用黄蜡封涂，标明穴位名称。如果取穴准确，则针入而汞出。铜人形象鲜明，井然有序，观者心中易晓，疑惑消散。铜人可供针灸教学与医师考试之用，开创了针灸乃至医学教学人体模型的先河。此两座铜人，一座放在医官院，让医生参考，一座存放在大相国寺仁济殿，供民众观赏。可惜在明英宗正统八年（1443年）仿制后，北宋铜人遂不明去向。嗣后直至现代，续有官方乃至个人的摹作。

末段赞颂《图经》与铜人之效用以及皇上的功德。编撰《图经》，铸造铜人，以往匪夷所思之事，只有在当今皇上手中得以实现。"在昔未臻，惟帝时宪"既承上归纳两件大事告竣，又启下引出作序之事。宋仁宗即位之年，夏竦升迁为户部郎中，随后历任寿（今安徽寿县）、安（今湖北安陆）、洪（今江西南昌）三州知州，颇有政绩。天圣三年，夏竦又被任用为主要职责是起草诏令的知制诰。《宋史》本传载"竦以文学起家，有名一时，朝廷大典策累以属之"。既有文才，又备受重用，更任起草之职，宋仁宗遂命夏竦为《图经》撰写序文。这表明本序乃奉旨而作。其后着重表明两点：一是取用涪翁、扁鹊两条事典，赞美《图经》的效用将使针灸治疗避免失误，佐助百姓健康长寿，备受万代仰慕而作为法式。二是借引有关大禹、神农的两则语典，歌颂宋仁宗的功德超越古代圣人。

述　医

龚鼎臣

　　《周官》载医掌养万民之疾病①。盖凡受疾者，举可治也②，唯久之不治，遂革以死③，未见其有始疾而不可治者也。

　　巴楚之地俗信巫鬼④，实自古而然。当五气相沴⑤，或致疠疫之苦，率以谓天时被是疾⑥，非医药所能攻，故请祷鬼神无少暇，鸡豚鸭羊之荐唯恐不丰⑦。迨其不能，则莫不自咎事鬼神之未至⑧。或幸而愈，乃曰：由祷之勤也，荐之数也⑨，不然，乌能与天时抗乎！又有治之不早，其疾气之毒日相熏灼，一家之人皆至乎病。故虽亲友之厚，百步之外不敢望其门庐，以至得病之家惧相迁染⑩，子畏其父，妇避其夫。若富财之人，尚得一巫觋守之⑪；其穷匮者⑫，独僵卧呻吟一室而已。如是则不特绝医药之馈，其饮食之给，盖亦阙如⑬，是以死者未尝不十八九，而民终不悟。余尝访于人，其患非它，繇觋师之胜医师耳⑭。呜呼！觋者岂能必胜诸医哉⑮！其所胜之者，盖世俗之人易以邪惑也。

　　夫疾病干诸内，神鬼冥诸外⑯，良药所以治内也。今不务除疾于内，而专求外福之来。及其甚也，其存恤讯问之宜不得相通⑰，不其谬欤！夫稼茂田畴⑱，为螟蚤所害⑲，唯能悉除螟蚤，则稼之秀可实也⑳。家畜高货㉑，而盗入其门，主人操刃持梃，或杀或捕，则货之厚可全也。人之身亦然。冒阴阳之气㉒，辄遇疠疫，当得医者察声视色按脉授药，使离诸腹心肝膈，然后其体可平。若不医之用，曷异不除螟蚤而望稼穑之实，不驱盗贼而求家货之全？决不可得。

　　矧惟国家重医药之书最为事要㉓。先朝编辑名方，颁布天下郡国，其间述时疫之状实为纤悉。及庆历中㉔，范文正公建言㉕，俾自京师以逮四方，学医之人皆聚而讲习，以精其术。其黜庸谬㉖，救生灵，倬然为治道之助㉗。而世俗罔识朝廷仁爱之意如此，而徒惑邪诞而夭性命㉘，愚实悯之。今已戒医博士日与医之徒考神农、子仪、扁鹊、秦和之术㉙，一会于岐伯、俞跗之道，以正绌邪㉚，以诚消妄，使可治之疾不终害，是亦济民之一事也。而虑巴賨之俗尚安故态㉛，不知医效之神，倍祷淫祀之鬼㉜，故刻词以告。嘉祐四年七月二十日述㉝。

——上海辞书出版社、安徽教育出版社2006年版
《全宋文》第四十三册卷九百三十一

【注释】

①"周官"句：详见本书《医师章》。　②举：皆。　③革（jí及）：通"亟"。危急。　④巴楚：地名。巴指今四川东部湖北西部，楚指今湖北一带。巫鬼：犹巫祝，指掌占卜祭祀的人。　⑤五气：指寒、暑、燥、湿、风五气。⑥率：通常。以谓：认为。天时：犹天命。　⑦荐：敬献。　⑧至：达到极点。　⑨数（shuò硕）：频繁。　⑩迁染：犹传染。　⑪巫觋（xí席）：泛指以替人祈祷为职业的巫师。　⑫穷匮：贫穷。　⑬阙（quē缺）如：缺少。　⑭繇：通"由"。　⑮诸：于。　⑯冥（mián眠）：此犹迷惑。　⑰存恤：救济。宜：道义。　⑱田畴（chóu筹）：田地。　⑲螟螣（tè特）：危害禾苗的两种害虫。螣，同"蟘"。　⑳秀：吐穗开花。㉑高货：贵重的财物。　㉒冒：触犯。　㉓矧：又。惟：思考。事要：重要的事情。㉔庆历：宋仁宗赵祯年号，1041—1048年。　㉕建言：犹建白，谓对国事有所建议或陈述。　㉖黜：贬降。范仲淹条陈之首事即为"明黜陟"。　㉗倬（zhuó卓）：显著。　㉘邪诞：邪恶荒诞。　㉙医博士：宋朝太医局教授，掌管医学教育。子仪：相传为扁鹊弟子，曾著《本草经》一卷，今失传。㉚绌：通"黜"。消除。　㉛巴賨（cóng丛）：指巴中地带。安：习惯。

㉜淫祀：指不合礼制的祭祀。　　㉝嘉祐：宋仁宗赵祯年号（1056—1063）。

【解读】

龚鼎臣（1010—1086），字辅之，郓州须城（今山东东平）人，北宋景祐元年（1034年）进士，为平阴县主簿，历知莱芜、蒙阳、渠州、应天、江宁等地，拜谏议大夫，为人刚正，敢于直言。据北宋刘挚《正议大夫致仕龚公墓志铭》（载《忠肃集》卷十三），龚鼎臣著有《东原集》五十卷、《谏草》三卷、《周易补注》三卷、《中说注》三卷、《编年官制图》一卷。今传《东原录》一卷，多属考据、训诂，也兼述杂事。《宋史》有其传。

本文系龚鼎臣供职于渠州（今四川渠县）时所作。作者有感于巴楚之民信巫不信医，导致死者枕藉的严酷现状，因撰文揭露巫觋之害，阐述医药之用。

西周之时，巫医合一，用以交通鬼神，兼带医药。《逸周书·大聚》有云："乡立巫医，具百药以备疾灾，畜五味以备百草。"其后巫与医各司其职。《周礼·天官》有"医师掌医之政令，聚毒药以共医事"语，弃巫存医。太史公在总结扁鹊的医事活动后，提出著名的"六不治"，其中之一就是"信巫不信医"，《素问·五藏别论》也有"拘于鬼神者，不可与言至德"的告诫。但是，巫鬼犹如百足之虫，死而不僵，信巫不信医之风始终未曾断绝，尤其是在如巴楚一带比较偏僻落后的地区。龚鼎臣此文正是对这一现象的反映，是对巫鬼作恶的鞭笞。

全文分为四段。

首段言始疾可治，久之不治，为下文巴楚之地所以不及时疗治张本。

第二段着重叙事，言巴楚之地"俗信巫鬼"的表现与恶果，并分析其原因。说明"以邪惑"乃觋师胜医师的原因。

先总起一句"巴楚之地俗信巫鬼，实自古而然"。

自"当五气相沴"至"乌能与天时抗乎"，言"俗信巫鬼"的表现。其中分两途具言如何"信巫鬼"。一是从病因的角度说,将遭受疫疠的原因归结为天命所致。二是从治疗的方面讲,认为"非医药所能攻",因而无一例外地"请祷鬼神"。接言"请祷鬼神"的两个结果:导致不治则自责侍奉鬼神未尽心力,侥幸痊愈则归功于不断祷告、频繁进献。

自"又有治之不早"至"而民终不悟",表明"俗信巫鬼"之恶果。"虽亲友之厚,百步之外不敢望其门庐",反映亲友之态。"子畏其父,妇避其夫",反映家人之态。亲友"不敢望其门庐"、家人"惧相迁染",既"畏"且"避",必然引出下况:陪伴富人的只是巫觋,而穷人唯有孤零零地"僵卧呻吟",既绝医药,更乏饮食,其结果自然是"死者未尝不十八九"。尽管如此悲惨,"而民终不悟",并安一"而"字、"终"字,极言对鬼神之笃信,以至于至死不悟。

为何出现上述现象?作者在此段末追究原因"觋师之胜医师",更进一步探讨觋师因何能胜医师,借"易以邪惑"一语道破!

第三段,首先承接上段,以"今不务除疾于内,而专求外福之来"顾盼上文祷鬼神,祈求鬼神赐福;用"及其甚也,其存恤讯问之宜不得相通"照应上文亲友、家人之态。接着提出一段主旨:针对巴楚之人信巫不信医,因而"易以邪惑"的现状,例举除螟蟘则稼实、驱盗贼则资全两条比喻,说明祛疠疫则体平,反之,如果不聘用医者,则无异于不除害虫却期望庄稼结实,不驱盗贼却企求家产保全,"决不可得"。

有宋一代,相较于其前的王朝乃至于其后的元、明、清,对医药重视程度,确然高出一筹。作者在末段中例举两事。一是汇辑名方。太平兴国三年(978年),尚药奉御王怀隐等奉宋太宗赵光义之命编撰医药方书《太平圣惠方》,迭经十四载,于淳化三年(992年)完成。该书百卷,分为一千六百七十门,收方一万六千八百三十四首,其中多有时疫内容。另一是范仲淹于庆历三年(1043年)得到宋仁宗赵祯重用,升迁为参知政事。他于当年上书《答手诏条陈十事》,其中虽然没有专门涉及医药的内容,但所陈"明黜陟"

"抑侥幸""精贡举"诸条，按政绩而不赖资历为准，为荐举贤能，罢黜庸劣，提供了制度上的保障，医官的升迁贬降自然也不能例外。次年范仲淹有鉴于当时的都城汴京（今河南开封）"生人百万，医者数千，率多道听，不经师授，其误伤人命者日日有之"的状况，上疏建议"选能讲说医书三五人为医师"，"讲说《素问》《难经》等文字，召京城习医生徒听学，并教脉候及修合药饵，其针灸亦别立科教授"（见《范文正奏议》卷下《奏乞在京并诸道医学教授生徒》）。据《宋会要辑稿》所载，在龚鼎臣撰写此文之前，宋代有御药院、太医局、翰林医官院等，范仲淹所创庆历新政的实施，使学医成为入仕的一条途径，从而促进了医学的振兴。此段所述"自京师以逮四方，学医之人皆聚而讲习，以精其术"，正是新政一时得以实施的佐证。虽然"朝廷仁爱之意如此"，但是"世俗罔识"，依然故我地"惑邪诞而夭性命"，这便是作者在末段所点明撰写本文加以告诫的缘由。

使 医

王安石

　　一人疾焉，而医者十，并使之欤？曰：使其尤良者一人焉尔。乌知其尤良而使之？曰：众人之所谓尤良者，而隐之以吾心①，其可也。夫能不相逮②，不相为谋，又相忌也③，况愚智之相百者乎④？人之愚不能者常多，而智能者常少。医者十，愚不能者乌知其不九邪？并使之，智能者何用？愚不能者何所不用？一日而病且亡⑤，谁者任其咎邪⑥？故予曰：使其尤良者一人焉尔。

　　使其尤良者有道，药云则药，食云则食，坐云则坐，作云则作。夫然，故医者也得肆其术而无憾焉⑦，不幸而病且亡则少矣。药云则食，坐云则作，曰："姑如吾所安焉尔⑧。"若人也⑨，何必医？"如吾所安焉"可也。凡疾而使医之道皆然，而腹心为甚。有腹心之疾者⑩，得吾说而思之，其庶矣⑪！

——中华书局 1959 年版《临川先生文集》卷七十

【注释】

　　①隐：审度。　②逮：及。　③忌：嫉妒。　④相百：相差百倍。
⑤一日：一旦。　⑥任：承担。　⑦肆：施展。　⑧如：按照。　⑨若：此。
⑩腹心之疾：生于要害部位的疾病。　⑪庶：差不多。

【解读】

　　王安石（1021—1086），字介甫，号半山，抚州临川（今江西抚州）人，北宋著名思想家、政治家、文学家。宋神宗熙宁年间曾两度拜相，实施变革，推行新法，欲变"积贫积弱"为"富国强兵"，虽然取得一定成效，但是终因多方反对而失败。后退居江宁（今江苏南京），封荆国公，谥文。"唐宋八大家"之一，有后人所辑《临川先生文集》一百卷传世。《宋史》有其传。

王安石所撰杂文有些以答问开篇，如《三不欺》《原性》《性说》《对难》等。本文也以两条自问自答为端。第一问：有病聘用一医还是聘用众医？回答说聘用其中一位最为优良的。第二问：如何知其为良医？答曰两条，一是众人相传，二是在此基础上自行审度。前一个问答既点题，也是此段的主旨。其后就申说为何必须"使其尤良者一人"，分析了三条理由：第一，如果才能不一样，相互之间不仅没法商量，而且水平高的还要遭到嫉妒，何况聪明和愚笨相差百倍呢？第二，愚笨且没有才能的人常多，而聪明且有才能的人常少，十个医生当中，前者怎么知道没有九个？同时聘用他们，聪明且有才能的医生不能发挥作用，愚笨且没有才能的医生恣意妄为。第三，一旦导致病人死亡，谁来承担这个罪过？因此，结尾说"医者十"，不可"并使之"，"使其尤良者一人焉尔"，同段首呼应。

既然选用良医了，那么，怎么使用呢？次段提出如何使用良医的问题。很简单，用而不疑，一切遵从医嘱："药云则药，食云则食，坐云则坐，作云则作。"医生怎么说就怎么做。为何必须遵从医嘱？因为只有如此放心大胆地使用，良医方能施展他的医术，就不容易出现医疗事故。接着带出与此相关的两点，告诫两种人：一是"如吾所安"者。如果不遵从医嘱，甚至反其道而行之，"药云则食"（寓"食云则药"意）、"坐云则作"（寓"作云则坐"意），说"姑且按照我适宜的习惯罢了"。对于如此我行我素的人来说，何必聘用医生呢？"按照我适宜的习惯"就行了。二是"有腹心之疾者"。凡是有病聘用医生的方法都是如此，而患有"腹心之疾"的更加应当一切遵从医嘱，有严重疾患的人，认真思考我的看法，就差不多有救了。

这是一篇涉医的政治小品文，字面上摆的是"使医"，而字面下藏的是"用贤"。王安石所处时期，外有辽与西夏的骚扰，内则财力困窘，风俗衰坏，当此之时，国家需要一场变革，以改变贫弱的窘境。王安石所作《兴贤》便是从任用贤才上为变法作舆论准备，而《使医》与之异曲同工，前者从明处直说，后者由暗里喻讲。如《兴贤》开篇即言："国以任贤使能而兴，弃贤专己而衰。"言"任贤使能"还是"弃贤专己"，乃是国家兴亡盛衰的重大问题。《兴贤》说"任贤"，《使医》讲"使其尤良者一人"；《兴贤》说"使能"，亦即施展才能，《使医》讲"肆其术"；《兴贤》说"弃贤"，《使医》讲"并使之"，从而导致智能者不用，而愚不能者无所不用；《兴贤》说"专己"，《使医》讲"如吾所安"。总之，任贤使能则国家兴盛，弃贤专己则国家衰亡。此外，较之《兴贤》，《使医》还讲到考察贤才的方法，更进而讲到要放手让他们诊治"腹心之疾"，处理关乎国家存亡的重要事件。

王安石主张文道合一，强调文章的社会效能，所作散文每多揭露时弊，具有较浓郁的政治色彩。此文借医喻政，以曲为直，在他留存于世多达百卷的文集中难得一见。

《良方》自序

沈 括

予尝论治病有五难：辨疾、治疾、饮药、处方、别药，此五也。

今之视疾者，惟候气口六脉而已。古之人视疾，必察其声音、颜色、举动、肤理、性情、嗜好，问其所为，考其所行，已得其大半，而又遍诊人迎、气口、十二动脉。疾发于五脏，则五色为之应，五声为之变，五味为之偏，十二脉为之动。求之如此其详，然而犹惧失之。此辨疾之难，一也。

今之治疾者，以一二药，书其服饵之节，授之而已。古之治疾者，先知阴阳运历之变故①，山林川泽之窍发②。而又视其人老少肥瘠、贵贱居养、性术好恶、忧喜劳逸③，顺其所宜，违其所不宜，或药或火，或刺或砭，或汤或液，矫易其故常④，捭摩其性理⑤，捣而索之⑥，投几顺变⑦，间不容发。而又调其衣服，理其饮食，异其居处，因其情变⑧。或治以天，或治以人。五运六气，冬寒夏暑，旸雨电雹，鬼灵厌蛊⑨，甘苦寒温之节，后先胜复之用⑩，此天理也。盛衰强弱，五脏异禀，循其所同，察其所偏，不以此形彼⑪，亦不以一人例众人⑫，此人事也。言不能传之于书，亦不能喻之于口，其精过于承蜩⑬，其察甚于刻棘⑭。目不舍色，耳不舍声，手不释脉，犹惧其差也，授药遂去，而希其十全，不其难哉？此治疾之难，二也。

古之饮药者，煮炼有节，饮啜有宜。药有可以久煮，有不可以久煮者，有宜炽火，有宜温火者。此煮炼之节也。宜温宜寒，或缓或速。或乘饮食喜怒，而饮食喜怒为用者；有违饮食喜怒，而饮食喜怒为敌者。此饮啜之宜也。而水泉有美恶⑮，操药之人有勤惰⑯，如此而责药之不效者，非药之罪也。此服药之难，三也。

药之单用为易知，药之复用为难知。世之处方者，以一药为不足，又以众药益之，殊不知药之有相使者、相反者[17]，有相合而性易者。方书虽有使佐畏恶之性[18]，而古人所未言，人情所不测者，庸可尽哉！如酒之于人，有饮之逾石而不乱者，有濡吻则颠眩者；漆之于人，有终日抟滤而无害者，有触之则疮烂者。焉知药之于人，无如此之异者？此禀赋之异也。南人食猪鱼以生[19]，北人食猪鱼以病，此风气之异也[20]。水银得硫黄而赤如丹，得矾石而白如雪。人之欲酸者，无过于醋矣，以醋为未足，又益之以橙，二酸相济，宜其甚酸而反甘。巴豆善利也，以巴豆之利为未足，而又益之以大黄，则其利反折[21]。蟹与柿，尝食之而无害也[22]，二物相遇，不旋踵而呕[23]。此色为易见，味为易知，而呕利为大变，故人人知之。至于相合而之他藏[24]，致他疾者，庸可易知耶？如乳石之忌参、术，触者多死，至于五石散则皆用参、术，此古人处方之妙，而世或未喻也。此处方之难，四也。

医诚艺也，方诚善也，用之中节也[25]，而药或非良，奈何哉！橘过江而为枳[26]，麦得湿而为蛾，鸡逾岭而黑[27]，鹳鹆逾岭而白[28]，月亏而蚌蛤消[29]，露下而蚊喙坼[30]，此形器之易知者也。性岂独不然乎？予观越人艺茶畦稻[31]，一沟一陇之异[32]，远不能数步[33]，则色味顿殊，况药之所生，秦、越、燕、楚之相远[34]，而又有山泽、膏瘠、燥湿之异禀，岂能物物尽其所宜？又《素问》说：阳明在天，则花实戕气；少阳在泉，则金石失理[35]。如此之论，采掇者固未尝晰也。抑又取之有早晚[36]，藏之有焙晹[37]，风雨燥湿，动有槁暴[38]。今之处药，或有恶火者，必日之而后咀[39]，然安知采藏之家不常烘煜哉[40]？又不能必[41]。此辨药之难，五也。

此五者，大概而已。其微至于言不能宣，其详至于书不能载，岂庸庸之人而可以易言医哉？

予治方最久，有方之良者，辄为疏之[42]。世之为方者，称其治效，尝喜过实。《千金》《肘后》之类，尤多溢言[43]，使人不敢复信。予所谓良方者，必目睹其验，始著于篇，闻不预也。然人之疾，如向所谓五难者，方岂能必良哉？一睹其验，即谓之良，殆不异乎刻舟以求遗剑者！予所以详著其状于方尾，疾有相似者，庶几偶值云尔。篇无次序，随得随注，随以与人。拯道贵速，故不暇待完也。沈括序。

——人民卫生出版社 1956 年影印本《苏沈良方》

【注释】

①运历：运数。　②窍发：谓地之孔窍生发之气。《礼记·礼运》"地秉阴，窍发于山川"郑玄注："言地持阴气，出内于山川。"　③性术：性情的表现形式。　④矫易：改变。　⑤掊（bò擘）摩：剖析。　性理：情绪与理智。　⑥搞：依傍。　⑦投几：同"投机"。切中时机。　⑧因：顺应。
⑨鬼灵：犹鬼魂。　厌（yā押）蛊：谓以巫术致灾祸于人。　⑩后先胜复：中医运气学说用语。气温后其时令而至谓后，气温先其时令而至谓先。胜复指胜气与复气，若上半年有偏胜之气，下半年便有与之相反的报复之气。
⑪形：对照。　⑫例：模拟。　⑬承（zhěng拯）蜩（tiáo条）：以竿捕蝉。喻全神贯注。语出《庄子·达生》。　⑭刻棘：在棘刺端刻猴。喻观察细微。语本《韩非子·外储说左上》。　⑮美恶：义偏于"恶"。　⑯勤惰：义偏于"惰"。　⑰相使：性能功效有某种共性的药物配合使用，而以一药为主，其余为辅，以提高主药的疗效。　相反：两药同用而产生毒性或副作用。
⑱使佐畏恶：皆方剂学术语。使与佐谓药物之间相互辅助，畏与恶谓药物之间相互抑制。　⑲猪鱼：或指豚鱼，亦即河豚。　⑳风气：风尚习俗。　㉑折（shé舌）：减弱。　㉒尝：通"常"。　㉓不旋踵：喻时间短暂。　㉔之：侵犯。　㉕中（zhòng仲）节：符合节度。　㉖"橘过江"句：语本《周礼·考工记》。枳，果肉甚酸且苦带涩，别名"枸橘""臭橘"等。　㉗岭：指五岭，绵及江西、湖南以及两广之越城岭、都庞岭、萌渚岭、骑田岭、大庾岭。
㉘鸲（qú渠）鹆（yù玉）：即鸲鹆，俗名八哥。　㉙"月亏"句：语本《吕氏春秋·精通》。　㉚喙（huì惠）：鸟兽的嘴。　坼（chè彻）：裂开。

㉛越人：指南方人。　艺：种植。下"畦（qí 齐）"义同。　㉜陇：通"垄"。田埂。　㉝能：及。　㉞秦越燕楚：皆春秋战国时诸侯国名，秦居西，越居东，燕居北，楚居南，犹言东西南北。　㉟"阳明"四句：语本《素问·五常政大论》。谓阳明属金，其当令，则克花实之木；少阳属火，其当令，则克矿石之金。　㊱抑：而且。表承接。　㊲焙：微火烘烤。　晾（làng浪）：晒。　㊳动：每每。　槁暴（pù瀑）：枯干。　㊴日：晒。　咀：谓㕮咀，切细捣碎药物。　㊵烘煿：犹烘烤。　㊶必：断定。　㊷疏：分条记录。　㊸溢言：过甚的言辞。

【解读】

沈括（1031—1095），字存中，晚年号梦溪丈人，钱塘（今浙江杭州）人，北宋著名科学家、政治家。嘉祐八年（1063年）进士，授扬州司理参军，参与王安石变法，历任提举司天监、史馆检讨、三司使等职，拜翰林学士，又曾知延州，驻守边境。后遭贬谪。晚年隐居润州（今江苏镇江）梦溪园。著有《梦溪笔谈》并《补笔谈》《续笔谈》三十卷，被誉为"中国科学史上的坐标"。所撰《良方》原为十卷，后人并入苏轼有关医学的杂著与所搜集的部分验方，合编成《苏沈良方》十五卷，已佚，但南宋时又有十卷本传世。据《梦溪笔谈》，沈括另撰有《灵苑方》二十卷，佚文散见于《证类本草》《史载之方》《幼幼新书》《妇人大全良方》诸书内。《宋史》载其传。

全序分为两大部分：前七段为第一部分，论述治病五难，末段系第二部分，说明编著《良方》的缘由。

在前一部分中，除前引与后结两小段外，中间五段各论一难。

首论"辨疾之难"。采用古今对比、先抑后扬的笔法，以现今辨疾之简省，只是诊察两手的寸关尺罢了，以此衬托往古辨疾四诊之详备。审视面色、行动、肌肤的纹理，聆听语声，询问性格、爱好，通过望、闻、问三诊，已经把握大半病情，在此基础上，再行切脉。而切脉又讲究三部九候，气口之外，两侧的人迎，乃至十二动脉的搏动部位，一概属于切诊的范围。《素问·疏五过论》指出："凡诊病，必知终始，有知余绪。"道明诊治疾病必须了解从疾病萌生到临诊时的全过程，以及患者与此相关的一切情况。这话可说是讲到底了。为何要作如此全面的诊断？"疾发于五脏，则五色为之应，五声为之变，五味为之偏，十二脉为之动"回答了这个问题，因为外现的色、声、味、脉皆因内在的疾病而有所变化。有关身体内外可以互相揣测，《内经》多有论述，如《素问·阴阳应象大论》即有"外内之应，必有表里"之说。

次论"治疾之难"。同样采用对比、抑扬之法，先抑今医治疾之粗略，"以一二药，书其服饵之节，授之而已"，为后扬古医治疾之"精""察"做铺垫。既要察天，"先知阴阳运历之变故"；又得察地，"山林川泽之窍发"；更须察人，"视其人老少肥瘠、贵贱居养、性术好恶、忧喜劳逸"。《素问·至真要大论》说："天地之大纪，人神之通应也。"表明人与天地自然本系统一的整体，人体的生命现象是天地自然现象的一个组成部分，相互通应，因而治疗人体的疾病应当考察天地的变化，而作为疾病的主体，对人的考察尤须周全。"顺其所宜"至"间不容发"，承接上文，意为要切中时机，迅速选择采用依据天时、地理、人情的适合治法。在治疗的基础上，对病人要调理衣着饮食，改变居住环境，顺应情志变化。"或治以天，或治以人"两句启下："五运六气"至"此天理也"，言顺应天时的特点，应"治以天"；"盛衰强弱"至"此人事也"，言顺应病人的体质，应"治以人"。在讲了一通"古之治疾"必须顾及的方方面面后，作者依然感到远未说透讲全，于是便仿照《后汉书》郭玉所云"医之为言意也""神存于心手之际，可得解而不可得言也"，以"不能传之于书""不能喻之于口"两个"不能"、"过于承蜩""甚于刻棘"两则典故极言治疾之既"精"又"察"。其末以"授药遂去，而希其十全，不其难哉"与此段开首语遥相呼应。

三论"服药之难"。这一部分实际上讲了煎药、服药之难。"煮炼有节"说煎药有节度。"药有可以久煮，有不可以久煮者；有宜炽火，有宜温火者"，大体属于一回事，即可以久煮的药宜用温火，不可以久煮的药宜用炽火。一般来说，补益药适宜文火久煮，以使有效成分充分溶出，药力得以完全；发散药与芳香类药不宜久煮，用武火迅速煮沸一会后，再用文火略煮即可，以免损耗药性、挥发香气。"饮啜有宜"说服药要适当。大凡汤剂都适宜于温服，发散风寒药更是热服为好。但也有例外的情况，如清热解毒类药适宜冷服。《素问·至真要大论》就有"治温以清，冷而行之"的说法，冷服清热剂可以增强清热泻火的力道。止吐类也适宜冷服。南宋严用和《济生方》卷二记载治疗吐血、呕血的大蓟饮的服用方法便是"冷服"。至于服药的"或缓或速"，有不同看法。唐代孙思邈《千金要方》卷一第八《服饵》有"凡服汤不得太缓太急也"的告诫。但也有医者认为对于一般危重病或下焦病可以顿服、急服，而对于其他病，尤其是胃气不和、呕吐、妊娠恶阻以及年高体虚不耐药力者适宜徐徐服用。"或乘饮食喜怒，而饮食喜怒为用者；有违饮食喜怒，而饮食喜怒为敌者"，这一组对偶的分句皆系倒句，意为如果病人的饮食嗜好与情志状况有利于服药，就顺从之，不利于服药，便改变之。服药与饮食嗜好关系比较密切，比如寒证服药宜忌生冷，温证服药宜忌辛辣，嗽证服药宜忌酸咸，湿证服药宜忌酒醪等。又如服用黄连、桔梗忌猪肉，服用茯苓忌醋，服用天门冬忌鲤鱼，服用白术忌大蒜等。是顺从还是改变其饮食嗜好，可据此类推。至于服药同情志的关系，前人未加多论。前引《千金要方·服饵》指出："凡服药，忌……忿怒忧劳。"又说："凡饵汤药……不得苦心用力，及房室喜怒。"总之，服药期间，宜避免情志出现大起大落的波动。煎药与服药是两个不可小觑的问题。清代医家徐大椿《医学源流论》分别有专篇《煎药法论》与《服药法论》。前者说："煎药之法，最宜深讲，药之效不效，全在乎此。"后者说："病之愈不愈，不但方必中病，方虽中病，而服之不得其法，则非特无功，而反有害，此不可不知也。"孙思邈、徐大椿所撰有关服药、煎药的专论值得参考。

四论"处方之难"。首起"单用""复用"两句，前者"易知"，后者

"难知"，重点在后句，以下详言之。有关"药之复用"，"古人所未言，人情所不测者"甚夥。为了说明这个问题，作者先用"禀赋之异""风气之异"作为铺垫：借酒饮再多不醉、沾唇便头眩与漆整天搅拌过滤无害、一碰就生疮溃烂二事，表明对于药物也会产生如此"禀赋之异"；又用南方人、北方人服食猪鱼一"生"一"病"，暗喻服用药物同样会有"风气之异"。接着回归"药之复用"的正题。采用迂回的笔法，先举"人人知之"数例：水银合硫黄而赤、合矾石而白；米醋、橙汁二酸相合而甘；巴豆、大黄合用而利折；蟹、柿经常分别食用无害，一旦并食便立即呕吐。其后三句正应上述四例："色为易见"应"水银"例，"味为易知"应"醋""橙"例，"呕利为大变"之"呕"应"蟹""柿"例，"利"应"巴豆""大黄"例。然后切入到"世或未喻"的一反一正的事例：合用药物所致毒性侵犯他脏，导致他病，此属反例；钟乳石忌人参、白术，但五石散皆用人参、白术，此属正例，并认为这是"古人处方之妙"。需要说明的是，从《神农本草经》开始，未见本草类书籍有钟乳石忌人参、白术的记载。

五论"辨药之难"。首先点明药物在处方治疗中的重要性。接着举橘、麦、鸡诸物因地域、时令等不同而有所变化，落脚于药物性味之难以把握。其后多方面地说明导致药性大别的原因：其一，因生长地域的差异。举南方人种茶栽稻，因水沟、田埂之别，相距不足几步，色泽气味立即不同，用以衬托相隔遥远，且承受不同地域环境的药物，其性味自然大相径庭。其二，因所在时令的差异。无论草木类抑或矿物类药物，都会受不同时令的影响而性味有所改易。此外，还会因采摘时节、收藏方法的不同而造成药物性味的变化。其中就收藏方法而言，不能断定者有二：一因气候意外，既非晒干，也非烘干，而是枯干。二宜晒干者或曾代之以烘干。

以上从五个方面剖析治病之难，反复强调言不能宣其微，书不能载其详。

第二部分主要表明三点：一是叙述所录方剂的来源。"有方之良者，辄为疏之"，遇有良方，立即分条记载。二是提出录方的标准。"予所谓良方者，必目睹其验"。鉴于上文所论五难,担心所设标准有墨守成规、不晓变通之嫌,遂采取"详著其状于方尾"之法予以弥补。作者每每于方后说明煎药、服药的方法,有的还申述适应证候、服用效果,目的是有相似的病症,或许能够用上。三是编排无序。因救人之道贵在快速,无暇待其完备,故而"随得随注",没有按照所治病症的类别编排。于此可见,沈括所集《良方》,重在实用。

阅读全序,或有数事宜加评说。

其一,沈括的婆心。《苏沈内翰良方》林灵素序赞扬沈括说:"公凡所至之处,莫不询究,或医师,或里巷,或小人,以至士大夫之家,山林隐者,无不求访",认为从中"可见其爱物好生之理""未尝不以慈悲方便救护为念"。如此的"理""念"也几乎遍映于沈括的这篇自序中。从"辨疾"到"别药"的各个环节,作者都再二再三地提醒今医务须讲究一个"详"字。如首论"辨疾"言"求之如此其详,然而犹惧失之",次论"治疾"说"目不舍色,耳不舍声,手不释脉,犹惧其差也",如此详求,尚且担心出现差失,言下之意,若不详求,其失误之必,自可想见。再如次论在前说古人治疾注重察天察地后,两用"而又",先后带出有关察人需要关注的种种事项;与此相仿,五论"别药"在说明药性因地域的不同会导致差异外,继用"而又""抑又"分别带出由于地势、运气与采摘、收藏的不同也会产生变化。复如四论"处方"在前述的基础上,更借"庸可尽哉""庸可易知耶"两个反问句,进而引出所要说明的问题。拳拳婆心,足值一赞。

其二,关于诊脉部位。序文说"今之视疾者,惟候气口六脉而已"。沈括这一批评,有欠妥当。有关诊脉部位问题,历来就有不同看法,《内经》就记载了遍诊法与独取寸口法。所谓遍诊法,就是序文中讲的"遍诊人迎、气口、十二动脉",这在《素问·三部九候论》有记载。说三部指人身的上、中、下三部,每部有天、人、地三候,合为九候:上部的天候按两额动脉、人候按耳前动脉、地候按两颊动脉;中部的天候按手太阴经以诊察肺、人候按手少阴经以诊察心、地候按手阳明经以诊察胸中之气；下部的天候按足厥阴经以诊察肝、人候按足太阴经以诊察脾胃、地候按足少阴经以诊察肾。但是《素问》也曾讲到独取寸口法。寸口又称气口、脉口，是位于腕后高骨内侧的一段桡动脉。《素问·五藏别论》黄帝提出"气口何以独为五藏主"的询问，岐伯论述了一番道理后，给出的结论为"是以五藏六府之气味皆出于胃，变见于气口。"《素问·经脉别论》明确提出"气口成寸，以决死生"的看法。为何独取寸口也同样能诊察体内的状况？这是由于寸口属手太阴肺经，肺经起于中焦，乃气血发源之处，肺又朝百脉，为气之主。《难经·一难》："寸口者，脉之大会，手太阴之脉动也。"因而寸口能反映全身经脉气血的变化，诊断五脏六腑的病变。人身气血之盈虚，可集中地反映于寸口。为此，《难经·十八难》对三部九候有个全新的说解："三部者，寸关尺也。九候者，浮中沉也。"意思是寸口部位的寸关尺为三部，每部都作浮按、中按、沉按，便得到九候。张仲景在《伤寒论·序》中曾斥责"今之医""按寸不及尺，握手不及足，人迎趺阳，三部不参"，可知采用的是遍诊法。由于独取寸口法简便实用，同样能达到揣内的目的，因而汉代以后便逐步取代了遍诊法。迟至北宋，沈括还在批评"候气口六脉"的独取寸口法，只能说是世已桑田而心未沧海了。

其三，关于"目睹其验"。序文称"予所谓良方者，必目睹其验，始著于篇，闻不预也"，意为"良方"的标准是"目睹其验"，《良方》所载方剂"闻不预"，皆属"目睹其验"者。沈括此语，言过其实。沈括所录方剂，亲见其效的确实为数较多，但也有例外者。比如《苏沈良方》卷三《治暑暍逡巡闷绝不救者》："道上热土，大蒜。右略等多少，烂研，冷水和，去滓，饮之即瘥。此方在徐州沛县城门上板书揭之，不知何人所施也。"公布在城门口的一张方子，连"何人所施"尚且"不知"，如何"目睹"？"其验"也就不得而知。又如卷十，作者认为"杂记传小说中有数方，既著于书，必有良验，今录于此"，因而转录了《朝野金载》《国史补》《独异志》《广五行记》《北梦琐言》等唐代、宋初的笔记、志怪小说以及《北齐书》中的治病方法，也未涉及其后的使用情况，这就更加说不上"目睹其验"。胡道静《〈苏沈内翰良方〉楚蜀判——分析本书每个方、论的所属的作者："沈方"抑为"苏方"》（《社会科学战线》1980 年第 3 期）判定上述所举皆属"沈方"。

医　谕

王　令

　　一邑之医举十人^①，一人实能，而九人名不能。能者常任医，不能者常任人。任医者如何？曰："某病也，是必砭；某病也，是必药。"曰："砭楚而药苦^②，奈何？"曰："病必砭药而已。如为置楚苦^③，则死未可讳也^④。"任人者如何？曰："某病也，是宜砭；某病也，是宜药。"曰："砭甚楚，如可药，易之。"曰："是亦药可也，恶在其必砭^⑤？"曰："药甚苦，且奈何？"曰："是亦有甘者尔，恶在其必苦？"以故而不能者常为用，能者常不用。

　　他日，邑长病，畴咨左右而可者^⑥，召其九人之一人焉，更数月而病无损。又召其一人焉，则又无损。更五六而不及能者。然后叹曰："邑无医，后之者不尚前^⑦，不若复召初为医者。"已而召之。噫！是人也，何不思：使其有可疗之道，则前固用之矣，不待数月而后徒已也^⑧；如为无益，虽召之，将如病何？一日困且惫，其子有为能者言，则骂之曰："医召固在我，是故恶出夫彼？"吁！乃人也，何其瘳？其于未死也幸。

——上海古籍出版社 2011 年版《王令集》卷十三

【注释】

　　①邑：城镇。　举：荐举。　②楚：疼痛。　③如为：如果。　置：免除。　④讳：回避。　⑤恶（wū乌）：哪里。　⑥畴（chóu筹）咨：访求。⑦尚：胜过。　⑧徒：乃。

【解读】

　　王令（1032—1059），初字钟美，后改字逢原。原籍元城（今河北大名）。

五岁时父母双亡，随其叔祖王乙居于广陵（今江苏扬州）。不愿仕进，拒绝举荐，以教书为生。其为人作文深得王安石器重。

王令是北宋中期的诗文家，虽然在世上只是暂住了短短的二十八年，但是凭借横溢的才华与不懈的努力，给后人留下了七十多篇散文、近五百首诗歌，有《广陵先生文集》《十七史蒙求》传世。览观其文集，有涉医之文两篇，一为《书秦医后》，一为《医谕》。前者不足百字，主旨言晋景公姬獳病入膏肓，秦医缓"知其不可为而不为之也"，是为良医，亦属智者。后文系以医喻政的小品文。

汉语之作小品，足可追溯至先秦文献，迭经历代，而以明代为盛。于此期间，文人所作涉医小品而值得称扬者，有刘禹锡、张耒、方孝孺诸人，所作每以治病喻理政，由治病的叙事入题，而演绎出理政的要旨。如刘之《鉴药》借疾病之反复，述用药之适当，归结为"昧于节宣，奚独吾侪小人理身之弊而已"，由是王公大人理政之弊的言下之意也便显豁于前。张之《药戒》在医生用缓治法平复痞证后道明篇旨："是治国之说也，岂特医之于疾哉？""天下之理，有甚快于予心者，其末也必有伤，求无伤于其终，则无望于快吾心。"方之《指喻》由一指之疹推及一国之治："天下之事常发于至微，而终为大患；始以为不足治，而终至于不可为。当其易也，惜旦夕之力，忽之而不顾；及其既成也，积岁月，疲思虑，而仅克之。如此指者多矣。"

王令的《医谕》则有别于上述诸篇，寄寓深意于嬉笑怒骂的对话、叙说之中，另具一格。

前段说"任医"之良医与"任人"之庸医的不同。"一邑之医举十人，一人实能，而九人名不能。能者常任医，不能者常任人。"所谓"实能"即没有名声而有本领，"名不能"即有名声而没有本领。这两类医生在诊治上的不同：前者"常任医"，即凭借医生自己决定；后者"常任人"，即顺从病人不合医理的要求。这是属于总言。以下分别叙说"任医"与"任人"的具体表现：某病必须用砭，某病必须用药，病人抱怨砭痛药苦。"任医"者坚持要用砭、用药，并告诫病人，如果要免除痛苦，那就是死路一条。"任人"者却一味顺着病人的意愿：病人害怕针刺太痛，说能否改为服药。"任人"者就说此病也可用药，哪里在乎必定要针刺呢。病人又嫌药太苦，"任人"者就说此病也可用甜药，哪里在乎必定要用苦药呢。其结果是不能者因"任人"而常被用，能者因"任医"而常不用。清人徐大椿在《医学源流论·医者误人无罪论》中曾对医者"任人"的动机作出过揭露："医者之曲从病家，乃邀功避罪之良法也。"

值得玩味的是作者在用词上的细微变化。如"任医"者说"某病也，是必砭；某病也，是必药"，用的是"必"字，而"任人"者说"某病也，是宜砭；某病也，是宜药"，用的是"宜"字。一"必"一"宜"，尺寸自然有所差异。

后段借邑长患病事，摆出"不能者常为用，能者常不用"的实例以及由此导致的恶果。邑长患病，"畴咨左右而可者，召其九人之一人焉"。首段说"一邑之医举十人，一人实能，而九人名不能"，此处所说"九人"正是指有名声而没有本领的九个医生，这还是经过访求而获得认可的。由于召请的全是庸医，因而一个接一个地治疗，先后更换了五六个，病情不见减轻。邑长被折腾得不耐烦，感叹城镇里没有良医，后来的医生比不上前面的。百般无奈之下，又召回最先为他治病的医生。因为邑长是按名声高低排队的，毕竟"初为医者"名声最为响亮。对于邑长此举，想想也觉得可笑：此"初为医者"有能则前当施展，无能则复召也无用。后来邑长病情加重，其子建议召请有"实能"者，邑长却一意孤行，恶闻逆耳的忠言，还说什么召请医生本来取决于我，怎么出自你的口中。像邑长这样的人，其病如何能够痊愈？不至于死亡就是幸运的了。

文章至此戛然而止，并无"论病以及国，原诊以知政"之类的点题性文字。我们知道比喻有本体、喻体、喻词三个要素。其中本体是想说明的事理，喻体是用作比方的事理。上举《鉴药》《药戒》都是先述用作比方的事理，末了点明想说明的事理，既有喻体，又有本体，这属于比喻中的暗喻，《指喻》不唯喻体、本体并具，更在"如此指者多矣"句内出现喻词，则属于比喻中的明喻。而王令此文既无喻词，连所喻之本体也全然未见，全文皆为喻体，属于比喻中的借喻。虽然如此，但所寓有才者不用、无能者仕进的官场现实这一本体却突兀于眼前。此正是《医谕》的不同凡响之处。王令另撰有《师说》一文，其中有云："士无根源而竞枝流，故不识所以治乱之本，而不知所以为儒之任，而又上之取之，不以实而以言故也。"所谓"名不能"正是"不以实而以言"的具体写照，也可从旁证实《医谕》乃是针砭时弊且锋利遒劲之"投枪"。

求医诊脉

苏　轼

　　脉之难明，古今所病也。至虚有实候，而太实有羸状，差之毫厘疑似之间，便有死生祸福之异，此古今所病也。病不可不谒医，而医之明脉者，天下盖一二数①。骐骥不时有②，天下未尝徒行③，和扁不世出④，病者终不徒死，亦因其长而护其短耳⑤。

　　士大夫多秘所患而求诊，以验医之能否，使索病于冥漠之中⑥，辨虚实冷热于疑似之间。医不幸而失，终不肯自谓失也，则巧饰遂非⑦，以全其名，至于不救，则曰："是固难治也。"间有谨愿者⑧，虽或因主人之言⑨，亦复参以所见，两存而杂治，以故药不效。此世之通患而莫之悟也。

　　吾平生求医，盖于平时默验其工拙⑩，至于有疾而求疗，必先尽告以所患而后求诊，使医者了然知患之所在也。然后求之诊，虚实冷热先定于中，则脉之疑似不能惑也。故虽中医⑪，治吾疾常愈。吾求疾愈而已，岂以困医为事哉⑫？

——上海辞书出版社、安徽教育出版社 2006 年版
《全宋文》第九十一册卷一千九百八十

【注释】

　　①数（shǔ 暑）：计算。　②时：经常。　③未尝：未必。　④不世：罕有。　⑤护：掩盖。　⑥冥漠：玄妙莫测。　⑦巧饰：诈伪粉饰。　遂非：坚持错误。　⑧谨愿：谨慎。　⑨因：根据。　主人：指病者。　⑩默：私下。　⑪中医：中等水平的医生。　⑫困医：谓为难医生。

【解读】

苏轼（1037—1101），字子瞻，号东坡居士，眉州眉山（今属四川）人，北宋著名文学家。嘉祐二年（1057 年）进士及第，谥文忠。苏轼一生，宦海浮沉，既曾在朝先后任大理评事、中书舍人等职，更因遭受新旧二党的挤压以及所谓"乌台诗案"，外放任职，足迹遍布今浙江、山东、江苏、湖北、安徽、广东、河北，乃至海南，最后逝于江苏常州。有《东坡七集》一百十卷传世。《宋史》有其传。

在历代文人学士中，文、诗、词、书、画，无一不精，折其桂者，谅非苏轼莫属。不仅如此，苏轼在水利建设上也有成就。浙江杭州、安徽阜阳、广东惠阳各有一池西湖，筑有长堤，皆为苏轼任职该地时率众修建。如元祐四年（1089 年），苏轼知杭州，时西湖淤塞过半，湖水面临枯涸，遂于次年组织民工二十余万人疏浚，把挖出的淤泥堆积成一条纵贯西湖的长堤，中有六桥相接，名为苏堤。不仅如此，苏轼在医药上也有建树，今所传《苏沈良方》内，就多有苏轼搜集的验方与所撰医学杂著。

苏轼并非医学的门外汉，却以求诊者的身份撰写此文。他从求医的目的出发，论述病人须与医生配合，详尽诉说病情，以求疾病痊愈，而不可"秘所患""以困医为事"，让医生唯凭脉诊，借此"以验医之能否"。

说起脉象，自然而然地想到王叔和。他的《脉经·序》劈头就是"脉理精微，其体难辨"。苏东坡开篇所言盖本乎此。因何说脉象"难辨""难明"是古今担忧的问题。由于"至虚有实候，而太实有羸状"。前者说真虚假实证，后者讲真实假虚证。这正反映了疾病之错综复杂、变化多端。临床上每见脉象与证候相左的现象：分明是气弱血亏，运化乏力，一番虚象，却脉见长弦；显然为肠胃热结，痰食壅滞，悉数实象，而脉见虚细。非但如此，面对似是而非的脉象，稍有差错，便会酿成灾祸。表明脉象既难以掌握，又攸关生死，因而反复强调"脉之难明，古今所病"，这是首段所论之一。有病就得求诊于医，"而医之明脉者，天下盖一二数"，既承上极言"脉之难明"，复启下引出如何解决这一难题的答案。作者用了一组比喻：良马虽然不是经常出现，而天下之人未必都是步行，以喻犹如医和、扁鹊般善于诊脉的良医虽然很少现身，而病人最终不会白白地送死。言下之意是如同可用车、船等代步一样，采取望、闻、问等诊法弥补脉诊的欠缺，亦即医生可以凭借其长处来掩盖其短处。这是首段所论之二，也为下文"士大夫多秘所患而求诊"设一伏笔。

次段言士大夫求诊的通病是"秘所患"及其所致恶果。这些人每多讳疾求诊，使医生在玄妙莫测的证候中求病，于似是而非的脉象间辨证。对此，轻率的医生只是根据病人所说用药处方，招致"不救"，则诈伪粉饰，坚持错误，以此病本属难治为托辞；偶尔有谨慎的医生"两存"，即综合病人之言与自己所见，终因病人所言不实而"杂治"，导致"药不效"。恰如董仲舒《春秋繁露·执贽》所说"匿病者，不得良医"。中医诊病讲究望、闻、问、切，其中问诊，用以了解疾病发生发展的过程以及与此相关的各种情况，配合观测患者神、色、形、态征象的望诊，辨识患者声音、气味兆朕的闻诊，切诊则居于四诊之末，用以验证前三诊所得病情。四诊各有其用，既不可缺位，也不能相互替代，唯有全面运用，方能收集比较完整的病情数据，为辨证论治提供可靠的依据。即使医术高超的秦越人，治疗虢太子的疾病，也要向知医的中庶子详尽询问相关病情，何况一般的医生，更加少不了问诊。清代医家王燕昌说得好："不须望、闻、问，但一诊脉，即能悉其病者，欺人语耳！"（《王氏医存·临证须合四诊乃能分晓》）"秘所患"的士大夫，闭口不言，伸手就诊，用以测试医生水平，其实是把自己当作试验品，可谓愚蠢透顶。

末段表明作者求医的态度：于平时私下了解医生水平的高下，求诊时则一反"秘所患"的作为，充分信任，"尽告以所患"，使医生完全把握病情的来龙去脉、蛛丝马迹，然后诊脉，就不会为疑似脉象所惑。与苏轼此类似的话语，明代医家张介宾也曾说过："非熟察于平时，不足以识其蕴蓄；不倾信于临事，不足以尽其所长。"（参见本书《病家两要说》）这实在是智者求诊的作为。正由于抱此正确的态度，因而即使就诊于医术一般的医生，也常能获取良好的疗效。

新校《备急千金要方》例

高保衡等

　　《千金方》旧有例数十条，散在诸篇。凡用一法，皆宜遍知之，虽素熟其书者，临事尚虑有所遗失，况仓卒遭疾①，按证为治，不能无未达之惑。及新加撰次②，不可无法。今撮集旧凡并新校之意，为例一篇，次于今序之末，庶后之施用者无疑滞焉。

　　凡古方治疾，全用汤法，百十之中，未有一用散者。今世医工，汤散未辨，宜其多说异端③，承疑传谬。按汤法吹咀为㕮切如麻豆④，散法治筛为治择捣筛⑤。卒病贼邪⑥，须汤以荡涤；长病痼疾，须散以渐渍⑦。此古人用汤液、煮散之意也。后世医工，惟务力省，一切为散，遂忘汤法，传用既久，不知其非，一旦用汤，妄生疑讶⑧。殊不知前世用汤，药剂虽大，而日饮不过三数服，而且方用专一，今人治病，剂料虽薄⑨，而数药竞进⑩，每药数服。以古较今，岂不今反多乎？又昔人长将药者⑪，多作煮散法，盖取其积日之功，故每用一方寸匕为一服⑫，多不过三方寸匕，然而须以帛裹，煮时微微振动。是古人之意岂须欲多服药哉？又服丸之法，大率如梧子者二十丸，多不过三十、四十丸。及服散者，少则刀圭钱五匕⑬，多则方寸而已⑭。岂服汤特多，煮散、丸散则少乎？是知世人既不知斤两升合之制⑮，又不知汤液、煮散之法。今从旧例，率定以药二十古两，水一小斗，煮取今一升五合，去滓垽⑯，分三服。自余利汤欲少水而多取数⑰，补汤欲多水而少取数，各依方下别法。

　　凡古今病名，率多不同，缓急寻检⑱，常致疑阻⑲，若不判别，何以示众？且如世人呼阴毒伤寒最为剧病⑳，尝深迹其由然㉑：口称阴毒之名，意指少阴之证，病实阴易之候㉒。命一疾而涉三病㉓，以此为治，岂不远而㉔？殊不知阴毒、少阴、阴易自是三候，为治全别。古有方证，其说甚明，今而混淆，害人最急。又如肠风、藏毒、咳逆、慢惊，遍稽方论，无此名称。深穷其状，肠风乃肠痔下血，藏毒乃痢之蛊毒，咳逆者，哕逆之名，慢惊者，阴痫之病。若不知古知今，何以为人司命？加以古之经方，言多雅奥，以利为滞下，以蹶为脚气，以淋为癃㉕，以实为秘，以天行为伤寒，以白虎为历节㉖，以膈气为膏肓，以喘嗽为咳逆，以强直为痉，以不语为瘖㉗，以缓纵为痱，以怔忪为悸㉘，以痰为饮，以黄为瘅。诸如此类，可不讨论？而况病有数候相类，二病同名者哉？宜其视伤寒、中风、热病、温疫通曰伤寒，肤胀、鼓胀、肠覃、石瘕率为水气㉙，疗中风专用乎痰药，指带下或以为劳疾，伏梁不辨乎风根㉚，中风不分乎时疾㉛。此今天下医者之公患也，是以别白而言之。

凡诸方论，咸出前古诸家及唐代名医，加减为用，而各有效。今则遍寻诸家，有增损不同者，各显注于方下，庶后人用之，左右逢其原也㉜。

凡诸方与篇题各不相符者，卒急之际，难于寻检，今则改其诠次㉝，庶几历然易晓㉞。

凡诸方有一方数篇重出，主治不殊者，则去之，各有治疗者，则云方见某卷某篇。

凡诸篇类例之体，则论居首，脉次之，大方在前，单方次之，针灸法处末焉。缓急检之，繁而不杂也。

凡妇人之病，比之男子，十倍难治，所以别立方也。若是四时节气为病，虚实冷热为患者，故与丈夫同也㉟。其杂病与丈夫同者，散在诸卷。

凡诸卷中用字，文多假借，如"乾"字作"干"，"屎"字作"矢"，"锐"字作"兑"，其类非一。今则各仍旧文㊱，更不普加改定，亦从古之意也。

凡诸方论，今各检见所从来及所流派㊲，比欲各加题别㊳，窃为非医家之急㊴。今但按文校定，其诸书之名则隐而不出，以成一家之美焉。

　　——《东洋医学善本丛书》影印江户医学馆影宋刊本《备急千金要方》

【注释】

①遘（gòu 够）：遇到。　②及：至于。　③异端：不同见解。　④哎（fǔ 府）咀：将药物切细捣碎，如同咀嚼。　⑤治择：泛指对药物的整理挑拣。　⑥卒病：指新起之病。　⑦渐（jiān 尖）渍：浸润，谓缓慢地发挥作用。　⑧疑讶：疑惑惊奇。　⑨剂料：按一定分量与比例配制而成的药料。⑩竞进：争进。　⑪将（jiāng 姜）药：饮服药物。　⑫方寸匕：古代量取药末的器具名。其形状如刀匕，大小为古代一寸正方，故名。一方寸匕盛金石药末约两克，草木药末约一克。　⑬刀圭：古代量取药末的器具。一刀圭约等于一方寸匕的十分之一。　钱五匕：指药末盖满五铢钱边一个字至不散落，为一钱匕的四分之一，约今之一分四厘，合零点六克。　⑭方寸：即方寸匕。⑮合（gě）：容量单位。即一升的十分之一。　⑯滓垽（yìn 印）：渣滓。垽，泥渣。　⑰自余：此外。　⑱缓急：义偏于"急"。　⑲疑阻：疑惑隔阂。⑳且如：即如。　阴毒：感受疫毒，内蕴咽喉、侵入血分的危重病症，症见面青、身疼、咽喉痛。　㉑迹：探求。　由然：原委。　㉒阴易：病名。伤寒或瘟疫等病后余热未净，由房事而传于对方，称为阴阳易。其中女传于男者为阴易。　㉓命：同"名"。命名。　㉔远：此谓不切合病情。　而：语尾助词。　㉕癃：同"癃"。排尿困难、小腹胀满的病证。　㉖历节：病名。又名白虎风、痛风。　㉗癔：疑为"瘖（喑）"之讹字。　㉘忪忪（zhōng 忠）：即怔忡。病名，指心跳剧烈的一种症状。　㉙肠覃：古病名。指女子下腹部有块状物，而月经又能按时来潮的病证，多因气阻血瘀，癖阻而致。石瘕：病名。指女子寒瘀留积胞宫所致瘕块。　率：一概。　㉚伏梁：古病名。指多种脘腹部痞满，并有肿块突起如梁的疾患。　㉛时疾：即时令病。指季节性较强的感染性疾病。㉜左右逢其原：谓做事得心应手。语见《孟子·离娄下》。　㉝诠次：编排的顺序。　㉞历然：清晰貌。　㉟故：仍然。丈夫：男子。　㊱仍：沿用。　㊲从来：来源。　流派：分支。　㊳比：本

来。 ㊴为：认为。

【解读】

高保衡，北宋医家，生活于十一世纪，榆次（今属山西晋中）人，历仕仁宗、英宗、神宗三朝，先后任光禄寺丞、太子右赞善大夫、国子博士。1060—1069 年间参与校正《嘉祐补注本草》《伤寒论》《素问》等十部医书。本例编撰者除高氏外，尚有医家孙奇、林亿，皆供职于北宋校正医书局，并为古代医药学的传承作出了贡献。

高保衡等所撰《校定〈备急千金要方〉后序》落款时间为治平三年（1066 年），此也宜是本文所撰时间。凡例全文共二十条，内容涉及药物的剂量换算、炮制、名实、鉴定，汤散丸的服食，古今病名的差异，古方加减的说明，编次体例的介绍，文字处理的原则等，今节选其中九条。

凡例是说明全书内容或编撰体例的文字，亦称例言、发凡。晋杜预《春秋经传集解序》："其发凡以言例，皆经国之常制，周公之垂法，史书之旧章。"早期的著作，凡例大都散在书中。顾炎武《日知录》卷二十《书家凡例》："古人著书，凡例即随事载之书中。《左传》中言'凡'者，皆凡例也。《易》乾坤二卦'用九''用六'者，亦凡例也。"顾氏此说，多有旁证。除其所举外，如《说文》亦多此类，段玉裁每加指出。《说文·中部》："中，艸木初生也。象丨出形，有枝茎也。古文或以为艸字。"段玉裁注："凡云古文以为某字者，此明六书之假借。以，用也，本非某字，古文用之为某字也。"这是对许慎说明六书假借的发凡。又如本文开篇即言"《千金方》旧有例数十条，散在诸篇"，亦即"随事载之书中"。高保衡等在整理时，感到条例分散，取法不便，于是归纳一起，反映至迟从北宋起就有把凡例集中于正文之前的做法。

首先说明该凡例系将原来分散在《备急千金要方》各篇的条例与编撰者新加的条例归并而成，排列于序文之后。因何作此处理？两个原因：第一，顾名思义，"凡例"谓大凡之例，不是对书中某个章节所涉问题的说明，而是全书皆须遵行的条例，"宜遍知之"，倘若分散隐藏于各篇，难以检索。第二，如前所述，高保衡等校正时，又归纳提炼出新的条例，须与孙思邈的"旧凡"合并一起。如此集中置前，冀图发挥"后之施用者无疑滞"的作用。

所录首条着重规范汤药的剂量、制作与服法。即该段末所言："以药二十古两，水一小斗，煮取今一升五合，去滓浑，分三服。"其余通利药要少用水多取汁，补益药要多用水少取汁。

为何如此重视汤方？实因《备急千金要方》是一部方书。有学者考求，不计按摩、针灸、祝由等不用药的处方外，全书载方四千一百十一首，分属二十多种剂型，其中汤剂（含饮剂）为数最多，共一千一百七十五首，占总方数近百分之三十（陈馥馨《〈备急千金要方〉剂型学初探》，载《陕西中医》1987年第3期）。该条首先强调汤法历来备受重视，在药物剂型中占据主导地位。"凡古方治疾，全用汤法，百十之中，未有一用散者。"根据下文"此古人用汤液、煮散之意也"以及历代药物剂型的实际情况，所说"未有一用散者"的"散"指煮散。所谓煮散剂型是将药物制成粉状，加入水或引药煎煮，连同药沫一起或去渣服用。张仲景已经使用煮散法，如《伤寒论·辨少阴病脉证并治》所载半夏散："以水一升，煎七沸，内散两方寸匕，更煮三沸，下火令小冷，少少咽之。"虽然这样，但是张仲景方中没有出现"煮散"的称谓。唯其如此，后世医家不能分辨汤剂与煮散，作者因而对二者的差异加以说明。一是制法上的区别：前者切细捣碎如麻豆，后者捣细滤筛。二是适用疾病上的区别：前者适用于新近突发的病症，后者适用于经久难愈的病症。

接着对汤法与散剂进行比较。依据下文"昔人长将药者，多作煮散法"以及散剂发展的历史，所说"一切为散"的"散"指散剂。早在《五十二病方》中已出现内服与外用的散剂，《素问》也有治疗酒风与尸厥的两首散剂方，先后见于《病能论》《缪刺论》。张仲景方中有五十多首散剂。由于散剂具有方便服用的优势，因而到了六朝，得到更多的运用，如《肘后备急方》《刘涓子鬼遗方》就广泛使用散剂于内外科疾病的治疗。如此一变，导致"后世医工""遂忘汤法"，而不知"一切为散"之非，反而为古人用汤药量多而感到疑惑惊奇。对此误解，作者从两个方面加以解释：第一，从服用剂量来说。前人所用汤剂，剂量虽然较大，但是每日不过三服左右，而且方剂的作用专一；今人所用散剂，剂量虽然不大，但是几种药物争相服用，而且每种药物都是好几服。"殊不知"意直贯至"每药数服"。两相比较，今之所用剂量反多。第二，就服用方法而言。前人对于长期服药者，大多采用煮散法，因为要获取多日的功效，所以一服为一方寸匕，最多三方寸匕，还要用布帛包裹煎煮。其后带出前人服用丸剂、散剂的剂量。由此可见，前人之意并非汤药的剂量要多，其他剂型的用量要少。最后落脚于如前所述汤药的剂量、制作与服法的规范。

所录次条规范古今病名。先行表明古今病名差异是导致寻检受阻的重要原因，名正则言顺，若不加以辨别，如何告示读者。接着摆出其"率多不同"的表现。

一为一名关乎多病。文章举危重疾病"阴毒"为例。阴毒作为伤寒重症，首见于《金匮要略·百合狐惑阴阳毒病症治》："阴毒之为病，面目青，身痛如被杖，咽喉痛。五日可治，七日不可治。""咽喉痛"是其中一个重要证候。而《伤寒论·辨少阴病脉证并治》有七条明确记载少阴病可导致咽喉"痛""伤""干"。《诸病源候论》卷九《时气喉咽痛候第二十一》进而说其病机："阴阳隔绝，邪客于足少阴之络，毒气上熏，攻于咽喉，故痛或生疮也。""阴易"一语出于《伤寒论·辨阴阳易差后劳复病脉证并治》，一般认为系男子与伤寒时疫初愈而尚未平复的女子行房，女子体内所蕴热毒迁延所致。三者虽皆涉"阴"，并及"毒"，但"为治全别"：阴毒有去雄黄、蜀椒的升麻鳖甲汤，少阴咽痛有猪肤汤、苦酒汤、半夏散等，阴易有鼠粪汤、丹米汤等。

二为一病关乎多名。文章认为此类现象由古今称谓与雅俗称谓之不同所致。前者如：今所称"肠风"乃肠痔下血，今所称"慢惊"乃阴痫等。后者如：利雅称为"滞下"，蹶雅称为"脚气"，天行雅称为"伤寒"，白虎雅称为"历节"等。

其中有两点宜加指出。其一，校正者有失审。在古今称谓所举例中，说今之"咳逆"，即古之"哕逆"，而在雅俗称谓所举例中，又说俗称之"喘嗽"，即雅称之"欬逆"。其实"欬"是"咳"的异体字，"咳逆"同"欬逆"，只是写法不同而已。在本文所用《备急千金要方》底本中，除此校例外，无一例"咳逆"，而"欬逆"凡八十六见。因而不能两出"咳逆""欬逆"，且分属今称与雅称。此为失审者一。"咳逆"系病证名，因气逆而咳。"哕逆"一语，《备急千金要方》唯见于卷十六第五之篇名"呕吐哕逆"一处，其余则多作"呕逆""呕哕"。《金匮要略》有"哕逆"之名，后世多解释为气逆而干呕，相当于呃逆。"咳逆"与"哕逆"皆属气逆所致，然一"咳"一"呕"，意义有别。至于"喘嗽"，重要医籍中用之较少，《素问》遗篇《本病论》有"民病上热喘嗽血溢"句，通常谓气喘咳嗽，与"咳逆"相较，也有气喘、气逆之小异。"咳逆""哕逆""喘嗽"三者，不唯称谓不同，所指也有异趣。此为失审者二。其二，疑问句不出表疑问词。"诸如此类，可不讨论"，意为必须要探讨。清人俞樾《古书疑义举例》有"反言省'乎'字例"，其云："'乎'者，语之余也，读者可以自得之。古文简质，往往有省'乎'字者。"此"可不讨论"即属此例。

在上述所举笼统不辨例的基础上，文章更指出还有不同疾病证候相仿乃至称名相同的问题。如此这般，就必然更会导致病名混用的现象。"宜"字意直贯至"中风不分乎时疾"。比如寒邪侵袭是招致伤寒、中风、热病、温疫的一个原因，于是便统称为"伤寒"。再如水气是引发肤胀、鼓胀、肠覃、石瘕的原因，于是便统称为"水气"，此意本自于《素问·水胀》，而《备急千金要方》卷二十一《水肿第四》取用之："黄帝问岐伯曰：水与肤胀、鼓胀、肠覃、石瘕，何以别之？岐伯曰：水之始起也……"又如带下可由"劳伤过度"引起，于是有时就称带下为劳疾，此意本之于《诸病源候论》卷三十七《带下候第二十四》："带下者，由劳伤过度，损动经血，致令体虚受风冷，风冷入于胞络，搏其血之所成也。"更如"伏梁""风根"之语出于《素问·腹中论》："病名伏梁，此风根也。"《备急千金要方》卷十一《坚症积聚第五》引之。一般判分伏梁为心积伏梁、风根伏梁、脓血伏梁三种，今之医者却不加以辨识。文章认为此类笼而统之的称名，乃是世上医师共同的祸患，因而要辨别清楚。

其后第三条注明古方加减，以方便后人使用。第四条叙述更改编次，以使方剂与篇题相符。第五条规范重出方剂的处置方法，以避免重复。第六条安排各篇内容顺序，以清眉目。第七条交代妇人病内容的设置，有分有合。第八条例说古字的处理，保留原有字形。第九条表示所引方论不标出处，以其"为非医家之急"。

必须指出的是最后一条，也是校例的末条，对所引"诸书之名""隐而不出"。如果说孙思邈及其前人对所引之文不标明出处乃是常例的话，那么自从王焘《外台秘要》首创引书必注卷次后，至高保衡等校正《备急千金要方》，已逾三个世纪之久，校正官员依然墨守固有之成规，不思方便读者之新为，还标榜为"以成一家之美"，不过是为掩盖其疏于查检的口实而已。

《伤寒总病论》序

黄庭坚

庞安常自少时喜医方，为人治病，处其死生多验，名倾淮南诸医①。然为气任侠②，斗鸡走狗③，蹴鞠击球④，少年豪纵事，无所不为。博弈音技⑤，一工所难，而兼能之。家富，多后房⑥，不出户而所欲得。人之以医聘之也，皆多陈其所好，以顺适其意。其来也，病家如市；其疾已也，君脱然不受谢而去⑦。

中年乃屏绝戏弄，闭门读书，自神农、黄帝经方，扁鹊《八十一难经》，皇甫谧《甲乙》，无不贯穿。其简册纷错，黄素朽蠹⑧，先师或失其意；学术浅薄，私智穿凿⑨，曲士或审其文⑩。安常悉能辩论发挥，每用以治病，几乎十全矣。然人疾诣门，不问贫富，为便房曲斋，调护寒暑所宜，珍膳美蔬，时节其饥饱之度。爱老而慈幼，不以人之疾尝试其方，如疾痛在己也。盖其轻财如粪土，耐事如慈母而有常⑪，似秦汉间任侠而不害人，似战国四公子而不争利⑫，所以能动而得意，起人之疾，不可为数。他日过之，未尝有德色也⑬。

其所总辑《伤寒论》，皆其日用书也。欲掇其大要⑭，论其精妙，使士大夫稍知之。然未尝游其庭者，虽得吾说而不解，若有意于斯者，读其书，自足以揽其精微，故不著。著其行事⑮，以为后序云。前序海上人诺为之，故虚其右以待。

元符三年三月，豫章黄庭坚序。

——人民卫生出版社 1989 年版《伤寒总病论》

【注释】

①倾：胜过。　②为气任侠：语见《史记·季布栾布列传》。为气，逞意气。任侠，见义勇为。　③斗鸡走狗：让公鸡相斗，使狗赛跑。语见《史记·袁盎晁错列传》。为古代的赌博游戏。亦作"斗鸡走马"。　④蹴（cù促）鞠（jū拘）：亦作"蹴踘"。古代的一种足球运动。　⑤博弈：局戏和围棋。局戏亦弈棋之类的游戏。　音技：亦作"音伎"。音乐的技能。　⑥后房：后面的房屋。旧多指姬妾住处。　⑦脱然：不经意貌。　⑧黄素：黄色的绢，可用于书写，此指书籍。　⑨私智：偏私的识见。　穿凿：犹牵强附会。　⑩曲士：乡曲之士，喻孤陋寡闻之人。　⑪耐事：谓以忍让处事。　⑫战国四公子：亦称"战国四君"。指齐国孟尝君田文、赵国平原君赵胜、魏国信陵君无忌、楚国春申君黄歇。皆以礼贤下士、广交宾客著称。　⑬德色：自以为有恩于人而流露的神色。　⑭掇（duō多）：选取。　⑮行事：事迹。

【解读】

黄庭坚（1045—1105），字鲁直，号山谷道人，晚号涪翁，洪州分宁（今江西修水）人，北宋著名文学家、书法家。治平四年（1067年）进士及第，先后任国子监教授、著作佐郎等职，并放外任多地，晚年两遭贬谪。德祐元年（1275年）补谥文节。师从苏轼，为"苏门四学士"之一，诗与苏轼齐名，词则与秦观并称，有《山谷集》三十卷等传世。《宋史》有其传。

《伤寒总病论》撰者庞安时（1042—1099），字安常，蕲水（今湖北浠水）人，自号蕲水道人。据张耒《庞安常墓志铭》（载《柯山集》卷四十九），庞安时著有《难经解》《主对集》《本草补遗》，惜皆亡佚。今存《伤寒总病论》六卷，系庞安时"用心三十余年，广寻诸家，反复参合，决其可行者，始敢编次"（《伤寒总病论》卷六《上苏子瞻端明辨伤寒论书》）而成，对仲景之学颇多充实发挥，着重阐发温热，提出从伤寒中区分出温病的卓见，有裨于中医外感病学的发展。庞安时出身于世医家庭，医术精湛，医德高尚，深获时人赞赏。苏轼曾向患病的高官苏颂推荐庞安时，葆其"脉药皆精，博学多识""操行高雅，不志于利"（《与苏子容帖》）。曾敏行在记载所传庞安时医验后称："世传安常医甚神，余耳目所接如此，所传当不诬矣。"（《独醒杂志》卷四）。张耒《跋庞安常伤寒论》说："淮南人谓庞安常能与伤寒说话，岂不信然哉！"（载《柯山集》卷四十四）张耒还写有《赠庞安常先生》七律一首，内有"懒把穷通求日者，试将多病问医王"语，自是庞安时遂有"医王"之誉。

面对如此一位实绩超绝、名声高扬的序主，作者从其性格、医术、医德三个方面着手，并糅合为一体，在描绘其性格时体现其医术、医德之出类拔萃，于赞美其医术、医德中展现其性格之不同凡俗。

开篇数句先给庞安时定位：医效卓著，医名显赫。接着"然"字一转，展露其性格之豪放、才艺之备具。好逞意气，见义勇为，赌博游戏、足球运动，无所不为，围棋、音乐，兼而能之。"家富，多后房，不出户而所欲得"，既如实表明庞安时资产殷厚，还为下文"为便房曲斋"，即开辟休息场所，以收治病人，设一前导。因其好逞意气，故病家延聘他治病时，每多述其所好，以迎合其心意。"其来也，病家如市"，极言受民众欢迎的程度，而"其疾已也，君脱然不受谢而去"，更是熔性之洒脱、术之精良、德之高尚于一炉。

"中年乃屏绝戏弄"一句，便将上段所言"无所不为"的"少年豪纵事"乃至"博弈音技"等一概终止，而前述之"博学多识"，在次段中得到体现。其中"贯穿"一语殊为的当，《宋史》本传言其在"独取黄帝、扁鹊之脉书"的基础上，"益读《灵枢》《太素》《甲乙》诸秘书，凡经传百家之涉其道者，靡不通贯"，亦属此意。唯其"贯穿""通贯"，方有判分伤寒、温病之新篇。"先师""曲士"一组对偶，斥古今医家对中医经典的曲解甚至窜改。其中"简册纷错，黄素朽蠹"两句互备，言古代医籍纷繁杂乱而朽腐虫蚀。对先师所失之意、曲士所窜之文，庞安时都能加以辩难论说，阐发新意，此为其

"闭门读书""无不贯穿"所得。正是由于深透领悟医学经典，用以指导临证，因而每能明效大著。"人疾诣门"至"时节其饥饱之度"，言其留治病人，供给吃喝住宿。张耒《庞安常墓志铭》对此也有相关记载："君性恺悌明豁，好施而廉，于是有舆疾自千里踵门求治者。君为辟第舍居之，亲视馈粥药物，既愈而后遣之，如是常数十百人不绝也。"言留住之人竟然经常有数十乃至上百之多。有学者认为这是中国医学史上第一个在家中开设的公益私人"医院"。庞安时既责无旁贷地承揽医师之职，也要挑上"院长"的重担，甚至还得肩负护士的任务。在诊治疾病过程中，"爱老而慈幼"，视人如己，慎用其方。诚如他在《上苏子瞻端明辨伤寒论书》中所说，"从来评脉辨证，处对汤药，颇知实效，不敢轻易谬妄，误人性命"。庞安时既视若"粪土"般地"轻财"，又如同"慈母"般地"耐事"，作者比之以秦汉间的游侠、战国时的四君，唯其如此，因而每每获取满意效果，治愈疾病，不可计数。尤可值得一赞者，庞安时对所做种种善举，一概视作常事，没有丝毫"德色"。此段在赞美序主精湛医技与高尚医德的同时，融入其超尘拔俗的性格特点。

业内人士皆知，孙思邈所著《千金要方》中有《大医精诚》一篇，强调对患者要"普同一等，皆如至亲之想"等，是论述医德、开展医学伦理教育的重要文献。大医的至诚之心、无尚之德，如果说孙思邈主要从言论上加以引导，那么庞安时则是从行动中予以示范。

末段说明序文侧重叙述庞安时为人行事，而不及《伤寒总病论》内容的原因。从"欲掇其大要，论其精妙，使士大夫稍知之"中可见，黄庭坚原有阐述该书要旨之想，但考虑到两个原因，因而作罢：一是未曾投拜庞安时门下的人，即使得此解说也还是不能理解。二是如果有志于伤寒学说，阅读庞安时此书，自然能够把握其中精深微妙的含义。

序末提到苏轼答应作序，"故虚其右"，空出上面前序的位置。苏轼确曾答应写序。《伤寒总病论》卷首收有苏轼答庞安时启，内云"惠示《伤寒论》……谨当为作题首一篇寄去，方苦多事"，又说"便当为作数百字"。苏

轼自绍圣四年（1097年）六月起谪居于儋州（今属海南），直到元符三年
（1100年）五月，方因即位不久的宋徽宗赵佶大赦天下而量移廉州（今广西
合浦）。黄庭坚此序写于元符三年三月，此时苏轼仍在儋州，因而称其为"海
上人"。苏轼于当年七月抵达贬所，九月又改授舒州团练副使，安置于永州
（今属湖南），后又复为朝奉郎，一路北归，整年奔波，于次岁七月客卒于常
州，此前序竟成水月镜花。

　　庞安时生于世医家族，而颇有文人侠士风度。在苏轼于元丰五年
（1082年）谪居黄州（今湖北黄冈）期间，庞安时与之结识，从此便凝结下
几达二十年的友情，并由此同苏门学士黄庭坚、张耒交游契合，实因性习相
近之故。庞安时邀序于苏、黄，而临终又托张耒铭其墓志。正是由于黄庭坚
深谙庞安时，因而能在四百字左右的篇幅中，既简而有要地"著其行事"，更
将其形象描绘得传神逼肖，栩栩欲活。

钱 乙 传

刘　跂

　　钱乙，字仲阳，上世钱塘人，与吴越王有属①。王俶纳土，曾祖赟随以北，因家于郓。父颢，善针医，然嗜酒喜游。一旦匿姓名②，东游海上，不复返。乙时三岁，母前亡。父同产嫁医吕氏③，哀其孤，收养为子。稍长读书，从吕君问医。姑将没，乃告以家世。乙号泣，请往迹父④，凡五六往，乃得所在。又积数岁，乃迎以归。是时乙年三十余。乡人感慨为泣下，多赋诗咏其事。后七年，父以寿终，丧葬如礼。其事吕君如事其父。吕君没，无嗣，为之收葬行服⑤，嫁其孤女，岁时祭享⑥，皆与亲等。

　　乙始以颅囟方著名山东⑦。元丰中⑧，长公主女有疾，召使视之，有功，奏，授翰林医学⑨，赐绯⑩。明年，皇子仪国公病瘛疭，国医未能治。长公主朝，因言钱乙起草野，有异能。立召入，进黄土汤而愈⑪。神宗皇帝召见褒谕⑫，因问黄土所以愈疾状。乙对曰："以土胜水，水得其平，则风自止。且诸医所治垂愈，小臣适逢之，惟陛下加察⑬。"天子悦其对，擢太医丞，赐紫衣、金鱼⑭。自是戚里贵室⑮，逮士庶之家，愿致之，无虚日。其论医，诸老宿莫能持难。俄以病免⑯。哲宗皇帝复召入，宿直禁中⑰。久之，复辞疾⑱，赐告⑲，遂不复起⑳。

　　乙本有羸疾，性简易。嗜酒，疾屡发，自以意治之，辄愈。最后得疾，益甚，乃叹曰："此所谓周痹也。周痹入脏者死，吾其已夫！"已而曰："吾能移之，使病在末。"因自制药，日夜饮之，人莫见其方。居无何，左手足挛不能用，乃喜曰："可矣！"又使所亲登东山㉑，视菟丝所生㉒，篝火烛其下㉓，火灭处㔩之㉔，果得茯苓，其大逾斗，因以法啖之，阅月而尽㉕。由此虽偏废，而气骨坚悍，如无疾者。退居里舍，杜门不冠屦㉖，坐卧一榻上，时时阅史书杂说㉗。客至，酌酒剧谈。意欲有适，则使二仆夫舆之，出入闾巷。人或邀致，不肯往也。病者日造门，或扶携襁负㉘，累累满前㉙。近自邻井，远或百数十里，皆授之药，致谢而去。

初，长公主女病泄利，将殆㉚。乙方醉，曰："当发疹而愈。"驸马都尉以为不然㉛，怒责之，不对而退。明日，疹果出，都尉喜，以诗谢之。

广亲宗子病㉜，诊之曰："此可无药而愈。"顾其幼，曰："此且暴病惊人，后三日过午无恙。"其家恚曰："幼何疾？医贪利动人如此！"明果发痫甚急，复召乙治之，居三日愈。问何以无疾而知。曰："火色直视㉝，心与肝俱受邪；过午者，心与肝所用时当更也。"

宗室王子病呕泄，医以药温之，加喘。乙曰："病本中热，奈何以刚剂燥之？将不得前后溲。"与石膏汤㉞。王与医皆不信，谢罢。乙曰："毋庸㉟，复召我！"后二日，果来召，适有故不时往，王疑且怒，使人十数辈趣之至㊱，曰："固石膏汤症也。"竟如言而效。

有士人病咳，面青而光，其气哽哽㊲。乙曰："肝乘肺㊳，此逆候也。若秋得之可治，今春不可治。"其家祈哀，强之予药。明日，曰："吾药再泻肝而不少却㊴，三补肺而益虚，又加唇白，法当三日死。然安谷者过期㊵，不安谷者不及期，今尚能粥，居五日而绝。"

有娠妇得病，医言胎且堕。乙曰："娠者五脏传养，率六旬乃更，诚能候其月，偏补之，何必堕？"已而子母俱得全。

又乳妇因大恐而病，病虽愈，目张不得瞑。人不能晓，以问乙。乙曰："煮郁李酒饮之，使醉则愈。所以然者，目系内连肝胆，恐则气结，胆衡不下，惟郁李去结，随酒入胆，结去胆下，目则能瞑矣。"如言而效。

一日过所善翁，闻儿啼，愕曰："何等儿声？"翁曰："吾家孪生二男子。"乙曰："谨视之，过百日乃可保。"翁不怿。居月余，皆毙。

乙为方博达，不名一家，所治种种皆通，非但小儿医也。于书无不窥，他人靳靳守古㊶，独度越纵舍，卒与法合。尤邃本草，多识物理，辨正阙误。人得异药，若持疑事问之㊷，必为言所生本末、物色名号，退考之皆中。末年挛痹浸剧㊸，其嗜酒、喜寒食，皆不自禁。自诊知不可为，召亲戚诀别，易衣待尽，享年八十二，终于家。所著书有《伤寒论指微》五卷、《婴孺论》百篇。一子早逝，二孙今见为医。

河间刘跂曰：乙非独其医可称也，其笃行似儒㊹，其奇节似侠㊺，术行而身隐约㊻，又类夫有道者。数谓余言："曩学六气五运，夜宿东平王冢岭观气象㊼，至月余不寐。今老且死，事诚有不在书者，肯以三十日暇从我，当相授。"余笑谢弗能，其后遂不复言。呜呼！斯人也，欲复得之，何由哉！没后，余闻其所治验尤众，东州人人能言，掇其章章者著之篇㊽，异时史家叙方术之士，其将有考焉。

——中华书局 1985 年丛书集成初编本《学易集》卷七

【注释】

①吴越王：指钱镠。吴越，五代十国之一，在今浙江及江苏西南部、福建东北部。唐镇海节度使钱镠于公元 907 年被封为吴越王。　有属：有宗属关系。　②一旦：一日。　③父同产：指钱乙的姑母。《宋史·钱乙传》有"姑嫁吕氏"语。同产，同父或同母所生。　④迹：追踪。　⑤行服：谓穿孝服居丧。　⑥祭享：陈列祭品祀神供祖。　⑦颅囟方：小儿方。世无《颅囟方》。今传《颅囟经》，儿科方书名，系《四库全书》辑自《永乐大典》，又题为《师巫颅囟经》。首骨为颅，脑盖为囟，因小儿初生，颅囟未合，故中医以颅囟作小儿的代称。　⑧元丰：宋神宗赵顼年号（1078—1085）。　⑨翰林医学：医官名。属翰林医官院。从九品。　⑩赐绯：赐给赤色丝帛官服。神宗时，官至六品始可服绯，因钱乙未至六品，特赐绯服。　⑪黄土汤：《金匮要略》方。功能温阳健脾，养血止血。　⑫褒谕：褒奖并告知众人。　⑬惟：希望。　⑭紫衣：官服之一种。宋制，官至四品始服紫衣，不及者则赐紫。

穿紫衣者，佩金饰之鱼符。　金鱼：即金鱼袋，又名鱼符。　⑮戚里：帝王外戚聚居处，借指外戚。　⑯俄：不久。　⑰宿直：夜间值班。　禁中：指帝王所居宫内。　⑱辞疾：犹辞病，以身体有病为由推辞不就。　⑲赐告：准予告假。　⑳起：举用。　㉑东山：在今山东昌邑东。　㉒菟丝：菟丝子，中药名，有滋养肾阴之效。　㉓篝火：用竹笼罩着的火。　㉔劚（zhú 烛）：同"斸"。掘取。　㉕阅月：经过一个月。阅，经历。　㉖杜门：闭门。　不冠屦（jù 巨）：不戴帽，不穿鞋。　㉗时时：原作"时闲"，据《皇朝文鉴》卷一百五十与《小儿药证直诀》改。　㉘扶携：搀扶。　襁负：用襁褓背负。　㉙累累：连续不断貌。　㉚将殆：原作"方始"，据《皇朝文鉴》《小儿药证直诀》改。　㉛驸马都尉：官名。魏晋以后，凡公主的丈夫皆拜驸马都尉，后代皇帝之婿例用此称，简称驸马，因以指皇帝之婿。　㉜广亲：宅名。宋代皇亲秦王德芳子孙的府第，见《续资治通鉴长编》卷一百六十一。　宗子：嫡长子。　㉝直：原作"宜"，据《皇朝文鉴》《小儿药证直诀》改。　㉞石膏汤：《外台秘要》引《深师方》方，又名三黄石膏汤，功用清热解毒。　㉟庸：用。　㊱趣（cù 促）：催促。　㊲哽哽：呼吸阻塞不畅貌。　㊳乘：侵凌。　㊴却：减退。　㊵安谷：谓病中仍能进食。　㊶靳（jìn 近）靳：固执。　㊷若：或。　㊸浸（jìn 近）：亦作"寖"。逐渐。　㊹笃行：行为纯正踏实。　㊺奇节：奇特的节操。　㊻隐约：犹言潜藏。　㊼东平王：历史上有多位东平王，此似指东汉刘苍，系光武帝刘秀子、明帝刘庄同母弟，任东平王四十余载，葬于东平。　㊽章章：亦作"彰彰"。显著。

【解读】

刘跂（1053—1117?），字斯立，号卢上老人，晚年筑学易堂，乡里称其学易先生，祖籍东光（今属河北），徙居东平（今属山东），宋神宗元丰二年（1079 年）进士，先后在亳州、曹州、彭泽等地为官，政和（1111—1118）末卒于朝奉郎任上。宋代诗文家，著有《学易集》二十卷，今存八卷。

《宋史·刘挚传》有其附传。

传主钱乙系北宋著名儿科医学家，有幼科鼻祖之称，身后有经阎季忠整理作序刊行的《小儿药证直诀》传世，卷上论证，论述儿科常见病证八十多种，卷中医案，共列二十三则案例，卷下方剂，凡一百二十多方，其中多有如六味地黄丸、导赤散之类名方，是我国现存首部儿科专著。

有关本传内容，作者于文末已然点明："乙非独其医可称也，其笃行似儒，其奇节似侠，术行而身隐约，又类夫有道者。"钱乙作为著名医学家，其医术自然值得颂扬，然而非独于此，另可称道者，似儒之笃行，若侠之奇节，类道之名盛而身退。全传所记，大体若是。每段所述，各有侧重。

首段述钱乙的身世，赞扬其孝亲德行似儒。钱乙祖籍钱塘（今浙江杭州），祖上与吴越王钱镠有宗族关系。钱镠之孙钱俶是吴越国的第五个国王，于太平兴国三年（978年）献出所据两浙十三州归宋。钱乙的曾祖钱赟随之北上，因而定居于郓州（今山东东平）。钱乙的父亲钱颢是擅长针灸的医生，嗜好饮酒，喜欢游览。钱乙三岁时，其父游而不归，而其母早已亡故。钱乙成为孤儿，幸亏姑母以及其夫吕姓医生收养为子，长大后便跟随姑父学医。直到姑母临死前方才向钱乙吐露家世。以上简述钱乙的身世。其后则着重褒扬钱乙被孔子视为"仁之本"（见《论语·学而》）的孝道，主要体现在对待其父与姑父的身上。当钱乙得知乃父游而未返，便先后五六次外出寻访，直至三十多岁方始接回。对姑父的孝道反映在三件事上：一是侍奉姑父如同侍奉亲生父亲一样。二是操办姑父的丧事及此后每年的祭奠也与亲父相同。三是为姑父的独生女举办婚嫁事宜。

次段叙钱乙的御医经历，叹赏其名盛而退类夫有道。述皇子病案前，简要带出钱乙疗痊长公主女儿病事，既用以说明钱乙因何任医官与赐绯服，也是长公主推荐钱乙的由头。此案下文将备述。东汉以后称皇帝的姊妹为长公主。宋神宗元丰年间，"皇子仪国公病瘛疭，国医未能治"，钱乙"进黄土汤而愈"。神宗召见并褒奖，询问黄土汤治愈瘛疭的原因。钱乙便从五行生克的角度说明：瘈疭多属于风，须平肝木。黄土汤补脾阳，脾属土，土旺则制水，水受制，则不能生木，引发痉挛的风邪就自然平息。钱乙特意补说一意：经过各位医生治疗已经接近病愈，我接手时恰好遇到皇子痊可。此言既反映钱乙谦逊的可贵精神，也为国医开脱失治的"罪责"。《小儿药证直诀》载有钱乙后序，其中云"累有薄效，误被恩宠"，与此所说，意相仿佛。赵项对此回答很满意，就提拔他担任太医丞，赏赐紫衣官服和金鱼袋。北宋孙逢吉《职官分纪》卷十八有《太医丞》篇，其云："国朝熙宁四年置太医丞，请给佩鱼。"熙宁四年为1071年。钱乙由此声名鹊起，从皇亲国戚到士人百姓，全都企盼召请到他，没有空闲之日。盛名之下，其实亦符，钱乙医道精深，所论医理，诸多年老资深的名医都无法同他争辩。虽然如此，钱乙对太医丞职位倒也并不十分在乎，先后在神宗、哲宗朝，两度以身体有病为由推辞不就，具有急流勇退的智慧与气度。这也正是刘跂所称"类夫有道者"。

第三段讲钱乙罹患周痹，揄扬其性情简易若侠。"乙本有羸疾，性简易"，既承上补述辞病之由，也启下引出有关羸疾与简易之性的描述。"简易"者，疏略平易，不拘礼节之谓。因其承父传嗜酒，致使疾病多次发作，自行按照意愿治疗，总是能够治愈。后来病情加重，流变为周痹。周痹系病证名，以周身疼痛麻木为主证，后世每治以蠲痹汤。《灵枢·周痹》有"周痹者，在于血脉之中，随脉以上，随脉以下"语。钱乙遂"自制药"饮服，把病邪引向到肢末。后又委派亲近的人去东山挖掘茯苓。《淮南子·说山训》说："千年之松，下有茯苓，上有兔丝。"《史记·龟策列传》亦云："所谓茯灵者，在兔丝之下。"故文内言"视菟丝所生，篝火烛其下，火灭处钁之，果得茯苓"。《名医别录》谓茯苓有"开胸腑，调脏气，伐肾邪，长阴，益气力，保神守中"的功用，因而钱乙服用后"虽偏废，而气骨坚悍，如无疾者"。在家中衣着随意，经常阅读史书杂说。有客来访，喝酒畅谈。要想外出，就让两个仆人抬着，出入于乡里之间。如果有人邀请，不肯前往。但是身残而不废医业，每日从远近搀扶、背负而来的病人连续不断，都能获得满意的疗治。

对钱乙的"简易"之性，另可补充一件事例。据《小儿药证直诀》阎季忠序，阎父于治平（1064—1067）中登第，调任须城（今山东东平西南州城）尉时与钱乙相识。阎季忠五六岁时罹患惊疳癖瘕，屡至危殆，皆赖钱乙治愈，阎家由此藏有钱乙十余方。大观（1107—1110）初，阎任职汝州（今属河南），"于亲旧间始得说证数十条，后六年又得杂方"，到了京城，"复见别本"。这些文本都是"旋著旋传，皆杂乱，初无纪律，互有得失，因得参校焉"。经阎季忠整理，《小儿药证直诀》于宣和元年（1119年）成书。以上虽然是叙述有关该书资料搜集、文本校正的过程，但是联系钱乙写于元祐癸酉（1093年）的后序，以及本传末刘跂所说"余闻其所治验尤众，东州人人能言"，可以体会出，钱乙对于自己的临证心得毫无秘不示人之想，而尽有广传利民之实。因而"旋著旋传"，散落各地，乃至"人人能言"。

既是医家传记，著录医案宜属题中之义，为此第四大段选录七则病案。

第一则泄痢案，前已扼要提起。其中"乙方醉"，"醉"字妙，既应其"嗜酒"，又醉中尚能确诊，示其术高。孰料病女之父误认为钱乙以此为借口而拒诊，皇帝的外孙女患病，竟然斗胆不予疗治，故怒责之。钱乙成竹在胸，不屑于申说，默默而退。事实终胜于雄辩，果如钱乙预判，"发疹而愈"，驸马遂转怒为喜。

第二则癫痫案，见于《小儿药证直诀》卷中《记尝所治病二十三证》"广亲宅七太尉"案。说年仅七岁的宗子得病，钱乙诊后认为不必用药便可痊愈，只是由于患者年岁过小，将发暴病，且判其预后。病孩家人恼怒地说："医生竟然如此贪图财利耸动人心！"颇似《史记·扁鹊传》所记齐桓侯"医之好利也，欲以不疾者为功"的口吻。隔天果然"发病甚急"，再次召请钱乙疗治，三天后病愈，一一应验了钱乙"暴病惊人，后三日过午无恙"的告诫。面对病孩家人的询问，钱乙作了一番分析：因心属火，面色重赤，反映心受邪；缘肝主目，眼珠定视，表明肝受邪。寅卯属木，巳午属火，故自寅至午，皆心肝所用事时。午时后，肝心旺盛之时已过，病势即可渐退。

第三则呕泄案。据《小儿药证直诀》，病主系"广亲宅四大王宫五太尉"。医生治以温药，又出现气喘证候。钱乙诊断为内热，不可用温燥药，不然，还将导致二便不通，主张用清热解毒的石膏汤。由于呕泄多属寒证，因而"王与医皆不信"，遂谢绝。钱乙扔下一句话："不用石膏汤，还得来找我！"过了两天，果然相召，钱乙正好有事，没有及时前往，"王疑且怒"。本不信，故疑；不时往，故怒。"使人十数辈趣之至"，王权之威，于此可见。最终还是按照钱乙所说，服用石膏汤而愈。

第四则咳嗽案。《素问·藏气法时论》有"肝色青"语，呼吸不畅系肺邪阻隔。钱乙断定是"逆候"，"不可治"。"肝乘肺"谓木侮金，故称"逆候"。又因肺属金，旺于秋，肺金能克肝木，故"若秋得之可治"；肝属木，旺于春，肝木反侮肺金，故"今春不可治"。虽然在病家苦苦哀求下，勉强用药，但是毫无效果。其中"安谷者过期，不安谷者不及期"语出《史记·扁鹊仓公列传》。

第五则妊娠案。孕妇患病，医生认为将要流产。孙思邈《备急千金要方》卷一引徐之才《逐月养胎方》云：妊娠一月由足厥阴肝养，三月由手少阴心养，五月由足太阴脾养，七月由手太阴肺养，九月由足少阴肾养。钱乙据此归纳说"娠者五脏传养，率六旬乃更"，意思是胎儿在母腹中，由母亲的五脏递相滋养，大致六十天更换一脏。于是采用逐月养胎法，即按胎儿月数和五脏传养次序，偏补母体某一脏，遂使母子俱得保全。

第六则目不瞑案。一哺乳期妇人因大恐而病，病愈后两目不能闭合，钱乙授以郁李酒。《灵枢·五阅五使》有"目者，肝之官也"语，因言"目系内连肝胆"。胆气偏盛，横逆不下，而郁李具有宣散结气的作用，因而能"如言而效"。

第七则啼声异常案。钱乙在拜访交好老友时，听到小儿的啼哭声深感惊愕，得知是两个孪生男孩，就关切地叮嘱须小心照看，度过百日方可保住性命。老友嫌其出言逆耳，很不高兴，自然也未加重视，致使一个多月后此二小男毙命。

此大段所述七则病案，反映钱乙医理之娴熟、辨证之精确、预后之准的、医术之高超。

第五段补叙述钱乙行状。着重两点：一是赞扬他知识赅广，善于化裁创新。于医博学通达，畅搜综采，不专注于一家，所治并不只是小儿一科，如上举医案，另涉妇产与内科。不仅如此，还"于书无不窥"，与上文"时时阅史书杂说"相应。正因其见多识卓，不似他医治病墨守古法，而是能超越或舍弃前人的成法，最终又同古法相合。诚如他在《小儿药证直诀》后序所说："察脉按证，虽有定法，而探源应变，自谓妙出意表。"又精晓本草，多知事物的道理，人们有奇异药材、疑难事物向他请教，都能讲出个来龙去脉、子丑寅卯。二是述其所终。晚年挛痹逐渐加重，但是嗜酒、冷食的旧习都不能戒除。自行诊断知道不可治愈，于是召来亲戚，从容告别人生。其中所说"挛痹"一语见于《素问·异法方宜论》，指筋脉拘挛、骨节麻痹疼痛类病证。所著《伤寒论指微》《婴孺论》二书未见传世。

此段提到钱乙"享年"，顺便说明一下，学界对钱乙的生卒年每有异议。上引阎季忠序有"大观初，余箓仕汝海，而仲阳老焉"语，说公元 1107 年钱乙亡故，而此言钱乙"享年八十二"，由此上推八十一年，是知钱乙的生卒年宜为 1026—1107。

本传属于纪传体式，因而末段作者站到前台对所传人物进行评价，称钱乙集名医以及儒、道、侠之特点于一身。此外还补记一事：钱乙曾学习五运六气，观察气象，所说"事诚有不在书者"，实属至理名言，并欲将这些未曾载于书本的事理传授给本文作者。刘跂意在诗文，尤其沉醉于黄庭坚所开创的江西诗派，心不在兹，因而"笑谢弗能"，是可惋惜。其后表明作文目的，供史家作医人传记参考。其中说到"余闻其所治验尤众，东州人人能言，掇其章章者著之篇"，说明传中所述病案系摘取于当地人的口传。

药　戒

张　耒

　　张子病痞①，积于中者，伏而不能下，自外至者，捍而不得纳②，从医而问之。曰："非下之不可。"归而饮其药。既饮而暴下，不终日而向之伏者散而无余，向之捍者柔而不支，焦膈导达③，呼吸开利，快然若未始有疾者④。不数日，痞复作，投以故药，其快然也亦如初。自是逾月而痞五作五下，每下辄愈；然张子之气，一语而三引⑤，体不劳而汗，股不步而栗，肤革无所耗于外，而其中苶然莫知其所来⑥。嗟夫！痞非下不可已，予从而下之，术未爽也⑦，而吾之苶然者独何欤？

　　闻楚之南有良医焉，往而问之。医叹曰："子无叹是苶然者也，凡子之术固为是苶然也。坐，吾语汝！天下之理，有甚快于予心者，其末必有伤；求无伤于终者，则初无望于快吾心。阴伏而阳畜，气与血不运而为痞，横乎子之胸中者⑧，其累大矣⑨。击而去之，不须臾而除甚大之累，和平之气不能为也，必将击搏震挠而后可。夫人之和气，冲然而甚微⑩，泊乎其易危⑪，击搏震挠之功未成，而子之和气尝已病矣。由是观之，则子之痞凡一快者，子之和一伤矣。不终月而快者五，则子之和平之气不既索乎⑫？故肤不劳而汗，股不步而栗，苶然如不可终日也⑬。且将去子之痞而无害于和平，子归，燕居三月⑭，而后予之药可为也。"张子归，燕居三月，斋戒而复请之。医曰："子之气少完矣⑮。"取药而授之，曰："服之，三月而疾少平，又三月而小康，终年而复常；且饮药不得亟进⑯。"张子归而行其说。然其初，使人懑然迟之⑰，盖三投其药而三反之也。然日不见其所攻，久较则月异而时不同⑱，盖终岁而疾平。

张子谒医，再拜而谢之，坐而问其故。医曰："是治国之说也，岂特医之于疾哉？子独不见秦之治民乎？救之以命[19]，悍而不听；勤之以事，放而不畏[20]。法令不听，治之不变，则秦之民尝痞矣。商君见其痞也[21]，厉以刑法[22]，威以斩伐，劲悍猛鸷[23]，不贷毫发[24]，痛铲而力锄之，于是秦之政如建瓴[25]，流荡四达，无敢或拒，而秦之痞尝一快矣。自孝公以至于二世[26]，凡几痞而几快矣。顽者已圮[27]，强者已柔，而秦之民无欢心矣。故猛政一快者，欢心一已[28]，积快而不已，而秦之四肢枵然[29]，徒有其物而已。民心日离而君孤立于上，故匹夫大呼[30]，不终日而百疾皆起，秦欲运其手足肩膂，而漠然不我应矣。故秦之亡者，是好为快者之过也。昔者先王之民[31]，其初亦尝痞矣，先王岂不知奋然击去之之为速也[32]？惟其有惧于终也[33]，故不敢求快于吾心。优柔而抚存之[34]，教以仁义，导以礼乐，阴解其乱而徐除其滞[35]，使其悠然自趋于平安而不自知。方其未也，旁视而懑然者有之矣[36]。然月计之，岁察之，则前岁之俗，非今岁之俗也。不击不搏，无所忤逆，是以日去其戾气而不婴其欢心[37]。于是政成教达[38]，安乐悠久而无后患矣。是以三代之治，皆更数圣人，历数百年，而后俗成[39]。则予之药终年而愈疾者，盖无足怪也。故曰：天下之理，有甚快于予心者，其末也必有伤，求无伤于其终，则无望于快吾心。虽然，岂独于治天下哉？"

张子再拜，出而记其说。

——商务印书馆 1935 年版《柯山集》卷四十五

【注释】

①痞：胸腹间气机不畅的证候。　②捍：坚实。　③焦膈：上焦、中焦间膈膜。　④快然：舒畅貌。　⑤"一语"句：说一句话要多次相续。⑥苶（niē 捏）然：疲困貌。　⑦爽：差错。　⑧子：原作"于"，据《张右史文集》与文意改。　⑨累：指痞块。　⑩冲然：空虚貌。　⑪泊：同"薄"。不厚。　⑫索：穷尽。　⑬不可终日：一天也过不下去。　⑭燕居：

闲居。　⑮少：稍微。　完：恢复。　⑯且：但是。　⑰懑（mèn 焖）：烦闷。　迟：停滞。　⑱较：通"校"。检验。　⑲敕：整饬。　⑳放：放纵。
㉑商君：即商鞅（约前 390—前 338），战国时期政治家、改革家、思想家，法家代表人物，于秦孝公时曾两度变法，奠定富强之基。　㉒厉：整饬。
㉓猛鸷（zhì 至）：凶猛。　㉔不贷：不宽免。　㉕建瓴（líng 灵）："建瓴水"之省。谓倾倒瓶中之水，形容居高临下、难以阻挡之势。　㉖孝公：战国时秦国君渠梁，前 361—前 338 年在位。　二世：秦朝第二代皇帝胡亥，前 210—前 207 年在位。　㉗圮（pǐ 痞）：毁灭。　㉘已：止。　㉙四肢枵（xiāo 消）然：此谓民心涣散。枵然，空虚貌。　㉚匹夫：指秦末起义军领袖陈胜。　㉛先王：指前代贤明君王。　㉜諝（xū 须）然：形容破裂声。
㉝惟：由于。　㉞优柔：宽舒。　抚存：安抚。　㉟阴：暗暗地。　㊱旁视：侧视。　㊲戾气：邪恶之气。　婴：触犯。　㊳政成教达：政事成就，教化顺达。　㊴俗成：习俗形成。

【解读】

　　张耒（1054—1114），字文潜，号柯山，世称宛丘先生、张右史，祖籍亳州谯郡（今安徽亳州市谯城区），生长于楚州淮阴（今江苏淮安市淮阴区）人，熙宁六年（1073 年）进士。张耒的仕途随着新旧二党势力的盛衰而起伏，新党当权时多外放为官，旧党执政间则每在朝柄用，先后任太常博士、集贤校理、起居舍人等职。张耒是政坛、文苑两栖之士，厕身于苏轼门下，与黄庭坚、秦观、晁补之合称"苏门四学士"，而最迟离世，因而晚年从学者众多。所著《柯山集》凡五十卷，另有《柯山诗余》。《宋史》有其传。

　　假借自身患病，叙述问医服药的过程，据此抒发"论病以及国"的一番感慨，几乎是唐宋以降文人书写涉医小品的通例。本文取用此类模式，扬榷痞证急下则"枵然"，缓图则"疾平"，联系到秦国执苛政而速亡、三代行仁政而久存的史实，反复说明"有甚快于予心者，其末也必有伤，求无伤于其终，则无望于快吾心"的"天下之理"，清晰而透彻地剖析了"快"与"伤"的辩证关系。

先说张子病痞，气机不畅，满闷不舒，饮食不入。痞则下之，医者按照常法予以通利药物。张子"既饮而暴下，不终日而向之伏者散而无余，向之捍者柔而不支，焦膈导达，呼吸开利，快然若未始有疾者"。药效神速如此，通体舒畅，好像未曾生病似的。在一身"快然"中，作者安了一个"若"字做文章，预示着病情将起波澜。果不其然，"不数日，痞复作"，一如既往地用下药，又感觉"快然""如初"。一个多月内，痞五作，药五下，病五愈，但是严重地伤害了张子的正气，说话有气无力，断断续续，不劳作而虚汗岑岑，未挪步而两腿发软，浑身"荼然"。泄下去实，治法对路，因何导致疲困至极？此为首段，述常医治痞三部曲，每作即下，每下即快，每快即伤，表明有"快"就有"伤"。

张子听说楚南有位良医，便前往请教。良医一语中的："子无叹是荼然者也，凡子之术固为是荼然也。"说您不要感叹如此疲困，因为您所有治法必然造成如此疲困。剖明滥用下法是造成这一后果的元凶！进而给以具体分析：要迅速消除甚大痞块，平和药物不起作用，必须重用峻猛药物。而人身正气"甚微"，自然"易危"，去痞未尽，而正气已伤。不到一个月，如此这般地五番攻伐，不可避免地会导致"荼然"，疲困得好像连一天也过不下去。同时说明"快"与"伤"二者的关系，"快"是"伤"的原因：初"快"则终必有"伤"，不求初"快"则终无"伤"。一番言论，既讲透"荼然"的成因，又点明此乃"天下之理"，为下文推论国事铺垫，无愧于良医。良医叮嘱张子安心养息三个月，再行服用既可祛除痞块又不伤害正气的药物。"张子归，燕居三月，斋戒而复请之"，安一"斋戒"，足见张子对良医的信服与敬重。良医告知"饮药不得亟进"的注意事项，因正气衰微，唯能缓缓图功。初服药时多次反吐，时间一长，效果慢慢体现。前后经过整整一年休养疗治而"疾平"，应验了良医所设定的预后。此为次段，述良医用缓治法平复痞证，申说无"快"就无"伤"。

张子于是拜谢良医，请教病愈缘故。良医遂从"原诊以知政"的角度加以阐发：说秦国也曾患痞，便借助刑法整顿，依赖诛杀震慑，强悍凶猛，丝毫不加宽免，尽力根除，于是秦国的法令便居高临下，势不可遏，通达四方，无人敢于稍加抗拒，"而秦之痞尝一快矣"。从秦孝公任用商鞅开始，直到秦二世胡亥，屡用此法，"猛政一快者，欢心一已"，经历几痞几快，结果是"秦之四肢枵然""民心日离而君孤立于上"。认为秦国灭亡的根因在于"好为快者之过"。夏、商、周三代也曾有"痞"，先王也知道猛烈地驱除它是迅速解决问题的方法，但是由于"有惧于终"，"故不敢求快于吾心"，而采取安抚的方法，"教以仁义，导以礼乐，阴解其乱而徐除其滞，于是政成教达，安乐悠久而无后患"。此为末段，把治病比同治国，以秦国与三代治国为例，暗喻常医如秦国、良医如三代，阐述"快"之有无决定"伤"之有无。

滥用猛药、肆行苛政以求"快"，必将导致正气消亡、政权丧失之"伤"，这是《药戒》一文给我们的启示。

张耒另撰有《商君论》，载于《柯山集》卷三十六，评论商鞅及其变法，内云："夫民之力，人之血气，一也，可以徐治，而不可以求近功。夫欲求近功，则必出于深刑、痛罚、毒石、恶草。夫四者用，而危亡之祸可立而待。故曰：商君之术，是亡国之术也。"点评的主意与本文所述相仿。

自然而恰当地运用呼应与对比手法是此文的明显特色。

呼应如：以秦王用苛法治国（"猛政一快者，欢心一已，积快而不已，而秦之四肢枵然，徒有其物而已"）与常医用暴下疗痞（"子之痞凡一快者，子之和一伤矣。不终月而快者五，则子之和平之气不既索乎"）呼应。再如三代施行"优柔""抚存"之法与良医采用缓治法效果的呼应，前者是"月计之，岁察之，则前岁之俗，非今岁之俗"，最终达到"更数圣人，历数百年"的效果，后者是"日不见其所攻，久较则月异而时不同，盖终岁而疾平"。又如张子请教运用何法治愈痞证，良医答以"是治国之说也，岂特医之于疾哉",而在分析了秦国执苛政而速亡、三代行仁政而久存的史实后,特意指出"岂独于治天下哉"。如此呼应,足见治病与理政本同一理。

对比如:在治疗方法与结果上,有常医急下而病者"茶然"与良医缓图而疾病痊愈的对比;在治国方略与成效上,有秦国行暴政而存世短暂与三代施仁政而国脉绵长的对比。

方论三则

方论，又称"方解""医方考"，是对方剂有关内容进行考证、剖析、述评的文体，包括"考其制方之人、命名之义、立方之因与方之用"（罗美《古今名医方论·凡例》），尤详于药之品味、分两制度以及类方比较、加减化裁、禁忌、得失等，融理法方药于一体，旨在示人以规矩，授人以活法，大多文辞简练，条理清晰。有关方论的起始，北宋庞安时、朱肱已启其端，而令其跻身于中医文体者，或可推之于金朝成无己。清人汪昂认为"方之有解始于成无己"（《医方集解·序》），其后罗美在上引《凡例》中也说："有方更有论，自成无己始也。"其后方论渐丰，研究愈密，或散于医著，或汇为专集。

（一）栀子豉汤

成无己

《内经》曰："其高者，因而越之；其下者，引而竭之；中满者，泻之于内；其有邪者，渍形以为汗；其在皮者，汗而发之。"治伤寒之妙，虽有变通，终不越此数法也。伤寒邪气自表而传里，留于胸中，为邪在高分，则可吐之，是越之之法也。所吐之证，亦自不同，如不经汗下，邪气蕴郁于膈，则谓之膈实，应以瓜蒂散吐之。瓜蒂散吐胸中实邪者也。若发汗吐下后，邪气乘虚留于胸中，则谓之虚烦，应以栀子豉汤吐之。栀子豉汤吐胸中虚烦者也。栀子味苦寒。《内经》曰："酸苦涌泄为阴。"涌者，吐之也。涌吐虚烦，必以苦为主，是以栀子为君。烦为热胜也。涌热者，必以苦。胜热者，必以寒。香豉味苦寒，助栀子以吐虚烦，是以香豉为臣。《内经》曰："气有高下，病有远近，证有中外，治有轻重，适其所以为治。"依而行之，所谓良矣。

——商务印书馆1955年版《伤寒明理论》卷四

【解读】

成无己（约1063—1156），聊摄（今山东聊城西）人，宋金时期著名医家。著有《注解伤寒论》十卷、《伤寒明理论》四卷。《伤寒明理论》成于公元1144年。前三卷设五十论，论述伤寒之释义、病因、病理、鉴别、治法等，末卷对《伤寒论》常用的二十一方加以方解，融合经典医著的相关阐述与个人的心得体会，系开辟方论先河之作。

本则是对《伤寒论》栀子豉汤所作方解。该方主治发汗吐下后，余热郁于胸中，身热懊憹，虚烦不得眠，胸脘痞闷诸证。鉴于栀子豉汤的功用是吐胸中虚烦，因而在对该汤进行方解前，先行分析两个问题。

一是因何要用吐法。文章开头所引见于《素问·阴阳应象大论》，论述邪处上下表里部位的差异而采取不同治法，以此作为方解的依据之一。治疗伤寒的妙法，虽有变通，然而万变不离其宗，最终脱离不了《内经》所说这几种治法。邪气留于胸中，属于高位，是宜采用"高者越之"的吐法。

二是因何选用栀子豉汤。适用于吐法的证候每有不同，作者取用与栀子豉汤功用相近的瓜蒂散加以比较。二方所同者，皆用以吐胸中邪气；所异者，瓜蒂散吐实邪，栀子豉汤吐虚烦。实邪易晓，虚烦难明。为此，《伤寒明理论》卷二《虚烦第十九》对"虚烦"作如下描述："虚烦者，心中郁郁而烦也。""虚烦之状，心中温温然欲吐，愦愦然无奈，欲呕不呕，扰扰乱乱，是名烦也。"进而对栀子豉汤与瓜蒂散功用的差异加以比较："经曰：下利后更烦，按之心下濡者，为虚烦也，宜栀子豉汤。脉乍结，心中满而烦，饥不能食者，病在胸中，瓜蒂散。二者症均是烦也，药均是吐也，而又轻重之不同。吐下发汗后，邪气乘虚而入为烦者，则谓之虚烦，与栀子豉汤，则是吐剂之轻者。不因吐下发汗后，邪气积于胸中，则谓膈实，与瓜蒂散，则是吐剂之重者。"所引"经曰"，见于《伤寒论·辨厥阴病脉证并治》。用瓜蒂散吐胸中实邪为映照，则栀子豉汤吐胸中虚烦的特点就突兀于前。宜予补说的是，其中所云"吐下发汗后，邪气乘虚而入为烦者，则谓之虚烦，与栀子豉汤"，明确指出栀子豉汤适用的证候系经吐下发汗后所致虚烦。这一看法，深得仲景之旨。在赵开美《仲景全书》本《伤寒论》中，栀子豉汤凡七见，无一不是用于经吐下发汗后导致正气亏损之时。

以上并属铺垫，其后转入方解正题。栀子豉汤由栀子、香豉二味组方。此二药皆为味苦性寒之品，栀子善疗虚烦不眠，香豉擅治伤寒热病。引用《素问·阴阳应象大论》"酸苦涌泄为阴"语，用以说明选用均属苦寒之品的栀子、香豉涌逐虚烦之得当，并表明二药的配伍。最后所引"气有高下"数语见于《素问·至真要大论》（原文末句作"适其至所为故也"），强调方药选用贵在适合病证。

从文章结构来说，此则方论先解邪处高位须用吐法，再析邪属虚烦宜取栀子豉汤，进而阐明该方君药臣药的功用，通篇呈现层层递进之势。就其内容依据而言，则一以《内经》为本，诚如文末所说，"依而行之，所谓良矣"。

（二）桂枝汤

吴　谦

名曰桂枝汤者，君以桂枝也。桂枝辛温，辛能散邪，温从阳而扶卫；芍药酸寒，酸能敛汗，寒走阴而益营。桂枝君芍药，是于发散中寓敛汗之意；芍药臣桂枝，是于固表中有微汗之道焉。生姜之辛，佐桂枝以解肌表；大枣之甘，佐芍药以和营里。甘草甘平，有安内攘外之能①，用以调和中气，即以调和表里，且以调和诸药矣。以桂、芍之相须②，姜、枣之相得③，借甘草之调和阳表阴里，气卫血营，并行而不悖④，是刚柔相济以为和也。而精义在"服后须臾啜热稀粥，以助药力"，盖谷气内充，不但易为酿汗⑤，更使已入之邪不能少留，将来之邪不得复入也。又妙在"温覆令一时许⑥，絷絷微似有汗⑦"，是授人以微汗之法也。"不可令如水流漓，病必不除"，禁人以不可过汗之意也。此方为仲景群方之冠，乃解肌、发汗、调和营卫之第一方也。凡中风、伤寒，脉浮弱、汗自出而表不解者，皆得而主之。其他但见一二证即是，不必悉具。

——人民卫生出版社 1956 年影印本《医宗金鉴》卷一

【注释】

①攘：排除。　②相须：两种性能相类的药物同用，能互相增强作用。③相得：相互配合。　④"并行"五字：语本《礼记·中庸》："万物并育而不相害，道并行而不相悖。"后用以表示同时进行或同时存在而不相冲突。⑤酿：造成。　⑥一时：一个时辰，相当于后世两小时。　⑦絷（zhí 执）絷：汗浸出不止貌。　似：持续。

【解读】

吴谦，字六吉，安徽歙县人，清代医学家。生活于雍正、乾隆年间，供奉内廷，官太医院院判。《清史稿》有其传。吴谦主持编纂的《医宗金鉴》成书于乾隆七年（1742 年），共十五种，凡九十卷。该书内容丰富，简明扼要，尤切合实用，曾用作太医院教本，对后世具有较大影响。

在赵开美《仲景全书》本《伤寒论》中，桂枝汤凡九见，而首见于该书《辨太阳病脉证并治上》，所言炮制，尤其是服药注意事项最为完备，此方论所解即此首见方。

本则方解，开门见山，直奔主题。按其文序，大略可以判分为五节：

第一，指点得名的缘由。因其以桂枝为君药，故命名为桂枝汤。

第二，分述各药的功用。由于证候为风寒入侵肌表，腠理不固，卫气外泄，营阴不守，肺胃失和，因而用桂枝解肌发表，取芍药益阴敛营。鉴于此二药一为君药，一为臣药，在配伍中具有决定性的作用，因而略多笔墨予以说解：桂枝为芍药之君，是在桂枝发散表邪中，寓有芍药收敛汗液之意；芍药为桂枝之臣，是在芍药固守表阳中，寓有桂枝稍微发汗之法。接言佐药生姜、大枣在方中的功用：生姜味辛，可助桂枝解肌；大枣味甘，能辅芍药和营。末说使药甘草在方中的功用：既有益气和中的佐药之效，也有调和诸药的使药之用。

第三，综论组方的效能。言既用桂枝治卫强，又以芍药疗营弱，既用桂枝发汗，又以芍药敛汗，君臣相互助力，从而增强调和营卫的功用。生姜辛温，大枣甘平，相互配合为佐，既足暖胃止呕，也堪益脾生津。甘草合桂枝、生姜以解肌，和芍药、大枣以益阴，与诸药并用而相得益彰。

第四，揭示服法的精义。精妙之处有二：一是喝热稀粥。"服后须臾啜热稀粥，以助药力"，热食入胃，谷气充实，不仅得助桂枝汤发汗一臂之力，更可使已入之旧邪随汗外泄，将入的新邪阻挡于肌肤之外。二是加盖衣被。"温覆令一时许，漐漐微似有汗"，原文为"温覆令一时许，遍身漐漐微似有汗者益佳"。保暖一个时辰，让全身微微不断地持续出汗，而不可"令如水流漓"般地过分出汗。这是张仲景为桂枝汤解表所创设的服药方法。

第五，表明适用的范围。《伤寒论》所载桂枝汤证为"太阳中风，阳浮而阴弱。阳浮者，热自发；阴弱者，汗自出。啬啬恶寒，淅淅恶风，翕翕发热，鼻鸣干呕"，证候众多，其中主证是"脉浮弱、汗自出而表不解"，"其他但见一二证"，即可使用桂枝汤，而不必斤斤拘泥于证候"悉具"。审证立法，所立之法方为活法；审证设方，所设之方始属活方。仲景于此，正示人以规矩准绳。桂枝汤自创立以来，备受后人称扬，本方论美其为"群方之冠""第一方"，柯琴《伤寒附翼·太阳方总论》也赞其为"仲景群方之魁，乃滋阴和阳，调和营卫，解肌发汗之总方也"。

（三）苏合香丸

张秉成

治诸中卒暴昏迷①，痰壅气闭，不省人事，以及鬼魅恶气、时行瘴疠等证②。夫"中"之为病，有中风、中寒、中暑、中湿、中痰、中气、中食、中恶种种不同③，其病状大都相似。其治法，且无论其何邪所中，务须先辨其闭、脱两途。其闭者，虽亦见肢厥脉伏，而其两手必握固，二便必闭塞，口痉不开④，两目直视。此为邪气骤加，正气被遏，不得不用芳香开窍之品以治其标，或苏合、牛黄、至宝、紫雪之类⑤，审其寒热、别其邪正而择用之，庶几经队通而正气复⑥，然后再治其致病之由、所因之病⑦。若脱证，则纯属乎虚，虽病状亦与诸中相似，但手撒、口开、眼合、汗出如珠、小便不禁，全见五绝之候。此为本实先拨⑧，故景岳有"非风"之名⑨。若一辨其脱证，无论其为有邪无邪，急以人参、桂、附之品回阳固本，治之尚且不暇，何可再以开泄之药耗散真气乎？须待其根本渐固，正气渐回，然后再察其六淫七情，或内或外而缓调之，则庶乎可也⑩。此方汇集诸香以开其闭，而以犀角解其毒，白术、白蜜匡其正⑪，朱砂辟其邪。性偏于香，似乎治邪中气闭者为宜耳。

——上海千顷堂书局 1933 年石印本《成方便读》卷二

【注释】

①诸中（zhòng 众）：各类卒中病。中，卒中，病名。此指猝然如死而气不绝之证。　卒（cù 促）暴：突然。　②鬼魅：鬼怪。　时行：亦称"天行""时气"，为感冒四时不正之气所致流行病。　瘴疠：亦作"瘴厉"。指感受瘴气所致病症。　③中气：又名"气中"，类中风之一。　中恶：病名。旧指中鬼祟邪恶之气所致。　④口痉：即"口噤"，牙关紧闭。　⑤苏合：即苏合香丸。　牛黄：指安宫牛黄丸，《温病条辨》方。功用开窍填精，清热解毒。　至宝：即至宝丹，《苏沈良方》卷五《灵苑方》引郑感方。功用化浊

开窍，清热解毒。　紫雪：即紫雪丹，《外台秘要》卷十八引苏恭方。功用清热开窍，熄风止痉。　⑥经队：即"经隧"，指人体气血津液等通道。队，通"隧"。　⑦因：随。　⑧本实先拨：语见《诗·大雅·荡》。本谓树根先自断绝，此指人体元气先已衰竭。　⑨非风：病名，即"类中风"。语见《景岳全书》卷十一。　⑩庶乎：犹言庶几乎、差不多。　⑪匡：扶助。

【解读】

张秉成，字兆嘉，江苏武进（今属常州）人，清代医家。著有《本草便读》两卷、《成方便读》四卷。《成方便读》成书于光绪三十年（1904 年），是方剂学专著，汇编古今常用方近三百首，分二十二门，每方撰有歌诀，并详释方义，便于初学。

苏合香丸出于《广济方》。《外台秘要》卷三十一《古今诸家丸方一十八首》有"吃力伽丸方"，言见于《广济方》，"吃力伽"下注"即白术"。《旧唐书·玄宗本纪上》载开元十一年（723 年）"颁上撰《广济方》于天下"。惜该书已佚。其后《苏沈良方》卷五有《苏合香丸》篇，云"本出《广济方》，谓之白术丸，后人编入《外台》《千金》等方"。比较《外台秘要》所载"吃力伽丸方"与《苏沈良方》所载"苏合香丸"，其主治与组方并皆相仿，可知吃力伽丸方在沈括方中已然改称为苏合香丸。唯其中所言"后人编入《外台》《千金》等方"，今存《千金要方》《千金翼方》未见有"吃力伽丸""白术丸""苏合香丸"。其后《太平惠民和剂局方》卷三《治一切气》收录苏合香丸。

此方论由苏合香丸适治病症说起，其中"诸中"为其所治主要病症。既以"诸"冠名，可知"中"的类别较多，故而特意说明"中"病的分类。其分类名称，皆缀之以所致病邪，而统属于卒中，因而病状大都相似。

"卒中"一语，首见于东晋葛洪《肘后备急方》。该书每有以"卒中"命篇者，如卷一《救卒中恶死方》《治卒中五尸方》、卷七《治卒中溪毒方》《治卒中诸药毒救解方》等。"卒中"意为突然遭受伤害。

有关卒中的治法，文章强调，无论何邪所致，"务须先辨其闭、脱两途"。接着分别阐述闭、脱二证的症状、病因、病机以及治则、治法，此系该方论的主旨所在。

卒中闭证的症状每如其称，如脉象隐闭，两手握闭，二便塞闭，牙关紧闭，再加上肢体厥冷、双目发直。其病因是突然遭受邪气侵袭，病机是正气阻遏不畅。因其属于闭证，相应的治则就是一个"开"字。而芳香药物每多开窍清络的功效，如苏合香丸、安宫牛黄丸、至宝丹、紫雪丹等，可审辨病情寒热、邪正的情势，加以选用。如果有幸疏浚其气血津液等通道，正气恢复畅达，然后再行驱逐其所蒙之邪，治疗其兼证或后遗症。

卒中脱证，正气脱失，纯粹属于虚证，虽然与各类卒中一样，在主要症状突然昏仆上相似，但是全然显现"五绝"之症。表明人体元气先已衰竭，因而张介宾称其为"非风"。如果一旦确诊为卒中脱证，不问其邪气有无，须用大补之品，而不能像对待闭证一样施予开窍药物耗散正气。既"急"且"不暇"，极言脱证务必回阳固本。待等阳回本固，再察其致病之因，或外治其六淫，或内疗其七情，就差不多可以了。

所说"五绝"一语，宜取意自元代危亦林《世医得效方》卷十三《风科·中风恶证》，其论曰："口开者，心气闭绝也；遗尿者，肾气闭绝也；手散者，脾气闭绝；眼合者，肝气闭绝；鼻鼾者，肺气闭绝。备此五证，尤不可治。五证中才见一证，独当审余证以救疗。"所载"口开""遗尿"等与本则描述多所相合。

在着重阐明各种"卒中"有闭脱之异、虚实之分以及采取相应的诊治方法后，作者对苏合香丸的组方及其功用予以简要的说解。苏合香丸凡十五味药，其中药名含有"香"字的有九味，如麝香、檀香、沉香、丁香等，再加上龙脑，亦即冰片，也多清香之气，如此一来，芳香药占比高达三分之二，可谓集诸香于一方，则其温通开窍、引气化浊的功效自然显著，适宜于救治气机阻塞、神明蒙蔽之闭证。

医案六则

古代医家传记类作品中每有医家诊治的案例，如《左传》载医缓、医和分别诊察晋景公、晋平公事，《史记》载秦越人治疗赵简子、虢太子、齐桓侯的三则医事记录与淳于意二十五则"诊籍"，《三国志》载华佗十六则诊治案例，皆可视为医案之雏形。一般认为正规的医案始于南宋许叔微，其所著《伤寒九十论》《普济本事方》并载有医案，比较完整地记录了疾病诊疗的过程。就体式而言，医案每以夹叙夹议者为多，以便于记述复杂多变的病例，并在叙述诊疗过程的同时，表明记录者对相关问题的认识。

（一）伤寒时疫

许叔微

昔有乡人丘生者病伤寒，予为诊视。发热头疼烦渴，脉虽浮数而无力，尺以下迟而弱。予曰：虽属麻黄证，而尺迟弱。仲景云：尺中迟者，荣气不足，血气微少，未可发汗。予于建中汤加当归、黄芪令饮。翌日脉尚尔，其家煎迫^①，日夜督发汗药，言几不逊矣。予忍之，但只用建中调荣而已。至五日尺部方应。遂投麻黄汤，啜第二服，发狂，须臾稍定，略睡，已得汗矣。

信知此事是难是难^②。仲景虽云不避晨夜，即宜便治，医者亦须顾其表里虚实，待其时日。若不循次第，暂时得安，亏损五脏，以促寿限^③，何足贵也！

《南史》记范云初为梁武帝属官^④。武帝将有九锡之命^⑤，有旦夕矣^⑥。云忽感伤寒之疾，恐不得预庆事，召徐文伯诊视^⑦，以实恳之曰："可便得愈乎⑧?"文伯曰:"便差甚易。政恐二年后不复起矣⑨。"云曰:"朝闻道,夕死犹可,况二年乎!"文伯以火烧地,布桃叶,设席,置云于上。顷刻汗解,扑以温粉。翌日果愈。云甚喜。文伯曰:"不足喜也。"后二年果卒。

夫取汗先期⑩,尚促寿限,况不顾表里,不待时日,便欲速效乎?每见病家不耐,病未三四日,昼夜促汗,医者随情顺意,鲜不败事。故予书此为医者之戒。

——上海科学技术出版社 1959 年版《普济本事方》卷八《伤寒时疫上》

【注释】

①煎迫:紧紧逼迫。 ②信:确实。 是:通"寔"。实在。 ③促:缩短。 ④范云:字彦龙,公元451—503 年在世,南朝齐梁诗人,官至南朝梁尚书右仆射。 梁武帝:姓萧,名衍,公元502—549 年在位。 ⑤九锡:古代天子对诸侯、重臣赐给车马、衣服等九种器物,是一种最高礼遇。锡,通"赐"。 ⑥旦夕:喻短时间内。 ⑦徐文伯:字德秀,南北朝齐医家。⑧便:即。 ⑨政:通"正"。只。 ⑩先期:指早于正确的治疗时期。

【解读】

《普济本事方》凡十卷,作者许叔微(1079—约 1154),字知可,绍兴二年(1132 年)进士,曾任集贤院学士,又称许学士,真州白沙(今江苏仪征)人,南宋医学家,另著有《伤寒百证歌》《伤寒发微论》《伤寒九十论》等。

此则医案由案例、分析、例证、总结四个部分构成,强调伤寒病的治疗须"循次第",顾及病证的表里虚实。

首段为案例部分。许叔微《伤寒九十论·麻黄汤证四》也记载此案,说病人姓丘,名忠臣。丘生因患伤寒,"发热头疼烦渴"而求诊。许叔微首重脉证。诊得脉象"虽浮数而无力,尺以下迟而弱"。《伤寒论·辨太阳病脉证并治中》有云："脉浮紧者，法当身疼痛，宜以汗解之。假令尺中迟者，不可发汗。何以知然？以荣气不足，血少故也。"许叔微根据张仲景所言，不用发汗法，处以建中汤加当归、黄芪，以充其气血，补其虚羸。连服五日，尺部脉象方始转强，于是改服两剂麻黄汤，得汗而愈。近人张骥评点此案说："尺脉迟弱，不能作汗，先用建中，以养汗源，后用麻黄，以开腠理。此等法窍，医者不可不知。"在治疗过程中，病家唯晓伤寒发热须汗，不知调荣补中并非一日之功，更不明许叔微用意所在，遂"日夜督发汗药，言几不逊"，但"予忍之"，既不顺从病家非理之求，也不计较其不逊之言，不改初衷，坚持治疗方案，终于获取如期效果。许叔微在此案中体现的医德、医术，皆足褒扬。

次段系分析部分。许叔微感叹这一案例"是难是难"。难在前有方书之祖"不避晨夜，即宜便治"（语本《伤寒论·伤寒例》）的训导，同时须顾及病人"尺脉迟弱"的实情，强调伤寒发汗"须顾其表里虚实，待其时日"。其实《伤寒论·伤寒例》在说须"早治"后，也讲到"医人又不依次第而治之，则不中病。皆宜临时消息制方，无不效也"。许叔微所用建中汤加当归、黄芪，即是针对丘生病情，依循次第，临时斟酌所制方剂。

第三段属例证部分。举史书《南史·范云传》所记徐文伯治疗范云伤寒案例，从反面说明治病须"循次第"。范云感染伤寒，为急于参与梁武帝"九锡"之庆，不顾徐文伯的告诫，执意要求立即祛病。徐文伯不得已而用发汗法，次日"果愈"。范云因可受"九锡"，故"甚喜"，徐文伯则因其将死，故云"不足喜"。"后二年果卒"正应上文徐文伯"政恐二年后不复起"的预后。其中"朝闻道，夕死犹可"语本《论语·里仁》。范云以此为借口，益见其贪图虚名之可悲。

其余是总结部分。传授心得，垂示教训，是医案撰写的重要目的。此案给后人的经验教训便是伤寒发汗，务必辨证，"须顾其表里虚实，待其时日"，医者不可"随情顺意""不循次第"。

（二）痢　疾

徐阳泰

　　不肖体素丰，多火善渴[1]，虽盛寒，床头必置茗碗[2]，或一夕尽数瓯[3]，又时苦喘急。质之先生[4]，为言此属郁火证，常令服茱连丸[5]，无恙也。丁巳之夏，避暑檀州[6]，酷甚，朝夕坐冰盘间[7]，或饮冷香薷汤[8]，自负清暑良剂[9]。孟秋痢大作，初三昼夜下百许次，红白相杂，绝无渣滓，腹胀闷，绞痛不可言。或谓宜下以大黄，先生弗顾也，竟用参、术、姜、桂渐愈。犹白积不止，服感应丸而痊[10]。后少尝蟹螯[11]，复泻下委顿[12]，仍服八味汤及补剂中重加姜、桂而愈[13]。夫一身历一岁间耳，黄连苦茗，曩不辍口[14]，而今病以纯热瘳。向非先生[15]，或投大黄凉药下之，不知竟作何状。又病室孕时[16]，喘逆不眠，用逍遥散立安[17]，又患便血不止，服补中黑姜立断[18]，不再剂。种种奇妙，未易殚述[19]。

　　噫！先生隔垣见人，何必饮上池水哉？闻之善赠人者以言[20]，其永矢勿谖者亦以言[21]。不肖侏儒未足为先生重[22]，窃以识明德云尔[23]。

　　四明弟子徐阳泰顿首书状[24]。

　　　　　　　　——人民卫生出版社 1964 年版《医贯》卷六《痢疾论》

【注释】

　　①善：多。　②茗：茶。　③瓯（ōu 欧）：盆盂类瓦器。　④质：询问。⑤茱连丸：方名。《证治准绳》方，以茱连散研丸，功用泻火，降逆止呕。⑥檀州：地名，今北京密云。　⑦冰盘：内置碎冰，其上摆列瓜果等食品的盛器。　⑧香薷（rú 如）汤：方名。《太平惠民和剂局方》方，以香薷散水煎取汁，功用发汗解表，祛暑化湿和中。　⑨自负：自恃。　⑩感应丸：方名。《太平惠民和剂局方》方，功能温补脾胃，消积导滞。　⑪螯（áo 敖）：

节肢动物变形的步足，末端两歧，开合如钳。　⑫委顿：疲困。　⑬八味汤：方名。《杨氏家藏方》方，功用温补脾肾，顺气固涩。　⑭曩（nǎng）：先前。　⑮向：如果。用于既往事件的假设。　⑯室：妻子。　⑰逍遥散：方名。《太平惠民和剂局方》方，功用疏肝解郁，健脾和营。　⑱黑姜：即炮姜。　⑲殚：尽。　⑳"善赠"六字：语本《荀子·非相》。　㉑永矢勿谖（xuān 宣）：语本《诗·卫风·考盘》。矢，通"誓"。谖，忘记。　㉒侏儒：亦作"朱儒"。本指身材特别矮小的人，此用为自谦之词。　㉓识：记住。明德：美德。　㉔四明：宁波府的别称。

【解读】

《医贯》凡六卷，作者赵献可，字养葵，号医巫闾子，鄞县（今浙江宁波市鄞州区）人，明代著名医学家，与张介宾生活时期较接近，约十六世纪下半叶至十七世纪上半叶。另著有《邯郸遗稿》等。其为医，推崇薛己之学，重视温补，于命门学说每具独识。《明史·张介宾传》后有其附传。

本案为徐阳泰所撰，自述赵氏辨证精当，治愈其夫妇暴痢、喘逆诸症的过程。患者所记医案，向来鲜见，《医贯》全书亦仅此一例。

全文主要记述赵献可治愈徐阳泰痢疾案。痢疾多由湿热下注酿成。徐阳泰"体素丰，多火善渴"，属于阳盛体质，因夏月饮凉（"饮冷香薷汤"）贪冷（"朝夕坐冰盘间"）太过，遂泻下不止，农历七月初三一天竟然泻下百次左右。他医见红白相杂，"腹胀闷，绞痛不可言"，而患者又向来体丰多火，认为宜投大黄荡涤。赵献可虑及病人饮冰过度，损伤中和，寒邪内蕴于体，从而招致频数暴下，虽有腹胀、绞痛等证，也须忌用大黄之类寒下，改用健脾温中之法，化其寒积。"犹白积不止"，反映寒积去而未尽，再用感应丸温补脾胃，消积导滞。"后少尝蟹螯，复泻下委顿"，稍食寒物即泻，系脾肾阳虚，故用八味汤温补，脾肾兼治，终收全功。根据病症特点施治，是此案提供给后人的经验。在此主案以外，还附有疗治其妻的两则案例，分别用"立安""立断"作结，以见疗效之迅捷。

文章在叙述赵献可治其夫妇二人病痛的奇法妙效后，赞之以"先生隔垣见人，何必饮上池水哉"。《史记·扁鹊传》称秦越人用"上池之水"服用长桑君所赠药后，"视见垣一方人"。作者反用此事典，揄扬赵献可已然具有如秦越人般洞察脏腑病变的能力。最后取用《荀子》《诗经》语，表明撰写此文的用意。

（三）吐　血

梅　嘉等

孙子南令媳，赋质瘦薄，脉息迟微①，春末患吐红之症。师以为脾虚不能摄血②，投归脾汤数剂而止③。子南偶值一知医者，谈及病情，此友骇愕曰："诸见血为热症，恶可用参、耆、河车温补之味耶？血虽止，不日当复来矣。"子南惶惑，即延之诊视，因亟令停服，而进以花粉、知母之属。五六剂后，血忽大来，势甚危笃。此友遂敛手不治④，以为热毒已深，噬脐无及⑤。子南凌晨诣师，愠形于色，咎以轻用河车，而盛称此友之先识，初不言曾服凉药，且欲责效于师，必愈乃已。师自讼曰⑥："既系热症，何前之温补如鼓应桴⑦，今只增河车一味，岂遂为厉如是⑧？且勘详药中⑨，干河车仅用五钱，其中地黄、龟板滋阴之品反居大半，才服四五朝，每朝三钱，积而计之，河车不过两许耳。"遂不复致辨⑩。同子南造视，诊其脉，较前转微。师笑曰："无伤也，仍当大补耳。"子南及室中诸人咸以为怪，然以师为系铃人，当仍责其解铃⑪，姑听其所为耳。因以归脾料倍用参、耆，一剂而熟寐，再剂红止。于是举室相庆，始悟血之复来，由于寒凉促之也。

师因叹曰：医道日难矣。某不敢自居识者⑫，然舍症从脉，得之先哲格言；血脱益气，亦非妄逞意见。今人胸中每持胜算⑬，前人用凉，辄曰："此寒症也，宜用热。"见前人用热，则曰："此火症也，应用凉。"攻之不灵，从而投补；因补之不效，随复用攻。立意翻新，初无定见。安得主人、病人一一精医察理，而不簧鼓动摇哉⑭？在前人，蒙谤之害甚微；在病家，受误之害甚巨。此张景岳"不失人情"论之所由作也。

——巢念修抄本《鹤圃堂三录》"治验"

【注释】

①遟：同"迟"。　②师：此指沈时誉。　③归脾汤：方名。《济生方》方，功用健脾益气，补血养心。　④敛手：缩手，表示不敢妄为。　⑤噬（shì士）脐：比喻后悔不及。语本《左传·庄公六年》。此喻来不及救治。噬，咬。　⑥讼：辩解。　⑦如鼓应桴（fú浮）：好像桴鼓相应，喻效验迅捷。桴，鼓槌。　⑧厉：祸害。　⑨勘：察看。　详：审慎。　⑩致：尽。辨：通"辩"。　⑪解铃：佛教禅宗有"系铃解铃"语，谓虎项金铃唯系者能解，比喻谁做的事有了问题，仍须由谁去解决。亦作"解铃系铃"。语本明代瞿汝稷《指月录》卷二十三。　⑫某：自称之词。　⑬胜算：能够制胜的计谋。　⑭簧鼓：此指动听的言语。簧，乐器里的薄片，吹之则振动发声。《续名医类案》"簧鼓"前有"为"字，宜是。

【解读】

《鹤圃堂三录》系梅鼐、汪琥等人所记乃师沈时誉医案，原本成于明崇祯十四年（1641年），惜已佚失。上海中医药大学图书馆所藏巢念修抄本，一册，不分卷，又名《鹤圃堂治验病议》，由"治验""病议""药案"三部分构成，共载医案四十九则，以内科、妇科为主，皆属沈氏临证治案。沈时誉，字明生，华亭（今上海松江）人，明末清初医家，著有《医衡》四卷。康熙《苏州府志》称其"切脉若神，投剂辄起"。巢念修（1909—约1966），名祖德，字念修，以字行，祖籍武进孟河（今属江苏常州），出生于上海，二十世纪二十至六十年代行医于沪上，藏书家，有《习医晬语》《剩馥居医话》《耘杏轩医籍偶记》稿本传世。

本案叙述沈时誉"舍症从脉",以"血脱益气"之法治愈吐血的经过,由叙事与议论两个部分组成。此案经清人魏之琇改写,收入《续名医类案》卷十二《吐血》。

叙事部分可谓一波三折。孙子南妻子吐血,沈时誉诊断后,认为病机系脾虚不能摄血,遂用几剂归脾汤治愈。本来此病案已然顺利收场,孰料孙子南无事生非,偶然遇到一个"知医者",便谈及其妻病情,"此友"惊讶地说:各种出血都属于热证,怎么可以大用温补?虽然暂时止血,不久定会复来。归脾汤有人参、黄芪,而无河车。《续名医类案》在"投归脾汤数剂而止"后有"虑后复作,索丸方调理,仍以归脾料合大造丸数味与之"句。大造丸又名河车大造丸,河车为丸中主料。一听此言,孙子南疑惑惶恐,赶紧邀请他诊视。由此而顿起波澜。"此友"急令停服沈时誉所开方药,而另行服用知母、花粉一类苦寒药物。病人服用五六剂后,忽然大口吐血,病势非常危重。"此友"遂缩手不治,认为热毒已经深入,来不及救治。至此复生一折。孙子南一大早就跑到沈时誉处,怒形于色,责怪沈医师轻率使用河车,而大赞"此友"有先见远识,即前所言"血虽止,不日当复来"语,闭口不提曾经服用凉药的事,并且责求沈医师必定治愈方肯罢休。沈时誉从两个方面加以辩解:一是病非热症,因而前用温补获效。二是所用方中滋阴多于温补,不至于招致"血忽大来,势甚危笃"的祸害。接着也就不再竭力辩白,经再行诊察病人脉象,比原来变得微弱,于是笑道:没有什么关系,仍然应当大补。此又一折。病人家属虽然感到惊奇,也只得随其所为。服用两帖补剂,吐血遂止。于是全家额手相庆,至此方知再次吐血纯由误用寒凉药物所致。

在这段叙事中,除病人而外,主要出现三个人物,即孙子南、沈时誉与"知医者"。虽然着墨有限,但也呈现出人物的个性与情状。孙子南关切妻子:明明病已痊愈,依然放心不下,遇到"知医者"还要谈及;被告知预后不佳,随即"惶惑";不顾时方"凌晨",对沈时誉既"愠"又"咎","责"以"必愈"。这更反映出他并非"合格"的病家。清代名医徐大椿说:"天下之病,误于医家者固多,误于病家者尤多。"(《医学源流论·病家论》)其妻病情所以反复,达到"血忽大来,势甚危笃"的地步,实由其猜忌多疑,对沈时誉缺乏信任而起。"知医者"不是明医者,更不是通医者,唯晓热症不可用补,不辨病人"赋质瘦薄,脉息迟微",滥用寒凉,当洒落满地鸡毛后,即便找一借口,溜之夭夭。值得注意的是此案对他的称呼,一次呼作"知医者",三次唤作"此友",都不称为"医者",此属皮里阳秋的写法,可见作者贬斥之意。至于沈时誉,则可从辨证精确、疗效显著,见其医术之高超,从被误"咎"而依然悉心诊治,见其医德之可嘉。

在议论部分中,"舍症从脉""血脱益气"表明通篇主旨,也是提供给后世的临证经验。所谓舍症从脉,是指在辨证过程中,脉与证的表现不一,经全面分析,认为脉象反映的是疾病本质,因而以脉象作为治疗的依据。明代李中梓《医宗必读》专设《从脉不从症》篇,例举张仲景两例予以说明:"表证汗之,此其常也。仲景曰:病发热头痛,脉反沉,身体疼痛,当救其里,用四逆汤。此从脉之沉也。里证下之,此其常也。日晡发热者,属阳明,脉浮虚者,宜发汗,用桂枝汤。此从脉之浮也。"所举前例见于《伤寒论·辨太阳病脉证并治中》,言伤寒虽有发热头痛一类表证,但是脉象反沉,又身体疼痛,遂用温里的四逆汤回阳救逆。这是从脉之沉。后例见于《伤寒论·辨阳明病脉证并治》,说阳明病,傍晚前发热,如果脉象浮虚,宜用桂枝汤之类发汗。这是从脉之浮。征之于孙子南媳,所患虽是吐血,但脉象迟微,兼之体质瘦薄,因而不用针对吐血的寒凉药物,而取心脾气血兼补的归脾汤。血脱益气之法建立于气血密切相关的理论基础上。南宋杨士瀛《仁斋直指方论·血荣气卫论》指出:"气者,血之帅也。气行则血行,气止则血止。"认为血的运行依赖于气的推动。不唯如此,气还具有生血、摄血的功能。大量出血时,气随血脱,形成气血皆虚的病理状态,专一补血效果欠佳,须以补气为主，兼顾养血，方有摄血、生血之效。血脱益气之法广为医家接受。如明代张介宾《景岳全书·经脉》有"血脱者当益气，血滞者当调气"之论，清人吴瑭《温病条辨·治血论》有"血虚者，补其气而血自生"之说。沈时誉所用归脾汤、大造丸正有健脾益气养血的功用，施治十分的当。其后针对"知医者"的所作所为，揭出彼时医界的通弊：后医每每不顾病情，一味跟前医唱反调，甚而不惜以诋毁为能事。其后果是给病家造成巨大伤害。张介宾在《类经·脉色类八》"诊有大方"条下有关于"不失人情"的按语，本案用以指医者"立意翻新"、病家为"簧鼓动摇"之人情。

（四）遗　精

薛　雪

素来扰亏根本，不特病者自嫌，即操医师之术者，亦跋前疐后之时也[1]。值风木适旺之候[2]，病目且黄，已而遗精淋浊，少间则又膝胫肿痛不能行。及来诊时，脉象左弦数，右搏而长，面沉紫，而时时作呕。

静思其故，从前纷纷之病，同一邪也，均为三病，次第缠绵耳[3]，由上而下，由下而至极下。因根本久拨之体，复蒸而上为胃病，是肾胃相关之故也。倘不稍为戡除一二[4]，但取回阳返本，窃恐剑关苦拒[5]，而阴平非复汉有也[6]。谨拟一法，略效丹溪，未识如何。

羚羊角　木瓜　酒炒黄柏　伏龙肝　生米仁　橘红　马料豆

——正文书局 1933 年版《清代名医医案大全》第一册《薛生白医案》

【注释】

①跋前疐（zhì 至）后：《诗·豳风·狼跋》："狼跋其胡，载疐其尾。"谓狼往前行则踩到自己的下巴肉，朝后退则被自己的尾巴绊倒。因用以比喻进退两难。跋，踩。疐，同"踬"，绊倒。　②风木：指春天。　③缠绵：病

久不愈。　④戢（jí及）：止息。　⑤剑关：剑阁道。古道路名，为诸葛亮所筑，在今四川剑阁县东北大小剑山之间，为川陕间的主要通道。　⑥阴平：古道路名。自今甘肃文县穿越岷山山脉，绕出剑阁之西，直达成都，路虽险阻，但最为径捷。

【解读】

薛雪生平见本书《〈内经知要〉序》。

本案采用先标后本法疗治遗精，强调不可一味治本。从结构上来说，可以判作两个部分。

前一部分言所患病症、诊病季节、脉证表现。起笔以"素来扰亏根本"点明病症。此"根本"指肾气。《素问·六节藏象论》："肾者，主蛰，封藏之本，精之处也。"李中梓依据前贤所论，提炼出"肾为先天之本"的名言，每为后世医家所采信。导致遗精的根本原因，《诸病源候论》卷四《虚劳诸病下》有说，无论尿精、溢精，还是失精、泄精，皆由肾气衰弱所致。今肾气衰弱，不能藏精，一有所动，乃至所感，精液便自行滑遗。而要论说遗精的具体病因证候，则众多纷纭，张介宾在《景岳全书·杂证谟》中就讲到九种表现，兼之病机复杂，因而对于遗精一症，不仅患者心有顾忌，医者也往往感到棘手。患者于农历二月中春分季节先后出现目黄、遗精、膝胫肿痛诸症。来诊时左手脉象弦数，右手脉象搏长，面色深紫，每常恶心欲呕。

其后薛雪自述辨证论治的过程。首先辨别病因，认为原有诸症皆由肾虚所致，由"上"之目黄，到"下"之遗精，再到"极下"之膝胫肿痛，依次纠缠。《素问·水热穴论》有"肾者，胃之关也"语，今肾气不足，气化失司，关门不利，水湿遂"复蒸而上"，聚集胃内，从而引发"时时作呕"征象。作呕由肾虚造成，病本在肾，病标在胃，遂依据《素问·标本病传论》"先病而后生中满者治其标"之训，先治作呕的标症。如果不稍微平息作呕症状，而一味疗治肾虚之本，作者担心难以获取满意的疗效。所谓"略效丹溪",是指本文第五则医案所载朱丹溪治疗滞下采用先补后攻之法。薛雪仿其意而反其法,先安其胃,后补其肾。

薛雪习儒出身,与文人交往颇多,擅诗工画,作文富有文采,仅就此案而言,也可窥得一斑。但有过"文"之偏,如本案所用"剑关苦拒,而阴平非复汉有"之事典,合见于《三国志》之《魏志·邓艾传》与《蜀志·姜维传》,言景元四年(263年),蜀帅姜维固守剑阁,魏镇西将军邓艾自阴平道,经江油、绵竹,直趋成都灭蜀。以此比喻单纯固本之不当。此典此喻未免显得既曲且晦,而徒增阅读障碍。

(五)滞 下

俞 震

叶先生名仪,尝与丹溪俱从白云许先生学。其记病云:

岁癸酉秋八月,予病滞下①,痛作,绝不食饮②。既而困惫,不能起床,乃以衽席及荐阙其中③,而听其自下焉。时朱彦修氏客城中,以友生之好,日过视予,饮予药,但日服而病日增。朋游哗然议之,彦修弗顾也。浃旬病益甚④,痰窒咽如絮,呻吟亘昼夜⑤。私自虞⑥,与二子诀,二子哭,道路相传谓予死矣。彦修闻之,曰:"吁!此必传者之妄也。"翌日,天甫明,来视予脉,煮小承气汤饮予。药下咽,觉所苦者自上下,凡一再行,意泠然⑦,越日遂进粥,渐愈。

朋游因问彦修治法,答曰:"前诊气口脉虚,形虽实而面黄稍白。此由平素与人接言多,多言者中气虚,又其人务竟已事,恒失之饥而伤于饱⑧,伤于饱,其流为积⑨,积之久为此证。夫滞下之病,谓宜去其旧而新是图,而我顾投以参、术、陈皮、芍药等补剂十余帖,安得不日以剧?然非此浃旬之补,岂能当此两帖承气哉?故先补完胃气之伤⑩,而后去其积,则一旦霍然矣⑪。"众乃敛衽而服⑫。

震按：此与许学士治伤寒太阳病，因尺脉不应，用黄芪建中同法，彼先补而后散，此先补而后攻。但二公把握得定，故嫌疑不避。设麻黄、承气之用于后者不能愈病，则人之归咎难辞^⑬，而医之用药无路矣。

—— 清光绪九年吴江李龄寿刻本《古今医案按》卷三

【注释】

①滞下：古病名，即痢疾。　②绝：完全。　③衽席：床席。衽，床褥。荐：垫褥。　④浃旬：一旬。　⑤亘（gèn）：延续。　⑥虞：忧虑。　⑦泠（líng 零）然：清凉貌。　⑧之：于。　⑨流：变化。　⑩完：充足。　⑪一旦：忽然。　霍然：消散貌，多用以形容病愈之速。　⑫敛衽：整理衣襟，表示恭敬。　⑬归咎：把罪过或错误推给某人或某方面。

【解读】

《古今医案按》凡十卷，成于清乾隆四十三年（1778 年），作者俞震（1709—1778 后），字东扶，号惺斋，浙江嘉善人，清代名医。清人陆以湉赞"其书选择简严，论说精透，可为医林圭臬"（《冷庐医话》卷一《今书》）。

本案通过患者自述，说明朱丹溪以先补后攻之法治愈滞下乃洞悉病情之故。

案主叶仪，字景翰，号南阳，元明之际金华（今属浙江）人，著有《南阳杂稿》。明太祖朱元璋授其咨议，以老病推辞，宁越（今浙江金华）知府王宗显聘为五经师，不久亦辞归。叶仪与朱丹溪曾同学于元代理学家许谦，因而此案系朱丹溪的患者兼同门所作。由叙事、议论、按语三个部分构成。

叙事部分先述病情：癸酉年（1333 年）八月，案主患滞下，严重到既不能吃喝又不能下床的地步，万不得已，只能把床席、垫褥的中间挖空，听任粪水自行泻下。接言朱丹溪诊治过程，其中每有起伏波澜。当时朱丹溪正好旅居金华，出于同门交情，每天来给案主诊病服药，但病势逐日加重。"饮予药"，饮服什么药？先卖个关子，不加明说。治者是名医，患者系名人，治疗效果却是"日服而病日增"，因而朋友之间纷纷议论，掀起一层波澜。然而朱丹溪不改初衷，坚持原定方案用药，十天过后，病势益加沉重，痰液如同棉絮般窒塞咽喉，昼夜呻吟不止。此时此况，连案主本人已然绝望，以至于与两个子女诀别，子女的痛哭之声惊动沿途行人，都在传说案主叶某已死，复起一层滔天波澜。朱丹溪闻此凶耗，却胸有成竹，淡然若定，坚信这必定是传说者的乱语胡言。次日一早来诊察脉象，煮小承气汤给患者服用。药一下咽喉，患者就感觉所患疾苦自上而下，多次大解，腹内清凉，隔天就能喝粥，逐渐痊愈。

朱丹溪前后究竟运用何药使案主向死而生？议论部分通过朱丹溪的答语揭开这个谜团。先说证象。形体结实乃表象，面色黄中带白，尤其是脉虚乃其实质，原来叶仪所患系表实里虚证。次析病因。《明史》载叶仪"朝夕惕厉，研究奥旨，已而授徒讲学，士争趋之"，又"理明识精，一介不苟"，平时与人交谈自然夥多，"多言者中气虚"，再加上对已有之事务必办完的苛求，经常饥饱无度，为饱食所伤，变化成积食，久而久之，形成此证，以此表明招致滞下的原因。继阐治法。弃旧图新是滞下的常规治法，朱丹溪采用异常疗法，反而投以人参、白术、陈皮、芍药等补剂十多帖，病情怎么能不逐日加重？前所"日服而病日增"之药的谜底至此揭晓。而如果没有这十余日的补药，虚弱的患者又如何抵挡得住两帖承气汤的荡涤呢？所以先补足其正气，再祛除其积滞，功效自然唾手可得。于是原先"哗然议之"的"朋游"敬而服之。

俞震善于联系比较，此则按语就拿本文首则所载许叔微治疗太阳表证与之相形，认为属于"同法"：许氏先补而后以麻黄发散，朱氏先补而后以承气攻伐。任凭"其家煎迫""言几不逊"，不顾"朋游哗然议之"，依然我行我素，关键在于许、朱"二公把握得定"。

（六）噎　膈

程文囿

宫詹前于乾隆丁未冬自毗陵抱疾归①，证类噎隔②，已濒于危，予为治之而愈。嘉庆乙丑，宫詹视学中州③，病发召诊，又为治愈。案载《初集》及《辑录》中。道光乙酉秋，宫詹在都，前疾又作。初时尚轻，来书语状。予辄忧之，虑其年逾花甲，血气既衰，非前此少壮可比。末又云幸得请假南归，便图就诊。深为之喜。及至腊底④，伊宅报中详述病情较前两次发时更剧⑤，体惫不支，势甚危笃。令侄子硕兄亟欲邀予入都诊治。予虽老迈，谊不容辞。适迫岁暮⑥，冰雪严凝⑦，水陆舟车都难进发⑧，道阻且长，恐其病不及待。子硕兄踌躇无策，再四相商⑨。只得酌拟一方，专足送去⑩，冀幸得以扶持⑪，即可回籍调治。另函致意，劝令速归。

回书云：手翰再颁⑫，感沦肌髓⑬。妙剂服之，不似昔年之应手⑭，盖衰惫日久之故。欲归不得，进退维谷⑮，负我良友，何以为人？弟之心绪，不可名状⑯；永别之戚⑰，惨剧难言⑱。然奄忽而徂⑲，胜于痴狂而活也⑳。专泐敬谢㉑，不能多写。亦不知结草何时㉒。南望故乡，惟有怅结。

未几遂卒。悲夫！宫詹自订年谱未竟。令弟时任乾州，续成之谱末有云：兄病中尝语人曰：吾生平患此疾，及今而三矣。丁未、乙丑皆濒于危，皆赖程杏轩治之而愈。今无杏轩，吾病殆不可为矣。予阅及此，不禁泫然㉓。

——中国中医药出版社 2009 年版《杏轩医案续录》

【注释】

①宫詹：官名，即太子詹事，属东宫詹事府。　毗（pí 皮）陵：今江苏常州一带。　②隔：通“膈”。　③视学：泛指官员考察学政。　④腊：腊月，即农历十二月。　⑤宅报：家书。　⑥迫：临近。　⑦严凝：犹严寒。

⑧进发：前进出发。　⑨再四：连续多次。　⑩专足：专门派去投送紧要文书的人。　⑪冀幸：犹侥幸。　⑫手翰：书信。　⑬沦：深入。　⑭应手：喻效验迅疾。　⑮进退维谷：犹进退两难。　⑯不可名状：无法用言辞形容。　⑰戚：悲苦。　⑱惨剧：极为剧烈。　⑲奄忽：倏忽。　徂（cú）：死亡。　⑳痫狂：癫狂。　㉑沏：通"勒"。书写。　㉒结草：语出《左传·宣公十五年》，指受恩深重，虽死也要报答。　㉓泫然：流泪。

【解读】

程文囿（1761—1833），字观泉，号杏轩，安徽歙县人，另撰有《医述》十六卷。《杏轩医案》分《初集》《续录》《辑录》三集，共收医案一百九十二则。本案原题"鲍觉生宫詹病发三次不能复起"，叙述程文囿疗治鲍觉生噎膈的过程。鲍觉生（1764—1826），名桂星，字双五，一字觉生，安徽歙县人，嘉庆四年（1799年）进士，官至工部右侍郎，终于宫詹任上。初从吴定学古文，后师从姚鼐，桐城派作家，著有《觉生古文》《觉生诗抄》等。《清史稿》载其传。

鲍觉生三患"证类噎膈"，程文囿曾两愈其病。第一次病发于乾隆丁未（1787年），鲍觉生时当青年时期，因心脾受郁，脾不能为胃行其津液而导致食阻。程文囿以疏肝和脾的逍遥散、健脾养心的归脾汤调理而愈。《杏轩医案初集·鲍觉生宫詹郁伤心脾证类噎膈殆而复生》载录此案。嘉庆乙丑（1805年），鲍觉生时届中年，于考察中原学政期间第二次发病，水火失济，虚阳不藏，兼之误服苦寒之药，伤及胃气。程文囿专程赶去，荣其心脾，补其肝肾，调其营卫，渐次获愈。《杏轩医案辑录·鲍觉生宫詹精气内亏详叙证治次第》载录此案。道光乙酉（1825年）秋季，鲍觉生身在京都，旧病复发，来信告知病状，虽然初起尚轻，但是程文囿当即为之忧虑，担心他年逾花甲，血气已衰，不能同前两次少壮时期相比。这既是"忧之"的原因，也为其后不治埋下伏笔。信末又说如果侥幸能够请假回来，便请诊候，程文囿

"深为之喜"。"忧"其在京病发，"喜"其可望当面疗治。程、鲍二氏之情谊于此可见。世事难料，自秋日发病，而延宕至年底，始终未能南下诊治，以致病势危笃。程文囿从其家书中得知此情，在鲍觉生侄儿的急邀之下，不顾年老体衰，毅然决然地要奔赴京城。孰知"屋漏偏逢连夜雨"，冰雪载途，难以就道，欲北上而不得，唯能酌情遥授其方。

鲍觉生致程文囿书，虽寥寥不足百字，然情真意切，感人肺腑，一唱三叹，殊可回味。如"妙剂服之，不似昔年之应手，盖衰惫日久之故"，称处方为"妙剂"，说无效为不像以往之"应手"，并归结其原因为"衰惫日久"。鲍觉生之修养令人感佩。又如"欲归不得，进退维谷，负我良友，何以为人"，因鲍觉生前曾表示"幸得请假南归，便图就诊"，程文囿也曾致函"劝令速归"，而今不能归，故安一"负"字，甚至萌生因有失信用而感到难以为人之愧。信中同时以"永别之戚""奄忽而徂""结草"诸语披露了诀别之意。后果然"未几遂卒"。

程文囿两度救其危病，鲍觉生始终感恩怀德，铭记于心。如他曾在《杏轩医案》初刻序中称说："仆尝遘危候，赖君获全。"程鹤樵也曾在该书初刻序中讲到，鲍觉生对程文囿起其危疾，"每称道不去口"。鲍觉生自行修订的年谱尚未蒇事，即便弃世，而由其弟续成。谱末记录乃兄临终期间告人之语，既是全篇内容的撷要，也反映了鲍觉生对程文囿的无比信赖，程文囿因此而"不禁泫然"。医患之情、朋友之谊尽在鲍觉生的"皆赖"语中、程文囿的"泫然"状内。

《幼幼新书》序

李 庚

医家方论，其传尚矣。自有书契以来^①，虽三坟之言，世不得见，而神农《本草》、黄帝《内经》，乃与宓牺氏之八卦绵历今古^②，烂然如日星昭垂^③。信乎药石不可阙于人，而医书尤不可废于天下。或者乃谓"医特意耳，不庸著书"。唐史臣以此剧口称道于许胤宗^④。殊不知张仲景、孙思邈辈，率千百年而得一人，使其方剂之书不传，则医之道或几于熄矣。是或一偏之论也^⑤。

湖南帅潮阳刘公，镇抚之暇^⑥，尤喜方书。每患小儿疾苦，不惟世无良医，且无全书，孩抱中物不幸而殒于庸人之手者^⑦，其可胜计！因取古圣贤方论，与夫近世闻人家传^⑧，下至医工、技士之禁方，闾巷小夫已试之秘诀^⑨，无不曲意寻访^⑩，兼收并录。命干办公事王历羲道主其事^⑪，乡贡进士王湜子是编其书^⑫。虽其间取方或失之详，立论或失之俗，要之，皆因仍旧文^⑬，不敢辄加窜定^⑭。越一年而书始成，惜乎公未及见而疾不起。公临终顾谓庚曰^⑮："《幼幼新书》未有序引，向来欲自为之^⑯，今不皇及矣^⑰，子其为我成之^⑱。"庚曰："谨闻命！"

呜呼！学士大夫公天下以为心者，几何人哉^⑲！平日处念积虑^⑳，无非急己而缓人^㉑，先亲而后疏，物我异观^㉒，私为町畦^㉓，其来盖非一日。昔吾夫子助祭于蜡^㉔，出游鲁观之上^㉕，喟然发叹。以谓大道之行，天下为公，故人不独亲其亲，不独子其子，大道既隐，天下为家，各亲其亲，各子其子。夫子之叹，盖叹鲁也。然而天下后世岂止一鲁而已哉！滔滔者皆是也^㉖！东汉人物如第五伦者^㉗，悃愊无华^㉘，质直好义，似若可然也^㉙，意其设心必有大过人者^㉚。至于或人问之以"有私乎"，伦则曰："吾兄之子常病，一夜十往，退而安寝；吾子有疾，虽不省视，终夕不寐。自以为不能无私。"夫以兄之子尚若尔，况他人之子乎！以第五伦尚若尔，况下伦一等者乎！宜乎夫子之叹也。今公之为是书，使天下之为父兄者，举无子弟之戚[31]，少有所养，老有所终。家藏此书，交相授受，庆源无穷[32]，其为利顾不博哉[33]！以此知公之存心，非特无愧于今之人，抑亦无愧于古之人矣！

绍兴二十年九月几望谨序[34]。

——人民卫生出版社 1987 年点校本《幼幼新书》

【注释】

①书契：指文字。 ②宓（fú 伏）牺氏：即伏羲，传说制作八卦。 绵历：延续时间悠久。 ③昭垂：昭示。 ④剧口：此谓极力讲述。 ⑤一偏之论：偏于一面的议论。 ⑥镇抚：安抚。 ⑦孩抱：犹怀抱。 ⑧闻（wèn 问）人：有名望的人。 ⑨小夫：泛指平民百姓。 ⑩曲意：尽情。 ⑪干办公事：南宋军事职官的名称，简称干办官，系都督等的属官。 ⑫乡贡：经州县考试及第后再送尚书省应试者。 ⑬因仍：犹因袭。 ⑭辄：擅自。 窜定：删改订正。 ⑮顾：乃。 ⑯向来：先前。 ⑰不皇：同"不遑"。来不及。 ⑱其：当。 ⑲几（jǐ 己）何：多少。此言其少。 ⑳处念积虑：犹处心积虑，谓蓄意已久。 ㉑急己而缓人：犹先己后人。 ㉒异观：不同看待。 ㉓町（tīng 厅）畦（qí 齐）：界限。 ㉔助祭：陪君主祭祀。蜡（zhà 乍）：古代年终大祭名。 ㉕观（guàn 贯）：古代宫门外的双阙。 ㉖滔滔：普遍。 ㉗第五伦：复姓第五，名伦，字伯鱼，举孝廉，曾任会稽太守、蜀郡太守、司空等职。《后汉书》有其传。 ㉘悃（kǔn 捆）愊（bì必）：至诚。 无华：不浮夸。 ㉙然：如此。原作"喜"，据明代陈履端重刊本与文意改。 ㉚意：料想。 设心：用心。 ㉛举：皆。 戚：忧愁。 ㉜庆：福泽。 ㉝顾：难道。 ㉞几望：将近月半。一般指旧历大月（三十天）的十五日、小月（二十九天）的十四日。

【解读】

李庚，南宋初人，系刘昉的门人，曾任潭州湘潭（今属湖南）县尉。刘昉（？—1150），一名旦，字方明，海阳（今广东潮州）人。宣和六年（1124 年）进士，先后任礼部员外郎、太常寺少卿、潭州知府、荆湘安抚使等，并授龙图阁学士。在王历、王湜的协助下，编著《幼幼新书》四十卷。该书刊于南宋绍兴二十年（1150 年），万历十四年（1586 年）陈履端重刻，分五百四十七门，载论一千二百零七条、方七千六百三十三首，计一百五十余万字，大凡有关小儿预防保健，诊断治疗，乃至胎教养护，一皆网罗，保存了诸多极有价值的儿科文献，搜集了为数众多的民间儿科验方，全面而系统地总结了北宋以前在儿科学理论与经验上的主要成就。

本序概述《幼幼新书》成书的过程，着重称道刘昉"天下为公"之心。

隋唐时名医许胤宗精通脉理，曾用黄芪防风汤熏蒸法治愈南朝陈国柳太后病风不语，又擅长治疗骨蒸，相当于今结核病证，因而名噪医林。有人劝他著书以传后世，许胤宗回答说：医者，意也，在人思虑，脉候幽微，口莫能宣，故不能著述。旧、新《唐书》并载其事。编写《唐书》的史官因此而极力赞扬许胤宗。作者认为这是片面的看法。说医家方论传承久远，自从文字出现以来，药物、医书一直不可缺失，像张仲景、孙思邈等都是千百年始能一得的大医，如果他们的方书不加传承，那么医道或许就几乎止息了。首段借此表明方书传世之必要，为刘昉编著《幼幼新书》张目。

次段言《幼幼新书》之成书及作者写序之缘由。《幼幼新书》因何成书？一是社会有需求。彼时既乏儿科良医，又无儿科全书，小儿因此而命丧于庸医之手者甚多。二是刘昉存仁心。对于小儿的"不幸而殒"每多忧虑。"每患"意直贯于"其可胜计"。《幼幼新书》如何成书？刘昉早年曾协助乃父刘允编撰《刘氏家传方》，于方书纂述素有经验。此番于公务之暇，广泛搜集儿科资料，所取包括前代圣贤的方论、近世名人的家传，乃至于医者的禁方、民间的秘诀。搜罗周遍，此其一。其中“曲意寻访”正是刘昉仁心的显现。由其属官王历主持其事，乡贡王湜整理编辑。得人襄助，此其二。其后讲到所收原文或过于繁琐、俚俗，也一概照录，不擅自删订，这是忠实于原著的做法，宜予肯定。刘昉本拟亲自操觚为序，可惜尚未蒇事而病势沉重，因授命门生李庚代作序引。刘昉辞世时，此书编撰至三十八卷，其余两卷的编撰以及刊行事宜皆由接任荆湖安抚使的楼璹主持完成。

如果说前两段侧重于叙述，那么后一段则专注于抒发。抒发什么？抒发对刘昉一心为公而编撰《幼幼新书》的感慨。文章围绕公心与私心展开话题。先说今之官员的私心：把以天下为公作为存心的人甚少，大多数人脑袋里装的全是先己而后人，先亲而后疏，对自己与他人、对亲近的人与疏远的人，都是不同看待，此种现象由来已久。“其来盖非一日”应前“处念积虑”。由是序文引用仲尼游观之叹。自“昔吾夫子助祭于蜡”至“盖叹鲁也”，语本《礼记·礼运》。其中“以谓”意贯通到“各子其子”。大道行，则天下为公，人怀公心；大道隐，则天下为家，人怀私心。作者评论说，孔子所叹，是叹息鲁国的变化，其实“各亲其亲，各子其子”的现象普遍存在，由此引出第五伦“不能无私”的表白。自“或人问之”至“自以为不能无私”，语本《后汉书·第五伦传》。第五伦向以至诚耿直著称，作者先“扬”以“似若可然”，意为好像可以如此，即“不独亲其亲，不独子其子”，料想他的用心必有远超常人之处。接着“抑”以一桩生活实例：侄儿曾经患病，虽“一夜十往”，但“退而安寝”，“吾子有疾，虽不省视”，但“终夕不寐”，往不往只是表面现象，而寐不寐则是内心反应。两相对照，表明第五伦也不能做到“无私”。对待兄长之子尚且如此，何况他人之子，素有“悃愊无哗，质直好义”之称的第五伦尚且如此，何况比不上第五伦的人。作者据此说明夫子之叹实属必然，用以衬托刘昉编撰此书的公心。《幼幼新书》之作，不仅无愧于今人，以免于“孩抱中物不幸而殒于庸人之手”，也无愧于古人，使“少有所养，老有所终”，实现孔子“天下为公”的理想。

三 因 论

陈 言

　　夫人禀天地阴阳而生者。盖天有六气，人以三阴三阳而上奉之；地有五行，人以五藏六府而下应之。于是资生皮肉筋骨、精髓血脉、四肢九窍、毛发齿牙唇舌，总而成体。外则气血循环，流注经络，喜伤六淫①；内则精神魂魄志意思，喜伤七情。六淫者，寒、暑、燥、湿、风、热是也；七情者，喜、怒、忧、思、悲、惊、恐是也。若将护得宜，怡然安泰，役冒非理②，百病生焉。病证既成，须寻所自③。故前哲示教，谓之病源。经不云乎，"治之极于一""一者因得之"，"闭户塞牖，系之病者，数问其情，以从其意"？是欲知致病之本也。

　　然六淫，天之常气，冒之则先自经络流入，内舍于藏府，为外所因；七情，人之常性，动之则先自藏府郁发，外形于肢体，为内所因；其如饮食饥饱，叫呼伤气，尽神度量，疲极筋力，阴阳违逆，乃至虎狼毒虫，金疮踒折④，疰忤附着⑤，畏压溺等，有非常理，为不内外因。《金匮》有言："千般疢难，不越三条。""以此详之，病源都尽。"如欲救疗，就中寻类，别其三因，或内外兼并，淫情交错⑥，推其浅深，断以所因为病源，然后配合诸证，随因所治，药石针艾，无施不可。

　　　　　　　　　　——四库全书本《三因极一病证方论》卷二

【注释】

　　①喜：容易。　②冒：违犯。　③自：始。即下文所云"病源"。　④踒（wō窝）折：犹骨折。　⑤疰（zhù住）忤：病名。犹中恶。　⑥淫情：此

指六淫与七情。

【解读】

陈言（约1121—1190），字无择，号鹤溪道人，祖籍浙江乐清，后移居青田，行医教学于永嘉（今浙江温州），南宋医家。所撰《三因极一病证方论》（简称《三因方》），凡十八卷，分一百八十门，载方一千五百多首。所谓"三因极一"，意为分别三因，归于一治。该书在分论各证前，首述医学总论，其中病因一项为其重点，强调研究病因对于治疗的重要性，是探讨中医病因学说的重要著作。

据该书序文所称，早在绍兴三十一年（1161年），作者曾撰有《依源指治》六卷，惜未刊印，今已无存。从其书名可以推知，这是依据病因治疗的专书。该序又说"前叙阴阳病脉证，次及所因之说……"，已然展示了三因论治思想。陈言复经十多年的临证实践与理论探索，于淳熙元年（1174年）撰就《三因方》。该书在《内经》《金匮要略》病因学说的基础上，结合自身临证经验，提出"三因致病"说，即六淫之外因、七情之内因以及饮食饥饱等不内外因。本文集中地反映了陈言三因学说的主旨。

文章由人体与天地相应着笔，带出六淫、七情之伤，为所论三因学说设伏。中医学所称病因，是指破坏人体阴阳平衡状态，从而引发疾病的原因。确定病因的性质，辨明致病的特点，是中医病因学说主要研究内容。病因学说萌芽于先秦。《左传·昭公元年》载医和六气过度致病说，所称"六气"指"阴、阳、风、雨、晦、明"，倘若"淫"，即过度了，就会分别发生寒、热、末、腹、惑、心六类疾病，即所谓"淫生六疾"。《素问》也每有论及有关外淫、内情致病的内容。如《至真要大论》讲到"风淫""热淫""湿淫""火淫""燥淫""寒淫"，《举痛论》有"怒则气上""喜则气缓""悲则气消""恐则气下""惊则气乱""思则气结"等短语。本文所说"六淫者，寒、暑、燥、湿、风、热是也；七情者，喜、怒、忧、思、悲、惊、恐是也"，谅发端于此。外感六淫、内生七情之邪，通常不会致病，而如果失于防卫，兼之淫、情过于峻厉剧烈，超越人体生理所能承受的限度，便可引起气机紊乱，脏腑气血失调，从而发生疾病。外感六淫之邪由口鼻肌肤而渗透入里，内生七情之邪则以脏腑气机变化为起始，由里及表，而出现形体的异常。诚如此文所言，"若将护得宜，怡然安泰，役冒非理，百病生焉"。此四句重点在后两句，以引出下文寻求病因之说。"经不云乎"后六句并见于《素问·移精变气论》，作者引以说明治疗疾病的关键在于掌握病因，亦即"须寻所自"，确知"致病之本"。

在强调把握病因的重要性后，作者进而阐述三因致病的学说。《金匮要略·藏府经络先后病脉证》开辟三因说之先河。提出"千般疢难，不越三条"：一为"内所因"，二为"外皮肤所中"，三为"房室、金刃、虫兽所伤"，并认为"以此详之，病由都尽"。作者在继承前人成果的基础上，对病因学说进而予以发挥与创新，着重表现在以下几个方面：

其一，规范三因称谓及其传变途径。因触犯"六淫"，招致邪气由外入侵的属于"外所因"；因扰乱"七情"，招致邪气由内生发的属于"内所因"；冒六淫、动七情之外所生病，其中包括饥饱无度、竭尽心神等，皆属"不内外因"。

其二，提出三因证治的具体病例。《金匮要略》虽有三因之说辞，而乏三因证治的实例。陈言此书不仅有论，除了本论外，另有《外所因论》《内所引论》等专论，更为突出的是全书论述方法是以三因统括诸病，以病证论说三因，理法方药通贯于一证。如《不内外因中风凡例》中所论首风，病因是沐头中风，证候是头痛、多汗、恶风，处方是附子摩头散、麋衔汤、附子汤，各列其制法、剂量以及服用事项。

其三，推断复杂证候的主要病因。在临证实践中，证候纷繁的病例不属罕见，致使病因杂陈迷离，"或内外兼并，淫情交错"，当此之时，亟须"推其浅深，断以所因为病源"，即判断主次，抓住主因，"然后配合诸证，随因所治"。该书每多某病某因的证治，概由乎此。如疟病分成"疟病外所因证治""疟病内所因证治""疟病不内外因证治"，衄血判作"外因衄血""内因衄血""不内外因衄血"以及"三因衄血"，"心痛"析为"外所因心痛证治""内所因心痛证治""不内外因心痛证"以及"三因心痛总治"。

原先分散、零碎的有关病因的知识与经验，经陈无择之手脑，连缀总括并上升为中医病因学体系，展示于《三因方》中。该书序文称"倘识三因，病无余蕴""医事之要，无出此也"，是作者的自许，而《四库全书总目》称是书"文词典雅，而理致简该，非他家鄙俚冗杂之比"，则是他人的赞美。

汗下吐三法该尽治病诠

张从正

  人身不过表里，气血不过虚实。表实者里必虚，里实者表必虚，经实者络必虚，络实者经必虚，病之常也。良工之治病者，先治其实，后治其虚，亦有不治其虚时。粗工之治病，或治其虚，或治其实，有时而幸中，有时而不中。谬工之治病，实实虚虚，其误人之迹常著，故可得而罪也。惟庸工治病，纯补其虚，不敢治其实，举世皆曰平稳，误人而不见其迹。渠亦自不省其过①，虽终老而不悔，且曰："吾用补药也，何罪焉？"病人亦曰："彼以补药补我，彼何罪焉？"虽死而亦不知觉。夫粗工之与谬工，非不误人，惟庸工误人最深，如鲧湮洪水②，不知五行之道。夫补者人所喜，攻者人所恶，医者与其逆病人之心而不见用，不若顺病人之心而获利也，岂复计病者之死生乎？呜呼！世无真识，谁能别之？今余著此吐汗下三法之诠，所以该治病之法也③，庶几来者有所凭借耳④。

  夫病之一物，非人身素有之也。或自外而入，或由内而生，皆邪气也。邪气加诸身⑤，速攻之可也，速去之可也，揽而留之，虽愚夫愚妇，皆知其不可也。及其闻攻则不悦，闻补则乐之。今之医者曰："当先固其元气，元气实，邪自去。"世间如此妄人，何其多也！夫邪之中人，轻则传久而自尽，颇甚则传久而难已⑥，更甚则暴死。若先论固其元气，以补剂补之，真气未胜⑦，而邪已交驰横骛而不可制矣⑧。惟脉脱、下虚、无邪、无积之人，始可议补，其余有邪积之人而议补者，皆鲧湮洪水之徒也。

  今予论吐、汗、下三法，先论攻其邪，邪去而元气自复也。况予所论之三法，识练日久，至精至熟，有得无失，所以敢为来者言也。天之六气，风、暑、火、湿、燥、寒；地之六气，雾、露、雨、雹、冰、泥；人之六味，酸、苦、甘、辛、咸、淡。故天邪发病，多在乎上；地邪发病，多在乎下；人邪发病，多在乎中。此为发病之三也。处之者三，出之者亦三也。诸风寒之邪，结搏皮肤之间，藏于经络之内，留而不去，或发疼痛走注⑨，麻痹不仁⑩，及四肢肿痒拘挛，可汗而出之；风痰宿食⑪，在膈或上脘，可涌而出之；寒湿固冷⑫，热客下焦⑬，在下之病，可泄而出之。《内经》散论诸病⑭，非一状也；流言治法⑮，非一阶也⑯。《至真要大论》等数篇言运气所生诸病，各断以酸苦甘辛咸淡以总括之⑰。其言补，时见一二⑱，然其补，非今之所谓补也，文具于《补论》条下⑲，如辛补肝，咸补心，甘补肾，酸补脾，苦补肺。若此之补，乃所以发腠理，致津液，通血气。至其统论诸药⑳，则曰：辛甘淡三味为阳，酸苦咸三味为阴。辛甘发散，淡渗泄，酸苦咸涌泄。发散者归于汗，涌者归于吐，泄者归于下。渗为解表，归于汗；泄为利小溲，归于下。殊不言补。乃知圣人止有三法，无第四法也。然则，圣人不言补乎？曰：盖汗下吐，以若草木治病者也㉑。补者，以谷肉果菜养口体者也㉒。夫谷肉果菜之属，犹君之德教也㉓；汗下吐之属，犹君之刑罚也。故曰：德教，兴平之粱肉㉔；刑罚，治乱之药石。若人无病，粱肉而已；及其有病，当先诛伐有过㉕。病之去也，粱肉补之，如世已治矣，刑措而不用㉖。岂可以药石为补哉？必欲去大病大瘵㉗，非吐汗下未由也已㉘。

然今之医者，不得尽汗下吐法㉙，各立门墙㉚，谁肯屈己之高而一问哉？且予之三法，能兼众法，用药之时，有按有跷㉛，有揃有导㉜，有减有增，有续有止。今之医者，不得予之法，皆仰面傲笑曰："吐者，瓜蒂而已矣；汗者，麻黄、升麻而已矣；下者，巴豆、牵牛、朴硝、大黄、甘遂、芫花而已矣。"既不得其术，从而诬之，予固难与之苦辩，故作此诠。所谓三法可以兼众法者，如引涎、漉涎、嚏气、追泪㉝，凡上行者，皆吐法也；灸、蒸、熏、渫、洗、熨、烙、针刺、砭射、导引、按摩㉞，凡解表者，皆汗法也；催生下乳、磨积逐水、破经泄气㉟，凡下行者，皆下法也。以余之法，所以该众法也。然予亦未尝以此三法，遂弃众法，各相其病之所宜而用之㊱。以十分率之㊲，此三法居其八九，而众法所当才一二也。或言《内经》多论针而少论药者，盖圣人欲明经络。岂知针之理，即所谓药之理。即今著吐汗下三篇，各条药之轻重寒温于左㊳。仍于三法之外，别著《原补》一篇，使不预三法。恐后之医者泥于补，故置之三篇之末。使用药者知吐中有汗、下中有补，止有三法。《内经》曰："知其要者，一言而终㊴。"是之谓也！

——中华书局 1991 年古今医统正脉全书本《儒门事亲》卷二

【注释】

①渠：他。　②鲧（gǔn 滚）湮洪水：夏禹之父鲧奉唐尧之命治理洪水，采取筑堤防水之法，九年未能治平，被虞舜处死于羽山。湮，堵塞。　③该：包括。　④庶几：希望。　⑤诸：于。　⑥颇：略微。　⑦胜：充足。⑧交驰横骛：谓邪气盛实扩散。交驰，交相奔走，往来不断。横骛，纵横驰骋。　⑨走注：即风痹，又称行痹，证见游走性疼痛。　⑩不仁：谓肢体没有感觉或感觉迟钝。　⑪风痰：痰证的一种，谓素有痰疾，因感受风邪或风热怫郁而发。　宿食：积食。　⑫固冷：即痼冷，指真阳不足，阴寒之邪久伏体内所致病证。固，通"痼"。　⑬客：谓病邪自外侵入。　⑭散：分别。⑮流：分别。　⑯阶：途径。　⑰断：区分。　⑱时：有时。　一二：言其少。　⑲具：记载。　补论：《儒门事亲》卷三中的篇名。　⑳至：至于。统：概括。　㉑若：此。　㉒口体：义偏于"体"。　㉓德教：道德教化。㉔兴平：谓使社会安定兴盛。　㉕过：过失。此指病邪。　㉖措：搁置。㉗瘵（zhài 债）：病。　㉘未由：无由。　㉙尽：完全了解。　㉚门墙：师门。语本《论语·子张》。　㉛跷（qiāo 敲）：按摩。　㉜揃（jiǎn 剪）：揃搣，即按摩。《急救篇》卷三："沐浴揃搣寡合同。"　㉝漉涎：使唾液渗出。漉，渗出。　追泪：搐药入鼻或烟熏等以取泪。追，逐出。　㉞渫（xiè 屑）：

除去污秽。　㉟磨积：消除积滞。　破经：疏通经血。　㊱相（xiàng 向）：视。　㊲率（lǜ 律）：比例。动词。　㊳条：分条列举。　㊴"知其"二句：语见《素问·六元正纪大论》等篇。

【解读】

张从正（约1156—1228），字子和，以字行，号戴人，睢州考城（今河南兰考）人，金朝医学家。出身世医家庭，曾短暂担任金朝太医，金元四大家之一，攻下派的倡导者。《金史》有其传。其代表作《儒门事亲》，共十五卷。首三卷系张子和所撰，其余为友人及弟子麻知幾、常仲明等辑著而成，主要阐述张氏运用汗下吐三法治病的理论和经验，并列举各类病证二百余例说明其攻邪治法的疗效。对于该书的命名，四库馆臣有个比较恰当的解释："其曰'儒门事亲'者，以为惟儒者能明其理，而事亲者当知医也。"宜加说明的是，有关张子和的名字、生卒、里籍，学界每有异说。

文章从疾病发生学的角度阐述汗下吐三法的理论依据，提出"祛邪所以扶正"的观点，力斥庸医滥用温补的谬说，进而阐明具体运用汗下吐的范围与方法，集中地反映了张氏的学术思想。"诠"原属文体名，系史传论赞的别称，作者用以表明个人的观点。

首段以"虚实"二字立论，引出良、粗、谬、庸四工对待虚实二证的治法。开篇所说"表实者里必虚，里实者表必虚"等句中的"实"谓邪气实，"虚"指正气虚。从中可见作者认为邪实是引起正虚的原因，以此为通篇所论汗下吐祛除邪实之法铺设基石。文章所称"工"指医生。《说文·广部》有"医，治病工也"的训释。面对虚实错杂的病证，高明的医生往往先祛其邪，攻其实证，邪气一消，正气遂无受害之源，而有可复之机，接着理虚，适当其时。如果祛邪后正虚不甚，大可不必药补，以谷肉果菜摄养即可。故云良工治病，先实后虚，亦有不治其虚者。其"良"于此可见。粗工治病，有时治其虚则不中，有时治其实则幸中。其"粗"于此可见。其中两"有时"句交错承受两"或"字句。又,"或"与"有时"避复。谬工治病,专事补实,一味泻虚,其"谬"于此可见。而正由于其显属谬治,自可得其误人之迹而责怪之。庸工治病,纯补其虚,不泻其实,其"庸"于此可见,却尽获"平稳"名声,不露误人迹象。对此,庸工"虽终老而不悔",病人"虽死而亦不知觉"。与粗、谬二工相较,误人最深者,非庸工莫属,因其如同鲧治洪水,唯用堵塞之法,致使洪水益加泛滥。文章在赞扬良工的同时,否定粗、谬、庸三工,其中更将庸工作为抨击的重点。这不仅表现于连用两个"惟庸工",以示矛头之指向,还从其后的分析中予以体现:喜补恶攻乃病人的普遍心理状态,顺从病人喜恶以获利,而不顾其死活,是医者的心理取向。从"世无真识,谁能别之",足见滥补已然成为彼时医界流风。针对滥用补法的社会现状,阐发汗下吐三法的要旨,使后来学医者有所依据,正是作者撰写此文的用意所在。

次段先论致病原因。认为人身诸病,皆非固有,有的从外部侵入,有的由体内产生,无论内外,统由邪气引发。再议对待邪实之法。对于邪气,强调一个"速"字,须"攻之""去之",而不可持留之,这是人所皆知的常识。虽然如此,但是世人每每行与理悖,一听说用攻法就面孔一板、用补法便喜笑颜开。庸医更是把"固其元气"摆在首位,还说什么"元气实,邪自去"。针对庸医此说,作者分析邪气侵袭人体后的结果,轻微则邪气"自尽",稍甚则疾病"难已",更甚则病人"暴死"。如果滥用补剂,元气尚未充足,而邪气已然盛实扩散,不能控制。此种治法,实属关门揖盗之法。对此李中梓在《医宗必读·辨治大法论》内说得好,治病务须区分虚实二证,若是实证,"如寇盗在家,开门急逐,贼去即安,故无缓法"。若如庸医般闭门留寇,则必然导致身无宁时。接言补法的适用范围。唯有脉象极弱,正气虚衰,体无积滞如气滞血瘀、痰浊食积等,确属纯虚无邪者方可进补。对于有实邪、积滞的病人使用补法,都属于"鲧湮洪水"之流。

第三段着重阐述三法的理论依据及其具体运用。在首段所述邪实是引起正虚的原因、次段所述疾病皆由内外之邪引发的基础上，此段开头所言"先论攻其邪，邪去而元气自复"，从而构成其攻邪学说的理据链。邪实既然是发病原因，先行攻而去之，元气自然恢复，若不迅捷祛除，势必蔓延不止，从而导致疾病迁延难愈。接着转入三法的具体运用。从病因、病位、药物性味三途予以阐述。"天之六气""地之六气""人之六味"乃致病之因。天邪致病，病位多在上；地邪致病，病位多在下；人邪致病，病位多在中。既然邪气停留的病位有上中下三处，那么因势利导，驱除邪气的途径也有上中下三条。发汗、催吐、泻下分别是针对天、人、地三邪所致疾病的主要方法。"风寒之邪"所致"疼痛走注"之类，病位在上，适用汗法，防风通圣散、浮萍散、桂苓汤等宜主之；"风痰宿食"之类，病位在中，适用吐法，瓜蒂散、稀涎散、独圣散等宜主之；"寒湿固冷"之类，病位在下，适用下法，导水丸、禹功散、十枣汤等宜主之。作者认为《内经》言补之文既少，又与今之一般补法有别。其后从药物性味的角度论述祛邪之途。《素问》之《五常政大论》《六元正纪大论》《至真要大论》数篇分别用酸苦甘辛咸淡来总括五运六气所生诸病。如《至真要大论》有"木位之主，其写以酸，其补以辛；火位之主，其写以甘，其补以咸"云云，因而文章称《内经》所论之补有"辛补肝，咸补心，甘补肾，酸补脾，苦补肺"等。按中医五行理论，辛味入肺，肺属金，肝属木，金能克木，故曰"辛补肝"。其余"咸补心"等仿此，故云"若此之补，乃所以发腠理，致津液，通血气"。这是说《内经》所言补也就是攻。作者据此视祛邪与扶正为同一事物的两个方面，既然扶正即所以祛邪，反之，祛邪亦所以扶正，这一见解在《儒门事亲》中每有阐说。如卷三《补论》："热则芒硝、大黄，损阳而补阴也；寒则干姜、附子，损阴而补阳也。"芒硝、大黄性味苦寒，因其能除热邪而有凉血滋阴的作用；干姜、附子性味辛热，因其能除寒邪而有温中回阳的效果。卷二《推原补法利害非轻说》"医之道，损有余乃所以补其不足也"，更是将扶正寓于祛邪之中。其后"辛甘淡三味为阳"数句，意引自《素问·至真要大论》，言药物分属阴阳的酸苦甘辛咸淡六味，其功效不外乎发散、涌泄、渗泄几个方面，皆可纳入汗吐下三途，"乃知圣人止有三法，无第四法也"。

口气如此果决，生怕横生异议，遂以"然则，圣人不言补乎"自问一句带出解说。《内经》也讲补法。如《素问·藏气法时论》："毒药攻邪，五谷为养，五果为助，五畜为益，五菜为充，气味合而服之，以补精益气。"认为谷肉果菜对五脏具有补益作用，宜兼而食之，气和味合，就可达到补益精气的效果。后世医家本于此旨，时加阐发。如孙思邈《备急千金要方·食治》："若能用食平疴，释情遣疾者，可谓良工。"张子和于此强调汗下吐是治病之法，谷肉果菜是养身之法。这也是他一以贯之的认识。如卷二《推原补法利害非轻说》："夫养生当论食补，治病当论药攻。"又说："余虽用补，未尝不用攻药居其先，何也？盖邪未去而不可言补，补之则适足资寇。故病蠲之后，莫若以五谷养之，五果助之，五畜益之，五菜充之。"一遵《内经》旨意。说得如此明白，作者犹嫌不够形象，更喻之以德教、刑罚。"故曰"所称出于《后汉书·崔寔传》所载传主《政论》中语。借此比喻，再次申明汗下吐是祛除大病的不二选择。

末段提出"三法兼众法"的命题，并阐明其缘由。张子和所施三法，彼时已多疑义，因而《儒门事亲》一书每有辨谤之语。就本段所辨，亦可略见一斑。认为三法过于简略粗率，这是世医对三法误解的一个重要方面。其中三"而已"句，将"今之医者""仰面傲笑"的声貌描绘得如闻如见，这都是"不得尽汗下吐法""不得予之法"，却"各立门墙"所致。"予固难与之苦辩，故作此诠"，表明辨诬是写作本文的一个重要原因。就本段来说，作者主要从两个方面进行分辨。一为内容并非"而已"，而是丰富多彩。手法上有按摩，肢体上有导引，用药上有增减，疗程上有续止。大凡引邪上出的如引涎、漉涎、嚏气等皆属吐法，疏解表邪的如炙、蒸、熏、渫等皆属汗法，导邪下出的如催生、下乳、磨积、逐水等皆属下法。其中所说"嚏气"，是用药或物取嚏，以通气开窍。《灵枢·杂病》有"哕，以草刺鼻，嚏，嚏而已"

文。在所有治法中，可以归入到三法的占比高达十之八九。与此同时，也不弃用其余治法，而是依据病情的需要而使用。如《儒门事亲》卷四载有用无比山药丸治愈虚损、卷七载有用情志法治愈惊恐症等。二为特意撰写一篇《原补》。《原补》即前述《推原补法利害非轻说》。该篇既举实例分析说明滥用补法的危害，同时也举例叙述运用补法的心得。因虑及作为攻下学派的倡导者发表补法愈病的体会，可能会误导后之医者拘泥于补法，因而将该篇置于《凡在上者皆可吐式》《凡在表者皆可汗式》《凡在下者皆可下式》三篇之后。既"别著"，又置后，作者的苦心于此可见。《凡在表者皆可汗式》有"上涌而表汗自出"语，并说："诸汗法古方亦多有之，惟以吐发汗者，世罕知之，故予曰吐法兼汗，良以此夫。"此即指"吐中有汗"。《凡在下者皆可下式》有"大积大聚，大病大秘，大涸大坚，下药乃补药也。余尝曰泻法兼补法，良以此夫"文，此即指"下中有补"，以此再次申说"止有三法"。

推究三法的实质，可以一言而蔽之："通"！这至少可见于如下几个方面：其一，如前所述，本文抨击的矛头所向是庸工，庸工的致命问题是滥用补法，文章曾两度以堵塞法治理洪水的鲧作比，而"堵"与"通"正相反对。二是认为《内经》"辛补肝，咸补心"之类皆属"发腠理，致津液，通血气"之法，一皆离不开一个"通"字。三是如引涎、嚏气等吐法，导引、按摩等汗法，磨积、破经等下法，无一不是强调通畅。张子和的这一认识同样源自《内经》。《素问·调经论》有"血气不和，百病乃变化而生"之说，视血气不和为疾病共有的病理特征，从而把"疏其血气，令其条达，而至和平"（《至真要大论》）作为治疗的最高目标。因此，《儒门事亲·凡在下者皆下式》赞扬"《内经》一书，惟以气血流通为贵"，认为"陈莝去而肠胃洁，症瘕尽而荣卫昌，不补之中有真补存焉"。张子和治病求"通"之旨，每为后世医家称扬，如清代何梦瑶《医碥·补泻论》说："人身气血，贵通而不贵塞，非三法何由通乎？"此属真得三法之旨者。

《洗冤集录》序

宋　慈

　　狱事莫重于大辟①，大辟莫重于初情，初情莫重于检验。盖死生出入之权舆②，幽枉屈伸之机括③，于是乎决。法中所以通差令佐、理掾者④，谨之至也。年来州县悉以委之初官⑤，付之右选⑥。更历未深⑦，骤然尝试，重以仵作之欺伪⑧，吏胥之奸巧⑨，虚幻变化，茫不可诘。纵有敏者，一心两目，亦无所用其智，而况遥望而弗亲，掩鼻而不屑者哉！

　　慈四叨臬寄⑩，他无寸长，独于狱案审之又审⑪，不敢萌一毫慢易心。若灼然知其为欺，则亟与驳下；或疑信未决，必反复深思，惟恐率然而行，死者虚被涝漉⑫。每念狱情之失，多起于发端之差，定验之误，皆原于历试之浅，遂博采近世所传诸书，自《内恕录》以下，凡数家，会而粹之，厘而正之，增以己见，总为一编，名曰《洗冤集录》。刊于湖南宪治⑬，示我同寅⑭，使得参验互考，如医师讨论古法，脉络表里先已洞澈，一旦按此以施针砭，发无不中，则其洗冤泽物，当与起死回生同一功用矣。

　　淳祐丁未嘉平节前十日⑮，朝散大夫新除直秘阁湖南提刑充大使行府参议官宋慈惠父序⑯。

　　贤士大夫如有得于见闻，及亲所历涉，出于此集之外者，切望片纸录赐，以广未备。慈拜禀。

——清嘉庆丁卯孙星衍据元刊校刊本《洗冤集录》

【注释】

　　①大辟（bì 必）：古代五刑之一，谓死刑。　　②出入：此指出罪或入罪。

权舆：起始。　③幽枉：犹冤屈。　机括：关键。　④通：传达。　差（chāi 拆）：选拔。　令佐：古代参与司法等事务的官员。　理掾（yuàn 院）：古代掌管狱讼的官员。　⑤初官：指初任官职者。　⑥右选：此指武职官员。⑦更历：经历。　⑧仵（wǔ 午）作：官府中检验死伤的差役。　⑨吏胥：官府中的小吏。　⑩叨（tāo 涛）：表示承受的谦辞。　臬（niè 涅）：刑律。⑪审：慎重。　⑫虚被涝漉：意谓白受折腾。涝，水淹。漉，滤干。　⑬宪治：指宋代的提点刑狱，为地方最高司法机构。　⑭同寅：犹同僚。　⑮嘉平节：指农历十二月初八。嘉平，腊月的别称。　⑯朝散大夫：宋代文职散官名，即有官名而无固定职务的文官，官阶从五品下。　除：授职。　直秘阁：宋代官职，后为其他官员的兼衔。　提刑：提点刑狱官的简称。　充：担任。　"大使"七字：安抚大使衙所的参议官，属幕僚类的官员。

【解读】

宋慈（1186—1249），字惠父，建阳（今福建南平市建阳区）人，南宋法医学家。嘉定十年（1217 年）进士，补赣州信丰主簿，迁知长汀，擢知常州，历任广东、江西、湖南提点刑狱司等职，前后达二十余年，为官清廉刚正，每多政声，具有丰富的司法理论知识与实践经验。卒于广东安抚大使任上。所撰《洗冤集录》（又名《宋提刑洗冤集录》）五卷，自《条令》至《验状说》，凡五十三则，是对宋以前法医学成就的总结，系世界上现存最早而较有系统的法医学专著，为元、明、清检验官吏办案必备之书，甚至作为考试用书，曾先后被译成多种文字，流传国外。

此序阐述尸体检验是整个审案过程中至为重要的环节，认为"狱情之失"，多由于"定验之误"，主张对待狱事须"审之又审"，为此撰写《洗冤集录》，以期"洗冤泽物"。

开篇三句采用层递笔法，落脚于"检验"，此也是全序的主旨所在。以下申说检验何以至关重要，以"盖"字带出。因为被告的生死存亡、罪名成立与否的最初依据，蒙冤抑或昭雪的关键，皆由检验决断。检验既然如此重要，因而法律中对于传达法令、选拔司法官员的规定，是极其谨慎的。诚如《检验集证、检验合参合刻》周缙序曰："检验所观甚巨，盖死者之冤系焉，生者之枉系焉。苟一毫之忽，则含恨负屈，有不可胜言者矣，可弗慎之又慎耶？"但是实际作为与此正相反对，集中表现为任非其人，把如此重要的检验大任委托给初任官员乃至武职官员。此类官员，经历尚浅，突然担任此职，加上仵作的欺骗诈伪，吏胥的要滑使奸，致使案情扑朔迷离，不可查究。即使聪敏者，唯凭一人之力，也无法施展才智，何况那些不加检验的官员，就更不能把握"初情"。"遥望而弗亲，掩鼻而不屑"，远远一望而不亲自察看，捂着鼻子而不屑一顾，绘形绘色地描摹了轻视检验者的神态。此段言尸体检验之重要，近来却不受重视。

宋慈曾先后四次在外地任职掌管刑狱。清人陆心源《仪顾堂题跋》云："序称'四叨臬事'者，由江东而广东，由广东而江西，由江西而湖南也。"如前所说，宋慈曾先后担任广东、江西、湖南提点刑狱司，在任提点刑狱司前，曾任常州知府，刑狱之事自在其管辖之内，而常州属于江东地域。谦称"他无寸长"，正是为了突出"独于狱案审之又审，不敢萌一毫慢易心"。宋慈对狱案之谨慎，反映在两个方面：发现明显有欺诈情节的案件，立即驳回，责令重审；疑信参半、难以决断的案件，必然反复深思，唯恐草率行事，让死者遭受毫无必要的翻动检验。其后所言"狱情之失，多起于发端之差，定验之误，皆原于历试之浅"，系对偶句式，而"每念"意贯通于末，言案件情况的失实，大多起于初查的偏差，判断检验的舛谬，都是源自经验的不足。正由于经常念及于此，始有编撰《洗冤集录》之举措。该书前有所承，序文提到"自《内恕录》以下，凡数家"。《内恕录》系宋人所作法医学著作，惜已亡佚。据今所知，《内恕录》之后至宋慈之前，未见有法医学著作，其间有郑克编撰的《折狱龟鉴》八卷、桂万荣编撰的《棠阴比事》一卷，都属于狱讼案例汇编一类作品。此二书皆取法于五代时期和凝、和嵘父子所编《疑狱集》四卷。《洗冤集录》的编撰方法，是汇集、订正前人编撰的法医学与法学类著作，并补充个人的见解。此书撰成于宋理宗赵昀淳祐七年（1247年），其时宋慈在湖南提刑任上。其编撰目的，是让同僚"参验互考"，"洗冤泽物"。此段言《洗冤集录》编撰之缘起、内容与目的。

对宋慈落款所示官衔，前述陆心源《仪顾堂题跋》有释："'新除直秘阁'者，由知赣州除直秘阁提点湖南刑狱也。"意思是由赣州知府授予湖南提点刑狱，兼直秘阁。"'充大使行府参议官'者，陈韡为湖南安抚大使兼节制广西，辟慈为参谋也。"意思是应陈韡征召，担任安抚大使衙所的参议官。

后人对宋慈其人其书颇多赞誉。如清人周中孚《郑堂读书记》谓"皆其四任刑官时，得之经验者多，故能原原本本，剀切详明"。《仪顾堂题跋》称此书"后世官司奉为金科玉律。观其后识云：贤士大夫如有得于见闻，及亲所历涉，出于此集之外者，切望片纸录赐，以广未备。可见其求治之殷矣。非贤者能如是乎？《宋史·循吏》不为立传，亦缺典也"，遂据宋慈生前好友刘克庄所撰《宋提刑墓志铭》（见《后村先生大全集》卷一百五十九），整理成《宋慈传》，收载于其所著《宋史翼》卷二十二《循吏传》中。

宋慈此著，前有承而后有传。前承之本，上文已述，后传之书，屈指难数，兹略举其要。如宋末元初赵逸斋的《平冤录》、元至大元年（1308年）王与的《无冤录》，并属法医学著作。康熙四十九年（1710年）时任湖南提刑的郎廷栋将《洗冤》《平冤》《无冤》诸书"类为一编"，成《洗冤汇编》。后复有王又槐增辑《洗冤录集证》《补注洗冤录集证》，阮其新补注《洗冤录补注全集》，近人顾广圻重刻《宋元检验三录》。另有诸多检验类书目，如《四库全书总目》所言"后来检验诸书，大抵以是为蓝本"，可见《洗冤集录》一书影响之深远。

东垣老人传

砚　坚

　　东垣老人李君，讳杲，字明之。其先世居真定，富于金财。大定初，校籍真定河间①，户冠两路②。君之幼也，异于群儿，及长，忠信笃敬，慎交游，与人相接，无戏言。衢间众人以为欢洽处，足迹未尝到，盖天性然也。朋侪颇疾之③，密议一席，使妓戏狎，或引其衣，即怒骂，解衣焚之。由乡豪接待国使④，府尹闻其妙龄有守也⑤，讽妓强之酒⑥，不得辞，稍饮，遂大吐而出。其自爱如此。受《论语》《孟子》于王内翰从之⑦，受《春秋》于冯内翰叔献⑧。宅有隙地，建书院，延待儒士。或不给者⑨，尽周之。泰和中，岁饥，民多流亡，君极力赈救，全活者甚众。

　　母王氏寝疾⑩，命里中数医拯之，温凉寒热，其说异同⑪，百药备尝，以水济水⑫，竟莫知为何证而毙。君痛悼不知医而失其亲，有愿曰："若遇良医，当力学以志吾过。"闻易水洁古老人张君元素⑬，医名天下，捐金帛诣之。学数年，尽得其法。进纳得官，监济源税⑭。彼中民感时行疫疠，俗呼为大头天行⑮。医工遍阅方书，无与对证者，出己见，妄下之，不效，复下之，比比至死⑯。医不以为过，病家不以为非。君独恻然于心，废寝食，循流讨源，察标求本，制一方，与服之，乃效。特寿之于木⑰，刻揭于耳目丛集之地⑱，用之者无不效。时以为仙人所传，而錾之于石碣⑲。

　　君初不以医为名，人亦不知君之深于医也。君避兵汴梁⑳，遂以医游公卿间，其明效大验，具载别书。壬辰北渡，寓东平，至甲辰还乡里。一日，谓友人周都运德父曰："吾老，欲道传后世，艰其人㉑，奈何？"德父曰："廉台罗天益谦父，性行敦朴，尝恨所业未精㉒，有志于学，君欲传道，斯人其可也。"他日，偕往拜之。君一见曰："汝来学觅钱医人乎？学传道医人乎？"谦父曰："亦传道耳。"遂就学，日用饮食，仰给于君㉓。学三年，嘉其久而不倦也，予之白金二十两，曰："吾知汝活计甚难，恐汝动心，半途而止，可以此给妻子㉔。"谦父力辞不受。君曰："吾大者不惜，何吝乎细？汝勿复辞。"君所期者可知矣。临终，平日所著书检勘卷帙㉕，以类相从，列于几前，嘱谦父曰："此书付汝，非为李明之、罗谦父，盖为天下后世，慎勿湮没，推而行之。"得年七十有二，时辛亥二月二十五日也。君殁，迄今十有七年，谦父言犹在耳，念之益新。噫嘻！君之学，知所托矣。

——明李濂刻本《医史》卷五

【注释】

①河间：地名。今属河北，宋金时隶属真定，元代改为河间路。　②户：门第。　③疾：妒忌。　④国使：受国家委派、代表国家出使他国的使者。⑤府尹：官名。一般为京畿地区的行政长官。此即南宋所派国使。　⑥讽：用委婉的言辞暗示。　⑦王内翰从之：指王若虚（1174—1243），金藁城（今河北石家庄市藁城区）人，字从之，号慵夫、滹南遗老，累官至翰林直学士，著有《慵夫集》《滹南遗老集》。内翰，"翰林"的别称。　⑧冯内翰叔献：指冯璧（1162—1240），字叔献，真定人，先入翰林，后迭任金大理丞、礼部员外郎、刑部郎中诸职。　⑨不给（jǐ己）：匮乏。　⑩寝疾：卧病。　⑪异同：不同。　⑫以水济水：在水中再加水，比喻雷同附和，于事无补。⑬张元素：字洁古，河北易县人，约生活于十二世纪。因易县境内有易水，故称。　⑭监：主管。　济源：地名。今属河南。　⑮大头天行：病名。又称大头瘟等，是一种以头面部红肿为特征的疫病。　⑯比比：接连。　⑰寿：镌刻。　⑱揭：公布。　⑲錾（zàn赞）：凿刻。　石碣：圆顶的石碑。⑳汴梁：今河南开封。公元1214年，金宣宗完颜珣自燕京迁都于此。㉑艰：犹欠缺。　㉒恨：遗憾。　㉓仰给：依赖。　㉔给：供养。　㉕检勘：

检查考定。

【解读】

砚坚，又称砚弥坚，一名贤，字伯固，应城（今属湖北）人，宋元时期著名学者。1252 年起，以儒户定居于真定，任真定府教授。至元二十四年（1287 年）征召为国子司业，一年后辞归，终身以教授为业，有《郧城集》十卷传世。砚坚培养学生众多，以后来成为元代大儒、理学家的刘因最为出名。砚坚曾为《东垣试效方》《医学发明》以及罗天益《卫生宝鉴》作序。有关砚坚的生卒年，每多作 1211—1289 年。据元代苏天爵《元故国子司业砚公墓碑》（载《滋溪文稿》卷七）所记"公以至元二十六年九月癸卯卒，春秋七十有八"，至元二十六年系公元 1289 年，则其生年应为公元 1212 年。苏天爵也系真定人，并得砚坚四传之学，即砚坚——刘因——安熙——苏天爵，所说砚坚亡故，其详至于年月日，宜属可信。

传主李杲（1180—1251），字明之，号东垣老人，真定（今河北正定）人，金医学家。著有《内外伤辨惑论》《脾胃论》《兰室秘藏》诸书传世，所创制的补中益气汤、滋阴地黄丸等名方至今依然造福于民众，是金元四大家之一，温补学派的代表人物。

大凡医家传记必有医案，若《史记·扁鹊仓公列传》载扁鹊、仓公医案，《三国志》《后汉书》之《华佗传》录华佗医案，而本传作者有鉴于李杲之"明效大验，具载别书"，所指"别书"，如金朝元好问《遗山先生文集》卷三十七《伤寒会要引》有李东垣七则医案，即京兆酒官王善甫小便不利案、西台掾萧君瑞伤寒发热案、魏邦彦之妻目翳暴生案、冯叔献之侄栎伤寒烦渴案、陕帅郭巨济偏枯案、裴择之妻月事不至案、宣德侯经历家人崩漏案（《元史·李杲传》也收载其中前六案），所述案例，每多案论相合，因而此篇传记不载其医案，不述其医论，不录其医著，而是另辟蹊径，着力介绍李杲为人、济民、传学的事迹，使一位具有高尚医德、精湛医术的名医形象显现于字里行间，颇有呼之欲出之感。

金世宗完颜雍采取"通检推排"（简称"通推"）亦即调查评定的措施，曾于大定四年（1164 年）派员分路调查各户物力，用以作为判定赋役的依据。唐代伊始，直至辽金，"路"系最高行政区划单位。李杲家族的资产"户冠两路"，即在河间、真定两路中占据首位，足征其家族经济之饶富。先述其家世，为后文李杲种种豪爽之举铺垫。

李杲幼则"异于群儿"，长则"忠信笃敬"。《论语·卫灵公》载孔子"言忠信，行笃敬"语，言论忠诚信实，行为笃厚敬肃，以此力赞李杲之为人。表现在交友谨慎，口无戏言，游乐场所，足迹不至。下举二事具体反映其本性。此二事相同处都是摆酒筵，召唤妓女助兴，不同点是一应朋辈相邀，一以"名流"身份参与接待国使。由于场面有别，用意亦歧，李杲感到在"受辱"的程度上更有出入，因而其反应也便有所轩轾：前者因朋辈妒忌而起，让妓女既加调戏，复拉扯其衣，故李杲不唯"怒骂"，而且连外衣都一烧了之；后者因国使不信其青春年少而有如此操守，故暗示妓女勉强他喝酒，情面难却，推脱不了，李杲稍饮即大吐而退席。以上所绘李杲之行，皆可用"自爱"一语概括之。

李杲学问授受有自。"语孟"受之于王若虚。王氏所著《滹南遗老集》有《论语辨惑》与《孟子辨惑》。《春秋》受之于冯叔献。冯氏"学长于《春秋》"（《元好问全集》卷十九《内翰冯公神道碑铭》）。兼之两位内翰与李杲大致可属"老乡"。

其后略述李杲爱人之举。建书院，接待儒士。书院是古代教育文化机构，一般认为昉始于唐，盛行于宋，绵延至清。身为医家而建书院，在李杲之前，尚未有闻。遇有财力匮乏者，无一例外地予以周济。据《金史·章宗本纪》载，泰和四年（1204 年）"山东、河北旱"，金章宗完颜璟"以久旱下诏责躬，求直言，避正殿，减膳撤乐，省御厩马，免旱灾州县徭役及今年夏税"，所述"泰和中岁饥"，李杲极力赈济救助，宜指此年之事。

以上并属首段，言李杲的出身及其为人。前者简叙，而后者备述，突出其自爱、爱人二端。

自北宋以来，儒士转事医业者不计其数，究其缘由，纷纭多样，而因祜恃患病不治，从而奋力为医者，尤属多见。李杲"痛悼不知医而失其亲"，由此而登上医途。据《金史·张元素传》，因治愈刘完素伤寒呕逆，"元素自此显名"。李杲遂于金章宗承安二年（1197年）迈入易水之门，经过多年"力学"，"尽得其法"。

此段其后所载并可见于罗天益《东垣试效方》卷九《时毒治验》："泰和二年，先师以进纳监济源税。"李杲因何"得官"入仕？前述李杲家族"户冠两路"，是承担赋役大户，按照金朝赋役制度，缴纳钱粮，既能补一官职，更可免除徭役、赋税，这是李杲不惜屈身担任税官的原因所在。"时四月，民多疫疠，初觉憎寒体重，次传头面肿盛，目不能开，上喘，咽喉不利，舌干口燥，俗云大头天行，亲戚不相访问，如染之，多不救。"《诸病源候论》《备急千金要方》等书皆未见载有"大头天行"，因方书"无与对证者"，故医工所出皆属"己见"，治法既"妄"，自然"不效"，乃至"比比至死"。尤可悲者，医人、病家皆视之为正常现象。"君独恻然于心"，安一"独"字，李杲之仁心于此可见。而"废寝食，循流讨源，察标求本，制一方"，显现李杲的德行。此乃李杲初出师门所制之方，方名为普济消毒饮子，由黄芩、黄连、人参、橘红等十四味药物组方。服用此方，竟然取效。为扩大影响，特意镌刻于木板，即刻公布于人群聚集之处，"用之者无不效"。时人以为神仙所传，就把普济消毒饮子凿刻在石碑上。

以上皆为次段，着重叙述李杲由儒而医，创制治疫方，救人无数，反映其仁心德行。

李杲学医成就后，除上述拟就普济消毒饮子外，在人际交往中，不以医家身份出现。《元史·李杲传》载："家既富厚，无事于技，操有余以自重，人不敢以医名之。大夫士或病其资性高暠，少所降屈，非危急之疾，不敢谒也。"直到金宣宗完颜珣贞祐三年（1215 年），为躲避蒙古军，来到汴梁，方始凭借医术交游于公卿间。金哀宗完颜守绪天兴一年（1232 年），蒙古军围困汴梁，李杲北渡黄河，此即文中所说"壬辰北渡"。北渡后李杲曾寓居于东平（今属山东）。元好问《伤寒会要引》言："壬辰之兵，明之与予同出汴梁，于聊城，于东平，与之游者，六年于今，然后得其所以为国医者为详。"从中可知，李杲与元好问相识于"壬辰北渡"，在寓居东平前，曾落脚于聊城（今属山东）。直到甲辰（此指 1244 年），在外达十二年之久，李杲方始回到家乡真定。此年金朝已亡，而元朝尚未建立。

其时李杲已然六十有五，医术传人问题摆上议事日程。仿佛上天安排一般，李杲将"艰其人"的烦恼告知友人周德父，后者便立即推荐罗天益。罗天益（1220—1290），字谦甫（原文所据明刻本作"父"。"甫"与"父"皆有男子美称之义），廉台（今河北藁城）人，彼时行医不久，"尝恨所业未精，有志于学"。一欲传道，一欲学道，亏得人牵线。随后，周德父便陪同罗天益前往李府拜见。李杲一见罗天益就问道："汝来学觅钱医人乎？学传道医人乎？"劈面追问学医动机，是其人而有其问。罗回答说："亦传道耳。"意思说只是为了传道。所谓传道，就是用医学解除病人的痛苦；所谓觅钱，就是把医学作为赚钱的手段。李杲所询，关乎价值取向的问题，也是我们常说的医德问题。医家执持病人安危生死的权柄。为传道，术精艺高，则救死扶伤，二竖遁形；为觅钱，则觅钱之途无数，何必操此干系重大之事？《卫生宝鉴》所载《自启》即是罗天益的拜师信。信中既有对李杲精湛医术的倾慕："驱驰药物，如孙吴之用兵；条派病源，若神禹之行水。是以问病而证莫不识，投药而疾靡不瘳。有元化涤胃之神功，得卢扁起人之手段。"也有对李杲为人的崇仰："谦以接物""忠于教人"。更反映了他对拜师的热切向往："欲敬服弟子之劳，亲炙先生之教，朝思夕诵，日就月将。"自此直至李杲去世，罗天益受教长达七年之久。在罗天益入门的第三年，为"嘉其久而不倦"，也为学有所承，李杲还资助其二十两白银，以养家小。李杲学医须"捐金帛"（《伤寒会要引》更作"捐千金"），而随李杲学医，不仅无偿取得"日用饮食"，还能获得银两奖励。这不仅是李杲慷慨豪爽性格的反映，更寄寓了对传人的期期厚望。李杲临终前，把一生所著书稿，按照类别，排列于书桌，谆谆叮嘱罗天益："此书付汝，非为李明之、罗谦父，盖为天下后世，慎勿湮没，推而行之。"李杲的非凡气度、未竟宏愿、殷切企盼，尽在其中！罗天益果然没有违背"亦传道耳"的承诺，后为忽必烈征召，擢为太医，随军出征，著有《卫生宝鉴》二十四卷，另有《内经类论编》《药象图》《经验方》等佚作；更不负乃师临终所托，时时牢记于心，整理并刊印《东垣试效方》《医学发明》诸书，对于发扬光大易水学派，厥功至伟。诚如砚坚所说："君之学，知所托矣！"不唯如此，罗天益还奉养李杲的妻室王氏十多年，直至去世，"与嫡母无异"（见《医学发明》松岗老人序）。

以上属末段，言李杲传道于罗天益，反映他对医学的态度与所选"其人"的标准，也是医学传承中的一段美谈。

此文具有丰富的信息量，涉及金朝"通检推排"的赋役制度，宋、金二朝的使者交往，经学、医学的教育模式，自然灾害的状况，以及书院的构建、卖官的现象等方面；更以素描的笔触，展现了一位鲜活的人物形象：自爱、爱人、一心"为天下后世"的传道医人。

《金匮歌》序

文天祥

  《金匮歌》者，乡前辈王君良叔之秘医方也。初，良叔以儒者涉猎医书，不欲以一家名。一日，遇病数十辈同一证，医者曰："此证阴也。其用某药无疑。"数人者骈死①，医者犹不变。良叔曰："是证其必他有以合，少更之。"遂服阳证药，自是皆更生焉②。良叔冤前者之死也，遂发念取诸医书研精探索，如其为学然。久之，无不通贯。辨证察脉，造神入妙，如庖丁解牛，伛偻承蜩③。因自撰为方剂，括为歌诗，草纸蝇字④，连帙累牍⑤，以遗其后人，曰："吾平生精神，尽在此矣。"其子季浩以是为名医。其子庭举蚤刻志文学⑥，中年始取其所藏读之，今医遂多奇中⑦。一日出是编，予然后知庭举父子之有名于人，其源委盖有所自来矣。天下岂有无本之学哉！

  世道不淑⑧，清淳之时少，乖戾之时多，人有形气之私⑨，不能免于疾，世无和扁，寄命于尝试之医⑩，斯人无辜，同于岩墙桎梏之归者⑪，何可胜数！齐高彊曰："三折肱知为良医。"《楚辞》曰："九折臂而成医。"言屡尝而后知也。《曲礼》曰："医不三世，不服其药。"言尝之久而后可信也。人命非细事，言医者类致谨如此。然则，良叔，齐楚人所云医也。若庭举，承三世之泽，其得不谓之善医矣乎？予因谓庭举曰："凡物之精，造物者秘之⑫，幸而得之者不敢轻⑬，然其久未有不发。周公金縢之匮，兄弟之秘情也，至成王时而发；艺祖金匮之誓⑭，母子之秘言也，至太宗时而发。君所谓《金匮歌》者，虽一家小道，然祖宗之藏本，以为家传世守之宝，其为秘一也。子之发之也，以其时考之则可矣。"庭举曰："大哉斯言！予祖之泽，百世可以及人。予为子孙，不能彰悼先志，恐久遂沈泯⑮，上贻先人羞。敢不承教，以广之于人?"予嘉庭举之用心,因为序其本末如此⑯。良叔讳朝弼,季浩讳渊,庭举名槐云。

——四部丛刊初编本《文山先生全集》卷九

【注释】

①骈死:相继而死。 ②更(gèng)生:再生。 ③伛(yǔ 羽)偻(lǚ 吕):腰背弯曲。 ④蝇字:极小的字。 ⑤连帙累牍:同"连篇累牍"。形容篇多辞富。 ⑥刻志:犹笃志。志向专一。 ⑦奇中:指意想不到的疗效。 ⑧不淑:不善。 ⑨私:偏爱。 ⑩寄命:托身。 ⑪岩墙:将要倒塌的墙。桎梏:刑具。 归:"死"的委婉语。 ⑫造物者:特指创造万物的神。 ⑬轻:指随意外露。 ⑭艺祖:对开国帝王的统称。此指宋太祖赵匡胤。 ⑮沈泯:湮没。 ⑯本末:原委。

【解读】

文天祥(1236—1283),字履善、宋瑞,号文山,吉州庐陵(今江西吉安)人,南宋大臣、文学家,宋宝祐四年(1256 年)得中状元,德祐二年(1276 年)累迁至右丞相。南宋末,转战浙、赣、闽、广,坚持抗元。祥兴元年(1278 年)底被俘,坚贞不屈,至元十九年十二月初九(1283 年 1 月 9 日)就义于北京柴市。著有《文山诗集》《指南录》《指南后录》等,今有《文山先生全集》二十卷传世。《宋史》有其传。

《金匮歌》是一部方书,以诗歌体裁撰就,作者是文天祥的同乡前辈王良叔。该书经良叔而至其子季浩,由季浩而至其子庭举,祖孙三代,递相传承。王季浩凭借乃父此书而"为名医",王庭举仰赖乃祖此书而"多奇中"。有鉴于此,文天祥引导王庭举将此书"发之",王庭举遂欲"广之于人",并邀文天祥作序。

王良叔原本习儒出身,素好医道,因其不想凭借一家学说扬名,故而每多阅读医书。某日，遇有数十人罹患同一病证，医者辨别属阴证，当用针对阴证的某药，结果好几人相继而亡。医者依旧用药不变。王良叔认为这个病证必定有其他适合的药物，要稍加更换。于是服用疗治阳证的药物，自此疾病都痊愈。举此一例，既反映王良叔阅读医书之广，也为其立志撰著《金匮歌》铺垫。

王良叔认为患者死得冤屈，由此在广泛阅读医书的基础上，萌生专意探求的念想，如同他治学一般地潜心钻研。皇天不负，久而久之，通贯医书。作者用《庄子》"庖丁解牛""伛偻承蜩"两则事典，形容王良叔诊察病证，已然达到出神入化的境界。前一成语系常用，后一成语见本书《〈良方〉自序》注。有此精到的理论储备与神妙的临证实践，《金匮方》因此而水到渠成。从"草纸蝇字，连帙累牍"的描述来看，该书宜具有相当的规模，以致耗尽了王良叔一生精力。其子季浩乃至其孙庭举皆从中得益多多。文天祥原先并不知晓王季浩父子何以能成为家乡的名医，及至有一日王庭举捧出此书，方始明白其学渊源有自。

以上属前段，言《金匮歌》撰著的缘起、过程及其作用。

作者由王庭举"其源委盖有所自来"而生发一番感慨：世无良医，罹患疾病，不得已把生命交付给"尝试之医"，亦即缺乏经验的医者，这就如同被危墙压死、因犯罪而亡一样，皆属死于非命，此类事例不可尽数。《孟子·尽心上》有"知命者不立于岩墙之下""桎梏死者，非正命也"语，意思是被将要倒塌的高墙压死，备遭各种刑罚致死，并为人所自取。接着连用三则语典，强调经验对于医者的重要性。"三折肱知为良医"，系《左传·定公十三年》齐国高彊所言，"九折臂而成医"，语见屈原《九章·惜诵》，并言多次尝试然后知如何为医；"医不三世，不服其药"，出自《礼记·曲礼下》，言尝试日久然后可信。对于"三世"一语，文天祥理解为三代，另说指《黄帝针灸》《神农本草》《素女脉诀》，参见本书《赠医师葛某序》。作者引用这些成语，强调人命关天，医者务须极其谨慎，以此为公开《金匮歌》预作烘托。

其后步入正题：王良叔即是上文齐国高彊、楚国屈原所讲富有经验的医者，王庭举则是承受三世德泽的善医者。

为此，作者进而讲了一通"秘"与"发"的事理，以开导王庭举。"周公金滕之匮"事，见《尚书·金滕》，详本书《〈外台秘要〉序》注。"艺祖金匮之誓"事，载《宋史》之《太祖母昭宪杜太后传》与《赵普传》，说杜太后临终前与其子赵匡胤密商，要他吸取因后周恭王年幼而赵得以黄袍加身的教训，百岁后传位于其弟赵匡义，命谏议大夫赵普书写约誓，藏于金匮，宋太宗即位后方才发现。《金匮歌》为祖传稿本，与《尚书》《宋史》所载，都属于秘事。周公之"秘"，到成王时"发"，赵匡胤之"秘"，到赵匡义取得皇位时"发"，那么，祖父之"秘"由孙儿"发之"，在秘藏的时间上还超过上述二"秘"，自然是完全可以。此举历史上两件秘事，表明《金匮歌》必会显露。王庭举闻言，顿时醒悟，说我祖上的恩德，虽经百代仍可惠及百姓，作为子孙，决不能让此书失传，而使祖先蒙受羞辱。从王庭举所言"敢不承教，以广之于人"，并邀文天祥作序的言行来看，《金匮歌》宜曾刊行或欲刊行而未果，至今未见其"发"，殊为憾事。

以上为后段，主要说明《金匮歌》的推广与作序的原因。

娴熟而恰当地运用典故，用以证实所论事理，是本序写作的一个显著特色。

顺便再行辨述王良叔、王季浩、王庭举三人的关系及其名讳。

书刊上有说王良叔有季浩、庭举二子。此或与误解序文所载良叔"其子季浩以是为名医。其子庭举甂刻志文学"有关。其实后一"其"字并非指王良叔，而是指王季浩。此"三王"系三代人，而非两代人，这从该序多处叙述可以看出。如"予然后知庭举父子之有名于人，其源委盖有所自来矣"，言王季浩、王庭举父子所以出名，都是来自其父、其祖王良叔。"若庭举，承三世之泽"，如果庭举系良叔之子，何来"三世"之说？庭举所称"予祖之泽，百世可以及人"，更是明确无疑地表明撰有《金匮歌》的王良叔是王庭举的祖父。

序文末说"良叔讳朝弼，季浩讳渊，庭举名槐云"，意思是良叔名朝弼，季浩名渊，庭举名槐。"云"系语气助词，每有用于文末者，如《三国志·华佗传》"青黏生于丰、沛、彭城及朝歌云"，而有误解庭举名"槐云"者。又，称王良叔、王季浩之名用"讳"字，"讳"指所讳之名，而对王庭举直接用"名"，表明王良叔、王季浩乃是前辈，王庭举与作者则属同辈。

不治已病治未病

朱震亨

与其救疗于有疾之后，不若摄养于无疾之先，盖疾成而后药者，徒劳而已。是故已病而不治，所以为医家之法，未病而先治，所以明摄生之理。夫如是，则思患而预防之者，何患之有哉？此圣人不治已病治未病之意也。

尝谓备土以防水也，苟不以闭塞其涓涓之流①，则滔天之势不能遏②；备水以防火也，若不以扑灭其荧荧之光③，则燎原之焰不能止。其水火既盛，尚不能止遏，况病之已成，岂能治欤？故宜夜卧早起于发陈之春，早起夜卧于蕃秀之夏，以之缓形无怒而遂其志，以之食凉食寒而养其阳，圣人春夏治未病者如此；与鸡俱兴于容平之秋，必待日光于闭藏之冬，以之敛神匿志而私其意，以之食温食热而养其阴，圣人秋冬治未病者如此。

或曰："见肝之病，先实其脾脏之虚，则木邪不能传；见右颊之赤，先泻其肺经之热，则金邪不能盛。此乃治未病之法。今以顺四时调养神志而为治未病者，是何意邪？"盖保身长全者，所以为圣人之道；治病十全者，所以为上工术。不治已病治未病之说，著于《四气调神大论》，厥有旨哉！昔黄帝与天师难疑答问之书，未尝不以摄养为先，始论乎《天真》，次论乎《调神》。既以法于阴阳，而继之以调于四气；既曰食饮有节，而又继之以起居有常。谆谆然以养生为急务者④，意欲治未然之病⑤，无使至于已病难图也。厥后秦缓达乎此，见晋侯病在膏肓，语之曰："不可为也。"扁鹊明乎此，视齐侯病至骨髓，断之曰："不可救也。"噫！惜齐晋之侯不知治未病之理。

——万历二十九年步月楼刻本《丹溪心法》卷前

【注释】

①涓涓：微小水流。 ②滔天：弥漫无际。 ③荧荧：微小火光。
④谆谆然：诚恳叮咛貌。 急务：紧急重要的事务。 ⑤未然：尚未成为
事实。

【解读】

朱震亨（1281—1358），字彦修，婺州义乌（今属浙江）人，因出生地赤
岸镇旁有条溪流名丹溪，故世人每称其为"丹溪翁"，元末著名医学家，滋阴
学派的代表人物，系金元四大医家的压阵者，因其通贯刘完素、张子和、李
东垣三家之说，又被称为集大成者，著有《格致余论》《本草衍义补遗》《局
方发挥》等，并有其门人整理而成的《丹溪心法》等著作。

本文阐发《素问》"不治已病治未病"理念，强调无疾摄养，保身长全，
属圣人之道，有疾救疗，治病十全，为上工之术，"治未病"之道胜于"治已
病"之术。纵观历代医论，专论"治未病"，并以此署题，而意味隽永，行文
畅达如此者，朱震亨宜为第一人。有关朱震亨其人其事，可参阅本书《丹溪
翁传》。

首段提出全篇主意：无疾之时摄养胜于有疾之后救疗。此论深得"治未
病"的本旨。洵为字面所示，所谓"治未病"者，治"未病"也。此语出于
《内经》。《素问·四气调神大论》将"治未病"视为"圣人"对待疾病的准
则："是故圣人不治已病治未病，不治已乱治未乱，此之谓也。夫病已成而后
药之，乱已成而后治之，譬犹渴而穿井，斗而铸锥，不亦晚乎！"《灵枢·逆
顺》则将"治未病"与上工联系在一起："上工刺其未生者也，其次刺其未
盛者也，其次刺其已衰者也。"认为刺"未盛"、刺"已衰"属于上工"其
次"而又"其次"的作为，唯有刺"未生"，亦即治"未病"，乃是上工所能
达到的医学尽境。朱氏之立论源于此。

次段摆出所立之论的根据。用闭塞微细的水流、扑灭渺小的火光，以杜绝弥漫无际的汹涌水势、焚烧原野的炽盛火焰，说明"治未病"的关键在于谨小慎微。明代杨慎《古今谚》录《贾子》引黄帝语，有"涓涓不塞，将为江河；荧荧不救，炎炎奈何"文，正是对此水火之说的补证。那么如何才能防止疾病的发生呢？作者依照《素问·四气调神大论》说，认为起居、情志、饮食诸途皆须顺应四时，乃"治未病"之大法。由于四时气候是春温、夏热、秋凉、冬寒，因而四季的调养方法有所不同。在万物萌生、繁盛的春夏适宜早起夜卧，使形体舒缓，情志欢愉顺遂，食用寒凉物品济阴以保养阳气，这是圣人春夏二季预防疾病的方法。在万物成熟的秋季适宜早卧早起，使情志平定安静，在万物闭藏的冬季适宜早卧晚起，使情志收敛藏匿，食用温热物品和阳以调护阴气，这是圣人秋冬二季预防疾病的方法。

为了突出"顺四时调养神志"即为"治未病"的大法，作者于末段采用设问的修辞手法，故意置疑，使文章陡起波澜，然后细作剖析，从而使所论"治未病"理念益加清晰可辨。

为方便了解所提问题，兹将其依据移录于次：

所谓治未病者，见肝之病，则知肝当传之与脾，故先实其脾气，无令得受肝之邪，故曰治未病焉。中工治已病者，见肝之病，不晓相传，但一心治肝，故曰治已病也。（《难经·七十七难》）

夫治未病者，见肝之病，知肝传脾，当先实脾，四季脾王不受邪，即勿补之。中工不晓相传，见肝之病，不解实脾，惟治肝也。（《金匮要略·藏府经络先后病脉证》）

肝热病者，左颊先赤；心热病者，颜先赤；脾热病者，鼻先赤；肺热病者，右颊先赤；肾热病，颐先赤。病虽未发，见赤色者刺之，名曰治未病。（《素问·刺热篇》）

"或曰"所称"见肝之病，先实其脾脏之虚，则木邪不能传"本之于上述《难经》《金匮要略》语，意谓肝属木，脾属土，木能克土，故而肝病先补脾，不使肝亢侮脾。"或曰"所称"见右颊之赤，先泻其肺经之热，则金邪不能盛"本之于上述《素问》语，因右颊属肺金。此三条皆称其为"治未病"法，而与作者前述"顺四时调养神志"以预防疾病的"治未病"法有异，于是提出"是何意邪"的质问。

作者在答问中强调"道"与"术"的区别。圣人之道追求"保身长全"，上工之术热望"治病十全"，二者有"治未病"之"道"与"治已病"之"术"的不同。进而再次论述"顺四时调神养志"说的来源及其用意。"治未病"的宗旨在于"摄养"二字，现传《素问》开头两篇，《上古天真论》申说"法于阴阳""调于四气"，《四气调神大论》注重"食饮有节""起居有常"，反反复复地叮咛要把养生当作首要的事务，就是一心想避免尚未形成的疾病，不使它达到已病的地步而难以解决。其后又补充齐晋之侯不慎小而致病在膏肓、骨髓，从而"难图"的实例，益明"治未病"的关键在于"保身长全"。所举秦缓见晋侯、扁鹊视齐侯事可参阅本书《医缓》《扁鹊传》。

有关"治未病"的例证，历代典籍中每有书证可寻。比如《鹖冠子·世贤》载魏文侯问扁鹊兄弟三人谁医技最高，扁鹊回答说："长兄于病视神，未有形而除之，故名不出于家；中兄治病，其在毫毛，故名不出于闾；若扁鹊者，镵血脉，投毒药，副肌肤间，而名出闻于诸侯。"说长兄治无形之疴，人全不晓，故名不出于家门；中兄愈初起之疾，人皆为常，故名不出于乡里；扁鹊疗深危之病，人都称奇，故名闻于诸侯。声名传播之远近，与医疗水平之高下适成反比。而扁鹊此语的本意则是：除病于无形、毫毛、血脉的不同阶段，是判断医工水平高下的绳墨。此评既反映扁鹊的谦逊态度，也可视作对"治未病"论的恰当说解。唐代孙思邈在《备急千金要方·诊候》中也有类似的评价："上医医未病之病，中医医欲病之病，下医医已病之病。""未病"即"未有形"，"欲病"即"在毫毛"，"已病"即必须刺血脉、投峻药、剖肌肤的危重疾病。发现与疗治处于不同阶段的疾病，是判分医生能力的重要尺度。与扁鹊之论，正属略同的英雄所见。

最后顺便简要带说两意。

一是"治未病"理念源自中华民族的忧患意识。忧患意识至迟在殷周之际已经形成。周武王推翻了殷人的统治，并没有得意忘形，而是对夏桀、殷纣亡国的教训进行了深刻的反省，从中悟出"不矜细行，终累大德；为山九仞，功亏一篑"，由量变导致质变的规律，遂"夙夜罔或不勤"（《尚书·旅獒》）。从公元前十一世纪直至前三世纪，西周、东周绵延八百年之久，是迄今为止中国历史上统治时间最为长久的王朝。

二是"治未病"的范畴。朱震亨所论未病先防，"或曰"所述既病防变，皆有前人经论可证，而今人在此基础上每多补入愈后防复的看法，也有依据可循，如《伤寒论》便有《辨阴阳易差后劳复病证并治》篇。因而一般认为未病先防、既病防变、愈后防复三者皆可纳入"治未病"的范围。虽然如此，但是无论是从字面意义抑或重要程度来说，未病先防总是"治未病"的根本所在。

赠医士吴中行序

谢应芳

仆老吴下，常怪其俗之陋，尚鬼而多惑^①，嗜利而轻义，欲得卓越之士不为习俗所移者相与语道，盖寥寥耳。

一日友人赵君执中书来曰："去年春彝举家病疫，垂髫之儿蒲伏薪水^②。适钱塘世医吴中行来，闵余故交^③，过门视疾，谓二亲已不可疗，彝则药而愈矣。时族姻比闾方煽乎妖巫之妄、疫鬼之害^④，迹不及门，独中行暨里人陈希玄日一二至^⑤，扶持而药之，馈粥以饮之^⑥，彝得不死。未几，吾亲果相继而殁，中行又力为之襄事。阅数年月，彝念蒇以报厥德^⑦，姑偿药资，中行拒而不受。今里中士大夫皆赋诗以美中行，请为之序焉。"

仆阅书起敬，恨未识其人耳^⑧。既而识之，且聆语言，知学问之博、识趣之高，不特医业而精，又尝得剑术之妙。达官贵人多用荐辟^⑨，然肮脏不苟合^⑩，不屑就，卷而怀之^⑪，泊如也^⑫。惟读书穷理，愈进愈力，假医药以寓吾心之仁而济物焉。若中行者，可谓不沦胥于尚鬼之俗而惑者也^⑬，亦可谓能舍利而取义者也，亦可谓卓越不俗而造道者也^⑭。斯人也，昔吾愿见而不可得，今既得之，可不乐道其善，以励其俗哉^⑮？吁！麟角凤觜^⑯，世不多见，孰谓世无麟凤与？识麟凤者，知其待时而出，不久将有日^⑰，仆等又当刮目以俟^⑱。

——四部丛刊三编本《龟巢稿》卷十四

【注释】

①尚：崇尚。　②垂髫（tiáo 条）：古时童子未冠者头发下垂，因以"垂

髫"指童年或儿童。 蒲伏：犹匍匐。伏地而行。 薪水：打柴汲水。
③闵：怜悯。 ④族姻：家族与姻亲。 比间：乡邻。 煽：煽惑。 ⑤暨：
与。 ⑥饘（zhān沾）粥：稀饭。 ⑦蔑以：无以。 ⑧恨：遗憾。 ⑨荐
辟：推荐与征召。 ⑩肮（kǎng）脏（zǎng）：高亢刚直貌。 不苟合：不
随便附和。 ⑪卷而怀之：语见《论语·卫灵公》，谓藏身隐退，收心息虑。
⑫泊如：恬淡貌。 ⑬沦胥：沦丧。 ⑭造：达到。 ⑮励：劝勉。 ⑯麟
角凤觜（zuǐ嘴）：喻稀有之人。觜，鸟嘴。 ⑰有日：有期。 ⑱刮目以俟：
拭目以待。

【解读】

谢应芳（1296—1392），字子兰，武进（今属江苏常州）人，元末明初学
者。曾筑室隐居于白鹤溪，颜曰"归巢"，因号"归巢老人"。谢氏布衣一
生，以教书为业，是一位年高德劭的饱学之士，也是一位著名的无神论者。
著有《辨惑编》四卷、《思贤录》六卷、《龟巢稿》二十卷（《四库全书》著
录为十七卷）。《明史》有其传。

本文彰显吴中行不为尚鬼之俗所惑的识趣与舍利取义的德行，表达劝勉
世俗的良好愿望。

有关临别赠言之类，古人每有论说。如《荀子》之《非相》有"赠人以
言，重于金石珠玉"语，《大略》载"君子赠人以言，庶人赠人以财"说。
由于赠言在人际交往中具有切实的作用，其后便逐步发展成为文章的一种体
裁，归属于散文文体，一般认为始创于唐初，内容多为赞扬、勉励所赠事主，
每常兼叙事、说理、抒情于一体，篇幅比较短小，构思注重精巧。清人姚鼐
《古文辞类纂·序》言："唐初赠人，始以序名，作者甚众。"唐宋以来，撰
写赠序的名家不知凡几，尤以韩愈为个中巨擘，所撰赠序多达三十余篇，每
有如《送孟东野序》《送李愿归盘谷序》等名篇。正由于赠序由临别时的赠
言延伸而来，因而今人给赠序所下定义通常都是惜别赠言的文章。但从本书

所收七篇赠医序来说，没有一篇属于此一类型，而是多属患者为医家的精术高德所感动，遂邀作者撰文褒扬。从谢应芳所作赠医序来看亦复如此。《龟巢稿》卷十四除本篇外，另有《赠医士顾彦文序》《赠医士张恒斋序》《赠儒医徐士方序》《赠医士高彦述序》《赠昆山医士王彦德诗序》《赠义士池德澄序》（此"义士"指具有高义的医师），无一例外地皆是应邀作文一类。

本文首段吐露一番感慨，因"尚鬼而多惑，嗜利而轻义"，故可"相与语道"者寥寥，用以烘托全文。其中"卓越之士不为习俗所移者"，宜理解为不被旧俗陋习改变的卓越之士，"不为习俗所移"是"卓越之士"的后置定语。破除宗教迷信是谢应芳的一贯主张，所著《辨惑编》多有其说。如卷四《异端》认为"邪说害正，人人得而攻之"。据《明史》记载，谢应芳于元末时曾避兵于吴中，"吴人争延致为弟子师"，故有"仆老吴下"语。

次段系赵执中致谢应芳书信。赵、谢二人本系旧交。《龟巢稿》有多首有关赵执中的诗作，如卷四《寄赵执中二首》、卷六《怀赵执中三首》、卷十《简赵执中》诗。赵执中名彝，信中首先简报处境，全家成人染疫，唯赖幼儿操劳家务，呈现一番无助之状。其次详述吴中行的义行，宜可细判为三：一是救治。谓赵执中的父母"已不可疗"，而其本人则"药而愈"，其后果然，反映其预后精准；"扶持而药之，馈粥以饮之"，表现其顾护殷切。内中还插入对比：亲邻受巫鬼习俗的煽惑，"迹不及门"，而吴中行注重人情道义，"日一二至"，在"独"字声中，形成强烈的映照。二是治丧。鼎力协助赵执中操办其双亲的丧事。三是拒收药资。段尾提出为序之请。

有个问题宜加说明：从此信末"今里中士大夫皆赋诗以美中行，请为之序焉"句来看，似乎此篇是谢应芳受赵执中之邀，为吴中行撰写的诗序。谢应芳确实曾经为吴中行写过诗序，见于《龟巢稿》卷十四《杏林春诗卷序》一文。言吴中行取用《神仙传》所载东汉董奉为人治病使栽杏事，名其书斋为"杏林"，"四方士大夫遗之诗文，咸嘉其存心之仁，拟诸董仙无间者"，特撰此文"用题卷首"。其中对"杏林"的说解或可启人心智："所谓杏林者，盖根于胸中方寸之地，而春则发乎秉彝之天，流芳后人，传之不朽，非蔚然佳树而已。""秉彝"语出《诗·大雅·烝民》，意为执持常道。于此可知，《杏林春诗卷序》才是谢应芳为吴中行所撰诗序。

末段从多个方面褒扬吴中行其人，表明作文的目的所在。据"仆阅书起敬，恨未识其人耳。既而识之，且聆语言"云云可知，谢应芳由赵执中的书信而与吴中行结识，并逐渐视为知己。《龟巢稿》卷五载《怀吴中行》《吴中行惠方竹杖》诗。前一首便有"老吾平生颇阅人，唯公知己绝无伦"句。在谢应芳的笔下，吴中行学问博，识趣高，医业精，剑术妙。如此人才，达官贵人为求高雅，自然愿意结交，乃至推荐征召，但吴中行高亢刚直，不随便附和，不屑于俯就，而止念息虑，隐身于医，将满腔仁心寄寓于医术之中。接着连用三个"可谓"，称扬吴中行不惑于尚鬼之俗而舍利取义，达到仁道的境界，把赞美之情表露至极致。作者并非纯为表彰，其用心尽在"励其俗"三字中。"麟角凤觜，世不多见"正与篇首"寥寥"相应。"麟凤"虽然稀见，但依然会"待时而出"，因而作者"刮目以俟"，期待如吴中行般"麟凤"，以惊醒沉迷于愚妄世俗的世人。

赠医师葛某序

宋　濂

　　古之医师，必通于三世之书。所谓三世者，一曰《针灸》，二曰《神农本草》，三曰《素女脉诀》。《脉诀》所以察证，《本草》所以辨药，《针灸》所以祛疾。非是三者，不可以言医。故记《礼》者有云"医不三世，不服其药"也。传经者既明载其说，复斥其非，而以父子相承三世为言，何其惑欤！

　　夫医之为道，必志虑渊微①，机颖明发②，然后可与于斯，虽其父不能必传其子也。

　　吾乡有严生者，三世业医矣。其为医，专事乎大观之方，他皆愦愦③，绝弗之省。又有朱聘君，家世习儒，至聘君始以医鸣，医家诸书则无不精览。

　　一少年病肺气上，喀喀鸣喉中，急则唾，唾血成缕。严曰："此瘵也。后三月死。"聘君曰："非也。气升而腺④，中失其枢；火官司令，烁金于炉。是之谓肺痿。治之生。"已而果成生。

　　一六十翁患寒热。初，毛洒淅⑤，齿击上下，热继之，盛如蒸甗⑥。严曰："此痰也。不治将差。"聘君曰："非也。脉淫以芤⑦，数复乱息；外强中干，祸作福极。是之谓解㑊⑧。药之则瘳，不药则剧。"已而果剧，治乃愈。

　　一女妇有哕疾⑨，每吐涎数升，腥触人；人近亦哕。严曰："此寒哕也，法宜温。"聘君曰："非也。阳阴未平，气苞血聚，其势方格⑩，靡有攸处，是之谓恶阻。在法不当治，久则自宁，且生男。"言后辄验。

　　夫严生之医三世矣，聘君则始习为之，而优劣若是者，医其可以世论否耶？嗟夫！昔之名医众矣，未暇多论。若华元化⑪，若张嗣伯，若许智藏，其治证皆入神⑫，初不闻其父子相传也。自传经者惑于是非，使《礼》经之意晦而不白，三千年矣。世之索医者，不问其通书与否，见久于其业者，则瞀瞀焉从之⑬。人问其故，则曰是记《礼》者云尔也。其可乎哉！

葛生某，淮之巨族也，明于医，三世之书皆尝习而通之。出而治疾，决死生，验差剧，若烛照而龟卜⑭，无爽也者。士或不能具药⑮，辄注之⑯，不索其偿。士君子翕然称誉之⑰。名上丞相府，赐七品服，俾提举诸医官⑱。有疾者遂倚之以为命。呜呼！若葛生者，其无愧古之医者欤！

——中华书局四部备要影印本《宋文宪公全集》卷四十四

【注释】

①志虑：思想。　②机颖：机智聪明。　③愦愦：糊涂。　④腴：满。⑤洒淅：寒栗貌。　⑥甑（zēng 增）：蒸食炊器。　⑦淫：犹大。　⑧解（xiè 懈）㑊（yì 亦）：懈惰。　⑨哕（yuě）：呃逆。　⑩格：阻隔。　⑪化：原作"陀"，据文意与别本改。　⑫入神：达到神妙境界。　⑬瞀（mào 茂）瞀：愚昧无知。　⑭烛照：点烛光照射。　龟卜：灼龟甲占卜。　⑮具：备办。　⑯注：交付。　⑰翕（xī 西）然：一致貌。　⑱俾：使。　提举：掌管。

【解读】

宋濂（1310—1381），字景濂，号潜溪，又号白牛生，浙江浦江人，元明之际著名文学家，与刘基、高启并称为"明初诗文三大家"。主修《元史》，明太祖朱元璋誉其为"开国文臣之首"。累官至翰林院学士承旨、知制诰，后因长孙宋慎牵连胡惟庸案而遭流放，途经夔州（今重庆奉节）而病逝。手定《宋学士全集》七十五卷，明正德间太原张潗刊行，嘉靖间又有海陵徐氏、高淳韩氏两刻本，较张刻有所增益。清人严荣合并增益，编为《宋文宪公全集》五十三卷。《明史》有其传。

文章从讨论衡量医生的标准起笔，通过"三世业医"的严生与"始习为之"的朱震亨医术优劣之对比，驳斥"三世"为"相承三世"的看法，而收笔于对通晓三世之书的葛生的赞美，甚合赠序之体。

为便于理清有关"三世"及其解释的来龙去脉，兹移录唐代孔颖达对《礼记·曲礼下》"君有疾饮药，臣先尝之；亲有疾饮药，子先尝之。医不三世，不服其药"所作疏义：

> 凡人病疾，盖以筋血不调，故服药以治之，其药不慎于物，必无其征，故宜戒之。择其父子相承至三世也，是慎物调齐也。又说云：三世者，一曰《黄帝针灸》，二曰《神农本草》，三曰《素女脉诀》，又云《夫子脉诀》。若不习此三世之书，不得服食其药。然郑云"慎物齐也"，则非谓《本草》《针经》《脉诀》，于理不当，其义非也。

其中对"三世"一语，孔疏摆出"父子相承至三世"与"三世之书"两种解释，并依据东汉郑玄"慎物齐也"的注语，认为后说"于理不当，其义非也"。

作者首句即立论"古之医师，必通于三世之书"。依据孔疏之说，认为"三世之书"即《黄帝针灸》《神农本草》《素女脉诀》。继而推求三书的作用，《素女脉诀》用以察别证候，《神农本草》用以辨明药性，《黄帝针灸》用以祛除疾病。进而断言不通晓这三部医书，不可以谈论医道。理据即为《礼记》所云"医不三世，不服其药"。通篇主旨尽在乎此。

鉴于孔疏对"三世"有两种解释，并否定"三世之书"的看法，作者指出"传经者既明载其说"，即孔颖达所说"若不习此三世之书，不得服食其药"，"复斥其非"，即孔颖达所说"于理不当，其义非也"，"而以父子相承三世为言"，因而认为孔疏前后相左，"何其惑欤"。

此首段系第一部分，提出对"三世"的两种解释，并表明作者"三世"指三世之书的看法。

第二部分从为医的先决条件说起，认为必须思虑深沉精微、机智聪明、阐发明透者，方可从事医道，而此类禀赋不能父子相传。

随之请出具有典型意义的两位医者。一位是严某人，"三世业医"，但是医书只是拜读《太平惠民和剂局方》——此书系北宋大观（1107—1110）年间由陈师文等校定，故而此称"大观之方"——对其他医书一概模糊不清，完全不能了解。"他皆愦愦，绝弗之省"正应上文"专事"。另一位是朱聘君，"家世习儒"，"精览""医家诸书"。所称朱聘君，指朱震亨，宋濂《故丹溪先生石表辞》也曾称朱震亨为朱聘君。"聘君"是聘士的尊称，指不为朝廷征聘的隐士。朱震亨一生布衣，故有此称。

其后例举三则医案，对比二者诊治的优劣长短。一为少年肺气上逆案，二为老人寒热案，三为妇人哕疾案。这三则案例，将严某人的误诊误治、朱震亨的确诊确治，展露无遗。如首则，肺气以清肃为顺，反之则为逆。严某人误断为瘵，相当于今之肺结核，并预言"后三月死"。朱震亨诊断为肺痿，因脾胃丧失升降功能，心火旺盛伤克肺金所致，一番病机剖析，凿凿可信。果如其言，治之而愈。如次则，"毛洒淅，齿击上下，热继之，盛如蒸甑"，描摹患者极寒高热状。严某人误判作痰证，认为"不治将差"。朱震亨则凭脉决症，邪盛正衰，断为懈惰症，用药而愈。如末则，明明是妊娠恶阻，严某人却误诊为因寒而起的呃逆，"法宜温"。朱震亨则一本《素问·六元正纪大论》"妇人重身"，"有故无殒，亦无殒也"之旨，不治而自宁，并如其言，平安地产一男孩。

严某人之非，朱震亨之是，在诊治三案的比较中顿时显露，"三世"为相承三世之说自然因此而自破。

以下借此发挥，提出水到渠成之结论："医其可以世论否耶？"医者难道可以用是否世代相传评价吗？亦即不可用是否相传三世衡量其高下。又进而例举前代未经"父子相传"的名医，用以补证相承三世之误。其中张嗣伯疑为徐嗣伯，南齐医家，许智藏系隋朝名医。最后又将矛头回刺到始作俑者孔颖达的身上："自传经者惑于是非，使《礼》经之意晦而不白，三千年矣。世之索医者，不问其通书与否，见久于其业者，则督督焉从之。人问其故，则曰是记《礼》者云尔也。"应合首段"何其惑欤"之叹。

末段为全文的第三部分，引出赠序的主角葛生。赞其术精：通晓三世之书，判定预后之死生，验定病愈或加剧，如同"烛照""龟卜"般地明察无误。美其德高：有囊空的读书人不能备办药物，即予赠送，不求偿还，因而获得社会名流交口称扬，被病人依赖为生命的保障。尾句"若葛生者，其无愧古之医者欤"，正与篇首"古之医师必通于三世之书"遥相呼应，进一步印证"三世"之本意。

文中所称"葛生"，或以为指元代医家葛应雷。此说似是而实非。葛应雷曾任江浙等处官医副提举，并升迁为成全郎，元代为正七品。正与文章所言"赐七品服，俾提举诸医官"相合。但是从籍贯来说，葛应雷系平江（今属江苏苏州）人，其家也谈不上是什么大族，与文章所记"淮之巨族"不合；就生活年代而言，葛应雷的生卒年为1263—1323年，如前所述，宋濂的生卒年为1310—1381年，也就是说，当宋濂尚未成年之时，葛应雷业已亡故。据此二途，"葛生"当另有其人。

最后说说对《礼记》"三世"应当作何理解的问题。作者认为医者必须通晓古代医书，其用意无疑是恰当的。对宋濂"三世"指三世之书的解释，后世也每有附和。比较突出的有清代黄凯钧，其所作《友渔斋医话》第二种《橘旁杂论》中，就专立《三折肱医不三世不服其药》一文，对《左传》《礼记》所载加以辨说。其中讲道：

> 医必父而子、子而孙，如是其业则精，始服其药，若传至曾、元（"玄"的避讳字），更为名医矣。其间贤者不待言，其不肖者若何？因其世业，而安心服其药，设为所误，生死攸关，虽愚者不为也。况医道可通仙道，远数十百年，偶出一豪杰之士，聪明好学，贯微彻幽，然而

上世并非医者，舍是人而必求所谓三世者，有是理乎？

从世医与非世医两个方面反复强调谙熟古代医籍、具有真才实学的重要性。其说的合理性也是无可置疑的。

但是，从《礼记》"三世"的本义来看，平心而论，所指应当是三代。从语义上来说，"三世"有祖孙三代义，而没有三代之书义，如果解释为三代之书，就犯了增字为释的训诂忌讳。"三世"也不可能指三部书，因为前面有个"不"字。若是紧接名词性词语，比如"书"或书名，势必又得增添一个动词或"晓"或"习"或"通"。就年代而言，倘使指三世之书，那么是哪三世的书呢？这三部书中的两部《黄帝针灸》与《素女脉诀》早已亡佚，自然难以判定其成书的年代及其先后。再者，一般认为《神农本草》完稿于东汉，因而未被《汉书·艺文志》收录，而《礼记》成书于西汉，岂有前代要求阅读后代之书的道理？

赠贾思诚序

宋　濂

　　同里张君以书来谓濂曰："壬辰之秋，兵发中原，大江之南，所在皆绎骚①。时惟伯嘉纳公持部使者节来莅浙东②，慎简群材③，官而任之，以保障乎一方。余虽不敏，公不以为无似④，俾摄录事判官⑤。判官职在抚治一城生聚⑥，凡其捍御绥辑之策⑦，不惮昼夜而勤行之，以酬公知遇之万一⑧。然节宣之功不加，日积月深，以劳而致疾。疾之初作，大热发四体中⑨，继之以昏仆。迨其苏也，双目运眩⑩，耳中作秋蝉鸣，神思恍惚，若孑孑然离群而独立⑪，若御惊飙而游行太空⑫，若乘不系之舟以簸荡于三峡四溟之间⑬，殊不能自禁。闻丹溪朱先生彦修医名遍四方，亟延治之。先生至，既脉曰：'内摇其真，外劳其形，以亏其阴，以耗其生，宜收视返听于太虚之庭⑭，不可专借药而已之也。'因属其高第弟子贾君思诚留以护治之。贾君即视余如手足之亲，无所不致其意⑮：虑余怒之过也，则治之以悲；悲之过也，则治之以喜；喜之过也，则治之以恐；恐之过也，则治之以思；思之过也，则治之以怒。左之右之，扶之掖之，又从而调柔之⑯。不特此也，其逆厥也⑰，则药其涌泉以寤之；其怔忡也⑱，则按其心俞而定之。如是者数年，不可一朝夕离去。宁食不鲜羞⑲，衣不褐裘⑳，何可一日以无贾君？宁士不鲁邹㉑，客不公侯，何可一日以无贾君？余疾于是乎告瘳，而贾君有功于余者甚大矣！子幸赐之一言，多贾君之善㉒，而昭余之不敢忘德于贾君㉓，不识可不可乎？"

　　余发张君之书㉔，重有感焉㉕。世之为民宰者，恒饱食以嬉，其视吾民之颠连㉖，漠然若秦越肥瘠之不相维系㉗，非惟不相维系，又螫其髓、刳其膏而不知止^㉘，孰有如张君勤民成疾者乎？世之医者，酬接之繁，不暇雍容^㉙，未信宿辄谢去^㉚，至有视不暇脉^㉛，脉不暇方，而不可挽留者，孰有如贾君调护数年之久而不生厌者乎？是皆可书。余方执笔以从文章家之后，此而不书^㉜，乌乎书？虽然，今之官政苛虐，敲扑椎击^㉝，惟日不足，我民病此久矣^㉞。我瞻四方，何林林乎^㉟！州邑之间，其有贤牧宰能施刀圭之剂以振起之者乎^㊱？设有是，余虽不敏，犹能研墨濡毫^㊲，大书而不一书。是为序。

——中华书局四部备要影印本《宋文宪公全集》卷四十四

【注释】

①绎骚：扰动。 ②节：符节，古时使臣执以示信之物。 莅（lì 立）：治理。 ③简：选择。 材：人才。 ④无似：犹不肖。谦词。 ⑤摄：代理。 ⑥抚治：安抚治理。 生聚：此指百姓。 ⑦捍御：防卫。 绥辑：安抚集聚。 ⑧知遇：赏识。 ⑨四体：四肢，此指身体。 ⑩运眩：昏花。 ⑪孑（jié 洁）孑然：孤单貌。 ⑫惊飙（biāo 标）：暴风。 ⑬三峡四溟：泛指峡湾海流。溟，海。 ⑭收视返听：谓不视不听，形容屏绝思虑。 太虚之庭：指清静虚无的境界。 ⑮致：尽。 ⑯调柔：调和顺适。 ⑰逆厥：谓突然昏倒，不省人事。 ⑱怔忡：自觉心跳剧烈的证候。 ⑲鲜羞：鲜美的食物，用作动词。 ⑳裼（xī 西）袭：此谓华丽漂亮的衣服，用作动词。裼，袭上所加外衣。 ㉑鲁邹：指孔孟那样的圣人，用作动词。因孔子是鲁国人，孟子是邹国人，故云。 ㉒多：赞扬。 ㉓昭：显示。 ㉔发：开启。 ㉕重（zhòng 众）：深。 ㉖颠连：困顿不堪。 ㉗秦越肥瘠：春秋时秦越两国，一在西北，一在东南，相距遥远，比喻疏远隔膜，互不相关。语出韩愈《争臣论》。 ㉘盬（gǔ 古）：吸饮。 ㉙雍容：从容不迫。 ㉚信宿：谓两三日。 ㉛至：甚至。 ㉜而：通"如"。 ㉝椎击：捶打。击，原作"系"，据文意与别本改。 ㉞病：怨恨。 ㉟林林：众多貌。 ㊱牧宰：泛指郡县长官。州官称牧，县官称宰。 ㊲研墨濡毫：以笔蘸墨。谓写作。

【解读】

宋濂生平见本书《赠医师葛某序》。

本文叙述张君"勤民成疾"的事迹，以浓重的笔墨表彰贾思诚待患者"如手足之亲"的高尚医德，抨击苛虐官政和庸俗医风，表达拯救弊政的愿望。文章采用先叙后议之法，叙述是议论的基础，议论是叙述的升华。

此文叙述部分，别开生面地以书信启篇。

先说发信人张君"勤民成疾"之事：元至正十二年（1352年），徐寿辉所率红巾军先后攻下汉阳、武昌、江州、徽州等地，控制长江南北广阔地区，大兵所到之处，无不扰动。为稳固江南一带，元朝廷委派伯嘉纳来浙东治理，谨慎选拔众多人才，担任官员，以维持社会安宁。张君因此而被任用为代理录事判官，即掌管文书的属官。以上总言任官之由。判官的职责在于安抚治理全城百姓，言任官之务。为报答伯嘉纳的赏识，不分昼夜地辛勤奉行任务，言任官之勤。因不注重保养，日积月累地过于操劳而患病，言得疾之因。

接述得病之状。大体经历全身高热、昏倒不省、神思恍惚三个过程。其中描述昏倒后苏醒，双目昏花，两耳鸣响，以三组"若"字句描绘高烧昏糊、神魂颠倒的情状尤为精妙：好像孤单地远离人群无所依傍，如同驾驭暴风遨游于天空，仿佛乘坐没有拴缚的舟船在峡湾海流中飘荡，完全不由自主。

续言治疗之事。张君立即聘请朱彦修诊治。为何相邀朱彦修？因其"医名遍四方"，详见本书《丹溪翁传》。另外还有一个很是实际的原因，张君与朱彦修系义乌老乡，来往方便。朱彦修诊脉后，明确指出病因病机在于真气扰动于内，形体劳累于外，导致阴精匮乏，生机耗损。《素问·经脉别论》有"生病起于过用"语，上文所说张君"凡其捍御绥辑之策，不惮昼夜而勤行之"，正是触犯了"过用"的忌讳。"宜收视返听"两句言疗治之法，即针对

"过用"而致病，而采取"不用"而愈病的方法，屏绝思虑，步入清静虚无的境界。鉴于此类静养之法，远非一朝一夕之事，朱彦修因而嘱托门生贾思诚"留以护治之"。

行文至此，带出赠序之主，转入主题。贾思诚是何许人？宋濂《赠医师贾某序》曾有介绍："贾思诚，濂外弟也，性醇介，有君子之行，尝同濂师事城南闻先生，学治经。久之，思诚复去受医说于彦修朱先生之门。诸儒家所著，无所不窥。出而治疾，往往有奇验。"表明贾思诚是宋濂的妻弟，早年与宋濂一起随闻人梦吉（1293—1362）学经书，由儒而医，性情纯正刚直，有君子的品行，治病每有大效。

赓扬调治之宜。属本段重点所在。贾思诚谨奉师命，对待张君如同兄弟般地尽心竭力，主要表现在两个方面：其一，调节情志。《素问·阴阳应象大论》有"怒伤肝，悲胜怒。喜伤心，恐胜喜。思伤脾，怒胜思。忧伤肺，喜胜忧。恐伤肾，思胜恐"语，贾思诚一遵此旨，调理张君的情志：以悲治怒，因怒为肝志，悲为肺志，取肺金克肝木意；以喜治悲，因喜为心志，取心火克肺金意；以恐治喜，因恐为水志，取肾水克心火意；以思治恐，因思为脾志，取脾土克肾水意；以怒治思，取肝木克脾土意。其二，治疗病症。张君突然不省人事，则针刺涌泉使其醒寤。涌泉穴位于足底中，属足少阴肾经。《灵枢·本输》："肾脉出于涌泉。涌泉者，足心也。"针刺此穴可疗治昏厥。张君心跳剧烈，则针刺心俞使其平定。心俞穴位于第五胸椎棘突下两旁相去脊各一寸半，属足太阴膀胱经。心俞即心腧，《灵枢·背腧》有"心腧在五焦之间"语。针刺此穴可疗治惊悸。举此二事，具述贾思诚护治张君"无所不致其意"。尤属难能可贵的是，如此调治长达数年之久。

终表求序之情。紧承上文，带出下文一番感慨：宁可四"不"，即"食不鲜羞，衣不褐裘""士不鲁邹，客不公侯"，淡食粗服，凡夫布衣，"何可一日以无贾君"，极言贾思诚之"不可一朝夕离去"。张君经年之苛疾，在贾思诚的精心调治下，终获痊愈。因此而向宋濂请序，用以抒发难以言表的铭感之怀。张君邀宋濂赐言的原因，一者宋濂善属文，二者如上所述贾思诚乃宋濂之外弟。此即张君致信于宋濂之由。

此段着重描绘贾思诚护治张君的动人事迹，反映张君对贾思诚的眷恋感激之情，说明致信邀序的原因。

其后皆属议论部分。以"余发张君之书，重有感焉"引出，抒其读信所感。其感大致有二。

一是直感的两个对照。

其一，"为民宰者"与张君对照。"宰"即是官，《公羊传·隐公元年》有"宰者何？官也"语。当今为官一方者，不仅对百姓的困苦不闻不问，甚至无休止地剖挖吮吸民脂民膏，以此与张君"勤民成疾"形成鲜明的对比。

其二，"世之医者"与贾思诚对照。以"世之医者"草率诊治与贾思诚"调护数年之久而不生厌"相较。

对比如此之分明，"此而不书，乌乎书"，言此事如果不写，还有什么可写呢。这是作者应邀作此赠序的原因之一。

二是遐思的革除弊政。在上述直感的基础上，作者进而思量救治世病的问题。"惟日不足"语见《尚书·泰誓》。作者认为官政苛虐，地方官员盘剥百姓只是觉得时日不够，民众对此现象怨恨已久。"我瞻四方，何林林乎"，表明此系社会的通病。因而切盼"贤牧宰能施刀圭之剂以振起之"。所谓刀圭之剂，指救治弊政的方法，表达企盼贤能官员鼎革政事的愿望，亦即所谓论病以及国者。"大书而不一书"，言意义如此重大，是当大写特写，较之前述"此而不书，乌乎书"，复进一层。这是作者应邀作此赠序的又一原因，也是全篇的主旨所在。

赠医学录江仲谦序

刘 基

　　或称良医之用药，犹良将之用兵。其信然哉^①！人之死生倚于医，国之存亡倚于将，反掌之间^②，吉凶分焉。不得其良而用之，是以人与国弃也。故良将投其兵于敌，而敌失其所御；良医投其药于病，而疾失其所聚。兵可以杀敌，药可以杀病，人皆知之。用之有舛，则杀病之药不于病而于其人，杀敌之兵不于敌而于其国，可不慎哉！故人之将死而得良医，国之将亡而得良将，天下之幸无有大于此者，而天下之功亦无有逾于此者。以之并言，良非过矣^③。

　　绍兴江仲谦以医良于其郡。甲午之岁，余挈家来绍兴^④。绍兴地卑湿^⑤，岁又寒暑易常度，家人疾病相连属不绝。延仲谦诊之，剂所投无不愈。由是倚仲谦以为安，而信其以良称不虚矣。方予家人之疾也，仲谦来视，曰某当某日愈，某当变其疾，疾作后几日愈，无不验。有所馈谢^⑥，则坚拒不受。予尝读史，见赵充国论边事无不如其先言^⑦，魏公子救邯郸于垂亡而却不受赏^⑧，古今所称以为贤。今以仲谦观之，良医之与良将，其用心真有不期而吻合者^⑨，良可骇也^⑩！

　　剡溪姚古道从师于越^⑪，得疾焉，遇仲谦而愈，仲谦又不取馈谢。郡士之与古道交者，多赋诗以美仲谦，而予又为知仲谦者，故为序。

——商务印书馆国学基本丛书本《诚意伯文集》卷五

【注释】

　　①信然：确实如此。　②反掌：喻极短时间。　③良：确实。　④挈

（qiè 怯）家：携带家眷。 ⑤卑：低下。 ⑥馈谢：赠礼致谢。 ⑦"赵充国"句：西汉赵充国曾应答宣帝有关边境事，后在平定匈奴、西羌战役中逐一展现。事见《汉书·赵充国传》。 ⑧"魏公子"句：公元前257年，秦围赵都邯郸，魏国信陵君无忌窃虎符夺兵权救赵，不受赵王五城的赏封。事见《史记·魏公子列传》。却，推却。 ⑨不期而吻合：犹不约而同。 ⑩骇：惊异。 ⑪剡（shàn 善）溪：水名，位于浙江绍兴嵊州境内的主要河流。此用以指嵊州。 越：专指绍兴一带。

【解读】

刘基（1311—1375），字伯温，浙江青田人，明初政治家、文学家。辅助朱元璋创立明王朝，兼任御史中丞、太史令，明初典章制度，多参与建立，封诚意伯。后退隐，遭左丞相胡惟庸构陷，忧愤而亡。谥文成。通天文、兵法、数理，尤擅诗文，有《诚意伯文集》二十卷。《明史》载其传。

篇题所称"医学录"指医学学录，为元代学官名。文章赞扬元末明初绍兴名医江仲谦不仅医术精湛，而且医德高尚。

起句"良医之用药，犹良将之用兵"一喻乃首段的主旨。接着以喻释喻。先说良医的重要：用"国之存亡"所"倚"之"将"比喻"人之死生"所"倚"之"医"，将不得其良则国弃比喻医不得其良则人弃。再从"得其良"与"不得其良"两个方面说明其后果：将得其良则以兵杀敌，"敌失其所御"，比喻医得其良则以药杀病，"疾失其所聚"；将不得其良则用兵有舛，杀敌之兵不用以杀敌而用以杀国，比喻医不得其良则用药有舛，杀病之药不用以杀病而用以杀人。从中得出结论：以"国之将亡而得良将"比喻"人之将死而得良医"，是天下最大的幸运、最著的功绩。"以之并言，良非过矣"，言把良医用药与良将用兵合并论述确实不算过分，以此作结。首段纯属议论，反复论说良医用药犹良将用兵，为引出事主良医江仲谦作出充分的铺垫。

次段开头叙事。先用一句点明江仲谦是绍兴名医，接着概述自己携带家眷来绍事。刘基于甲午年（1354 年）"挈家来绍兴"，在其文章中每有述及，如《牡丹会诗序》"甲午之春，予避地会稽"，《书绍兴府达鲁花赤九十子阳德政诗后》"至正十四年，予自台之越……是时浙东六郡皆警于盗，惟越为无事"。至正十四年亦即公元 1354 年。虽然社会相对安定"无事"，但是由于水土不服、寒暑易常，家中多人接连染病，江仲谦"剂所投无不愈"。作者以此亲身经历证实江仲谦确实医术高超，不虚其名。"信其以良称不虚"，与首句"江仲谦以医良于其郡"呼应。其后补述江仲谦为其家人诊治疾病事，突出两个方面：一是预后之精准："曰某当某日愈，某当变其疾，疾作后几日愈，无不验。"二是医德之良好："有所馈谢，则坚拒不受。"其后议论，取用赵充国平定边境与魏无忌救赵两则事典，分别映照江仲谦精准预后的医术与不求酬报的医德。司马迁《史记·太史公自序》曾赞扬信陵君是一位"贤能"的人，而本文在紧接后一事典说"古今所称以为贤"，可知此句寓有褒扬江仲谦为贤人之意。"今以仲谦观之，良医之与良将，其用心真有不期而吻合者，良可骇也！"这是对所用事典的归结，良医与良将，不仅作用相类、表现相仿，而且心灵相通，实在令人惊奇，从而使医、将之喻更上一层。

末段表明撰此赠序的原因：江仲谦治愈姚古道的疾病"又不取馈谢"，与姚交往的绍兴读书人大多赋诗赞美之，作者因此而受触动，何况素来又深知江仲谦之为人。

理身、治国之喻也好，用医药、使将兵之喻也罢，文人所撰者，多以理身喻治国、以用医药喻使将兵，医人所撰则反之，每以治国喻理身、以使将兵喻用医药。刘基作为诗文大家，却一反常态，撰此良医用药犹如良将用兵之文，殊属罕见。

赠医师沈光明序

贝 琼

处暗室者，具目之形而不能睹一室之中，则必戚焉不乐①，思火而烛、穴而牖②，然后以为快；矧瞽而不睹日月之光、八荒之大、泰山之高③，如夜索途而莫知所从，则衣之以文绣④，享之以五鼎⑤，势与王公等，亦必不乐也。苟有能治之者，使昭昭然见日月之明、八荒之大、泰山之高，将不远千里造之，以求其大快于己。夫有大快于己，虽无文绣之衣、五鼎之享，王公孰加焉？此皆乐之至矣。

云间沈光明者，其先世尝受术于龙树师，内障凡三十有六⑥，外障凡三十有六⑦，悉能治而去之，不啻金篦刮膜⑧，而始之无所睹者，毫芒可辨也。光明克世其学⑨，邑之大夫士咸称之。余始而疑，终而信，既而窃叹之曰：天下之瞽于目者，有良医以治之，瞽于心者，独无良医乎？瞽于目者什一，而瞽于心者恒什九。明于日月者弗之察，大于八荒者弗之顾，高于泰山者弗之见。由是，是非邪正之无别，祸其身而蠹其国⑩，岂非瞽之深者欤？心之瞽甚于目之瞽，治其心者愈于治其目矣⑪。润之以六艺⑫，广之以道德，塞可通也，蒙可启也。彻乎！远近视之而无不周也；极乎！小大测之而无不合也。则其为快，奚止于目之能睹邪？余因彼而感于此矣。

今年秋，贺璋者目病而视眊⑬，遂造光明治之。既愈，来求余言以赠之，故为书其说，且俾吾学者有所警焉。

——四部丛刊本《清江贝先生集》卷八

【注释】

①戚：忧愁。　②牖（yǒu 友）：开凿窗户。　③八荒：八方荒远的地

方。　④文绣：刺绣华美的衣服。　⑤五鼎：指放有羊、豕、肤（切肉）、鱼、腊五种贡品的盛器。　⑥内障：病证名，眼珠内部疾患的统称。　⑦外障：病证名，指发生在胞睑、两眦、白睛、黑睛的眼疾。　⑧不啻（chì 赤）：何止。　金篦（bì 必）：亦作"金鎞"。古代治眼病的工具，形如箭头，用来刮眼膜。　⑨世：继承。　⑩蠹：损害。　⑪愈：胜过。　⑫润：教化。⑬眊：视物不清。

【解读】

贝琼（1314—1378），初名阙，字廷臣，又字廷琚，人称清江先生，崇德（今浙江桐乡西南）人，元末明初诗文家。张士诚据吴时累征而不就。明洪武三年，与修《元史》，六年，任国子助教，九年，改官中都（即凤阳）国子监，教授勋臣子弟。所著经后人整理为《清江贝先生集》四十卷，前三十卷为文集，后十卷为诗集。《明史》有其传。

本文由视力之重要，引出对沈光明疗治目疾技术的赞誉，并由目疾推论到心疾，发出拯救人心的呼吁。

首段围绕"乐"与"不乐"展开话题。先说"不乐"：身处暗室，漆黑一片，有目而不能看到室内之物，一定会忧愁不乐，进而讲目盲者连日月的光亮、八方的辽阔、泰山的高耸都无法亲见，如同深夜寻找路途一般不辨方向，那么即使衣着光鲜，食用丰盛，权势相当于达官贵人，也必然不乐。借置身于暗室，不能视物，尚且不乐，以突出瞽者一无所见之尤为不乐。后说"乐"：处暗室者，期望点亮烛火、开凿窗户，然后会感到畅快，与此同理，如果有善于治疗，能使盲人重见天日的医师，瞽者将不远千里前往，以求痛快淋漓。即使没有华美的衣裳、丰盛的饮食，这种欢乐的心情，有哪个王公能够超过呢？此段系全文的铺垫，以衣文绣、享五鼎、势同王公而瞽之"不乐"，与虽无文绣衣、五鼎享、王公势而目明之"乐之至"对比，极言视力之重要。由此启下，引出赠序的对象眼科医师沈光明。

次段表彰沈光明疗治目疾的高超水平，并由目瞖而推及心瞖。宜可判作两节。

前节至"邑之大夫士咸称之"叙事，述松江沈光明医有所承。其祖先曾从龙树学习治眼术，无论内障、外障，皆能获取"毫芒可辨"的显效，不只是局限于金针拨障术。所言龙树系印度大乘佛教中观学派的创始人，约生活于公元二三世纪，成书于隋唐时期的《龙树眼论》即托名龙树所著，是我国有记载的首部眼科专著，亡佚于宋。朝鲜《医方类聚》载有该书部分内容，近人冯水曾从《医方类聚》辑出《龙树菩萨眼论》两卷。今传明代刊行的《秘传眼科龙木论》十卷，与《龙树眼论》也有传承关系。有关金针拨障疗法，今首见于《外台秘要》。该书卷二十一对内障的症状与治法言之甚详。白居易也曾说到龙树与拨障术，《眼病二首》诗之二下半阕云："案上谩铺龙树论，盒中虚贮决明丸。人间方药应无益，争得金篦试刮看。"沈光明能继承先辈之学，在眼科上的建树备受士人称扬。

后节议论，由始"疑"乃至终"信"，进而从瞖目说到瞖心，生发一番"目瞖"与"心瞖"的慨叹，期待祛除心瞖的"良医"。因何强调消弭心瞖？一是就患者数量说，心瞖远多于目瞖：天下患瞖病者，目瞖占十分之一，心瞖占十分之九。二是从危害程度看，心瞖重于目瞖：目瞖者不见日月之明、八荒之大、泰山之高，所损者在己；心瞖者不辨邪正，导致祸身殃国，不唯损己，而且害国。由此而得其三，正由于心瞖者多、危害性大，因而治疗心瞖显得尤为重要而迫切。其后插言如何扫灭心瞖。处方是以儒家《礼》《乐》《诗》《书》《易》《春秋》六经教化，再用理学道德修养扩充。作者连续发出"彻乎""极乎"两声赞叹，称扬其"通塞""启蒙"的效果，视察远近无不周备，测量小大无不契合，一概洞若观火，尽收眼帘，达到穷究的境界。由此而得出其四，从治愈后畅快的程度上来说，心瞖远超于目瞖。

末段简要表述撰写此赠序之缘由，说明系应邀所作，期望能使学者对心瞖有所警觉。

《清江贝先生集》卷十二有《蒙说》一文，对深入理解本文所云目瞀、心瞀的蕴意或有启迪。此文说浙江有个读书人，双目生翳，不能看字，为此痛哭于野，"客闻之，独进而贺"，并且摆出一通为何道喜的理由：

> 黑白之不知，由不睹乎黑白也，彼能睹者，且以白为黑、以黑为白矣；美恶之不辩，由不睹乎美恶也，彼能睹者，且以美为恶、以恶为美矣。此病之不可攻而明也。若之病可得攻而明，吾将进金钩、施金篦，除目之翳。

此番议论，道明目瞀、心瞀的两大不同：目瞀者由于看不到黑白、美恶的事物，因而就不能发现黑与白、美与恶的区别；而心瞀者能够看到黑白、美恶的事物，却故意颠倒黑白、混淆美恶。此其一不同。目瞀"可得攻而明"，心瞀"不可攻而明"，此其二不同。由此可知，心瞀的危害尤胜于目瞀。

需要进而说明的是，《蒙说》写于洪武八年（1375年）二月。此年已然下野的刘基被时任丞相的胡惟庸下毒谋害。贝琼亲历其事，因而发出"以白为黑、以黑为白""以美为恶、以恶为美"的愤激之声，对弃良用奸的明太祖朱元璋表达了强烈的不满。《赠医师沈光明序》撰写于何时虽然无从考证，但是反映的思想情绪与《蒙说》一脉相承。一"序"一"说"，相得益彰。

丹溪翁传

戴　良

　　丹溪翁者，婺之义乌人也①，姓朱氏，讳震亨②，字彦修，学者尊之曰丹溪翁。翁自幼好学，日记千言。稍长，从乡先生治经，为举子业。后闻许文懿公得朱子四传之学，讲道八华山，复往拜焉。益闻道德性命之说③，宏深粹密，遂为专门④。一日，文懿谓曰："吾卧病久，非精于医者，不能以起之。子聪明异常人，其肯游艺于医乎⑤？"翁以母病脾，于医亦粗习，及闻文懿之言，即慨然曰："士苟精一艺，以推及物之仁，虽不仕于时，犹仕也。"乃悉焚弃向所习举子业，一于医致力焉⑥。

　　时方盛行陈师文、裴宗元所定大观二百九十七方，翁穷昼夜是习。既而悟曰："操古方以治今病，其势不能以尽合。苟将起度量，立规矩，称权衡，必也《素》《难》诸经乎！然吾乡诸医鲜克知之者⑦。"遂治装出游⑧，求他师而叩之⑨。乃渡浙河，走吴中，出宛陵，抵南徐，达建业，皆无所遇。及还武林，忽有以其郡罗氏告者。罗名知悌，字子敬，世称太无先生，宋理宗朝寺人，学精于医，得金刘完素之再传，而旁通张从正、李杲二家之说⑩。然性褊甚⑪，恃能厌事，难得意。翁往谒焉，凡数往返，不与接。已而求见愈笃，罗乃进之，曰："子非朱彦修乎？"时翁已有医名，罗故知之。翁既得见，遂北面再拜以谒⑫，受其所教。罗遇翁亦甚欢，即授以刘、张、李诸书，为之敷扬三家之旨，而一断于经⑬，且曰："尽去而旧学，非是也。"翁闻其言，涣焉无少凝滞于胸臆⑭。居无何，尽得其学以归。

　　乡之诸医泥陈、裴之学者，闻翁言，即大惊而笑且排，独文懿喜曰："吾疾其遂瘳矣乎⑮！"文懿得末疾，医不能疗者余十年，翁以其法治之，良验。

于是诸医之笑且排者，始皆心服口誉。数年之间，声闻顿著。

　　翁不自满足，益以三家之说推广之。谓刘、张之学，其论脏腑气化有六，而于湿、热、相火三气致病为最多，遂以推陈致新泻火之法疗之，此固高出前代矣。然有阴虚火动，或阴阳两虚，湿热自盛者，又当消息而用之⑯。谓李之论饮食劳倦，内伤脾胃，则胃脘之阳不能以升举，并及心肺之气，陷入中焦，而用补中益气之剂治之，此亦前人之所无也。然天不足于西北，地不满于东南。天，阳也；地，阴也。西北之人，阳气易于降⑰；东南之人，阴火易于升。苟不知此，而徒守其法，则气之降者固可愈，而于其升者亦从而用之，吾恐反增其病矣。乃以三家之论，去其短而用其长，又复参之以太极之理⑱，《易》《礼记》《通书》《正蒙》诸书之义⑲，贯穿《内经》之言，以寻其指归⑳。而谓《内经》之言火，盖与太极动而生阳、五性感动之说有合；其言阴道虚，则又与《礼记》之养阴意同。因作《相火》及《阳有余阴不足》二论，以发挥之。

　　于是，翁之医益闻，四方以病来迎者，遂辐凑于道㉑，翁咸往赴之。其所治病凡几㉒，病之状何如，施何良方，饮何药而愈，自前至今，验者何人，何县里，主名，得诸见闻，班班可纪㉓。

　　浦江郑义士病滞下，一夕忽昏仆，目上视，溲注而汗泄。翁诊之，脉大无伦㉔，即告曰："此阴虚阳暴绝也，盖得之病后酒且内㉕，然吾能愈之。"即命治人参膏，而且促灸其气海㉖。顷之手动，又顷而唇动。及参膏成，三饮之，苏矣。其后服参膏尽数斤，病已。

　　天台周进士病恶寒，虽暑亦必以绵蒙其首，服附子数百㉗，增剧。翁诊之，脉滑而数，即告曰："此热甚而反寒也。"乃以辛凉之剂，吐痰一升许，而蒙首之绵减半；仍用防风通圣饮之㉘，愈。周固喜甚，翁曰："病愈后须淡食以养胃，内观以养神㉙，则水可生，火可降；否则，附毒必发，殆不可救。"彼不能然，后告疽发背死㉚。

　　一男子病小便不通，医治以利药，益甚。翁诊之，右寸颇弦滑，曰："此积痰病也，积痰在肺。肺为上焦，而膀胱为下焦。上焦闭则下焦塞，譬如滴水之器^㉛，必上窍通而后下窍之水出焉。"乃以法大吐之，吐已，病如失。

一妇人产后有物不上如衣裾^㉜，医不能喻。翁曰："此子宫也，气血虚，故随子而下。"即与黄芪、当归之剂，而加升麻举之，仍用皮工之法^㉝，以五倍子作汤洗濯，皱其皮^㉞。少选^㉟，子宫上。翁慰之曰："三年后可再生儿，无忧也。"如之。

一贫妇寡居病癞，翁见之恻然，乃曰："是疾世号难治者，不守禁忌耳。是妇贫而无厚味，寡而无欲，庶几可疗也。"即自具药疗之，病愈。后复投四物汤数百^㊱，遂不发动。

翁之为医，皆此类也。

盖其遇病施治，不胶于古方，而所疗皆中；然于诸家方论，则靡所不通。他人靳靳守古^㊲，翁则操纵取舍，而卒与古合。一时学者咸声随影附^㊳，翁教之亹亹忘疲^㊴。

翁春秋既高，乃询张翼等所请，而著《格致余论》《局方发挥》《伤寒辨疑》《本草衍义补遗》《外科精要新论》诸书，学者多诵习而取则焉。

翁简悫贞良^㊵，刚严介特^㊶，执心以正，立身以诚，而孝友之行，实本乎天质。奉时祀也^㊷，订其礼文而敬泣之。事母夫人也，时其节宣以忠养之^㊸。宁歉于己^㊹，而必致丰于兄弟；宁薄于己子，而必施厚于兄弟之子。非其友不友，非其道不道。好论古今得失，慨然有天下之忧。世之名公卿多折节下之^㊺，翁为直陈治道，无所顾忌。然但语及荣利事，则拂衣而起^㊻。与人交，一以三纲五纪为去就^㊼。尝曰：天下有道，则行有枝叶；天下无道，则辞有枝叶。夫行，本也；辞，从而生者也。苟见枝叶之辞，去本而末是务，辄怒溢颜面，若将浼焉^㊽。翁之卓卓如是^㊾，则医又特一事而已。然翁讲学行事之大方^㊿，已具吾友宋太史濂所为翁墓志，兹故不录，而窃录其医之可传者为翁传，庶使后之君子得以互考焉。

论曰：昔汉严君平，博学无不通，卖卜成都。人有邪恶非正之问，则依蓍龟为陈其利害(51)。与人子言，依于孝；与人弟言，依于顺；与人臣言，依于忠。史称其风声气节(52)，足以激贪而厉俗(53)。翁在婺得道学之源委(54)，而混迹于医(55)。或以医来见者，未尝不以葆精毓神开其心(56)。至于一语一默(57)，一出一处，凡有关于伦理者，尤谆谆训诲，使人奋迅感慨激厉之不暇(58)。左丘明有云："仁人之言，其利博哉！"信矣。若翁者，殆古所谓直谅多闻之益友(59)，又可以医师少之哉(60)？

——四部丛刊本《九灵山房集》卷十

【注释】

①婺（wù 务）：婺州，今浙江金华地区。 义乌，金华所辖市。 ②讳：指已故尊长者之名。 ③益：逐渐。 ④专门：专长。 ⑤游艺：修习技艺。语本《论语·述而》。 ⑥一：专一。 ⑦鲜（xiǎn 显）：少。 克：能。 ⑧治装：整理行装。 ⑨叩：询问。 ⑩旁：广泛。 ⑪褊：谓心胸狭隘。 ⑫北面：指古代弟子敬师之礼。 ⑬一：完全。 ⑭涣焉：消散貌。凝滞：犹困阻，指疑难。 ⑮遂：如愿。 ⑯消息：斟酌。 ⑰于：语中助词。下一"于"字同。 ⑱太极：指衍生万物之本原。 ⑲通书：北宋周敦颐所著，亦称《周子通书》，用以阐发所著《太极图说》的理论。朱熹有注。正蒙：北宋张载著，认为宇宙万物皆源于气。朱熹有注。 ⑳指归：主旨。㉑辐凑：同"辐辏"。聚集。 ㉒凡几：共计多少。 ㉓班班：明显貌。纪：通"记"。记载。 ㉔伦：次序。 ㉕内：谓行房事。 ㉖气海：穴位名，在腹正中线脐下一寸五分。 ㉗百：《格致余论·恶寒非寒病恶热非热病》作"日"，是。 ㉘仍：又。 防风通圣：即防风通圣散，刘完素《宣明论方》方，功用清热解毒，通里解表。 ㉙内观：即内视，谓不观外物，绝念无想。 ㉚疽发背：背疽，病名，指生长在背部的急性化脓性炎症。㉛滴水之器：水滴，注水以供磨墨的文具，亦称水注。 ㉜衣裾（jū 居）：衣襟。 ㉝皮工：制革工匠。 ㉞皴（cūn 村）：皱缩。 ㉟少选：一会儿。

㊱四物汤：《太平惠民和剂局方》方。功用补血、和气、调经。 ㊲靳（jìn近）靳：固执。 ㊳声随影附：如回音跟随，像影子依附，喻紧随其后。㊴亹（wěi 伟）亹：勤奋不倦貌。 ㊵简悫（què 却）贞良：简朴、诚实、坚贞、谦和。 ㊶介特：孤高。 ㊷时祀：四时的祭祀。 ㊸时：通“伺”。侍奉。 ㊹歉：亏欠。 ㊺折节：屈己下人。 ㊻拂衣：犹拂袖，表示愤怒。㊼三纲五纪：即三纲五常，封建社会的伦理道德准则。三纲指父为子纲、君为臣纲、夫为妻纲；五常通常指仁、义、礼、智、信。 去就：犹取舍。㊽浼（měi 美）：玷污。 ㊾卓卓：超群不凡貌。 ㊿大方：犹大略。 (51)蓍龟：蓍草龟甲，皆为古代占卜工具。 利害：义偏于“害”。 (52)风声：声望。 (53)厉：同“励”。劝勉。 (54)源委：指水流的发源与归宿，语本《礼记·学记》，引申为事情的本末。 (55)混迹：谓使行踪混杂，有隐身不露义。(56)葆精毓神：保全精气，养育神气。葆，通“保”。毓，养育。 (57)一：或。(58)激厉：激昂高亢。 不暇：来不及。 (59)谅：诚实可信。 (60)少（shǎo）：轻视。

【解读】

戴良（1317—1383），字叔能，因世居金华九灵山下，自号九灵山人，浦江（今属浙江）人，元末明初学者，师从元代大儒柳贯、黄溍、吴莱，至正十九年（1359 年），朱元璋聘其为学政，不久弃去。著有《九灵山房集》三十卷，另撰《春秋经传考》《和陶诗》等。《明史》有其传。

《九灵山房集》收载与医人相关诗文十五篇（首），内有四篇医家传记，包括《丹溪翁传》《抱一翁（项彦章）传》《周贞传》《沧州翁（吕复）传》。该书所收医家资料，冠于元人文集之首，且所录涉医之文，每多集中于医事。即以本篇而言，原文长达四千余字，是一篇内容丰富的人物传记，较为全面地记叙了朱震亨的生平事迹，述其好学之行，论其为人之道，尤多着墨其医学生涯。其中载有医案多达十三则，胪陈朱震亨医学理论成就的部分，还引录其《相火论》《阳有余阴不足论》。本文系节录。

戴良何以对朱丹溪医事情有所牵，如此详载？究其原因，或有二端。一则与其家族门庭有关。戴良虽然不是出身于医学世家，但是亦属明医之士，兼之乃兄戴士垚以及其侄思恭、思温皆以医为业，戴士垚、戴思恭父子先后曾为朱震亨的弟子。职此之由，戴良对医学，尤其是朱震亨的医事自是了解颇多。二则因宋濂已撰朱震亨为人处事之文。宋濂曾任编修《元史》总裁，平生与朱震亨友善，曾为朱震亨作墓志，集中记述朱氏"讲学行事之大方"，题为《故丹溪先生朱公石表辞》（后简称《石表辞》），载于《宋学士全集》卷五十，又附录于《丹溪心法》内。戴良此传因此而详其医事，与宋濂所作墓志互有侧重，以备合参。有关这个问题，原文第十四自然段已作说明。

所录本传共十五个自然段，大致可判作四大部分。

首段为第一部分，着重记述朱震亨弃儒习医的缘由，而以其"好学"导入，并贯穿全段。

从四个方面具体反映其好学之行：一是"日记千言"，每日记录千字；二是"从乡先生治经，为举子业"，攻读经书，从事科举考试的学业；三是赶往金华境内的八华山拜许文懿为师专习理学；四是"一于医致力"。

如上所述，戴良此传主要记述朱震亨的医事，却也难免透露出传主的其他信息。"从乡先生治经，为举子业"，即反映出朱震亨曾经力图走向仕进之路。《石表辞》说朱震亨三十六岁拜许谦为师，其后曾两度"应书秋闱"，但"再往再不利"。

许谦（1270—1337），字益之，自号白云山人，卒谥文懿，金华人，元代著名理学家，著有《读书丛说》《诗集传名物钞》《白云集》等。晚年讲学于九华山，从游者多达千余人。所言许谦"得朱子四传之学"，因南宋理学家朱熹初传其婿黄幹，再传于何基，三传于王柏，而金履祥先后从王柏、何基学，许文懿又为金之传人，故云。许谦可算是朱震亨成长道路上的引路人，这主要表现在两个方面。其一，朱震亨跟随许谦学习理学数年之久，逐渐了解朱熹的性理之学，亦即以研究性理为核心的儒家学说，遂为其后朱氏所立医学理论蒙上理学色彩。其二，尤为重要的是诱导朱震亨迈入医途。许谦在朱震亨两度名落孙山后，遂以己病为由，勉励朱氏修习医技。从表面上看，许氏之语，似出于一己之私心，然就朱震亨的天赋而言，则为其指明一条坦荡大道，从而得以成就一代医学大家。朱震亨闻言，犹如醍醐灌顶，于是完全烧毁以往攻读的科考学业，竭尽心力于医学。朱震亨所以如此慷慨决绝，除了许谦所说或为直接动因之外，另有两个重要原因。一为文章所插"翁以母病脾，于医亦粗习"之语，明其弃儒习医之举并非水中楼月，而是有其现实的基础。朱氏《格致余论·序》有云："震亨三十岁时，因母之患脾疼，众工束手，由是有志于医，遂取《素问》读之，三年似有所得。又二年，母氏之疾，以药而安。"与此同时，朱震亨也曾为乡亲乃至狱囚诊治疾病，说见明代俞弁《续医说·厚德》所引《义乌赤岸朱氏宗谱》。另一为以医代仕，"以推及物之仁"，这是朱氏弃儒从医的思想动机。此言本于《论语·卫灵公》"己所不欲，勿施于人"朱熹"推己及物"的注语，谓把爱己的仁爱之心推及众人。在许谦的开导下，朱震亨从此迈入不仕犹仕的儒医征途。

第二直至第十三自然段统属第二部分，较为详悉地叙述朱震亨的医事活动。其中又可分为两大块。

前一大块为第二、三两个自然段，描述朱丹溪拜师的缘由、过程及其成效。

北宋徽宗大观（1107—1110）年间，太医陈师文、裴宗元等补充校正太医局熟药所的处方，撰成《校正太平惠民和剂局方》，凡五卷、二十一门、二百九十七方。此书一经问世，旋即风靡一时。"风靡"到什么程度？朱震亨在其所著《局方发挥》中有一说解："自宋迄今，官府守之以为法，医门传之以为业，病者恃之以立命，世人习之以成俗。"风行之盛，于此可见。《格致余论》宋濂序称，朱震亨曾"手抄陈师文、裴宗元所定大观二百九十有七方，昼夜而习焉"。先习而后悟，认为拿古人的处方治疗今人的疾病，方证不能完全相合。《金史·张元素传》有云："古方新病，不相能也。"《局方发挥》更进而指出："集前人已效之方，应今人无限之病，何异刻舟求剑、按图索骥？冀有偶然中病，难矣！"他体悟到务须从《素问》《难经》中探求医道之根本，用以确立诊治的法度、规矩、准绳。其中"起度量，立规矩，称权衡"云云，语本《史记·扁鹊仓公列传》之仓公部分。因其家乡少有通识古代医典者，朱震亨求师心切，于是绕转江浙皖，渡钱塘，奔吴县，出宣城，经镇江，到南京，踏破铁鞋无觅处。复回杭州，"忽有以其郡罗氏告者"。"忽"字妙，与上千里迂回奔走寻觅照应。是谁告知杭城有罗知悌其人？朱震亨在《格致余论·张子和攻击法论》中说是陈芝岩，时间是泰定乙丑（1325年）夏，"遂往拜之"。

其后插入罗知悌的一段介绍：罗氏早年曾是宋理宗赵昀（1224—1264年在位）的宫中近侍，亦即太监，精通医学，既是刘完素的再传弟子（罗知悌从荆山浮屠学医，荆山浮屠又投刘完素门下，故云），又广泛通晓张从正、李东垣的学说。以"然"字一转，言其心胸狭隘，厌恶凭借医术侍人，与华佗心性相仿，难以称心，从而带出下文朱震亨的受业波折。

有关朱震亨的拜师遭遇，每多不同版本。此文唯言其屡尝闭门之羹，较为简略。《石表辞》则说得相对具体："先生谒焉，十往返不能通，先生志益坚，日拱立于其门，大风雨不易。"而朱震亨《格致余论·张子和攻击法论》更是自言"蒙叱骂者五七次，趑趄三阅月，始得降接"。说多次拜见，拒而不纳，甚至屡遭叱责叫骂，只能在门外徘徊，乃至"拱立"。所谓"拱立"，就是恭敬地站着。时间长达三个月之久，即使刮大风、下大雨也是肃立不动。此罗门拱立，尊师重道的精神，足可与"程门立雪"媲美。

朱震亨求见罗知悌，迭经一个季节，始蒙接纳，"遂北面再拜以谒"。《石表辞》有"或告罗曰：'此朱彦修也。君居江南而失此士，人将议君后矣！'罗遽修容见之"语，言之较详。古代以坐北朝南为尊位。罗知悌面向南而坐，朱震亨面朝北拜见。罗知悌传授亦甚尽心，传播宣扬刘完素、张从正、李东垣三家学说，而且完全用医学经典作为判断的依据。朱震亨从学一年半左右，直至罗知悌病卒，从此刘、张、李之说得以在南方传播。

朱丹溪学成归来，治愈许谦陈年痼疾，名动乡里。前述许谦"吾卧病久"，未言所患何病，至此方始点明乃为"末疾"，即四肢疾患。经朱震亨疗治，终获显效。由于许谦本系著名学者，遂使当地拘泥于《和剂局方》的诸多医者之情态由震惊、讥笑、排斥而一变为"心服口誉"。由此为始，朱震亨大器晚成，声誉显著。

需要说明的是，有关朱震亨采用"倒仓"诸法治愈许谦顽疾案，《格致余论·倒仓论》、朱震亨再传弟子明代楼英《医学纲目》卷二十二《腹痛》以及清人魏之琇《续名医类案》卷十六《痰》等皆有所载，且较详尽，并称此事发生于朱震亨四十一二岁从学罗知悌前。戴良所述，在时间上或有滞后。

后一大块为第四至第十三共十个自然段，从四个方面叙述朱震亨的医学成就。

第四自然段述其医学理论。朱震亨认为刘完素、张从正论述脏腑感受致病之气，有风、寒、暑、湿、燥、火六种，其中尤以湿、热、相火为致病之主气，因而治以泻火之法，是为可取，然凡见虚象者，须慎用其法。又认为李东垣强调升发胃气，以滋养上焦心肺，若胃气不升，则必累及心肺，而导致中焦脾胃不畅，因而用补中益气汤补气、健脾、升举，亦属允妥，而又依据《素问·阴阳应象大论》，说明西北地区气候寒冷，阴盛而阳不足，东南地区气候温热，阳盛而阴不足，因而李氏之说适用于西北之人，而不宜普施于东南之人。以上评点刘完素、张从正、李杲三家学说，谓其殊有创见，超出前人，但不可盲从，应视证候、地域等予以变化，宜属中肯恰当。在对"三家之论，去其短而用其长"的同时，"复参之以太极之理"，又"贯穿《内经》之言"，提出相火易动与阳有余阴不足二论，从而创立一家之说。其中所说"五性感动"，语出周敦颐《太极图说》。原谓五行各有一性，变化而生万物。朱震亨引用为人的五脏之性，认为凡动皆属火。所云"阴道虚"，语见《素问·太阴阳明论》，朱震亨用以说明人体精血难成而易亏。对"与《礼记》之养阴意同"句的理解，得稍费笔墨。《格致余论·阳有余阴不足论》有"《礼记》注曰：惟五十然后养阴者有以加"语。朱氏此言乃是对《礼记·曲礼上》孔颖达所引《白虎通》语的归纳提炼。班固《白虎通》卷九《嫁娶》云："男三十，筋骨坚强，任为人父，女二十，肌肤充盛，任为人母，合为五十，应大衍之数，生万物也。"朱震亨据此认为古人迟至男三十、女二十，合为大衍之数五十方才嫁娶，旨在强调养阴。其后移录朱震亨《相火论》《阳有余阴不足论》二文，今删。

第五至第十一自然段叙其医疗实践。言朱震亨辨证精确，治法独特，疗效显著。

首则为滞下案。证候、病因、病机、治法、疗效悉备。患者久病滞下而酒后行房，导致气虚欲脱。气海穴既可主治虚脱、脏气衰惫等气虚病证，对腹泻、痢疾等肠腑病证也有收敛作用。人参系大补元气之品，具有回阳救逆的功效，乃治疗虚劳内伤的首选药物。

次则据脉象判定系真热假寒案。以清热解毒通里之剂治愈，嘱以淡食养胃，内观养神。其中"否则，附毒必发"，为病发埋下伏笔。周进士不遵医嘱，依然肉食而多思，果然引致所服附子的毒性发作，酿成背疽而亡。

第三则男子小便不通案。他医取用针对性疗法，治以通利药物，导致病情加重。朱震亨凭借弦滑脉象，认为病由积痰阻肺所致，遂采用提壶揭盖法，下病上治，吐上焦顽痰而愈。《金匮要略·呕吐哕下利病脉证治》有"食已即吐者，大黄甘草汤主之"条，谓肠胃实热，浊气不降，以致食入即上逆而呕。大黄甘草汤清实热，并除肠胃积滞，实热、积滞一除，不治吐而吐自止。叶天士《临证指南医案·呕吐》亦有"呕吐，得小便通少缓"之说，此并属上病下治法。下病救上，上病救下，似出常规之外，而合乎情理之中，朱震亨此案与之实有异曲同工之妙。

第四则产后子宫下坠案。病妇因气血两虚，子宫随胎儿外垂而不入，朱震亨针对性地施以益气之黄芪、补血之当归、提举之升麻，更妙在取用制革工匠之法，使子宫收缩。皮工以五倍子浸水，浸泡生皮于内，使之柔软，然后制革。《本草纲目》称五倍子"性收"，有"收脱肛、子肠坠下"之效。医工、皮匠，其法相通。

第五则贫妇恶疮案。此妇人既贫且寡又癞，故朱震亨见之哀怜。世人号称癞病难治的原因是"不守禁忌"。据下文可知，所禁忌者为厚味与性事。肥甘积滞，易伤脾胃而致郁热；房劳色欲，每劫阴精而扰元阳。而患者系寡居的贫妇，不会触犯禁忌，因而朱丹溪说"庶几可疗"。案中虽然未曾明言病因、病机，但由此而可推知：滋味声色乃其发病的诱因，而阴虚内热为其致病的机理。朱震亨"葆精毓神"的医学思想借此而得以体现。

第十一自然段以"翁之为医，皆此类也"，为其"班班可纪"的医案作结。

第十二自然段落脚于医学教育。先行归纳前文，点明朱震亨在医学理论与医疗实践上获取成就的"秘诀"，在于对古方乃至诸家方论"通"而"不胶"，亦即贯通而不拘泥。其中"他人靳靳守古，翁则操纵取舍，而卒与古合"，语本刘跂《钱仲阳传》。唯其如此，故而"学者咸声随影附，翁教之亹亹忘疲"。朱震亨有教无类，门生不下数十，著名者如赵道震、赵以德、戴思恭、王履等，一皆声震杏苑。

第十三自然段录其医学著作。朱震亨年事已高，于是谋虑门人请求，整理毕生学问，撰写诸多医著，反映他在学术上的成就。

第十四自然段系第三部分，描述朱震亨待人接物方面的高尚德行。先总起"简悫贞良，刚严介特"六句以为纲要，而后予以例说。四时祭祀祖先，一准礼制，老母饮食起居，尽心侍奉，是谓孝亲；歉己而丰兄，薄己子而厚兄子，是谓友悌。《孟子·公孙丑上》有"非其友不友"语，不是可作朋友之人不结交，朱震亨不唯如此，进而"非其道不道"，不是可称正当之理不议论。喜好谈说古今得失，颇有北宋范仲淹"先天下之忧而忧"的气概。尤其强调其"执心以正，立身以诚"，亦即秉性正直、为人诚挚的品行。达官贵人每多向他请教，朱震亨陈述治国之道无所顾忌，但是只要言及荣利，即便愤怒离去。"天下有道，则行有枝叶；天下无道，则辞有枝叶"，语见《礼记·表记》，言天下行正道，人们的行为就美好，天下不行正道，人们的言辞便虚华。他还进而认为"行"与"辞"有本末之别。如果遇到丢弃善行、追求浮辞之人事，遂怒形于色，好像将要受到玷污似的，正与上文"但语及荣利事，则拂衣而起"交相呼应。

末段是第四部分，系全文之总评，采用烘云托月之法，从超尘脱俗的严君平入手，赞美朱震亨的高风亮节。严君平为西汉隐士，名遵，蜀郡（今成都）人，卜筮于成都，日得百钱即闭门讲授《老子》，著书十万余言，终身不仕，为当时著名文学家扬雄所敬重。以下所述严君平部分，源自《汉书·王贡两龚鲍传序》。为何选用严君平来衬托朱震亨？因为二者颇有相似之处，文中提到三点。一是经历类同。前者"博学无不通，卖卜成都"，后者"得道学之源委，而混迹于医"，皆系有大学问者而隐身于市井。二是作为近似。前者面对邪恶之问则陈述其危害，依据不同的对象宣扬忠孝顺从之道，后者强调葆精毓神启发心智，尤其是对涉及人与人相处的各种道德准则，更是"谆谆训诲"。其中"一语一默，一出一处"见于《周易·系辞上》，用以表示言谈上或语或默，处世上或进或退。三是效果相仿。前者"足以激贪而厉俗"，完全可以抑制贪婪之风，劝勉良好世俗，后者"使人奋迅感慨激厉之不暇"，让人立即精神振奋，行动迅速，情感愤发，激昂高亢。文尾引用古人两语作结。前一语出自《左传·昭公三年》，谓仁德之人的教诲，它的益处广大呀！后一语本于《论语·季氏》。孔子有"益者三友"的教导，即"友直，友谅，友多闻，益矣"。作者借此表明不可因其是医者而加轻视的看法。其实，朱震亨本属集金元医道大成的一代大家，而戴良拘执于《礼记·乐记》所云"德成而上，艺成而下"之说，未能摆脱医为小道歪论的藩篱。"少之"一戒，实属杞虑。

赠医师何子才序

高 启

余尝与修《元史》，考其故实①，见士之行义于乡，能济人之急者，皆具录焉。或谓死丧疾病之相救助，固乡党朋友之事②，非甚难能者，夫何足书？余则以为自世教衰，人于父子昆弟之恩犹或薄焉③，其视他人之危，能援手投足以拯之者，于世果多得乎？不多，则君子宜与之④，不可使遂泯也⑤。乃采其尤卓卓者⑥，为著于篇。自退伏乡里⑦，闻有斯人之风者，犹复为兴慕焉⑧。

一日，赵子贞氏谒余城南，言曰："近仆自淮南携累而东归也⑨，奔走水陆之艰，触冒霜露之惨，既抵家而俱病焉，盖老稚数口无免者。呻吟咿嚘⑩，僵卧满室⑪，汤粥之奉不时，恤问之友不至，相视眄然为沟壑矣⑫。医师何子才日来视之，疗治周勤，药裹成绩⑬。仆有惭心，而子才无倦色。既弥月⑭，而皆起焉。今以衰暮之年，与老妇幼孙复得相依，以保其生者，皆子才之赐也。顾无以报，愿惠一言，识区区之感焉⑮。"

余以子贞家素贫，固非常有德于子才，而子才亦非有冀于子贞者，乃活其阖门于濒死，岂非以济人之急为心，而世所不多得者乎？若是，固不可使无闻也。然余文思荒落，不能张子才之贤⑯，姑序以复于子贞氏。子才能存此心而不息，义声积著⑰，则固有当代之执笔者书矣。

——四库全书本《凫藻集》卷三

【注释】

①故实：有参考或借鉴意义的旧事。　②乡党：乡亲。　③昆弟：兄弟。犹或：尚且。　④与（yù 玉）：称誉。　⑤泯：泯没。　⑥卓卓：突出貌。

⑦伏：隐居。　⑧犹复：依然如前。　兴慕：景仰。　⑨仆：自称谦辞。

累：指妻儿。　⑩呻吟呀嘤：病痛声。　⑪僵卧：躺卧不起。　⑫盻（xì

细）然：怨恨貌。　沟壑：山沟，借指野死处。　⑬药裹：药囊。　成绩：

谓取效。　⑭弥月：整月。　⑮识（zhì至）：记载。　区区：自称谦辞。

⑯张：弘扬。　⑰义声：美好的名声。

【解读】

高启（1336—1374），字季迪，号槎轩、青丘子，长洲（今江苏苏

州）人，明代诗文家，与杨基、张羽、徐贲合称"吴中四杰"。张士诚据吴时

屡聘不就，明初任翰林编修，又委以教授诸王与功臣之子弟。有诗集《缶鸣

集》《娄江吟稿》《姑苏杂咏》等，文集有《凫藻集》。洪武七年，未届不惑，

惨遭莫须有文祸，被朱元璋腰斩。《明史》有其传。

文章叙述何子才拯救赵子贞阖门于濒死之事，表彰其高尚的医德。据陈

建华《高启诗文系年补正》（《中国古典文学丛考》第二辑，复旦大学出版社

1987年），此篇作于洪武五年，亦即公元1372年（其后凡涉高启篇文系年者，

皆据该文）。

首段言见义勇为的善举因何值得褒扬，可判为三层。

先说一向重视表彰义行：高启于洪武二年（1369年）春应诏参与纂修

《元史》，研求有参考或借鉴意义的旧事，发现读书人在乡里救人急难的品性

道义，都要一一地记录在案。

其次宕上一笔：有人说，救治疾病，协办丧事，本来就是乡亲朋友应该

承当的事情，并非不易做到，有什么值得赞颂呢？以此引出其后所提一段主

旨：自从儒家正统的思想与礼教衰微以来，人们对父子兄弟的恩情尚且淡薄，

如果遇到他人有难，能够伸手援助，在这世上很不多见，因而便应当称扬，

不让它就此泯没。

其末以一"犹复"贯穿前后，表明所说采撷突出的事迹作文宣扬，乃是

高启一以贯之的作为。洪武三年七月，明太祖朱元璋授高启户部侍郎。高启为求免祸，以"年少未习理财，不敢骤膺重任"（《凫藻集》卷五《志梦》）为由固辞归乡。任职京城金陵，具录士之义举；隐居家乡长洲，依然景仰如故。这在《凫藻集》内多有反映。如卷四《进斋铭》作于洪武二年，称国子助教高仲辉之父素有义声，备受士人颂扬，家有书室名"进斋"，高仲辉邀请高启为之作文。高启遂"以宗人之义不敢辞"而作此铭。卷四还有写于洪武五年的《南宫生传》，生动描绘了南宫生豪爽尚气、急公好义的品质。《凫藻集》载有五篇"赠医序"。除本篇外，另有卷二《赠何医师序》，卷三《赠医士徐仲芳序》《赠王医师序》《赠医师龚惟德序》，不仅反映了几位医生的精湛技艺，更对他们悉心诊治而不求酬报乃至不顾自身安危的高尚医德予以充分的肯定。

前段犹如开场锣鼓，极力渲染铺垫，次段借赵子贞之口，以叙事方式，水到渠成地推出序主何子才，尽情称道其义举德行。赵子贞到高启城南寓所拜访，告知何子才救治其家人之事。所述之意，大致有三：

一是交待窘迫的情状。赵子贞从淮南携带老妻幼孙回归家乡，奔波水陆，蒙受霜露，既"艰"又"惨"，以致全家无一幸免地"俱病"，躺卧不起，呻吟不绝，热水米粥的供养不按时，体恤询问的朋友不到来，只能怨恨无望地对视以待一死。

二是称扬子才的医德。正当赵子贞一家濒临绝境之时，如同久旱之甘霖一般，"医师何子才日来视之"，诊治周到辛勤，用药疗效显著，经过整整一月，全家疾病皆得痊愈。赵子贞深感余生还能与家人团聚，皆赖何子才的恩赐。

三是表明求文的心意。鉴于对何子才的大恩大德无以相报，赵子贞希求借助高启的生花妙笔，记载其由衷之感。

在这一段叙述中，有着两则看似无意，却着手成春的鲜明映衬：一为以"恤问之友不至"与"何子才日来视之"对照，既反映了彼时的炎凉世态，更体现出何子才的菩萨心肠；二为以"仆有惭心"与"子才无倦色"相形，不唯反映了赵子贞的感激之情，更展现了何子才的高尚医德。

这里讲到病家的惭愧之心，前举《赠医士徐仲芳序》也有相似的描述，说小儿科医生徐仲芳"视疾必谨，与剂必良，婴稚之赖以不殇者盖众矣"，并且不收取读书人与贫困人的诊金，致使"人至有愧心，而仲芳无倦色"。孙思邈《大医精诚》讲到对于疾病流变到"臭秽不可瞻视，人所恶见"的地步，医生须生发"惭愧"之意，究其用意，认为这与医生未能及时救治不无关系。如果医患双方都能有此惭意愧心，则其矛盾何愁不解、关系怎能不融？

末段系作者所发感慨。从探求何子才对赵子贞一家如此"周勤"的动机着笔，既不为报德，也并非别有所图，而是纯属济人，自然难能可贵，属"世所不多得者"，必须为人所知，正与首段"不多，则君子宜与之，不可使遂泯也"遥相呼应。作者进而勉励其一如既往，使美好的名声积累显著，自有更张其贤者。

高启的诗作向为后人推许，《四库全书总目提要》称"启天才高逸，实据明一代诗人之上"。对其文章，也不乏褒评，如明朝前期名臣周忱为《凫藻集》所作序文认为高启"于诗文有兼至之长"，其文"该洽而非缀缉，明白而非浅近，不粉饰而华采自呈，不追琢而光辉自著"。阅读本文，自可见其一斑。

明代文

段逸山解读医古文

鼻　对

方孝孺

　　方子病鼻寒，鼻窒不通。踞炉而坐^①，火燎其裳。裳既及膝，始觉而惊，引而视之^②，煜煜然红^③，盖裳之火者半也。于是骂鼻曰："夫十二官各有主司^④，维鼻何司^⑤？别臭察微。臭之不察，何以鼻为？今火帛之臭亦烈矣，而尔顽若不知^⑥，遽俾火毒烬裳及衣^⑦。壅蔽之祸^⑧，岂不大可悲乎！"

　　久之，鼻忽有声，声与口同，曰："我受命为子之鼻，今二十又二冬。兰茝椒桂^⑨，其气苾芳^⑩，我闻我知，俾子佩藏；槁葇腐鲍^⑪，风腥气恶，我觉其秽，俾子避匿。子足不妄履而山不遇毒者，皆我之得职也^⑫。今子乃昧于治身，宜暖而寒，去夹就单，为风所加，外铄内郁，壅我鼻观^⑬，遂至火燎切肤而不知其然，皆子之过也，于鼻何罪焉？假使服食以节^⑭，起居有常，顺阴燮阳^⑮，无所败伤，鼻宁有不闻馨香乎？且古之志士，至于耄老^⑯，犹且居不求适，维道是奋，大雪皴肌，而炉不暇近，恐适意之致毒，知炎上之生灾^⑰，可不慎也！今子当始弱之时，有荼毒之祸^⑱，方当茹冰嚼雪，块枕草坐^⑲，愁思怵迫，冻饿摧挫，犹恐不可；而乃放不加思^⑳，恣肆颓惰，当祁寒时^㉑，遽自溺于火，为身计者，良已左矣！不此之责，而反诮我为何哉！夫壅蔽之祸，厥有攸自：秦亥蛊昏，赵高乃弑；彼梁偏任，斯有朱异；隋广淫酗，而世基以肆。木不虚中，虫何由萃？此三主者，苟以至公为嗜好^㉒，以众庶为耳鼻，上宣下畅，无所凝滞，虽有奸邪，何恶之遂？顾乃偏僻猜忌^㉓，执一遗二^㉔，以莸为熏^㉕，椒兰是弃，由是祸乱交兴，宗覆社圮^㉖。今子不务自尤^㉗，而维鼻是訾。一身之理且不达，况于政治者也哉^㉘！"

方子仰而嗟，俯而愧，屏火捐炉，凝神养气，既而鼻疾果愈。

——中华书局四部备要本《逊志斋集》卷六

【注释】

①踞：凭依。　②引：拉。　③煜（yù 玉）煜：炽盛貌。　④主司：主管。《素问·灵兰秘典论》有心、肺等十二官各有主司文。　⑤维：语首助词。　⑥顽若：愚钝貌。　⑦烬：烧毁。　⑧壅蔽：蒙蔽。　⑨兰茝（chǎi）椒桂：泽兰、白芷、花椒、桂花，皆芳香草木。　⑩苾（bì 必）芳：芳香。　⑪槁蕕（yóu 尤）腐鲍：枯木、臭草、烂肉、渍鱼，皆恶臭之物。⑫得职：称职。　⑬鼻观：鼻孔。　⑭以：有。　⑮顺阴燮（xiè 谢）阳：调理阴阳。燮，调理。　⑯耄（mào 茂）老：老年。　⑰炎上：火。　⑱荼（tú 途）毒：残害。　⑲块枕草坐：以土块作枕，以草荐为席。　⑳放：放纵。　㉑祁：大。　㉒至公：极公正。　㉓顾乃：反而。　偏僻：偏颇。㉔执一遗二：执少弃多。"一""二"相较，"一"谓少，"二"谓多。㉕熏：香草。　㉖圮（pǐ 痞）：倾败。　㉗自尤：自责。　㉘政治：指国事。

【解读】

方孝孺（1357—1402），字希直，一字希古，号逊志，其故居旧属缑城里，因称缑城先生，任汉中府教授时，蜀献王朱椿赐名其读书处为正学，故又称正学先生，浙江宁海人，明初著名文士。年轻时师从宋濂，曾总裁《太祖实录》，并有《逊志斋集》二十四卷存世。《明史》本传称："孝孺幼警敏，双眸炯炯，读书日盈寸，乡人目为小韩子。""韩子"指韩愈。因拒绝为发动"靖难之役"的燕王朱棣起草即位诏书，遭受惨无人道的诛灭十族的灾祸，终年四十六岁。

文章采用拟人化的手法，通过对鼻窒之因的争辩而推论治国理政之法，别出新意。全文分为三段：前引后结，中为"鼻对"，即鼻子的回答，系主干。

首段讲方子骂鼻。为什么骂？因为炉火烧掉了下衣，并蔓延到上衣。骂什么？鼻子的职司是察辨细微的气味，现在火燎衣帛的气味已很浓烈，你鼻子居然"顽若不知"，没有尽职，因而闯下"壅蔽之祸"。"壅蔽"一语乃通篇之旨。

次段讲鼻子的反驳，内容充实饱满。"久之，鼻忽有声，声与口同"，一"久"一"忽"，耐人寻味，所发与口相同之声可大别为两层意思：

自"我受命为子之鼻"至"而反诮我为何哉"为前一层意，究竟是什么原因招致"壅蔽之祸"？并非我鼻子失职，而是您方子"昧于治身"。先自述一向称职。说我奉命成为您的鼻子，至今已经二十二年。我闻知兰茝椒桂都是芳香之品，让您佩藏；我发觉槁葅腐鲍皆属恶臭之物，使您避匿。您能够脚步不乱行、登山不遇毒，都是由于我的指引，何曾出现过失？再从多个方面申说方子的问题。先从反面说：您不明白养身，寒暖失宜，招引风邪入侵，从而堵塞我鼻孔，导致"火燎切肤"，这都是您的过失，同我鼻子有什么相干？后从正面言：如果您服食有节制，起居有常度，调理阴阳，没有什么缺失，我鼻子怎么会闻不到气味？进而借古代有志之士与方子对比，也从正反二途加以阐述，从而为本段第二层意作了充分的铺垫：古代志士即使到了老年，尚且平居不求舒适，依然振作大道，大雪使肌肤皲裂，但是没有闲心接近火炉，恐怕适意招致祸害，晓得炉火容易发生灾难，而方子您刚二十出头，又遇到丧父的祸患，正应当含冷冰嚼寒雪，用土块作枕头，以草席为坐垫，用愁思逼迫自己，拿冻饿折磨自己。这是从正面说。您竟然对此不加顾及，无所忌讳，颓唐轻慢，大寒时节迷恋于炉火，为自身考虑，实在是大错特错。这是从反面讲。左说右说，归为一意：为何您不自我反省，反而对我横加指责？

上述内容，有两个问题需要提及。

其一，《孟子·告子下》有"天将降大任于是人也，必先苦其心志，劳其筋骨，饿其体肤，空乏其身，行拂乱其所为，所以动心忍性，增益其所不能"语。文中所言"愁思怵迫，冻饿摧挫"之类，取意自《孟子》此番论说，表面上看，是鼻子对方子的批评，而实际上是方孝孺的自我激励。《逊志斋集》卷十五有一文题作《茹荼斋记》，方氏自言先后丧生母、继母、父亲，"盖二十而丁三艰"，"念昔人之言，以遭丧为荼毒，可谓甚矣。因辟一室居之，而以茹荼名之。既以志其悲苦，亦以自励也"，可见"茹冰嚼雪，块枕草坐"云云，正是方孝孺在丧亲悲苦中的奋发自励。

其二，关于方孝孺父亲丧亡，以及与此相关的《鼻对》作文时间的问题。方孝孺父亲方克勤，字去矜，号愚庵，曾授济宁（今属山东）知府，为官清廉正直而多能，《明史·循吏列传》有其传。据方孝孺《逊志斋集》卷二十一《叶伯巨郑士利传》，洪武九年（1376年），发生"空印"重大冤案。所谓"空印"，就是预先在文书上盖上印章，用时再填写具体内容。按明朝规定，每年各地都要委派官员到都城南京报送财政方面账册，其中多以粮食作为税款，途中难免会有损失，从而出现账册与实物不符的现象，须得返回重新盖印申报，来回运输，耗时费力。为此，前往户部审核的官员怀有事先盖过印信的空白书册，以备更改使用。这原是元朝的惯法，从未被明令禁止过。朱元璋认为使用空印会招致不忠，开放贪污之门，责令严查，涉及众多官员，方克勤受此案牵连被处死。时年方孝孺二十岁，正与本文"今子当始弱之时，有荼毒之祸"相合。古人守亲丧通常为三年，有卧草荐、枕土块的礼制。如《仪礼·既夕礼》"寝苫枕块"贾公彦疏："孝子寝卧之时，寝于苫，以块枕头。必寝苫者，哀亲之在草，枕块者，哀亲之在土云。"当"我受命为子之鼻，今二十又二冬"之时，正属方孝孺丁忧期间。

其余属后一层次，例举史书所载三事，说明出现壅蔽之祸皆有原因，进而推及治国之法。秦二世胡亥昏惑，终为赵高所杀，事见《史记·秦始皇本纪》；梁武帝萧衍宠任朱异，导致都城被破，事见《梁书·朱异传》；隋炀帝杨广饮酒无度，致使虞世基独揽朝政，事见《隋书·虞世基传》。其后所论皆语出双关。先总说树木内部不空，爬虫无从聚集，接着具言秦二世、梁武帝、隋炀帝"三主"偏信个别邪恶之徒，弃置众多忠良之士，导致祸乱频现、国家败亡的严重后果。一言以蔽之：人有壅蔽之祸则身病，王有壅蔽之祸则国乱。"一身之理且不达，况于政治也哉"，"论病以及国"的旨意跃然纸上。

末段系结语，经"鼻对"，方子仰天长叹，俯首自愧，幡然醒悟，于是去火弃炉，安神养气，不久鼻室果愈。

顺便说一下《鼻对》与《指喻》二文在《逊志斋集》中的序次问题。《逊志斋集》版本众多，皆为《指喻》在前、《鼻对》在后，而从写作时间来说，《指喻》写于公元 1381 年，方孝孺二十五岁时，《鼻对》写于公元 1378 年，方孝孺二十二岁时。据成文的时间先后，本书将《鼻对》置于《指喻》之前。

指　喻

方孝孺

　　浦阳郑君仲辨①，其容阗然②，其色渥然③，其气充然，未尝有疾也。他日，左手之拇有疹焉，隆起而粟④。君疑之，以示人，人大笑，以为不足患。既三日，聚而如钱，忧之滋甚，又以示人，笑者如初。又三日，拇之大盈握，近拇之指皆为之痛，若剟刺状⑤，肢体心膂无不病者，惧而谋诸医。医视之，惊曰："此疾之奇者⑥，虽病在指，其实一身病也，不速治，且能伤生。然始发之时，终日可愈；三日，越旬可愈；今疾且成，已非三月不能瘳。终日而愈，艾可治也；越旬而愈，药可治也；至于既成，甚，将延乎肝膈，否，亦将为一臂之忧。非有以御其内，其势不止；非有以治其外，疾未易为也。"君从其言，日服汤剂，而傅以善药⑦。果至二月而后瘳，三月而神色始复。

　　余因是思之：天下之事常发于至微，而终为大患；始以为不足治，而终至于不可为。当其易也，惜旦夕之力，忽之而不顾；及其既成也，积岁月，疲思虑，而仅克之⑧。如此指者多矣。盖众人之所可知者，众人之所能治也，其势虽危，而未足深畏。惟萌于不必忧之地，而寓于不可见之初，众人笑而忽之者，此则君子之所深畏也。昔之天下，有如君之盛壮无疾者乎？爱天下者，有如君之爱身者乎？而可以为天下患者，岂特疮痏之于指乎⑨？君未尝敢忽之，特以不早谋于医，而几至于甚病；况乎视之以至疏之势，重之以疲敝之余？吏之戕摩剥削，以速其疾者，亦甚矣！幸其未发，以为无虞，而不知畏，此真可谓智也与哉？

　　余贱，不敢谋国，而君虑周行果⑩，非久于布衣者也。《传》不云乎，"三折肱而成良医"？君诚有位于时，则宜以拇指为戒。

洪武辛酉九月二十六日述。

——中华书局四部备要本《逊志斋集》卷六

【注释】

①浦阳：地名。今属浙江义乌。　②阗（tián 田）然：饱满貌。　③渥（wò 握）然：红润貌。　④而：通"如"。　⑤剟（duó 夺）刺：刺戮。⑥奇：罕见。　⑦傅：通"敷"。　⑧仅：方才。　⑨疮痏（wěi 委）：疮疡。⑩虑周行果：思虑周密，行事果决。

【解读】

方孝孺生平见本书《鼻对》。

此文写于洪武十四年（1381 年）。前此一年，左丞相胡惟庸案发，陆续株连三万多人，同时外受北元的侵扰，内有贪官的暴敛，明王朝处于内忧外患的漩涡之中，方孝孺因作此涉医的政治小品，以身病喻国乱，发出"知畏"之论。说明国家的祸乱如同人体的病患，也是从无到有，由微至著，告诫在位官员应以拇指之疹为鉴，未雨绸缪，预作防范，是为"指喻"之题旨。

全文以先叙后论的结构呈现。

首段叙述郑仲辨拇指之疹的演变与诊治过程。采用欲擒故纵的手法，先行交代病主郑仲辨容貌饱满，面色红润，精力充沛，未曾患过疾病，用以与其后病情的滋生蔓延形成鲜明的对照。郑仲辨拇指之疹有三个变化阶段：初起时"而粟"，发展到"如钱"，乃至"大盈握"；病主的心理则由"疑"到"忧"而至"惧"；治疗手段随着病程的延长而有所不同，由"艾可治"到"药可治"，而至必须内外并治；可愈之日随着病势的发展而迅猛递增，由"终日可愈"到"越旬可愈"，而至"非三月不能瘳"。"以为不足患"，是促使病情加重的重要原因，防微杜渐之意于此而显见。

通过上述生动而形象的叙事，蓄足了势，充满了气，作者于次段以"余

因而思之"起笔,由一指之疹推论到一国之治,"深畏"的高论便顺理成章地呼之而出:

一是国乱犹如身病。如同郑仲辨拇指之疹初发时"而粟","以为不足患",终达到"将延乎肝膈"的严重程度,与此相类,"天下之事常发于至微,而终为大患;始以为不足治,而终至于不可为","萌于不必忧之地,而寓于不可见之初,众人笑而忽之者,此则君子之所深畏也"。不畏其危,而畏其忽。病患虽危而慎治之,可转危为安,故不畏;病患虽轻而忽视之,便日渐蔓延,故深畏。

二是国乱甚于身病。作者所"思"并未到此为止,进而分析天下在四个方面不如病主,更进一步地阐发"深畏"的主旨。其一,天下本来就不如病主盛壮无疾;其二,爱天下者,不如病主之爱身;其三,天下所患之病远甚于病主的一指之疹;其四,尤为重要的是,病主对手指之疹"未尝敢忽之",而执政者对于天下之病,不仅"视之以至疏之势,重之以疲敝之余",而且"戕摩剥削,以速其疾"。作者指出国力的衰弱,当权者的麻痹,官吏之盘剥,必将加速国家的丧亡。

末段要求郑仲辨,进而希望执政者"以拇指为戒",谋求治国之道。

郑仲辨与方孝孺有交往。《逊志斋集》卷十有《答郑仲辨二首》。方孝孺在第二封书信中说道:"仆今年三十七,足下当六十矣。"可知郑仲辨比方孝孺年长许多。《指喻》写于方孝孺二十五岁时,此年郑仲辨年近"知命"。

方孝孺曾作史论《深虑论》十首,其第一首备举历代兴亡之史实,论说"祸常发于所忽之中,而乱常起于不足疑之事"的道理。《指喻》一文可谓此论的补证。

医俗亭记

吴　宽

　　余少婴俗病，汤熨针石，咸罔奏功，而年日益久，病日益深，殆由腠理肌肤以达于骨髓，而为废人矣。客有过余，诵苏长公竹诗①，至"士俗不可医"之句，瞿然惊曰②："余病其痼也耶，何长公之诗云尔也？"既③，自解曰："士俗坐无竹耳④，使有竹，安知其俗之不可医哉？"则求竹以居之。

　　而家之东偏，隙地仅半亩⑤，墙角萧然有竹数十个⑥。于是日使僮奴壅且沃之⑦，以须其盛。越明年，挺然百余，其密如篑⑧，而竹盛矣。复自喜曰："余病其起也耶？"因构小亭其中。食饮于是，坐卧于是，啸歌于是⑨，起而行于是，倚而息于是，倾耳注目，举手投足，无不在于是。其藉此以医吾之俗何如耶？吾量之隘俗也⑩，竹之虚心有容足以医之⑪；吾行之曲俗也，竹之直立不挠足以医之；吾宅心流而无制⑫，竹之通而节足以医之；吾待物混而无别，竹之理而析足以医之；竹之干云霄而直上⑬，足以医吾志之卑；竹之历冰雪而愈茂，足以医吾节之变；其潇洒而可爱也，足以医吾之凝滞；其为箑、为简、为箭、为笙箫、为簠簋也⑭，足以医吾陋劣而无用。盖逾年，而吾之病十已去二三矣。久之，安知其体不飘然而轻举，其意不释然而无累⑮，其心不充然而有得哉？

　　古之俞跗、秦越人辈，竹奚以让为？然而，是竹也，不苦口，不瞑眩⑯，不湔浣肠胃，不漱涤五脏⑰。长公不余秘而授之。余用之，既有功绪矣⑱。使人人皆用之，天下庶几无俗病与？

　　明年余将北去京师⑲。京师地不宜竹。余恐去竹日远而病复作也。既以名其亭，复书此为记。迟他日归亭中⑳，愿俾病根悉去之，不识是竹尚纳我否？

　　　　　　　　　　——四部丛刊本《家藏集》卷三十一

【注释】

①苏长公：指北宋文学家苏轼。长公，长兄之称。 ②瞿（jù 据）然：心惊貌。 ③既：不久。 ④坐：因为。 ⑤仅（jìn 近）：几乎。 ⑥萧然：冷落貌。 个：量词，用于计算长条形物，相当于"枚"。 ⑦壅：用土壤或肥料培在植物根部。 ⑧箦（zé 责）：用竹片编成的床垫子，亦泛指竹席。⑨啸歌：长啸歌吟。 ⑩量：度量。 ⑪有容：宽宏大量。 ⑫宅心：居心。流：放纵。 ⑬干：干犯。 ⑭筒（tǒng 统）：竹筒。 简：古代用以书写的狭长竹片。 簠（fǔ 府）簋（guǐ 鬼）：皆古代祭祀用器。簠用以盛稻粱，簋用以盛黍稷。 ⑮释然：疑虑消除貌。 ⑯瞑眩：头晕目眩。《尚书·说命上》有"若药弗瞑眩，厥疾弗瘳"句，故云。 ⑰"不湔浣"二句：《史记·扁鹊仓公列传》有"湔浣肠胃，漱涤五脏"语。 ⑱功绪：功效。⑲京师：京城。指今北京。 ⑳迟（zhì 至）：等待。

【解读】

吴宽（1435—1504），字原博，号匏庵、玉延亭主，长洲（今江苏苏州）人，明代文学家、书法家。成化八年（1472 年），会试、廷试皆第一，后累官至礼部尚书兼翰林院学士，卒谥文定。著有《家藏集》七十七卷，又称《匏翁家藏集》《匏翁家藏稿》《匏庵集》。《明史》有其传。

岁寒三友松竹梅，竹跻身于内，梅兰竹菊四君子，竹厕列其中，此皆由其凌霜傲雪的品格、生意盎然的风姿之所由致。从谢庄《竹赞》、王维《竹里馆》到方志敏《咏竹》、邓拓《竹》，历代以竹入诗者不胜枚举。还有以竹入画、入印、入书法者，竹文化之所涉，可谓广博精深。竹子不唯品格令人赞美，风姿让人叹赏，实际用途更是使人深受其益，其中就包含着药用价值。它可以用来治疗身体上的病患，如竹叶就是药方所用淡竹叶，有清热利尿的功用，竹沥（即竹汁）有镇惊利窍的功用。不仅如此，它还能用以治疗思想上、习气上的病患。苏东坡曾经写过一首竹诗，题为《于潜僧绿筠轩》，其中有云："可使食无肉，不可居无竹。无肉令人瘦，无竹令人俗。人瘦尚可肥，士俗不可医。"吴宽据此以竹入文，写了此篇《医俗亭记》，论述用翠竹治疗俗病的问题。

首段文意可判为三层：一为患俗病。劈头以"余少婴俗病"点题，而且疗治无效，病情日渐加重。二为诵竹诗。有客诵苏东坡竹诗，带出文章的主体"竹"，作者惊心于其中"士俗不可医"句，担忧所患已然沉重，不然，为何苏轼的诗要如此说呢。三为萌发栽竹之想。自我辩解，士俗因无竹而生，有竹则俗病可治，因而落笔于"求竹"。

次段紧承上文，叙述培竹构亭及日居亭中，赞美竹之形性及其医俗之功。先说培竹之举。住所的东边有空地几达半亩，墙角零零落落地竖立着几十枝竹。于是每日安排童仆施肥浇水，以待其繁盛。到了第二年，密密麻麻地矗立着百多竿，果然如愿地蔚然成林。"余病其起也耶"正应上文"使有竹，安知其俗之不可医哉"。进而讲在竹林中构筑小亭。接着连用六个"于是"，"食饮""坐卧""啸歌""起行""倚息"，乃至于视听举动，无一不在亭中，足见其持恒不懈的医俗之心。效果如何呢？作者从竹子的形态、质性、用途等方面，归纳了疗治俗病的八大功效：我气量狭隘的俗病，竹之内部空虚能容完全可以疗治；我行为乖戾的俗病，竹之挺直不屈完全可以疗治；我放纵散漫的俗病，竹之通彻有节完全可以疗治；我待人混同无别的俗病，竹之纹理明析完全可以疗治；竹之笔直向上，完全可以疗治我志向卑下的俗病；竹之经冬不凋，完全可以疗治我气节不坚的俗病；竹之潇洒可爱，完全可以疗治我拘泥不化的俗病；竹之用途广泛，完全可以疗治我浅陋无能的俗病。在这八个方面的竹疗中，就句式而言，前后各四组，有所变化。久而久之，竹林清净淡雅的氛围，足可荡除身上的污垢、脑中的邪念、胸内的尘浊，作者连用"飘然""释然""充然"，描摹经"竹疗"尽扫俗病后身心愉悦的神态。

第三段继续着上段畅快的联想：竹子的疗效既然如此地神奇，古代俞跗、秦越人诸名医为何不用来治病呢？那是由于竹子不让人感到味苦难尝，头晕目眩，无须冲洗肠胃，涤濯五脏，用来治疗肉体的疾病，而是祛除思想习气上的泥滓。苏长公不隐瞒而把这味医俗药传授给我，用之既有功效，进而希望"人人皆用之"，表达了荡涤天下俗病的美好愿望。

末段说明撰写本文的目的。次年作者将北上京城进入官场，担心远离家乡竹林小亭而俗病复发，为此写就此文。至此，"医俗亭记"四字逐一透出。等待他日复返亭中，希望使"十已去二三"的病根得以尽除，最后以不知此竹是否还能接纳我的调侃语作结。

吴宽曾称扬"竹有君子之德"（《家藏集》卷三十七《瞻竹堂记》），而其处世为人恪守此德，言行端方，备受时人赞美。如彼时担任内阁首辅的刘健评价说："宽行履高洁，志操纯正，权势荣利，所在退避若懦夫。"（《明实录·明孝宗实录》）有其人而始有其文。文章借题发挥，论述用竹子治疗俗病的问题，颇为新奇可喜，悦目清心。在俗不可耐的言行塞耳充目的时日，读读此类饱含清逸之风的短文，尝试一下"竹疗"，自可大有裨益。

明处士江民莹墓志铭

汪道昆

　　当世以布衣称作者①，无虑数十家②，乃若质行雅驯③，则余窃多江民莹④。顷，民莹将捐馆舍⑤，遗季公民璞书曰⑥："平生知我者，唯季若汪中丞⑦，愿季为状⑧，中丞为铭⑨，幸须臾无死，犹及见之，死且不朽。"往，余为民莹立传，曾未得其什二三，乃今要我以平生之言⑩，奈何负民莹地下？遂受季公状，摭其轶事志之⑪。

　　志曰：江处士瓘⑫，歙人，世家篁南⑬，字民莹，赠尚书郎终慕公第三子也。幼负奇气，顾犹跳梁⑭。年十四，母郑安人以暴疾终，既含不瞑⑮。民莹拊棺号哭曰："母其以二三子未树邪？所不夙夜以求无忝者⑯，有如此木！"遂瞑。自是折节为学⑰，务以身先季公⑱。乃从故太守吴先生受诗。吴先生间得李献吉赋诗若干篇示民莹⑲。民莹心独喜，终日诵之，尝窃效为诗，有近似者。初试县官⑳，不利。父命之商，民莹辄商，孳孳务修业㉑。会督学使者萧子雝行县㉒，并举民莹、民璞补县诸生㉓。又明年应乡试，复不利。民莹惭，自愤不务稼而罪岁凶，何为乎？遂下帷读书㉔，历寒暑，穷日夜，不遗余力。民璞请少息，毋已太劳㉕。民莹愀然曰㉖："季子游困而归，由发愤起。纵自爱，而忘而母不瞑邪㉗？"顷之病作，一夕呕血数升，延医十余曹㉘，不效。因涉猎医家指要㉙，自药而瘳。比治本业如初㉚，又复病，释业复瘳，递病递瘳，盖十年往矣。乃叹曰："显亲扬名，即男子所有事，彼亦傥然而来者耳㉛，顾轻身以希必获，谓父母遗体何㉜？"遂谢学官㉝，罢举子业。日键关㉞，坐便坐㉟，几上置《离骚》《素问》诸书，卧起自如，不问梱外事㊱，即家务左右梦起㊲，终不入于心，由是就业益多㊳，神益王矣㊴。

甲辰，季公举进士，民莹沾沾喜曰："幸哉！有此无伤母氏心，瞑可也！瞑可也！"民莹属辞尔雅⑩，藉藉称名家⑪。当是时，邑人王仲房、海阳人陈达甫亦皆负论著而薄诸生⑫，相继引去⑬。乡大夫游汝潜、汪正叔、方定之，则尤推毂民莹⑭，郡中人士翕然附之。既而自托远游，将倾四海之士⑮，则之越之吴之楚，足迹遍于东南。会民璞徙官留都⑯，则之留都，习朝市之隐⑰；及拜信州太守，则道信州⑱，出闽越，谒武夷君⑲；其后兵备饶州⑳，则又道饶州，登匡庐，泛彭蠡而下。所至未尝通谒，而缙绅学士争愿从游。归，语人曰："入其境，其士可知也。顷余入会稽㉑，探禹穴㉒，其士多奇㉓；余历吴门，泛五湖而东㉔，其士放达㉕；楚有七泽，泱泱乎大观㉖，其士闳廓而多材㉗；秣陵为高皇帝故都㉘，衣冠文物盛矣㉙，四方豪杰分曹而仕㉚，伏轼而游㉛，盖士之渊薮也㉜；大江以西，以匡庐胜，其士好修㉝；闽越以武夷胜，其士倬诡㉞。游方之内，此其大较也㉟。吾将为方外游矣㊱。"既又赴会稽，视仲子应宿病。应宿愈，民莹乃负病西归。中道应宿刲股进之㊲，幸少间，亟乘舟就舍。病益深，季子应乾、季子妇程氏刲股递进之，卒不起。盖乙丑八月二十六日也，距生宏治癸亥㊳，享年六十三。

居常于于近人㊴，一切无所失；及其操直言，引当否，不取苟容㊵。岁饥，浙有司下遏籴令㊶，辄引《春秋》大义上书部使者㊷，请罢之，语在集中，不具载。某子甲，以赀爵万户㊸，会有疾，侮诸医㊹。民莹过万户家，让万户㊺："公能以富贵骄人矣，亦能以生死下士乎？公之疾得士则生，不得则死，富贵无为也㊻！"季公既贵，始立祖庙㊼，属民莹定约法，修祠事㊽，以为常。即民莹以处士之义终，功用未试，其于国事，则尤惓惓㊾，尝著论言备边事，犁然可采㊿。藉苐令得志①，其画策何可胜穷②！乃今食不过上农③，年不逮中寿，家人之产，盖靡有存④，惜也！配临溪吴氏⑤，举子三⑥，长曰应元，仲、季即刲股者。兹当大事⑦，将卜所宜，为之铭以待。

铭曰：相彼良玉⑧，胡然而终藏⑨？尔有文德⑩，恶用乎珪璋⑪？相彼梁木，胡然而先拨⑫？尔有令名⑬，恶用乎黄发⑭？浙江东渐⑮，厥有新阡⑯；君子归止^⑰，是曰九原^⑱。

——人民卫生出版社 1957 年影印知不足斋丛书刊本《名医类案·附录》

【注释】

①称作：扬名。　②无虑：大略。　③乃若：至于。　质行：品德操行。雅驯：典雅纯正。　④多：推崇。　⑤捐馆舍："死"的婉言。　⑥遗（wèi未）：给予。　季公民璞：江瓘的小弟江民璞。季，排行在最后。　⑦若：连词。和。　⑧状：行状。文体名称，记述死者生平行事的文字，亦称行述。⑨铭：文体名称，多刻在碑版或器物上，用以称功德或自警。此指墓志铭。⑩要（yāo腰）：邀请。　⑪摭（zhí直）：搜集。　轶事：不见于正式记载的事迹。轶，通"佚"。　志：记述。　⑫处士：古时称有才德而隐居不仕之人。　⑬篁（huáng皇）南：今安徽歙县。江瓘因而自号篁南山人。　⑭跳梁：顽皮。　⑮含：同"琀"。古代放在死者口中的珠、玉、米、贝等物。此作"死"的婉言。　⑯所：假如。　夙夜：日夜。　无忝（tiǎn舔）：不玷辱。　⑰折节：强自克制，改变平素志行。　⑱先：诱导。　⑲间（jiàn见）：偶尔。　李献吉：李梦阳，字天赐，又字献吉，号空同子，明代文学家，有《空同集》。　⑳县官：官府。　㉑孳孳：同"孜孜"。勤勉。孳，通"孜"。　修业：经营产业。　㉒会：恰巧。　督学使者：官名。督察学政之职。　行：巡视。　㉓诸生：明清两代称已入学的生员。　㉔下帷：放下室内悬挂的帷幕。引申为闭门。　㉕毋已：不能。　㉖愀（qiǎo巧）然：容色改变貌。　㉗前"而"：通"能"。　后"而"：代词，指"你我二人"。㉘曹：表人称复数。　㉙指要：要旨。　㉚比：等到。　㉛傥（tǎng躺）然：侥幸。　㉜父母遗体：指称自己的身体。　㉝谢：推辞。　学官：官学教师。㉞键关：犹闭门。　㉟便坐：厢房。　㊱梱（kǔn捆）：门槛。　㊲棼：纷乱。　㊳益：逐渐。　㊴王：通"旺"。旺盛。　㊵属（zhǔ主）辞：诗文。尔雅：近于雅正。　㊶藉（jí吉）藉：显著盛大貌。　㊷负：依恃。　㊸引

去：离去。　㊹推毂（gǔ 古）：荐举。　㊺倾：钦慕。　㊻留都：古代王朝迁都后，在旧都常置官留守，称留都。明成祖迁都北京后，旧都南京为留都。　㊼习：了解。　朝市：泛指尘世。　㊽道：取道。　㊾武夷君：古代传说武夷山中的仙人。　㊿兵备：官名。即兵备道，明置，掌道内秩序安定。　51会（kuài 快）稽：此指会稽山，在今浙江绍兴东南。　52禹穴：禹的墓地。在会稽山上。　53多奇：超群出众。　54五湖：太湖及附近湖泊。　55放达：豪放豁达，不拘礼俗。　56浃浃：弘大貌。　57闳（hóng 红）廓：博大。　58秣陵：古县名，今南京秦淮河以南。明洪武元年，太祖朱元璋建都于此。　59衣冠：代称搢绅、士大夫。　文物：指礼乐制度。　60分曹：犹今之分部门。曹，古代分科办事的官署。　61伏轼：乘车。轼，车前端用作扶手的横木。　62渊薮（sǒu 叟）：泛指人和事物聚集之处。　63好（hào 浩）修：喜好修饰仪容。借指重视道德修养。　64倬（zhuō 桌）诡：奇特。　65大较：大略。　66方外游：谓寻仙访道。　67刲（kuī 亏）股：割大腿肉。割股疗亲，古以为孝行。　68宏治：即弘治。明孝宗年号。清代重印《名医类案》时，为避清高宗爱新觉罗弘历（乾隆）讳，改为宏治。　69于于：舒徐貌。　70苟容：屈从附和以取容于世。　71有司：官吏。古代设官分职，各有专司，故称。　遏粜（tiào 跳）：阻止卖出粮食。　72大义：大道理。　73万户：官名。　74侮：轻慢。　75让：责备。　76无为：无用。　77祖庙：供祀祖先的宫庙。　78祠事：祭礼。　79惓（quán 全）惓：忠心耿耿貌。　80犁然：明辨貌。　81藉第令：亦作"藉第令""藉令"。假如。　82画策：谋划策略。　83食（sì 饲）：供养。　上农：亦称"上农夫"。古代指种植条件较好、收益较多的农民。　84厪：通"仅"。　85配：配偶。　临溪：地名，今属安徽。　86举子：生子。　87大事：指丧葬事。　88相（xiàng 向）：察看。　89胡然：为什么。　90文德：指礼乐教化。与"武功"相对。　91珪璋：亦作"圭璋"。玉制的礼器，古代诸侯亲自或委派使臣朝见天子时所用。　92拔：折断。　93令名：美好的声誉。　94黄发：指年老。　95浙江：即今安徽、浙江境内的新安江及其下游。　　东渐：向东流。　　⑯阡：坟墓。　　⑰归止：归宿。　　⑱九原：春秋时晋国卿大夫的墓地。后泛指墓地。

【解读】

汪道昆（1525—1593），字伯玉，号太函、南溟等，歙（今安徽黄山）人。嘉靖二十六年（1547年）进士，初任义乌知县，后续任福建、湖广等地巡抚，官至兵部左侍郎，系抗倭名将，明代剧作家，著有《太函集》《大雅堂乐府》等。《明史》载其传。

全文由引语、墓志、墓铭三个部分组成。

第一部分亦即首段交代撰写墓志铭的缘由。其一，江瓘（字民莹）为人处世值得称扬。作者认为当代以平民身份而扬名的大略有几十人之多，而就品德操行来说，尤其推崇江民莹。其二，遵从江瓘生前嘱托。江瓘临终前在给其弟江珍（字民璞）的书信中说，平生深知我江瓘为人的，只有你与汪道昆二人，希望你写行状，汪撰墓志铭。为此汪道昆义不容辞承担起撰写重任。

据此段所言，汪道昆所撰墓志铭的材料来自三个方面：一是汪道昆曾为江瓘写过的一篇《江山人传》（收入《太函集》卷二十七，又见于《名医类案·附录》）；二是江民璞所撰江瓘行状；三是搜集到的江瓘佚事。

文中称汪道昆为汪中丞。中丞系官名，明代称巡抚为中丞，而汪道昆于嘉靖四十四年（1565年）作此文时，正在福建巡抚任上，故有此称。在汪道昆的交游群内，每有用此称呼的，如王世贞有《长歌答汪中丞伯玉》，欧大任有《寄汪中丞伯玉》七律等。

第二部分为墓志。按其所述内容判作三段。

第一段主旨是江瓘因病弃儒，潜心医学。其中每多曲折过程，可析为三层。

至"务以身先季公"系首层，述江瓘由"跳梁"到"折节为学"的变化。先交代江瓘的出身。讲到乃父终慕公、乃母郑安人。据《溪南江氏族谱》

所载《处士终慕江翁行状》《赠安人江母郑氏行状》《明赠承德郎南京兵部车驾司署员外郎事主事江公暨安人郑氏合葬墓碑》等篇，终慕公名才，字大用，号终慕，三岁丧父，后在郑氏的激励下，以行贾贩卖发家。有琇、佩、瓘、珍四子，令琇、佩二子外出经商，教瓘、珍二子居家习文。卒于嘉靖二十八年（1549年），享年七十五，死后追封承德郎爵位。该爵位在明代属正六品，因而其妻得以封赠为"安人"。江瓘自幼抱负不凡，只是还有点顽皮。十四岁时，母亲暴病而亡，眼目不闭。江瓘双手拍着棺木痛哭道：母亲大概担心我们弟兄几个还未成人吧？如果不日夜勤奋进取，以求不玷辱父母，就让此棺木警诫吧！凄婉激愤之情毕现，乃母两目随即闭合。江瓘从此一改顽性，认真为学，用以诱导江珍。

至"罢举子业"为次层，叙江瓘仕途理想的破灭。先述其学诗。今传江瓘《江山人集》七卷，有诗五卷、文二卷。次述先后两度应试名落孙山。其间又掀起一番波澜：初试"不利"，遵父命"务修业"；幸补"诸生"，遂再战场屋。虽然屡战屡败，惭形于色，文章以"自愤不务稼而罪岁凶"表明自恨不努力读书却责怪未能考取，为此屡败仍欲续战，益加拼命地埋首于书海。民璞规劝他不要过于劳累，他就以苏秦游困发愤的典故与母亲死不瞑目的情事自勉。苏秦字季子，战国时纵横家。《史记》本传记载他"游困而归，由发愤起"，又见于《战国策·秦策一》。《素问·经脉别论》有云"生病起于过用"，江瓘终因"发愤"太过而病倒。病一好，又如前般地"穷日夜"攻读举子业，而一旦攻读，病又复发。递病递瘳，屡攻屡病，寒窗病榻，往来复去，迭经十载，而功名未就。至此，方才感叹地说：使双亲显耀，名声传扬，虽然是男儿的全部事业，那也是侥幸而来的，只是轻身以求必定获得，对于身体来说怎么承受得了呢？江瓘深感心有余而力不足，遂退而求其次，弃儒习医。

其后属末层，言江瓘由此而潜心于医。"键关"与上之"下帷"皆是闭门义。前说"下帷"习举业，此谓"键关"读医书。从此江瓘的医术逐渐长进，神色逐渐旺盛。看来钻研医道、从事医业乃是江瓘的最佳选择。

有关此段，有三点宜加补述。

一是从中可见江瓘行事，每每专一不二：学诗则"终日诵之"，经商即"孳孳"，读书便"不遗余力"，习医遂"不问梱外事"。

二是萧子雝其人其事。文中说到因督学使者萧子雝举荐，江瓘、江珍得补县诸生。萧子雝（1488—1572），名鸣凤，字子雝，号静庵，山阴（今浙江绍兴）人。早年从王守仁游学，正德九年（1514年）进士，授御史副使，曾先后于南畿、河南、广东三督学政，有"萧北斗"之誉，终任于户部右侍郎。《绍兴府志》载《萧鸣凤文集》十五卷。《明史》有其传。

三是江瓘的医术。呕血数升，请了十多位医生都未能治好，他因而泛读诸多医家要旨，自行用药而病愈。反映在尚未专心学医前，江瓘已然具有一定的医学基础。及至两耳不闻窗外事，一心只读医药书后，医疗水平自然突飞猛进，故而深得朋辈、后人称扬。《名医类案》有游震得、许国序与江应宿跋。友人游震得在序文中说："博习方书，探悟玄奥，治身之余，推及朋旧，危标异症，还瘵保生，篁南子伟然为名医焉。"许国系江瓘的同乡后辈，其序例举一案："往余家居，嫂氏病疟，疟且久，更数医，不治。叟治之，投匕而愈。"江应宿是江瓘的次子，跋文称乃父"抱疴攻医，数起人危疾"。一皆称扬江瓘医术高超。

第二段主要叙述江瓘的人际交往与游历见闻。

因其游历与江民璞为官紧密相关，因而开端带说江民璞于嘉靖二十三年（1544年）举进士事。弟兄中终于有人获取功名，江瓘想到母亲"既含不暝"是因"二三子未树"，今小弟已"树"，为此沾沾自喜地连发"暝可也"之慰语。

江瓘诗文近于雅正，名声隆盛，得到士人公认。文中提到江瓘的几位朋辈：同乡王仲房（名寅，号十岳山人）、海阳（今属安徽）人陈达甫（名有守，号六水山人）皆依仗论著而轻视众儒，先后离开歙地。《太函集》卷二十八有《王仲房传》。陈达甫有与汪淮、李敏合作编撰《徽郡诗》八卷。据《定本黄山志》卷三《王寅传》记载，由王仲房发起，嘉靖二十一年（1542年）重九日，有王仲房、陈达甫、江瓘兄弟等十六人在黄山天都峰下结成"天都社"，以诗会友。游汝潜字震得，即上文提到曾为《名医类案》作序者，婺源人，嘉靖进士，官至副都御史。汪正叔名一中，歙人，嘉靖进士，曾任江西副史等职。方定之名宏静，歙人，嘉靖进士，官至南京户部右侍郎。江瓘获得这几位儒臣的荐举，乡里的士人也一致附和。

其后备说江瓘出游，沿着江民璞的为官路线：首站到留都南京，了解朝市的大隐。西晋王康琚《反招隐诗》有"大隐隐朝市"句。次站取道信州（今江西上饶市西北），游走于闽越，即今福建北部、浙江南部一带，拜见武夷君。第三站抵达鄱阳（今属江西），登庐山，泛舟鄱阳湖。回归家乡，与人畅谈游感，评点各地士人的特点，或超群出众，或豪放豁达，或博学多才，或人才密集，或喜好修饰，或奇特怪异。据《江山人集》所载江民璞《送家兄霞石山人东还二首并序》的落款"岁在庚申秋"，可知江瓘此番游历结束于嘉靖三十九年（1560年）秋季。其后又作"方外游"，寻仙访道。次子江应宿患病于会稽，江瓘赶去诊视，应宿疾患痊愈，而江瓘自己染疴，抱病返乡，其间虽有应宿以及三子应乾夫妇割股疗亲之孝行，也无济于事，与首段"捐馆舍"遥相呼应。江瓘生于弘治十六年（1503年），卒于嘉靖四十四年（1565年），享年六十三。

此段有个问题值得探讨：江瓘因何要出游？文章说是"将倾四海之士"，即钦慕各地士人，讲到了点子上。《江山人集》有篇《霞石山人传》（江瓘又号霞石山人），其中说到出游的原因："尝读史，慕太史迁为人"，感叹地说："丈夫不能周游四方，友天下之士，徒抑首蓬户，享其敝帚，将为辽东豕邪？"（又见于《太函集》卷二十七《江山人传》）何为"辽东豕"？《后汉书·朱浮传》有说："伯通自伐，以为功高天下。往时辽东有豕，生子白头，异而献之，行至河东，见群豕皆白，怀惭而还。若以子之功论于朝廷，则为辽东豕也。"东汉大将彭宠（字伯通）跟随刘秀打天下，未能得到重用，便不服幽州长官朱浮的调遣，甚至要起兵反叛。朱浮写信给他，说有个辽河农夫因为家里生了一头白头猪，就想进献给皇帝，可走到辽东一带，发现那里的猪都是白头，只得惭愧地返回，讥讽彭宠犹如辽河农夫。后以"辽东豕"谓知识浅薄，少见多怪。由此可见，江瓘出游的目的是开阔眼界，增长见闻，"友天下之士"。

第三段着重追述江瓘惓惓国事、勇于直言之作为。

江瓘平时和蔼可亲，处事稳当，但是遇有不平，敢于直言，不采取苟且容身的态度。"于于近人"与"不取苟容"映照，用以突出后者。以下举两件实例说明。一者，饥荒之年，浙江有关官府还下达禁止卖出粮食的法令，江瓘就引证《春秋》的大道理上书给御使，请求停止执行此令。二者，某人用钱买个食禄万户的官爵，正好有病，轻慢诸医。江瓘便赶往这个万户家中，加以责备开导：您可以凭借富贵傲视他人，也能够罔顾生死小看医师吗？有医师则生，无医师则死，富贵无用！

其后插入江瓘为供祀祖先的宫庙修订祭礼事。据《溪南江氏族谱·溪南江氏祠堂规》，江氏宗庙所定祭礼，包括祭祀的仪式、祭品、礼器、衣着、费用等，礼缛而文繁。

除了前述"不取苟容"的两事外，还补录一则江瓘关注国事例：曾经撰文论述如何防守边疆，条陈清晰，足可采纳。康熙三十八年《徽州府志》卷十五《隐逸传》"江瓘"条言其"所著有《山人集》《论过籴书》《九边论》"。其中《论过籴书》，道光七年《徽州府志》卷十二《人物志》与卷十五《艺文志》并作"《论遏籴书》"，宜是。《论遏籴书》即针对前述"浙有司"之"遏粜令"，《九边论》亦即所称"著论言备边事"。江瓘忧国忧民，颇有点范仲淹的况味。作者推论江瓘如果得志为官，谋划也就数不胜数，乃今有心而无力，不得遂其志，禄、寿皆平平，"惜也"一叹，深得其味。有关上寿、中寿、下寿，前人多有论述。《淮南子·原道训》有"凡人中寿七十岁",此称江瓘"年不逮中寿",盖本之于此。

面对丧葬大事,将选择适宜的墓地与出葬吉日,为此最后之第三部分设为墓铭。

铭文说:看那良玉,为什么始终收藏?你有文德,何须借重于圭璋?看那梁木,为什么先行斫丧?你有美名,何须待黄发飘扬?渐江东流,新墓坐落曲水旁;君子归宿,这就是九原陵场。

墓铭采用韵文形式盛赞江瓘的文德、令名。以良玉之终藏不用,喻江瓘布衣终生。虽然如此,因其夥有文德,所作"遏籴"之书、"九边"之论每多可采,因而不必佩戴上朝的圭璋,照样可以发挥作用,这是惜中自有不惜的安抚。以栋梁折断,喻有德之人早亡。江瓘虽然"年不逮中寿",但富具美名,为人行事,广受时人称扬,因而无须活到"黄发"高寿,这是悼中自有不悼的慰藉。

文章以饱满的热忱,细腻的笔触,披露江瓘的兄弟之情、父子之爱,赞美其高尚的操行、典雅的文辞,颂扬其直言不苟的精神、忧国忧民的情怀,尤其是把治业遂病、释业复瘳,从而导致苦苦追求的功名与之擦肩的情状描绘得栩栩若活,似可从中捕捉到江瓘无可奈何的眼神、难以启齿的心态。有鉴于此,本文宜为上乘的墓志铭作。但是需要指出的是,综观江瓘一生,对社会所作最大贡献,乃是潜心二十载所著《名医类案》。该书集明以前医案之大成,是我国第一部中医医案类书,由江瓘草成于嘉靖三十一年(1552年),后由其子应元校正、应宿述补,续撰于万历十九年(1591年)。全书收录历代医案约二千四百例,包括江瓘、江应宿医案五十余例,分二百零五门,并附有评语。《四库全书总目提要》称《名医类案》"多所驳正发明,颇为精审","可为法式者固十之八九,亦医家之法律矣"。为江瓘所作墓志铭文竟无一语及此,汪道昆囿于"德成而上,艺成而下"之说亦为痼矣,这是此文最主要的欠缺。

《医方考》自序

吴　崑

上医治未病，方无尚也①，垂经论焉。经论，医之奥也。中医治已病，于是乎始有方。方，医之粗也，非其得已，视斯民之疾苦，故因病以立方耳。季世人知医尚矣②，习方其简也，穷经其烦也，乃率以方授受③，而求经论者无之。舍斯道之奥，宝斯道之粗，安望其术之神良也？

余年十五志医学，逮今十有八稔，惧辱医名，蚤夜遑遑④，惟经论是搜，不敢自是。游海内者数年，就有道者而赞谒之⑤。见贱工什九，良工什一，不惟上古之经论昧焉，虽中古之方犹弗达也。弗明方之旨与方之证，及诸药升降浮沉、寒热温平良毒之性，与夫宣通补泻轻重滑涩燥湿、反正类从之理⑥，而徒执方以疗病，恶能保其不殃人乎？乃为之愍恻⑦，取古昔良医之方七百余首，揆之于经⑧，酌以心见，订之于证，发其微义，编为六卷，题之端曰《医方考》。盖以考其方药，考其见证，考其名义⑨，考其事迹，考其变通，考其得失，考其所以然之故，匪徒苟然志方而已⑩。君子曰："夫夫也。"弱龄谫陋，轻议古人，则崑有罪焉尔。世有觉者，触目而疵之⑪，从而可否之，吾幸吾之得师也；游艺者⑫，玩索而惜之⑬，存而左右之⑭，吾幸吾之朋与也⑮。如山野之陬⑯，湖海之远，求良医而不速得，开卷检方，能究愚论，而斟酌自药焉，则吾济人之一念也。或者尚论千古⑰，末张孙而本轩岐，劣群方而优经论，则孟轲氏所谓"游于圣人之门者，难为言矣"，安用夫斯籍之赘也⑱。

皇明万历十二年岁次甲申孟冬月⑲，古歙吴崑序。

——明万历丙戌亮明斋刊本《医方考》

【注释】

①尚：崇尚。 ②季世：末世。 ③率：大都。 ④遑遑：惊恐不安貌。⑤赞谒：谓持礼品拜见。 ⑥"宣通"十字：即"十剂"。指以中药功效特性对方剂进行分类的一种方法。 反正类从：指药物配伍的不同作用，如相反、相须、相使之类。 ⑦愍（mǐn 悯）恻：哀怜悲痛。 ⑧揆：测度。⑨名义：事物命名的含义。 ⑩苟然：随便。 ⑪触目：谓目光所及。 疵：批评。 ⑫游艺：泛指从事某种技艺。 ⑬玩索：体味探究。 ⑭左右：相助。 ⑮朋与：同辈。同义词复用。 ⑯陬（zōu 邹）：角落。 ⑰尚论：追论。尚，通"上"。 ⑱赘：多余的。 ⑲皇明：明朝人所称自己的朝代。

【解读】

吴崑（1552—约1620），字山甫，号鹤皋山人、参黄子，歙县（今属安徽）人，明代著名医家。另有《脉语》二卷、《针方六集》六卷、《吴注黄帝内经素问》二十四卷等。

本序撰写于万历十二年（1584 年）旧历十月。作者有感于当代医师既无知于上古之经论，对中古之方剂也不通晓，不明药性与方义，以致因医术庸劣而"殃人"，为此撰著《医方考》以"济人"。

前段简述医术发展的梗概与舍论宝方的弊端，要意有三：

首先，上古、中古、季世之医对医学的不同态度，即上古重经论，中古重方剂，季世只是授受中古之方。

其次，经论与方剂的产生及其差异：二者皆来自医疗实践。上古之人淳朴寡欲，对物质生活的需求稀少，外内邪气难以扰乱身体。《素问·上古天真论》强调"虚邪贼风，避之有时，恬惔虚无，真气从之，精神内守，病安从来"，因而经论每多重视"治未病"，如《素问·四气调神大论》等篇着重于此，有"圣人不治已病治未病"之论。中古之人对物欲的追求逐渐滋生乃至蔓延，六淫七情催生疾病，因而自《伤寒论》起就著录方剂，用以治已病。经论"奥"在"治未病"系主动的作为，方剂"粗"在疗已病，因民有疾患，故不得已立方以应之，属于被动性的举措。朱震亨《格致余论·不治已病治未病》有"保身长全者，所以为圣人之道；治病十全者，所以为上工术"之说，认为"治未病"与疗已病有"道""术"之别，可为"奥""粗"之论的注释。

结末，赞美上古、中古之医，重点抨击季世之医。因上古、中古之医皆从医疗实践出发，而季世之医虽然明知医学产生的年代久远，但是厌恶经论之繁难，遂作舍弃，喜好方剂之简易，便加珍视，而所谓"宝"之，也大都是"以方授受"，未予深究，其医术之不神不良自在意中。

古书所举"上医""中医"一般多与"下医"并举，如唐代孙思邈《千金要方·诊候》"古之善为医者，上医医国，中医医人，下医医病"，用以指上等、中等水平医家的意思。而此段所称"上医""中医"因其同"季世人"对用，且其后有"上古之经论""中古之方"语，皆可证此"上医"指上古之医，"中医"指中古之医。

后段说明撰著《医方考》的原因及其内容与目的。宜可细绎为六：

其一，简述医学经历。吴崑十五岁习医到三十三岁完成《医方考》，其间十八年，主要做了三件事：一是拜师余淙。余淙字午亭，系吴崑同乡名医，撰有《诸证析疑》《余午亭医案》《脉要》等著作。《诸证析疑》王艮序有"鹤皋吴崑氏，盖午亭先生之门人也"的记载。吴崑随侍余淙三年，学多有成。二是钻研经论。诚如上文所述，"经论，医之奥也"，吴崑担心玷辱医学名声，为此一直惊恐不安，专心一意地探究医学经典，不敢自以为是。曾国藩《盖士人读书》有云："有识则知学问无尽，不敢以一得自足。"简言之，有识则不敢自是。三是游学海内。吴崑足迹遍涉江苏、浙江、湖北、河北等地，凡遇医术高于己者皆师事之。由此可见：就德行而言，吴崑不唯虚心好学，而且识见高远；从医学来说，吴崑既有深厚的理论修养，又有丰富的实践磨炼。

其二，察觉医界问题。吴崑在游学过程中，不啻增长了见识与才干，也发现医生的水平良莠不齐，乃至庸医远多于良医。这些"贱工"对上古的经论一片模糊，连中古的方剂也不能通晓。其后指出不通晓处：方剂的意旨，适应的证候，组方药物升降浮沉的趋向，寒热温平与有毒无毒的性质，各种不同的剂型，药物配伍的作用。方有方理，药有药性，一概"弗明"，"殃人"势在必然。

其三，备述所著内容。"乃为之慇恻"系承上启下句，既哀怜"徒执方以疗病"的行为，又突显著述《医方考》之必要。该书慎选前贤医方七百多首，分为中风、伤寒、感冒、暑湿、瘟疫等七十二门，每一门类下先设小叙，略述本门要点，其下汇集同类方剂若干，多则如"伤寒门"七十五首、"虚损劳瘵门"四十二首，少则如"健忘门""痔漏门"各二首、"大头瘟门""脱肛门"等各三首，分别用经典理论参度，以个人见解酌定，评定证候的具体表现，阐发方剂的精微含义。吴崑从药物配伍、适应证候、命名含义、功效性能、变化运用、得失优劣、禁忌事项等方面加以考证，并非只是随随便便地记录方剂而已，因而与"徒执方以疗病"者迥异。从中可见，吴崑所考方剂既参考经典医籍与历代医家之说，又有自己独到的见地，具有理论与实践紧密结合、内容全面、条理清楚、便于应用等诸多特点，并创有知柏地黄丸、清气化痰丸等名方。《医方考》为历史上第一部方论专著，对后人准确理解与应用方剂发挥了重要作用。

其四，披露谦恭心态。"夫夫也"犹言此丈夫也，语见《礼记·檀弓上》，系曾子赞扬子游知礼语，吴崑引此以带出下文。如前所述，吴崑三十三岁即撰就《医方考》，又贬水平低下的医生多达十分之九，因而在此带上一笔，自称年轻而浅陋，轻议而有罪。进而表示给予批评指正者是良师，加以探究扶助者是朋辈。

其五，表明撰著目的。身在偏远之处，检阅此书，斟酌用药，以代良医，用以"济人",是吴崑编写《医方考》的目的所在。既与"贱工"之"殃人"形成鲜明的对比,更体现了"医乃仁术"的优秀传统伦理思想。

其六,否认一个看法。有人追论久远的年代,认为张仲景、孙思邈所撰方书为枝末,黄帝、岐伯所述经论为根本。吴崑觉得,对于持有此说的人,就难以同他们进行解释,哪里还用得上《医方考》这部多余的作品。"游于圣人之门者,难为言矣"语见《孟子·尽心上》,原意为在圣人门下进出的人,难以同他们讲别的好话了。吴崑取用此语,委婉地表明"或者"所说之不可取。"或者"的"本""末"之说与前段的"奥""粗"之论似乎相仿,作者为何褒彼而贬此?缘由有二:"奥"有其理,论防病之道,"粗"有其用,疗已病之术,各具所适,并无本末、高下之分。此其一。吴崑所处已属"季世",民多"疾苦",而医夥"贱工",不明方旨,遂"执方以疗病",以致"殃人",吴崑为此著《医方考》以"济人"。此其二。"或者"既硬判经论、方剂的优劣,又无视沧海桑田之变迁,依然因循守旧,故步自封,因而作者借孟子"难为言"语含蓄地予以否定。

《本草纲目》原序

王世贞

纪称①：望龙光知古剑②，觇宝气辩明珠③。故萍实商羊，非天明莫洞④；厥后博物称华⑤，辩字称康⑥，析宝玉称倚顿⑦，亦仅仅晨星耳。

楚蕲阳李君东璧，一日过予弇山园谒予⑧，留饮数日。予窥其人，睟然貌也⑨，癯然身也⑩，津津然谭议也⑪，真北斗以南一人⑫。解其装，无长物⑬，有《本草纲目》数十卷。谓予曰："时珍，荆楚鄙人也⑭。幼多羸疾，质成钝椎⑮，长耽典籍，若啖蔗饴。遂渔猎群书，搜罗百氏，凡子、史、经、传、声韵、农圃、医卜、星相、乐府诸家⑯，稍有得处，辄著数言。古有《本草》一书，自炎皇及汉、梁、唐、宋，下迨国朝，注解群氏旧矣⑰。第其中舛缪差讹遗漏，不可枚数，乃敢奋编摩之志⑱，僭纂述之权⑲。岁历三十稔，书考八百余家，稿凡三易。复者芟之，阙者缉之⑳，讹者绳之。旧本一千五百一十八种，今增药三百七十四种㉑，分为一十六部，著成五十二卷。虽非集成，亦粗大备，僭名曰《本草纲目》。愿乞一言，以托不朽。"

予开卷细玩，每药标正名为纲，附释名为目，正始也；次以集解、辩疑、正误，详其土产形状也；次以气味、主治、附方，著其体用也。上自坟典，下及传奇㉒，凡有相关，靡不备采。如入金谷之园，种色夺目㉓；如登龙君之宫，宝藏悉陈；如对冰壶玉鉴㉔，毛发可指数也。博而不繁，详而有要，综核究竟，直窥渊海。兹岂仅以医书觏哉㉕？实性理之精微㉖，格物之通典㉗，帝王之秘箓㉘，臣民之重宝也。李君用心加惠何勤哉㉙！噫！碔玉莫剖㉚，朱紫相倾㉛，弊也久矣。故辩专车之骨，必俟鲁儒㉜；博支机之石，必访卖卜㉝。予方著《弇州卮言》㉞，恚博古如《丹铅卮言》后乏人也㉟，何幸睹兹集哉！

兹集也，藏之深山石室无当，盍锲之^㊱，以共天下后世味《太玄》如子云者^㊲？

时万历岁庚寅春上元日，弇州山人凤洲王世贞拜撰。

——上海科学技术出版社 1993 年影印金陵初刻本《本草纲目》

【注释】

①纪：通"记"。记载。　②"望龙光"句：典出《晋书·张华传》。谓张华望见牛斗二星间常有紫气，雷焕认为是豫章丰城之剑气上通于天的缘故，后来当真从丰城监狱地基中掘得石匣，内有龙泉、太阿双剑。龙光，宝剑的光芒。　③"觇（chān 搀）宝气"句：典出唐代苏鹗《杜阳杂编》卷上。谓唐肃宗李亨即位后，国库中每有神光异气，肃宗认为是自己儿时玄宗所赐上清珠所发，检出果然。觇，观察。　④"萍实"二句：萍实指水萍的果实。此物曾直触楚昭王所乘之船，唯孔子可识，事见《艺文类聚·草部下》引《孔子家语》。商羊系传说中鸟名。《孔子家语·辩政》等言其常在大雨前屈一足起舞。天明，天赋智慧。　⑤博物称华：西晋张华著有《博物志》十卷，《晋书》本传称其"博物洽闻，世无与比"。　⑥辩字称康：《艺文类聚》卷七十八引《神仙传》，言王烈于河东抱犊山石室发现两卷素书，不识其字，抄录十数字形体，以示嵇康，康"尽知其字"。或为此说所本。　⑦倚顿：亦作"猗顿"。为春秋时鲁国豪富，以能辨识珠宝著称，《淮南子·泛论训》等有载。　⑧弇（yǎn 掩）山园：园名。为王世贞所筑，在江苏太仓隆福寺西。⑨睟（suì 碎）然：润泽貌。　⑩癯（qú 渠）然：清瘦貌。　⑪津津然：兴味浓厚貌。　⑫"北斗"六字：指杰出人物。语本《新唐书·狄仁杰传》。⑬长（zhàng 丈）物：多余之物。　⑭荆楚：楚国，此指楚地。荆，楚国的别称，因楚国原建于荆山（今湖北南章西）一带，故名。　鄙人：居住于郊野之人。　⑮钝椎：愚钝。　⑯乐（yuè 岳）府：泛指可以入乐的诗、词、散曲、剧曲等。　⑰旧：久远。　⑱敢：谦辞，犹冒昧。　编摩：犹编集。

⑲僭：同"僭"。超越本分。　⑳缉：通"辑"。收集。　㉑"三百"六字：据人民卫生出版社刘衡如校勘本，实有三百七十七种。　㉒传奇：小说体裁之一，一般用以指称唐宋人用文言写作的短篇小说。此指一般的文艺作品。㉓种色：品种。色，种类。　㉔冰壶：盛冰的玉壶。喻晶莹洁白。　玉鉴：镜的美称。喻明察剔透。　㉕觏（gòu够）：看待。　㉖性理：指宋儒的性命理气之学。　㉗通典：共同的法则。　㉘秘箓（lù录）：罕见珍贵的簿籍。㉙加惠：施予恩惠。　㉚砆（wǔ武）：似玉之石。　㉛朱紫相倾：谓紫色排斥朱色。喻以邪乱正，真伪混淆。古代以朱为正色，紫为杂色。倾，排斥。㉜"辨专车"二句：言要辨别占满一车的巨骨，必定要等待孔子。事见《国语·鲁语下》。鲁儒，指孔子。　㉝"博支机"二句：言要通晓织女的支机石，必定要询问卖卜的严君平。事见《太平御览》卷八引刘义庆《集林》。支机之石，指织女用以垫织机的石块。卖卜，指汉代严君平。　㉞弇州卮（zhī之）言：即《艺苑卮言》。卮言，自然随意之言，后每用为对自己著作的谦称。　㉟恚（huì汇）：怨恨，此谓遗憾。　丹铅卮言：指明代杨慎所著《丹铅余录》《丹铅续录》《丹铅摘录》等考据学著作，其门人将此三书删辑为《丹铅总录》。　㊱盍：何不。　锲：用刀刻。此谓刻版印刷。　㊲太玄：西汉学者扬雄（字子云）模仿《周易》所作《太玄经》。

【解读】

王世贞（1526—1590），字元美，号凤洲，又号弇州山人，太仓（今属江苏）人，明代著名文学家、戏曲理论家。嘉靖二十六年（1547年）进士，官至南京刑部尚书。著有《弇州山人四部稿》一百七十四卷、《弇州山人续稿》二百零七卷、《弇山堂别集》一百卷、《艺苑卮言》十二卷等。《明史》有其传。

全序借助含蓄的笔触慨叹当世博物之士难得，运用简练的语言记述李时珍求序情景，行使典雅的文字抒发读后体会。典故、比喻的随手拈来，使字里行间洋溢着艺术美感。

开篇一段连用七则典故，极言人才之寥若晨星，以引出下文，寓含李时珍即杰出人才之深意。

次段由王世贞对李时珍的观察与李时珍的自我介绍两节组成。

前节表明王世贞对李时珍观察细致，印象深刻。从"留饮数日"可知，文坛巨擘，本草大家，一见如故。察看其人，容貌润泽，身材清瘦，谈兴浓郁，以"北斗以南一人"作结，可谓赞赏之至。"解其装，无长物，有《本草纲目》数十卷"三句，简洁而传神。从湖北蕲春，奔赴江苏太仓，行李内一"无"一"有"：其他物品概属多余，并属可"无"之类；《本草纲目》则是必备之具，自在"有"之行列。李时珍的书生意气顿时跃然纸上。

后节系李时珍"自报家门"，所述之意宜可判作三层。至"辄著数言"属首层，自我介绍出身爱好。既直报"时珍"之名，又自称"鄙人"，可见自谦之甚。"耽典籍若啖蔗饴"，突显书痴自得其乐的神态。"渔猎群书"几句，反映李时珍涉览既广，笔头亦勤，这是编撰大型书籍不可或缺的基本功。其后至"借名曰《本草纲目》"为次层，言编撰本草的原因、方法与成果。认为《本草》注释虽久且多，然差错甚夥，"乃敢奋编摩之志，借纂述之权"，引发重新编集之意。其中一"敢"一"借"，再次表露谦卑之态。"岁历三十稔，书考八百余家，稿凡三易"句极言著书之艰辛。采取"复者芟之，阙者缉之，讹者绳之"诸法，增补药物，分类编排。虽然尚不系统，但是也属完备，冒用书名称为《本草纲目》。"愿乞一言，以托不朽"八字独立为末层，表明拜访之意。此节纯借李时珍之口，作者不另着一字，而将李时珍其人、其事，乃至于其性，一并交代清楚，是属生辉之妙笔。

此第二段涉及李时珍及其《本草纲目》两个问题，宜加说解。

其一，李时珍因何不顾千里之遥，殷殷切切地邀请医学外行王世贞作序？究其原因，概由出版《本草纲目》的需求所致。李时珍所处明代后期，出版业界早已多有发达，金陵、苏、杭等地，尤属海内刻书盛善之处。虽然如此，但是在书商的势利眼中，李时珍不过是湖北蕲春的一名乡镇医生，既无名，也乏银。要把将近二百万字的《本草纲目》由写本变为刻本，亟需声名隆盛者的推荐。王世贞贵为"后七子"领袖，在李攀龙去世后，《明史》本传说他"独操柄二十年，才最高，地望最显，声华意气笼盖海内，一时士大夫及山人词客衲子羽流，莫不奔走门下，片言褒赏，声价骤起"。当年皇甫谧为左思《三都赋》作序导致"洛阳纸贵"的轰动效应如在目前，此宜是李时珍求序的动机所在。虽然出版《本草纲目》须得贵人助力，而王世贞又是恰当的人选，但是李时珍凭借什么能获得王世贞的青睐呢？除了李时珍的人品、《本草纲目》的书品这两大要素外，李时珍与王世贞还有着一定的社会关联，也是不容忽视的重要条件。两人之间的中介人物，一为顾问、顾阙兄弟，一系吴国伦。顾氏兄弟皆是嘉靖进士，顾问迁任朝议大夫，顾阙获授刑部主事，更与王世贞同僚。王世贞曾应顾阙之邀，为顾家撰《顾氏祠堂记》，可知王世贞与顾氏兄弟交往有自。而顾问、顾阙与李时珍既属同乡，顾问又是李时珍的塾师，也曾为李时珍《奇经八脉考》作序。此系交通李、王的一座桥梁。吴国伦字明卿，嘉靖进士，与李攀龙、王世贞等并属"后七子"，志同道合。万历五年（1577 年），在河南布政司左参政任上，因得罪权贵，被罢官回兴国（今湖北阳新）老家。李时珍为作《吴明卿自河南大参归里》（见明丁承祖辑《明仕林诗类》卷二十六）诗："青琐名藩三十年，虫沙猿鹤总堪怜。久孤兰杜山中待，谁遣文章海内传？白雪诗歌千古调，清尊日醉五湖船。鲈鱼味美秋风起，好约同游访洞天。"表达了对吴国伦官场遭遇的同情，赞美其道德文章，劝勉其放下心结，开始新生活。据此诗情可知，李时珍与吴国伦的关系非同一般。此系交通李、王的又一座桥梁。职此之由，李时珍向王世贞求序，就并非毫无来头。

其二，李时珍何时拜访、求序于王世贞？这涉及《本草纲目》撰著进程的问题。李时珍曾两度亲临弇山园拜访王世贞。第一次是万历八年（1580年）重九日，李时珍六十三岁时。有关这个问题，王世贞《弇州山人续稿》

有两篇诗文可以证实。一是卷七十八《昙阳大师传》。昙阳大师又称昙阳子，名叫王焘贞，是王世贞的同乡好友礼部侍郎王锡爵的仲女，幼时许嫁未婚而夫死，另筑一室居住，诡称与群真相遇，授以修炼之术，遂广收弟子（王世贞为其弟子之一），并预定万历八年重九为化期。二是卷十有首"戏赠"李时珍七律。该诗题为"蕲州李先生见访之夕，即仙师上升时也，寻出所校定本草求叙，戏赠之"，首、颔二联云："李叟维稍直塘树，便睹仙真跨龙去。却出青囊肘后书，似求玄晏先生序。"李时珍首次到达太仓之日，正逢昙阳子羽化之时。由此可知，《本草纲目》于万历八年重九日前已然草成，始有李时珍于重九日拜访索序事。李时珍的同乡后辈顾景星《白茅堂集》卷三十八《李时珍传》称《本草纲目》"始于嘉靖壬子，终于万历戊寅，凡二十八年而成书"，"万历戊寅"系 1578 年，所说与此所称"岁历三十稔"相合。王世贞此诗还暗示《本草纲目》的文本尚存不足，须待作者亲作修改的意思，因而方有序文作于十年后之事。李时珍次子李建元所作《进〈本草纲目〉疏》有言乃父"行年三十，力肆校雠，历岁七旬，功始成就"句。李时珍生于正德十三年（1518 年），到公元 1587 年后方得称为七旬。由此可知，李时珍于公元 1580 年初会王世贞后翘首以待序文期间，依然孜孜于《本草纲目》的修定。整整十年后，亦即万历十八年（1590 年），李时珍七十三岁时，再次拜会王世贞，始获"留饮数日"的款待，并幸得后者写于正月十五的序文。有关这个问题，陈存仁《被忽视的发明》附录二《药物学家李时珍年表》有所披露。

第三段系读后感悟，从体例、内容诸方面高度评价《本草纲目》的学术价值，并期盼早日问世。以"予开卷细玩"五字启段，其后所言皆属"细玩"之所得。全段可大别为三节，呈现层层递进的态势。

至"著其体用也"为首节，既明其体例，更赞其内容。"正名""释名"诸栏目用以端正药物的称谓，"集解""辩疑""正误"诸栏目用以陈述药物的产地与形状，"气味""主治""附方"诸栏目用以阐明药物的本体与功用。

其后至"必访卖卜"为次节,进而揭示《本草纲目》"靡不备采"的内容及其价值所在。先用三组比喻,分别从广博、深邃、明晰三途予以评价;再以"博而不繁"四句加以归结,认为可以"直窥渊海",以"渊海"喻内容之深广;接着运用一组排比句式,高度概括《本草纲目》的价值所在;感叹真假不分、以假乱真的弊端由来已久,正应上文所云历代本草讹误丛生意。作者还借用"辩专车之骨,必俟鲁儒""博支机之石,必访卖卜"两则事典,用以暗示"通本草之学,必待时珍"的本意。

末节点明李时珍为"博古"之人,以有其人其书而倍感欣慰,正与首段遗憾人才若晨星般寂寥相衔应。为此建议印制《本草纲目》,用来供给天下后代如扬子云般知音鉴赏。

王世贞此序一出,《本草纲目》炙手可热。金陵藏书家兼出版商胡承龙随即承揽刊印事务。所刊金陵本系《本草纲目》刻印于公元 1596 年的首部版本,曾偕《黄帝内经》1339 年胡氏古林书堂本于 2011 年成功入选联合国教科文组织项目《世界记忆名录》。《进〈本草纲目〉疏》有"甫及刻成,忽值数尽"语,是知《本草纲目》金陵版竣工于万历二十一年(1593 年),而实于三年后印行,李时珍"托不朽"的夙愿,终借王世贞之序而得偿。可惜王、李二人先后谢世,均未能一睹刻本之风采。

带说一事,上文提到王世贞用"如入金谷之园,种色夺目"赞誉《本草纲目》内容之广博,洵为的当。金谷园乃晋代首富石崇的花园。《世说新语·汰侈》记载石崇与晋武帝的母舅王恺斗富事:武帝以一高二尺许珊瑚树赐恺,恺抬到石崇府上炫耀,石崇随手用铁如意击碎,遂"命左右悉取珊瑚树,有三尺四尺,条干绝世,光彩溢目者六七枚,如恺许比甚众",让王恺随便挑选。可见,以富甲天下的石崇所筑金谷园比喻《本草纲目》的绚丽多姿,自是恰如其分。

有鉴于本草原属百姓日用之物,《本草纲目》又实在太有价值,因而有必要举其荦荦大者,略加补述于次。其一,辨正以往本草著作中的诸多重大疑误。《本草纲目》设立"正误"一栏，李时珍依据中医理论以及个人临床经验与亲身观察，指出前代本草著作中药名、产地、形态、气味、主治等方面的误解。其二，新增大量药物，临床多可使用。李时珍在《本草纲目》中新增药物三百七十多种，有的是前代本草著作虽然记载，但未曾单列，有的是他"书考八百余家"，从方药著作乃至经史子集中搜罗，有的是前代文献未见记载，而由他亲自访问、尝试发现。其三，根据所论药物功用，广泛搜集以该药为主药的方剂。《本草纲目》设立"附方"一栏，收录历代方剂达万余首之多。由于李时珍是一位来自民间的医药学家，深知民众的疾苦与需求，因而所收方剂绝大多数是五味以下的小方，具有药简、效专、价廉、使用方便的特色。

此外，值得一说的是《本草纲目》药物分类科学合理，有条不紊。李时珍屏弃由《神农本草经》创立的上中下三品的主观分类法，采用"纲目"即"物以类从，目随纲举"编排法。就中又可细分为四：一是以部为纲，以类为目。将一千八百九十二种药物按照自然属性，纲立十六部，目分六十类。二是以类为纲，以药为目。类纲药目确定后，将近两千种药物便有了具体归属，读者便可"按图索骥"地查寻。三是总名为纲，分名为目。如标粱为纲，而黄粱米、白粱米、青粱米为目。四是"标名为纲，列事为目"。即以药物的名称为纲，下列"释名""集解""修治""气味""主治""发明""正误""附方"八个项目（即"事"）。采取纲目分类的原则编排，是当时最先进、最完备的分类方法，也是最容易查检的编排方法。

《证治准绳》自序

王肯堂

　　余发始燥则闻长老道说范文正公未达时祷于神①，以不得为良相，愿为良医，因叹古君子之存心济物如此其切也②。当是时，颛蒙无所知③，顾读岐黄家言④，辄心开意解⑤，若有夙契者⑥。嘉靖丙寅，母病阽危⑦，常润名医⑧，延致殆遍⑨，言人人殊⑩，罕得要领，心甚陋之⑪，于是锐志学医⑫。既起亡妹于垂死，渐为人知，延诊求方，户屦恒满⑬。先君以为妨废举业⑭，常严戒之，遂不复穷究。无何举于乡⑮，又十年成进士，选读中秘书⑯，备员史馆⑰，凡四年。请急归，旋被口语⑱，终已不振。因伏自念受圣主作养厚恩⑲，见谓储相材⑳，虽万万不敢望文正公，然其志不敢不立，而其具不敢不勉㉑，以庶几无负父师之教，而今已矣。

　　定省之余㉒，颇多暇日，乃复取岐黄家言而肆力焉㉓。二亲笃老善病㉔，即医非素习，固将学之，而况乎轻车熟路也㉕。于是闻见日益广，而艺日益精。乡曲有抱沉痾、医技告穷者㉖，叩阍求方㉗，亡弗立应，未尝敢萌厌心㉘，所全活者稍稍众矣㉙。而又念所济仅止一方㉚，孰若著为书，传之天下万世耶？偶嘉善高生隐从余游，因遂采取古今方论，参以鄙见，而命高生次第录之，遂先成杂病论与方各八巨帙。高生请名㉛，余命之曰《证治准绳》。高生曰："何谓也？"余曰："医有五科七事，曰脉，曰因，曰病，曰证，曰治，为五科，'因'复分为三，曰内，曰外，曰亦内亦外，并四科为七事。如阴阳俱紧而浮，脉也；伤寒，因也；太阳，病也；头痛发热、身痛恶寒无汗，证也；麻黄汤，治也。派析支分，毫不容滥，而时师皆失之㉜，不死者幸而免耳。自陈无择始发明之，而其为《三因极一方》，复语焉不详。李仲南为《永类钤方》，枝分派析详矣，而入理不精③③，比附未确③④。此书之所以作也。"曰：

"五科皆备焉，而独名'证治'，何也?"曰："以言证治独详故也。是书出，

而不知医、不能脉者，因证检书，而得治法故也。"虽然，大匠之所取平与直

者，准绳也。而其能用准绳者，心目明也③⑤。倘守死句，而求活人，以准绳为

心目，则是书之刻，且误天下万世，而余之罪大矣。家贫无赀，假贷为之③⑥，

不能就其半，会侍御周鹤阳公以按醝行县至金坛③⑦，闻而助成之，遂行于世。

时万历三十年岁次壬寅夏五月朔旦③⑧，念西居士王肯堂宇泰识。

——上海科学技术出版社 1959 年影印明万历初刻本《证治准绳》

【注释】

①发始燥：指童年。　长（zhǎng 掌）老：老年人。　②济物：犹济人。
③颛（zhuān 专）蒙：愚昧。　④顾读：犹阅读。　⑤心开：谓心灵开悟。
⑥凤契：前世的因缘。　⑦阽（diàn 店）危：危险。　⑧常润：指常州和润
州（今江苏镇江）。　⑨延致：邀请。　⑩言人人殊：各人说的都不一样。
⑪陋：鄙视。　⑫锐志：意志坚决。　⑬户屣（xǐ 洗）：指登门者。屣，鞋，
此指代人。　⑭先君：已故的父亲。　⑮举：谓科举考试中选。　⑯中秘书：
宫廷藏书。　⑰备员：任职的自谦词。　史馆：官修史书的官署名。　⑱口
语：谓毁谤。　⑲作养：培养。　⑳储相：明朝对翰林院庶吉士别称。
㉑具：才具。　㉒定省（xǐng 醒）：子女早晚向亲长问安。　㉓肆力：尽力。
㉔笃老：谓衰老已甚。　㉕轻车熟路：喻办事轻而易举。　㉖乡曲：乡亲。
㉗叩阍：犹叩门，敲门。　㉘厌心：嫌弃之心。　㉙全活：救活。　稍稍：
逐渐。　㉚一方：一处。指所居住的地方。　㉛名：命名。　㉜时师：此指
当代的医者。　㉝入理：切合事理。　㉞比附：谓比照事例。　㉟心目：内
心。　㊱假贷：借贷。　㊲按：查验。　醝（cuó 痤）：盐的别名。此指盐
务。　行县：谓巡行所主之县。　㊳朔旦：旧历指每月初一。

【解读】

王肯堂（1549—1613），字宇泰，一字损仲，号损庵，自号念西居士，金坛（今属江苏常州）人，明代著名医家。早年习读文史，曾任翰林院检讨，遭贬后辞官回乡，专注于医，历时十一载编撰《证治准绳》四十四卷，另著有《医镜》四卷、《肯堂医论》三卷、《郁冈斋笔麈》四卷等，并辑刻《古今医统正脉全书》，收书四十四种。《明史·王樵传》有其附传。

本序撰于万历三十年（1602 年）旧历五月初一。从范仲淹良相良医语入笔，概述其辗转于医、仕二途的历程，表明撰著《证治准绳》及其命名之用意。

前段述作者由医入儒而难以为官之经历。其意略分作三节。

表明志向。开篇提出童年时就听老年人讲范仲淹未显贵时曾祈祷"不得为良相，愿为良医"事，因而感叹古代君子用心济人如此地深切。作者借范仲淹此语，为己习医及后来由官入医事张本。范仲淹（989—1052），字希文，北宋时期杰出的政治家、文学家，累官至参知政事，谥文正，世称范文正公。所引内容未见于传世的《范文正公文集》，而首见于南宋吴曾《能改斋漫录》卷十三。

初涉医业。作者谦称自己虽然年岁幼小，愚昧无知，但是阅读医书，即心灵开悟，领会其意，好像有前世因缘一般。嘉靖丙寅（1566 年），王肯堂十八岁时，母亲病情危重，几乎遍邀常州、镇江一带名医，各人所说都不一样，很少能够把握疾病的关键。后来幸得高医援手，其母方才转危为安。经此一事，作者心中对所谓"名医"甚是鄙视，在"为人子者，不可不知医"孝道思想的引领下，立志学医。这是作者习医的直接动因。由于前有阅读医书的基础，后有钻研医学的动力，因而医术有加无已，临证疗效斐然可观。四年后，其妹罹患乳痈，诸多名医一概束手无策，以致濒于亡境，情急之下，王肯堂细察病情，并依据乃妹脾性，自拟方药，竟然转危为安。自此以后，医名逐渐为人所知，请诊求方的登门者每常充满屋宇。

入仕遭际。正当王肯堂深爱的医事进行得风生水起之时，却遭到父亲当头棒喝，认为妨碍而废弃了科举学业。王肯堂之父王樵（1521—1599），字明远，系嘉靖二十六年（1547年）进士，历任刑部员外郎、大理寺卿、南京刑部右侍郎诸职，著有《方麓集》等。大理寺卿掌刑狱案件审理，刑部侍郎系刑部的副主官，明代皆属正三品衔。生于如此高官显爵的家庭，登上仕途自然是对为人子者的不二要求。无奈之余，王肯堂不再深入钻研医学。万历七年（1579年）乡试中举，十年后进士及第，同年授翰林检讨，任职于史馆，选读宫廷藏书，编修史书，前后四载。万历二十年，因上书抗御倭寇事，不仅未被朝廷采纳，反诬以"浮躁"之名而遭降职。王肯堂因此精神沮丧，便称病辞职返乡。自思蒙受皇上培养的厚恩，录选为庶吉士（系翰林院内的短期职位，属皇帝近臣，职责是起草诏书，为皇帝讲解典籍等，是明朝内阁辅臣的候任者），虽然不敢比拟范文正公，但是心想确立像他一样的远大志向，具备与他相仿的秀拔才具，希望不辜负父亲、师长的教导，如今只能作罢。从"自念"中可以看出，王肯堂对仕途失意耿耿于怀，心有不甘。然而诚如《老子·五十八章》所说"祸兮福之所倚，福兮祸之所伏"，二者相互依存，可以互相转化。正由于有"浮躁"诋毁之"祸"，方才得以摆脱官场的羁绊，获取自由的身体、充裕的时间，而有《证治准绳》《古今医统正脉全书》等宏著问世，跻身于一代名医大家之列，不仅体现出人生价值，而且施善于后世民众，此其因"祸"所得之"福"。

后段言作者为医的过程，着重说明撰述《证治准绳》及其命名之原因。宜可判作四节。

复归医途。王肯堂返回家乡金坛之时，父母双亲皆已衰惫多病。诚如王焘《外台秘要·序》所云"不明医术者，不得为孝子"，即使原来并不习医，也要从头学起，何况对于王肯堂来说是重操旧业，轻车熟路。于是捧出医学书籍，尽心竭力地阅读，见识、医术与日俱增。身患重病而无法救疗的乡亲敲门求方，无不立即应对，未曾萌生嫌弃之意，被救活的病人逐渐增多，既反映其医效的显著，也体现其医德之可嘉。

撰写《准绳》。王肯堂进而想到看病施治，获得救治的只是一处地方，怎么比得上编撰成书，传播天下万代，普济民众呢？表明著书的目的。王肯堂编撰《证治准绳》，得到高隐的鼎力协助。高隐，字果哉，浙江嘉善人，曾师从王肯堂，撰有《医林广见》等。王氏选取古今方论，参合个人见解，而由高隐记录整理，先行完成《杂病证治准绳》《杂病证治类方》各八卷，其后又陆续撰就《伤寒证治准绳》八卷、《疡医证治准绳》六卷、《女科证治准绳》五卷、《幼科证治准绳》九卷。《四库全书总目提要》称扬"其书采摭繁富，而参验脉证，辨别异同，条理分明，具有端委，故博而不杂，详而有要，于寒温攻补无所偏主"。

说解书名。王肯堂与高隐探讨因何题名为"证治准绳"的三个问题。

一是"医有五科七事"。作者认为临证诊治不外乎"五科七事"，举例剖析脉、因、病、证、治五科，又判分"因"有内、外、亦内外三因，合于脉、病、证、治，是为七事。务须对此予以详尽而有条不紊地辨别分析，毫不容许漫无准则，而当代医者都力不能及，致使患者难以幸免一死。其后提到陈无择、李仲南两位医者。因何牵扯出此二人？因为南宋医家陈无择提出"三因致病"的主张，阐说六淫之外因、七情之内因以及饮食饥饱等不内外因是导致疾病的三大原因，而王肯堂所论三因与其说相仿，因而须加判明，认为陈氏虽然创说"三因"，但是未能讲得详尽。有关陈无择此论，参见本书《三因论》。又由于元代医家李仲南在所著《永类钤方》中不仅继承陈氏"三因"之论，而且提出脉、病、因、证、治"五事"之说，也同王肯堂所释"五科"类似，故此务作辨别，觉得李氏虽然对"五事"阐发详明，但是未能完美地切合事理、精确地比照事例。《永类钤方》凡二十二卷，广涉内、外、妇、儿、骨伤各科的理法方药以及证治经验，而以骨伤内容为主。这也反映出作者撰著《证治准绳》的原因所在。

二是"证治"。《证治准绳》既然"五科"皆备，何以书名唯列"证治"二字？剖析有二：一是该书有关证治的阐发最为集中；二是便于民众"因证检书，而得治法"。

三是"准绳"。作者担心上述因证而得治法一说，或易导致读者依样画瓢地墨守此书，因而特意补上如何正确理解与运用准绳的问题。准绳是技艺高超的工匠测定平直的器具。能够灵活运用准绳的人，心眼明亮。如果墨守缺乏灵性的句子，却企图获取满意的疗效，以所谓"准绳"来替代自己的见解，那么此书将使天下万世受害。

刻印波折。王肯堂出身于名士门庭、官宦世家。乃祖王皋、乃父王樵及其本人并皆进士及第，任职于地方乃至朝廷，居然"家贫无赀"，连刻印一书，也要依赖于借贷，而且连一半费用都未能筹得，幸亏周鹤阳侍御因查验盐务而巡行至金坛，闻知此事而促成之。其实有明一代，相较于前之元朝、后之清朝，刻工费用都低廉许多。近人叶德辉《书林清话》卷七有文题作《明时刻书工价之廉》，称"其价廉甚，至崇祯末年，江南刻工尚如此"。虽说《证治准绳》卷帙繁富，所费稍多，但也不至于完全仰给于人，从中透露出王氏三代为官之清廉，真是达到了两袖清风的境界。

《类经》序

张介宾

　　《内经》者，三坟之一。盖自轩辕帝同岐伯、鬼臾区等六臣互相讨论，发明至理，以遗教后世。其文义高古渊微，上极天文，下穷地纪①，中悉人事。大而阴阳变化，小而草木昆虫、音律象数之肇端、藏府经络之曲折②，靡不缕指而胪列焉③。大哉至哉！垂不朽之仁慈，开生民之寿域。其为德也，与天地同，与日月并，岂直规规治疾方术已哉④？

　　按晋皇甫士安《甲乙经》叙曰："《黄帝内经》十八卷。今《针经》九卷，《素问》九卷，即《内经》也。"而或者谓《素问》《针经》《明堂》三书，非黄帝书，似出于战国。夫战国之文能是乎？宋臣高保衡等叙业已辟之⑤。此其亿度无稽⑥，固不足深辨。而又有目医为小道，并是书且弁髦置之者⑦，是岂巨慧明眼人欤？观坡仙《楞伽经》跋云："经之有《难经》，句句皆理，字字皆法。"亦岂知《难经》出自《内经》，而仅得其什一。《难经》而然⑧，《内经》可知矣。夫《内经》之生全民命，岂杀于十三经之启植民心⑨？故玄晏先生曰："人受先人之体，有八尺之躯，而不知医事，此所谓游魂耳！虽有忠孝之心，慈惠之性，君父危困，赤子涂地，无以济之。此圣贤所以精思极论尽其理也。"繇此言之⑩，儒其可不尽心是书乎？奈何今之业医者，亦置《灵》《素》于罔闻，昧性命之玄要，盛盛虚虚，而遗人夭殃，致邪失正，而绝人长命。所谓业擅专门者，如是哉！此其故，正以经文奥衍⑪，研阅诚难。其于至道未明⑫，而欲冀夫通神运微，叩大圣上智于千古之邈⑬，断乎不能矣。

　　自唐以来，虽赖有启玄子之注，其发明玄秘尽多，而遗漏亦复不少。盖有遇难而默者，有于义未始合者，有互见深藏而不便检阅者。凡其阐扬未尽，《灵枢》未注，皆不能无遗憾焉。及乎近代诸家，尤不过顺文敷演^⑭，而难者仍未能明，精处仍不能发，其何神之与有？

余初究心是书^⑮，尝为摘要，将以自资。继而绎之^⑯，久久则言言金石，字字珠玑，竟不知孰可摘而孰可遗。因奋然鼓念，冀有以发隐就明，转难为易，尽启其秘而公之于人，务俾后学了然，见便得趣，由堂入室^⑰，具悉本原，斯不致惎己惎人，咸臻至善。于是乎详求其法，则唯有尽易旧制，颠倒一番，从类分门，然后附意阐发^⑱，庶晰其韫。然惧擅动圣经，犹未敢也。

粤稽往古^⑲，则周有扁鹊之摘《难》，晋有玄晏先生之类分，唐有王太仆之补削，元有滑撄宁之撮钞，鉴此四君子而后意决。且此非十三经之比，盖彼无须类，而此欲醒瞆指迷^⑳，则不容不类，以求便也。由是遍索两经，先求难易，反复更秋^㉑，稍得其绪^㉒，然后合两为一，命曰《类经》。"类"之者，以《灵枢》启《素问》之微，《素问》发《灵枢》之秘，相为表里，通其义也。

两经既合，乃分为十二类：夫人之大事，莫若死生，能葆其真^㉓，合乎天矣，故首曰摄生类。生成之道，两仪主之^㉔，阴阳既立，三才位矣^㉕，故二曰阴阳类。人之有生，藏气为本，五内洞然^㉖，三垣治矣^㉗，故三曰藏象类。欲知其内，须察其外，脉色通神，吉凶判矣，故四曰脉色类。藏府治内^㉘，经络治外，能明终始，四大安矣^㉙，故五曰经络类。万事万殊，必有本末，知所先后，握其要矣，故六曰标本类。人之所赖，药食为天^㉚，气味得宜，五宫强矣^㉛，故七曰气味类。驹隙百年^㉜，谁保无恙？治之弗失，危者安矣，故八曰论治类。疾之中人，变态莫测，明能烛幽，二竖遁矣，故九曰疾病类。药饵不及，古有针砭，九法搜玄，道超凡矣，故十曰针刺类。至若天道茫茫^㉝，运行今古，苞无穷^㉞，协惟一^㉟，推之以理，指诸掌矣^㊱，故十一曰运气类。又若经文连属^㊲，难以强分，或附见于别门，欲求之而不得，分条索隐，血脉贯矣，故十二曰会通类。汇分三十二卷。此外复附著《图》《翼》十五卷。盖以义有深邃，而言不能该者，不拾以图，其精莫聚；图象虽显，而意有未达者，不翼以说^㊳，其奥难窥。自是而条理分，纲目举，晦者明，隐者见，巨细通融，歧贰毕彻^㊴，一展卷而重门洞开，秋毫在目。不惟广裨乎来学，即凡志切尊生者^㊵，欲求兹妙，无不信手可拈矣。

是役也^㊶，余诚以前代诸贤注有未备，间多舛错，掩质埋光，俾至道不尽明于世者，迨四千余祀矣^㊷。因敢忘陋效矉，勉图蚊负，固非敢弄斧班门，然不屑沿街持钵。故凡遇驳正之处，每多不讳，诚知非雅。第以人心积习既久，讹以传讹，即决长波犹虞难涤^㊸，使辨之不力，将终无救正日矣。此余之所以载思而不敢避也^㊹。

吁！余何人斯，敢妄正先贤之训？言之未竟，知必有阚余之谬而随议其后者^㊺。其是其非，此不在余，而在乎后之明哲矣。虽然，他山之石，可以攻玉^㊻；断流之水，可以鉴形；即壁影萤光，能资志士；竹头木屑，曾利兵家。是编者倘亦有千虑之一得，将见择于圣人矣，何幸如之！独以应策多门^㊼，操觚只手^㊽，一言一字，偷隙毫端^㊾。凡历岁者三旬，易稿者数四，方就其业。所谓河海一流，泰山一壤，盖亦欲共掖其高深耳^㊿。后世有子云其悯余劳而锡之斤正焉，岂非幸中又幸？而相成之德[㊛]，谓孰非后进之吾师云。

时大明天启四年，岁次甲子黄钟之吉[㊜]，景岳子自序于通一斋。

——日本内阁文库藏明天启四年刊本《类经》

【注释】

①地纪：借指大地。　②象数：指卜筮。　曲折：详细情况。　③缕：详细。　胪列：罗列。　④直：只是。　规规：浅陋貌。　⑤辟（pì 譬）：驳斥。　⑥亿度（duó 夺）：揣测。　⑦弁（biàn 变）髦：喻弃置无用之物。弁，黑色布帽。髦，童子眉际垂发，古代男子行冠礼后弃去弁髦。　⑧而：尚且。　⑨杀（shài 晒）：减少。　十三经：指十三部儒家经典，即《诗》《书》《易》《周礼》《仪礼》《礼记》《左传》《公羊传》《穀梁传》《论语》

《孟子》《孝经》《尔雅》。　⑩繇：通"由"。从。　⑪奥衍：谓文章内容精深博大。　⑫其：如果。　⑬卬：同"仰"。仰慕。　邈：远。　⑭敷演：陈述而加以发挥。　⑮究心：专心研究。　⑯绎：寻绎。引申为解析。　⑰由堂入室：亦作"升堂入室""登堂入室"。由堂屋走进内室，喻学问逐步深入。　⑱附意：依顺其意。　⑲粤：语首助词，无义。　往古：从前。　⑳瞆：同"愦"。昏愦。　指迷：犹解惑。　㉑更（gēng 庚）：经历。　㉒稍：逐渐。　㉓葆：通"保"。　㉔两仪：此指阴阳。语见《易·系辞上》。　㉕三才：指天、地、人。语见《易·说卦》。　位：立。　㉖五内：指五脏。　㉗三垣：我国古代称天体恒星名，此指人体上中下三焦。　㉘治：主宰。　㉙四大：佛教以地、水、火、风为"四大"，视作构成万物与人体的基本原素，此指身体。　㉚天：不可或缺的事物。　㉛五宫：指五脏。　㉜驹隙百年：谓人生百年如同白驹过隙，喻人生短暂，语本《庄子·知北游》。此谓人的一生。　㉝至若：至于。　㉞苞：通"包"。包容。　㉟协：和谐。　惟：句中助词。　㊱指诸掌：比喻事理浅显易明。　㊲连属（zhǔ 主）：连续。　㊳翼：辅助。　㊴歧贰：分歧。　㊵志切：立志。　㊶役：事。　㊷祀：年。　㊸虞：忧虑。　㊹载：通"再"。　㊺阚（kàn 看）：看到。　议：责备。　其：我。　㊻攻：制作。　㊼应策：谓解答问题。　㊽操觚（gū 孤）：执简，谓写作。觚，古人用以书写的木简。　㊾毫：指代笔。　㊿掖：扶持。　51相：副词，表示一方对另一方有所施为。　52黄钟：旧历十一月。　吉：每月初一。

【解读】

张介宾（1563—1640），字会卿，号景岳，别号通一子，山阴（今浙江绍兴）人，明代医家。温补学派代表人物之一，倡论"阳非有余，真阴不足""人体虚多实少"之说，对命门、阴阳学说颇多阐发。所著除《类经》三十二卷、《类经图翼》十一卷、《类经附翼》四卷外，另有《景岳全书》六十四卷等。《明史》载其传。

本序撰成于明天启四年（1624 年），高度赞扬《内经》的价值，指出历代医家注释《内经》的得失，阐说编撰《类经》的指导思想与缘起经过，详述分类方法，说明编著目的。全文气势壮阔，论理透彻，用典恰当，足见作者文医二途之功力。全序分为四大部分。

开篇即摆明《内经》的历史地位："《内经》者，三坟之一。"孔安国《尚书序》有"伏羲、神农、黄帝之书，谓之三坟，言大道也"之说。接着从三个方面予以申说：一为《内经》的产生。黄帝同岐伯等商讨辩论，阐发说明最精深的道理，用以遗留给后人。其中所说鬼臾区系《内经》所载与黄帝探讨医学的六名大臣之一，明医道，善占候，晓兵法，亦作鬼臾蓲、鬼容区。《素问》之《天元纪大论》《五运行大论》有其记载。二为《内经》的内容。文章的义理高雅古朴，深沉精微，穷尽天文、地理、人事，大到阴阳变化，小到草木昆虫，乃至音律象数的起始、脏腑经络的详情，无不周悉地指明罗列。三为《内经》的价值。流传不朽的仁慈，开启百姓得尽天年的太平盛世，造就的功德等同于天地日月，并非只是浅陋的治病方术。

次段由所引皇甫谧语入笔，认为《针经》（即今之《灵枢》）《素问》各九卷，即《汉书·艺文志》所称"《黄帝内经》十八卷"。为使此论站得住脚，其后驳斥两个观点：一是《素问》《针经》《明堂》三书出于战国说。二是"医为小道"，连同《内经》皆可如无用之物般弃置说。

有关《素问》《针经》《明堂》成书年代问题，向有不同见解。北宋程颐有《素问》成书于战国的说法。《二程遗书》卷十五《入关语录》有云："《素问》之书，必出于战国之末，观其气象知之。"张介宾认为这是无从查考的猜测，并依据高保衡等所论予以批驳。高保衡等所作《甲乙经》序认为《素问》《针经》《明堂》三书内容精深微妙，"非大圣上智孰能知之，战国之人何与焉"，以此表明三书系黄帝时书。高氏等又在《重广补注黄帝内经素问》序中说《素问》属"三皇遗文"。高保衡等与程颐所持理据，皆难以令人信服。今一般认为《素问》《灵枢》二书由战国至秦汉历代医家撰集而成。至于《明堂》，未见载于《汉书·艺文志》，宋以后散佚，皇甫谧《甲乙经》称之为《黄帝明堂针灸治要》，保存其部分内容。

"小道"一语见于《论语·子张》"虽小道，必有可观者焉"。南宋朱熹注云："小道，如农圃医卜之属。"此宜为张介宾"目医为小道"之所本。而《素问》《灵枢》原系医学之根本，轻视医学为小道，也便抹杀了《内经》的巨大价值。张氏序文从两个方面否定这一谬论。首先借苏轼语发挥。以《难经》之"句句皆理，字字皆法"而仅得《内经》的十分之一，极言《内经》作用之宏伟。所引《楞伽经》系佛经名，全称《楞伽阿跋多罗宝经》，是大乘佛教的重要经典。其次将《内经》比同于十三经，一言"命"，一言"心"，认为《内经》保全百姓生命的功效，并不亚于十三经培植人民心智的作用。接着引皇甫谧《甲乙经·序》语归结，表明"知医事"乃拯救苍生于疾病磨难之必须。由此而言，《内经》自然应当成为儒者尽心阅读的经典。

其后笔锋指向"今之业医者"。正如上文所说"并是书且弁髦置之者"，今医亦罔闻《内经》，从而导致"遗人夭殃""绝人长命"的严重后果。《素问·五常政大论》有"无盛盛，无虚虚，而遗人夭殃；无致邪，无失正，绝人长命"语。作者以"所谓业擅专门者，如是哉"，深为当代医家悲叹。进而分析"经文奥衍，研阅诚难"乃是招致上述祸患的重要原因，借此表明重新整理《内经》之重要与迫切。

以上两个自然段系全序的第一部分，称扬《内经》的不朽功用，指出业医者务须深入钻研，方能掌握要旨，以之作为全序的铺垫。

第三自然段指出唐代以来《内经》注释之不足。在肯定王冰《黄帝内经素问注》"发明玄秘尽多"的同时，指出欠缺之处，归纳起来，约有三失：一是不注："遇难而默"，即疑难词句失注。二是误注："于义未始合"，即所注不合原义。三是未分类："互见深藏而不便检阅"，即同一类问题不集中论述而散在各篇。因而感到王冰所注既未能完全阐发《素问》的要义，又未注释

《灵枢》，这些都不能不令人遗憾。近代注家更是不外乎随文陈述，加以发挥，依然未能阐明疑难，揭示精微，对阅读《内经》并无裨助。

第四自然段讲述整理《内经》的缘起、目的与设想。说早年专心探究《内经》，抉摘其中的文句，供自己使用。接着试图解析，时间一久，感到句句字字都像金石、珠玉般优美，竟然不知哪些应当弃置。针对前代注家存在的问题，振奋地萌发一个想法，即揭示《内经》的隐秘，化难为易，向人们公开，让后学领悟要旨，逐步深入。诚如清代学者周中孚《郑堂读书记》所说："（景岳）犹恐此书资于自用，而不能与天下共享，遂乃著而为《类经》。"由"自资"而升华到"资人"的境界。在具体的做法上，认为只有完全改变原书的编排体例，分门别类，然后依意阐发，方能使其蕴藏的含义清晰明白，可是因担心擅自改动圣人的经典而不敢施行。于此延宕一笔，以引出下文。

上文说有设想而不敢妄动，紧接第五自然段陈说因何敢动以及如何动。有两个原因促使作者决意改编《内经》。一是多受前人启发：有"扁鹊之摘《难》"。《难经》又名《黄帝八十一难经》，相传系秦越人所撰，作者沿用此说。再有"玄晏先生之类分"。皇甫谧所著《甲乙经》是首部分类编排《素问》《灵枢》的著作，详见本书《甲乙经·序》。还有"王太仆之补削"。王冰曾对《素问》进行整理，详见本书《黄帝内经素问注·序》。又有"滑撄宁之撮钞"。元末明初医家滑寿（约1304—1386），字伯仁，晚号撄宁生，撰著《读素问钞》等。二是比照于十三经。认为十三经无须分类，而《内经》要使昏愦者醒悟，为迷惑者指点，就必须"尽易旧制"，区分门类。既有四君子为前导，复为便于阅读，作者遂由"未敢"而至"意决"。改编的关键在于注重一个"类"字，追求一个"便"字。于是遍寻并识别《素问》《灵枢》的难易，为此反复经历多年，逐渐把握头绪，然后合二书为一部，称作《类经》。其后特意对"类"字加以说解。将《素问》《灵枢》二书相仿内容归纳一起，以发挥互为表里、贯通精义的作用。"表"谓易，"里"谓难。以《灵枢》启《素问》之微，则《灵枢》为表，《素问》为里；以《素问》发《灵枢》之秘，则《素问》为表，《灵枢》为里。如此由表及里，据易探难，自然为读者理解《内经》开启了方便之门。

以上三个自然段为全序的第二部分，表述作者研求改编《内经》的心路历程。

第六自然段系全序的第三部分，阐述《类经》的分类，包括各类的要旨、命名、次序，附著《类经图翼》《类经附翼》的用意以及整理之成效。

张介宾在继承滑寿《读素问钞》分类的基础上多有创新。全书判作十二大类，每一类别下又各分为若干节，共得三百六十二节。其中多则如"疾病类"九十七节、"针刺类"六十四节，少则如"气味类"三节、"阴阳类"与"标本类"各五节。将《素问》《灵枢》全部原文，依据内容重新编排，分置于各节。其中有《内经》多篇合成《类经》一节者，有《内经》一篇单列《类经》一节者，有《内经》一篇析为《类经》多节者，也有节取《内经》多篇并作《类经》一节者，皆以经文主旨为决。值得称扬的是每节分别冠以名目，除"会通类"外，还在节名下注明出于《素问》或《灵枢》何篇，是全篇抑或节录。如："摄生类"首节名"上古之人春秋百岁今时之人半百而衰"，题《素问·上古天真论》；"经络类"第三节名"十二经离合"，署《灵枢·经别篇》全文。而"会通类"集合相关内容的条文，因皆见于前十一类，遂于每一条文下注明出于何类何节。此外，作者更对原文作出必要的校勘、注释，每加按语，揭示经文蕴义。如此编排，注明出处，阐发隐微，给读者对照阅读、深入理解提供了极大的便利。《四库全书总目提要》对此评价比较中肯："虽不免割裂古书，而条理井然，易于寻览，其注亦颇有发明。"

序文所述十二类别部分，除见于注释外，有些词句尚须补说一二："脉色类"所称"脉色通神，吉凶判矣"，其意源自《素问·五藏生成篇》"能合脉色，可以万全"。"标本类"所言"本末"亦即标本之意，"先后"谓先治后治，《素问·标本病传论》有"知标本者，万举万当；不知标本，是谓妄行"

语。"疾病类"提到的"二竖"指病魔，详见本书《医缓》。"针刺类"所称"九法搜玄"的"九"指九针，说见《灵枢·九针十二原》。"运气类"之"协惟一"的"一"指天地自然。"会通类"之"血脉贯"言如血脉般贯通。

作者在著述《类经》三十二卷后，尚感意犹未尽，复鼓其余勇，撰就《类经图翼》十一卷与《类经附翼》四卷。前者以图释经，用以显示《内经》精切的义理；后者以文解图，用以阐述图像蕴含的意旨。其中"拾以图"之"图"指《类经图翼》，"翼以说"之"说"指《类经附翼》。《类经》借此两"翼"，得以使《内经》条分而理析，纲举而目张，晦明而隐现，大小歧疑问题完全解决，不仅有助于后学，即使一般立志养生者也可随手取其妙用。

其末两个自然段为全序的第四部分，系撰就《类经》后的回顾、反思与展望。

第七自然段进一步申说撰著《类经》的原因。由于"前代诸贤注有未备，间多舛错"（应上文"遇难而默""《灵枢》未注"以及"于义未始合"），从而掩盖了经典的光芒，使最高明的学说在世上不能完全阐明长达四千多年。对于重新整理《内经》，作者虽然心存顾忌，但是在强烈的使命感、责任感的召唤下，深感前人的文本不值得盲目仰仗，从而责无旁贷地承担起这一重任。《公羊传·闵公元年》有"为尊者讳，为亲者讳，为贤者讳"语，因而在改编过程中，对前人的错误每多不加避忌地予以纠正，"诚知非雅"。既然如此，何以坚持不懈地"驳正"？自"第以"句至末披露作者不得不为之的心曲：有鉴于"积习既久，讹以传讹"（应上文"及乎近代诸家，尤不过顺文敷演"），即使疏浚了长河尚且担心难以清除，如果不用力辩驳，就最终没有匡正之日。这就是作者再三思考而不敢回避的原因。

末段所述要义有四：

其一，不畏流言。因《类经》每多创新，纠正前贤差错，故而料想必有人发现其谬而随即责备。对此，作者认为是非自有公论，且留待时间考验，让后世明智睿哲之人评说。

其二，坚信价值。作者迭用成语典故，把《类经》比作可以制作玉器的山石，映照形体的止水，助人阅读的壁影萤光，利于兵家的竹头木屑，愚者的一得之见，更视《内经》为"河海""泰山"，而把《类经》比作加其深的"一流"、添其高的"一壤"，有补于《内经》的高深，这便是《类经》的价值所在。有关《类经》的价值，兹引张介宾的知交、曾任江西布政使司等职的叶秉钧所作《类经》序中的几处说辞："余得而读之，一读一踊跃，再读再踊跃。""向日之《内经》不明，而诸家横出，灯之光也；今《类经》一出，太阳中天，而灯失色矣。""张氏之《类经》，非特医家所当传习，儒者尤当服膺。自今以后，家传户诵，景岳之造福于天下者不小，而造福于千万世者胡可量哉！"赞誉之情切，充溢于言表。

其三，诉说艰辛。作者从三个方面加以描述：一是任务繁重——"应策多门"；二是力量单薄——"操觚只手"；三是时间有限——"一言一字，偷隙毫端"。兼之数易其稿，因而一部著作，足足耗用了三十年的光阴。张介宾备尝鸡窗灯火之勤、爬罗剔抉之劳，治学之勤谨于此可见。

其四，表达期望。祈盼后世的知音者赐以指正。

此序有两个特色值得一说。

第一，撰著《类经》的心迹曲折而有致。如第四、五自然段说经过长期悉心研究，提出改编设想，接着以"惧擅动圣经"而"犹未敢"转过去，复因受"四君子"的启迪"而后意决"又反转过来。他如第七自然段"弄斧班门"之"非敢"，"不讳""驳正"之"非雅"，第八自然段"余何人斯，敢妄正先贤之训"之类，皆是其慎重乃至畏惧心绪的反映。然而无论其思想如何跌宕起伏，终以其浓挚的医家情怀、坚定的职责使命作为其行为的指南。

第二，成语典故的运用广泛而适当。尤其集中于序文的最后两段。

"效矉"语本《庄子·天运》。矉，通"颦"。言丑女效仿西施皱眉，比喻不善模仿，弄巧成拙。"蚊负"语见《庄子·应帝王》。意为蚊子背山，比喻力小任重。"弄斧班门"语本柳宗元《王氏伯仲唱和诗序》，谓在鲁班门前舞弄斧子，比喻在行家面前卖弄本领，不自量力。亦作"班门弄斧"。这三条成语展示了张介宾的谦逊态度。

"沿街持钵"原指僧、尼向人求取布施，后泛指到处乞求施舍。钵是僧、尼的食器。高攀龙《东林讲义·君子所性仁义礼智根于心》有"沿门持钵"语，与此相仿。序文用以比喻一味依赖前人的注释，而张介宾"不屑"于此，体现了他的创新精神。

"他山之石，可以攻玉"语见《诗·小雅·鹤鸣》，比喻借助外力辅助自己。《庄子·德充符》有"鉴于止水"语，意为面对静水可以看清自己。"断流之水，可以鉴形"盖本于此。"壁影""萤光"与"竹头木屑"皆属事典。"壁影"谓西汉匡衡凿壁借光苦读，事见《西京杂记》卷二。"萤光"谓东晋车胤以萤光照书勤学，事见《晋书·车胤传》。"竹头木屑"说晋朝著名将领陶侃将废弃的木屑及竹头收藏起来，后以木屑铺雪地御湿，竹头作钉组装舟船，事见刘义庆《世说新语·政事》，比喻细小无用之物也有大用途。"千虑之一得"语本《晏子春秋·杂下》。该篇有"圣人千虑，必有一失；愚人千虑，必有一得"句，谓愚者的意见也有可取之处。"河海一流，泰山一壤"语本李斯《谏逐客书》。该文有"太山不让土壤，故能成其大；河海不择细流，故能就其深"句，比喻事物虽然细微，但是若能不断积累，就能发挥巨大作用。张介宾连用此七则成语典故，表明《类经》对《内经》具有不可小觑的辅助作用，宜为医界所认可。

病家两要说

张介宾

　　医不贵于能愈病，而贵于能愈难病；病不贵于能延医，而贵于能延真医。夫天下事，我能之，人亦能之，非难事也；天下病，我能愈之，人亦能愈之，非难病也。惟其事之难也，斯非常人之可知；病之难也，斯非常医所能疗。故必有非常之人，而后可为非常之事；必有非常之医，而后可疗非常之病。第以医之高下，殊有相悬。譬之升高者，上一层有一层之见，而下一层者不得而知之；行远者，进一步有一步之闻，而近一步者不得而知之。是以错节盘根①，必求利器，《阳春》《白雪》，和者为谁？夫如是，是医之于医尚不能知，而矧夫非医者！昧真中之有假，执似是而实非。鼓事外之口吻②，发言非难；挠反掌之安危③，惑乱最易。使其言而是，则智者所见略同，精切者已算无遗策④，固无待其言矣；言而非，则大隳任事之心⑤，见几者宁袖手自珍⑥，其为害岂小哉？斯时也，使主者不有定见，能无被其惑而致偾事者⑦，鲜矣！此浮言之当忌也⑧。

　　又若病家之要，虽在择医，然而择医非难也，而难于任医；任医非难也，而难于临事不惑，确有主持，而不致朱紫混淆者之为更难也。倘不知此，而偏听浮议，广集群医，则骐骥不多得，何非冀北驽群⑨？惟幄有神筹⑩，几见圯桥杰竖⑪？危急之际，奚堪庸妄之惧投？疑似之秋，岂可纷纭之错乱？一着之谬⑫，此生付之矣。以故议多者无成，医多者必败。多，何以败也？君子不多也。欲辨此多，诚非易也。然而尤有不易者，则正在知医一节耳。

　　夫任医如任将，皆安危之所关。察之之方，岂无其道？第欲以慎重与否观其仁，而怯懦者实似之；颖悟与否观其智，而狡诈者实似之；果敢与否观其勇，而猛浪者实似之；浅深与否观其博，而强辩者实似之。执拗者若有定见[13]，夸大者若有奇谋。熟读几篇，便见滔滔不竭；道闻数语，谓非凿凿有凭[14]？不反者，临涯已晚；自是者，到老无能。执两端者，冀自然之天功；废四诊者，犹瞑行之瞎马。得稳当之名者，有耽阁之悞[15]；昧经权之妙者[16]，无格致之明。有曰专门[17]，决非通达[18]，不明理性[19]，何物圣神[20]？又若以己之心度人之心者，诚接物之要道[21]，其于医也则不可，谓人己气血之难符[22]；三人有疑从其二同者，为决断之妙方，其于医也亦不可，谓愚智寡多之非类。凡此之法，何非征医之道[23]？而征医之难，于斯益见。然必也小大方圆全其才，仁圣工巧全其用，能会精神于相与之际[24]，烛幽隐于玄冥之间者，斯足谓之真医，而可以当性命之任矣。惟是皮质之难窥[25]，心口之难辨[26]，守中者无言[27]，怀玉者不衒[28]，此知医之所以为难也。故非熟察于平时，不足以识其蕴蓄；不倾信于临事[29]，不足以尽其所长。使必待渴而穿井，斗而铸兵，则仓卒之间，何所趋赖[30]？一旦有急，不得已而付之庸劣之手，最非计之得者。子之所慎，斋战疾[31]。凡吾侪同有性命之虑者，其毋忽于是焉！噫！惟是伯牙常有也，而钟期不常有；夷吾常有也，而鲍叔不常有。此所以相知之难，自古苦之，诚不足为今日怪[32]。倘亦有因予言而留意于未然者，又孰非不治已病治未病、不治已乱治未乱之明哲乎！惟好生者略察之！

——上海科学技术出版社 1959 年影印岳峙楼藏板《景岳全书》卷三

【注释】

①错节盘根：也作"盘根错节"。以树木根节盘曲错杂，比喻事情的繁难复杂。　②事外：犹局外。　口吻：口舌。　③挠：扰乱。　④遗策：失策。　⑤隳（huī 灰）：毁坏。　任事：此指任职理事者。　⑥见几者：事前能明察事物细微变化的人。　袖手：藏手于袖。谓不欲参与其事。　⑦能无：反问语，犹能不。　⑧浮言：没有根据的话。　⑨驽：指劣马。　⑩帷幄：军帐。筹：谋划。　⑪几见：何曾见到。　圯（yí 仪）桥杰竖：指张良。　⑫一着

(zhāo 招)：亦作"一著"。喻一个计策或手段。 ⑬执拗：坚持己见，固执任性。 ⑭凿凿：确实。 ⑮阁：通"搁"。 ⑯经权：义偏于"权"。权变。 ⑰专门：专长。 ⑱通达：指通人达士。 ⑲理性：涵养性情。 ⑳何物：何人。 ㉑接物：谓与人交往。 ㉒谓：通"为"。因为。下一"谓"字同此。 ㉓征：验证。 ㉔会：集中。 与：交往。 ㉕皮质：义偏于"质"。禀性。 ㉖心口：指心地。 ㉗守中：犹守正。恪守正道。 ㉘怀玉：谓怀抱仁德。 ㉙倾信：完全相信。 ㉚趋赖：依赖。 ㉛斋：谓斋戒。古人在祭祀前洁净身心，以表虔敬。 ㉜怪：罕见。

【解读】

张介宾生平见本书《〈类经〉序》。

文章提出病家之"两要"：一是"忌浮言"，须"熟察于平时"；二是"任真医"，须"倾信于临事"。

首段论忌浮言。浮言为何要忌？因病家易受其惑而错失真医。文分四层。

从医有良莠之别说起，认为真医是善于治愈疑难病症的医者，病家的可贵在于能够延聘真医。作者以事有难与易的差异比喻病也有难与易的不同，人有平常与非常的差异比喻医也有平常与非常的不同，从而得出非常之医可疗非常之病的结论。此属第一层。其中首起四句采用相形手法，即借助事物之间的对比来突出作者的意向：以"愈病"与"愈难病"相较，以示"愈难病"的医家之"贵"；以"延医"与"延真医"相较，以示"延真医"的病家之"贵"。

继而譬之升高行远，其所闻见，非登而下之、行而近之者所能知。接着设立二喻："盘根错节，必求利器"，申说难病须待良医，以应上文。"《阳春》《白雪》，和者为谁"，表明高超医术罕为人知，与前下一层者不知上一层之见、近一步者不明进一步之闻照应，用启下句。"是医之于医尚不能知，而矧夫非医者"，亦属相形，以常医尚且不知真医，强调非医的病家自然更不能理解真医。此系第二层。

正由于病家不知真医，来自常医的浮言因之而丛生横出。言其不辨证候，固执己见，说三道四，扰乱病情，轻则无补于事，重则导致真医不问病事，危害匪浅。此为第三层。

唯此之故，末层强调病家须有主见，不受其惑，以此归结为全段主旨"浮言之当忌"。

次段略说知医。先论其难，作者采用修辞中的层递手法，从择医入手，显示任医之难，进而推及"临事不惑"，心知肚明之为尤难。后述不知医之害，将招致"庸妄误投""纷纭错乱"，乃至于"此生付之"的恶果。犹如良驹罕遇而劣马频见，因"偏听浮议"，致使庸医纷至沓来，夸口胸怀良方妙法，何曾见到如同张良般杰出的真医。唯其如此，"医多者必败"。恰如王安石《使医》所云："医者十，愚不能者乌知其不九邪？并使之，智能者何用？愚不能者何所不用？"张良字子房，相传秦末在圯水桥（故址在今江苏邳州市）遇黄石公，受得《太公兵法》，后协助刘邦在楚汉相争中取胜。刘邦赞誉"运筹帷幄之中，决胜于千里之外，子房功也"。事载《史记·留侯世家》《汉书·张良传》。作者指出，辨识芸芸庸医的拙劣固然不易，而认知寥寥真医的高超尤其艰难，为下段详说其难鸣锣开道。

末段强调慎聘医生的重要，剖析考察群医的困难，提出辨识真医的方法。开段即把延请医者视作任用将领，关系到身家、国家的安危。由于事关重大，因而须加审察。

察辨真医的方法言之易而行之难，故以"第"字一转，引出察别医者的诸多困难。胆小懦弱者貌似慎重，狡猾奸诈者仿佛聪明，鲁莽草率者宛若果敢，能言善辩者好像渊深，则医者的仁心、智慧、勇气、学识便难以辨别。其中"第欲以"系"慎重与否""颖悟与否""果敢与否""浅深与否"共享。另如固执任性者俨如有确定的见解，言过其实者似乎有奇妙的计谋。熟读几篇文章，便见口若悬河，传闻片言只语，就说确凿有据，并言夸大者的浅薄；执迷不悟，面临绝境追悔已晚，自以为是，直到终老也无能耐，皆说执拗者的僵化。

接着指出庸医的特征及其危害。或"执两端"，处方施治左右不定。《景岳全书》卷一《论治篇》对此有过描述："盖其意谓虚而补之，则恐补之为害，而复制之以消；意谓实而消之，又恐消之为害，而复制之以补。"冀图借此攻补兼备之法，以获取自然的功效。或"废四诊"，不用病人开口、伸手，即便处方用药，岂非瞎打莽撞？《世说新语·排调》把"盲人骑瞎马，夜半临深池"列为危语之最。他如：或求"稳当"，致使延误治疗；或昧权变，终无真知灼见；或称"专门"，必非通人达士。

从段首至此，作者运用变化多端的句式，把庸医的众生相活灵活现地揭示于笔下。

继而提出两个为世人视作常理的判定方法。一是"以己之心度人之心"。此语出于《中庸》朱熹注，《韩诗外传》卷三则称为"以己度人"。二是"三人有疑从其二同"。这体现的是少数服从多数的原则，是"从众"心理的反映。前者虽然被当作交际的重要诀窍，但是"人己气血之难符"，精神有盛衰，体质有强弱。后者虽然被视为决断的巧妙门道，但是"愚智寡多之非类"，既如前所引"医者十，愚不能者乌知其不九邪"，又应首段"《阳春》《白雪》"，曲高势必和寡之喻。因而这两条都不能用来作为评判医者的标准。

如此真真假假、纷呈杂沓，察验医者之难，从中可见。针对上述诸多是是非非，作者进而摆列真医的四个条件：一是全其才。所称"小大方圆"即心小、胆大、行方、智圆，意谓心思要缜密，胆子要果决，行为要方正，智虑要圆通。语本《新唐书·孙思邈传》。二是全其用。所称"仁圣工巧"犹神圣工巧，指望闻问切，强调能全面运用四诊。语本《难经·六十一难》。三是会精神，临证聚精会神。四是烛幽隐，洞悉疑似不明的病情。认为四条具备，斯可称之为能够担当性命重任的真医。其中既有才干上的要求，又有诊治中的瞩望，看似可以作为考察评断的依据。孰料紧跟着再以"惟是"一转，又一次地开列难以考评的原因：医者的禀性、心地不易窥察，恪守正道者不多言，怀抱仁德者不炫耀，则所说四个条件又属枉然。验证医者的方法说了一大堆，竟然没有一条能够达到征医的目的。面对如此窘境，作者无奈地发出"此知医之所以为难也"的喟叹。

前后左右为难之余，作者慎思其本，凝练出"熟察于平时"以"识其蕴蓄"的辨医之法，以及"倾信于临事"以"尽其所长"的任医之见，的然成为辨察、任用医者的金科玉律。其后向世人发出务须重视此说的呼吁，并视其为"治未病"的一个必要的组成部分。《论语·述而》有"子之所慎，斋、战、疾"说，将疾病摆到与祭祀、战争同样重要的位置上予以重视。作者用示须当戒慎疾病。伯牙、钟子期皆春秋时楚人。伯牙精于琴艺，钟期即钟子期，精于音律。伯牙鼓琴，志在高山、流水，子期听而知之，发出"巍巍乎若太山""汤汤乎若流水"的赞叹。后子期去世，伯牙破琴绝弦，终身不复鼓琴。事载《吕氏春秋·本味》。管仲、鲍叔牙皆春秋时齐人。管仲，字夷吾，初事公子纠，后相齐桓公，曾九合诸侯，一匡天下，使桓公成为春秋五霸之一。鲍叔即鲍叔牙，与管仲交往，知其贤达，遂向桓公进荐，使其成就霸业。事见《史记·管晏列传》。作者连用此知音、知人不易之二典，以明了解真医之难。

文末"惟好生者略察之"具有丰富的意蕴。病家有病求治，自是"好生"；医者为人治病，亦属"好生"。故此文所提"两要"，不唯引导病人，而围绕"两要"所涉医者的种种表现，尤可视如为医者的镜鉴。

不失人情论

李中梓

　　尝读《内经》至《方盛衰论》，而殿之曰"不失人情"①，未尝不瞿然起②，喟然叹轩歧之人人深也！夫不失人情，医家所甚亟，然戛戛乎难之矣③。大约人情之类有三：一曰病人之情，二曰傍人之情④，三曰医人之情。

　　所谓病人之情者，五藏各有所偏，七情各有所胜，阳藏者宜凉，阴藏者宜热；耐毒者缓剂无功，不耐毒者峻剂有害：此藏气之不同也。动静各有欣厌，饮食各有爱憎；性好吉者危言见非⑤，意多忧者慰安云伪；未信者忠告难行，善疑者深言则忌⑥：此好恶之不同也。富者多任性而禁戒勿遵，贵者多自尊而骄恣悖理：此交际之不同也⑦。贫者衣食不周，况乎药饵？贱者焦劳不适，怀抱可知⑧：此调治之不同也。有良言甫信，谬说更新，多歧亡羊⑨，终成画饼⑩：此无主之为害也⑪。有最畏出奇⑫，惟求稳当，车薪杯水⑬，难免败亡：此过慎之为害也。有境缘不偶⑭，营求未遂，深情牵挂，良药难医：此得失之为害也。有急性者遭迟病，更医而致杂投；有性缓者遭急病，濡滞而成难挽⑮：此缓急之为害也。有参术沾唇惧补，心先痞塞；硝黄入口畏攻，神即飘扬⑯：此成心之为害也⑰。有讳疾不言，有隐情难告，甚而故隐病状，试医以脉。不知自古神圣，未有舍望、闻、问，而独凭一脉者。且如气口脉盛⑱，则知伤食，至于何日受伤，所伤何物，岂能以脉知哉？此皆病人之情，不可不察者也。

　　所谓傍人之情者，或执有据之论，而病情未必相符，或兴无本之言，而医理何曾梦见？或操是非之柄⑲，同我者是之，异己者非之，而真是真非莫辨；或执肤浅之见，头痛者救头，脚痛者救脚，而孰标孰本谁知？或尊贵执言难抗㉑，或密戚偏见难回㉑。又若荐医，动关生死。有意气之私厚而荐者㉒，有庸浅之偶效而荐者，有信其利口而荐者㉓，有贪其酬报而荐者，甚至熏莸不辨㉔，妄肆品评，誉之则跖可为舜㉕，毁之则凤可作鸮㉖，致怀奇之士㉗，拂衣而去㉘，使深危之病，坐而待亡。此皆傍人之情，不可不察者也。

所谓医人之情者，或巧语诳人，或甘言悦听㉙，或强辨相欺，或危言相恐㉚：此便佞之流也㉛。或结纳亲知，或修好童仆㉜，或营求上荐㉝，或不邀自赴：此阿谄之流也㉞。有腹无藏墨，诡言神授，目不识丁，假托秘传：此欺诈之流也。有望、闻、问、切，漫不关心；枳、朴、归、芩，到手便撮。妄谓人愚我明，人生我熟：此孟浪之流也。有嫉妒性成，排挤为事，阳若同心，阴为浸润㉟，是非颠倒，朱紫混淆：此谗妒之流也。有贪得无知，轻忽人命。如病在危疑，良医难必㊱，极其详慎，犹冀回春；若辈贪功，妄轻投剂，至于败坏，嫁谤自文㊲：此贪幸之流也。有意见各持，异同不决，曲高者和寡，道高者谤多。一齐之傅几何？众楚之咻易乱㊳：此庸浅之流也。有素所相知，苟且图功㊴；有素不相识，遇延辨症，病家既不识医，则倏赵倏钱，医家莫肯任怨，则惟苓惟梗。或延医众多，互为观望；或利害攸系，彼此避嫌。惟求免怨，诚然得矣；坐失机宜，谁之咎乎？此由知医不真，而任医不专也。

凡若此者，孰非人情？而人情之详，尚多难尽。圣人以不失人情为戒，欲令学者思之慎之，勿为陋习所中耳。虽然，必期不失㊵，未免迁就。但迁就既碍于病情，不迁就又碍于人情，有必不可迁就之病情，而复有不得不迁就之人情，且奈之何哉！故曰戛戛乎难之矣！

——上海古籍出版社 2002 年影印明崇祯十年刻本《医宗必读》卷一

【注释】

①殿：置于后。　②瞿然：惊视貌。　③戛（jiá 颊）戛：困难貌。④傍：同"旁"。　⑤危言：直言。　⑥深言：深切坦率之言。　⑦交际：往来应酬。　⑧怀抱：胸襟。　⑨多歧亡羊：由于歧路多，不知羊所往，因而

丢失羊，喻事理复杂，不辨正确方向。语本《列子·说符》。亦作"歧路亡羊"。此喻众说纷纭，无所适从。　⑩画饼：喻虚名没有实用。语见《三国志·魏志·卢毓传》。此喻没有效果。　⑪主：主张。　⑫出奇：谓运用不寻常的治法。　⑬车薪杯水：用一杯水去灭一车柴之火焰，喻无济于事。语见《孟子·告子上》。亦作"杯水车薪"。　⑭不偶：不合。引申为命运不好。⑮濡滞：拖延。　⑯飘扬：犹涣散。　⑰成心：偏见。　⑱且如：如果。⑲柄：权力。　⑳执言：固执的言论。　㉑密戚：亲属。　回：扭转。㉒意气：情谊。　㉓利口：能言善辩。　㉔熏莸：香臭。熏为香草，莸为臭草。语见《左传·僖公四年》。　㉕跖（zhí 直）：春秋战国之际人民起义的领袖，旧时被诬称为盗跖。　㉖鸮（xiāo 消）：鸱鸮，猛禽名，亦称猫头鹰。旧时被视为不祥之恶鸟。　㉗怀奇：身怀奇才。　㉘拂衣：形容愤激。㉙悦听：犹悦耳。此谓迷惑人。　㉚危言：令人惊惧之言。　㉛便（pián 骈）佞（nìng 泞）：巧言善辩，阿谀逢迎。　㉜修好：人与人之间表示友好。此谓笼络。　㉝上：指位高者。　㉞阿（ē 婀）谄（chǎn 产）：阿谀奉承。㉟浸润：谗言。语见《论语·颜渊》。　㊱必：决定。　㊲嫁谤自文：转嫁谤言，掩饰自己。谤，责备的话。文，掩饰。　㊳"一齐"二句：语本《孟子·滕文公下》。说一个齐人教楚人讲齐语，周边很多楚人喧嚣，自然不能学会齐语。成语"一傅众咻"由此凝练而成，比喻不能有什么成就。　㊴苟且：敷衍了事。　㊵必期：必定。期，必。

【解读】

李中梓（1588—1655），字士材，号念莪，华亭（今上海松江）人，一说南汇（今属上海浦东新区）人，明末清初著名医家。少时擅长文学、兵法，淡于仕途，后因病习医，著有《医宗必读》《内经知要》《删补颐生微论》《伤寒括要》等，在医学界颇有影响。《医宗必读》凡十卷，成书于 1637 年。其门生众多，著名者有沈颋、尤乘、董噩、李延昰等。

本文系作者选取张介宾《类经·脉色类八》"诊有大方"条下"诊可十全，不失人情"句下所加按语，删节润色而成。原按语洋洋洒洒，多达两千零四十四字，本文删减千字，显得简明而有要。由此而言，张介宾宜属文章的原作者，而李中梓则为文章的改编者。

这是学习《素问》的一篇心得体会。《方盛衰论》结尾处有"诊可十全，不失人情"句，所说"不失人情"意谓医者全面把握患者的病情。作者结合医疗过程中的见闻，对"人情"二字加以发挥，用以指人的体质、性格、思想、好恶，乃至恶俗习气。全文结构有致，条理清晰，所分五段，除首段引论与末段结语外，中间三段先后论述病人、旁人、医人之情，系文章的主体部分。

开篇表明撰写此文的原因，提出人情的大别。作者阅读《素问·方盛衰论》，惊叹《内经》"不失人情"说之深入人心，认为对于医家来说，这既是迫切需要解决的问题，同时也是难以做到的事情。

病人之情可细判为四个"不同"、六个"为害"。

四"不同"：一是"藏气"不同。藏气即五脏之气，指五脏的机能活动，与体质关系殊为密切。阳盛的体质适应于寒凉，阴盛的体质相宜于温热，耐受毒性的体质不宜用平和的药剂，不能耐受毒性的体质不可用峻厉的药剂。二是"好恶"不同。这又表现在活动、饮食、语言诸多方面。举止上有好动与爱静的差异，饮食上有喜欢与厌恶的迥别。对性喜吉利的人直率说话就要遭到责怪，对情绪忧郁的人宽慰诱导会被说成虚伪。不信任你的人，诚恳的劝告难被奉行，生性多疑的人，深刻的言论要遭怨恨。三是"交际"不同。富有的人大多恣意放纵，不遵医嘱，尊贵的人每多自命不凡，骄横背理。《扁鹊传》就把"骄恣不论于理"作为"六不治"之冠，《郭玉传》也将"自用意而不任臣"置于治病"四难"之首。四是"调治"不同。贫困者衣着饮食尚且难以周全，何况享用药物？低贱的人焦虑烦劳情志不舒，胸襟自然不畅。

六"为害"：一是缺乏主见。误信谬说，弃置良言。二是过于慎重。害怕意外，追求稳当。三是患得患失。时乖运蹇，内心牵挂。四是性情欠当。性躁者患慢病，不断更换医者，导致杂乱用药；性缓者罹急病，一再拖延治疗，造成难挽病势。五是心存偏见。有的畏惧补药，一沾唇心口就堵塞；有的害怕攻药，才入口精神便涣散。六是隐讳病情，"试医以脉"。中医一向强调四诊合参，在望、闻、问的基础上切脉，以验三诊所得病情。作者还举例说，倘若诊得气口即寸口脉盛，可知患者伤食，至于何时为何物所伤，岂能通过脉象测知？《千金翼方》卷二十五《诊寸口脉第四》有"寸口盛而紧者，伤于食也"之说，作者所言，盖本乎此。

徐大椿《医学源流论·病家论》所述内容与本段相仿，可供参阅。

旁人指患者的亲友。作者将旁人之情大别为论病、荐医两目。

旁人论病有六弊：有的从书本上检得或传闻中听到一二，遂振振有词地提出似乎有据、实则无本的诊治见解，但是所论既不符病情，也不合医理。此其一与二。有的掌握决定是否的权柄，这多半系患者的家长或上级，党同伐异，跟自己意见相同的就肯定，相左的便反对，莫辨是否。此其三。有的坚持肤浅的主张，头疼治头，脚痛疗脚，不明本标。此其四。也有尊贵者的执拗言辞难以违拒，亲近者的偏颇看法不易扭转，言语固执，看法片面。此其五与六。

有关推荐医生，作者先行指出往往关涉到患者的生死，不可等闲视之，接着剖析旁人荐医的原因：或是与医者关系密切，或是医者偶然取效，或是盲信医者的伶牙俐齿，或是贪图医者的酬谢报答，甚至好歹不辨，乱加评论，赞誉则捧到天上，诋毁则踏到地下。其结果是水平高超的医者愤怒离去，病情危重的患者坐着等死。

医人之情归纳为八个方面：其一"便佞"。花言巧语哄骗人，甜言蜜语迷惑人，泼言恶语欺负人，危言险语吓唬人。其二"阿谄"。结交患者亲友，笼络病家童仆，谋求尊者推荐，效仿毛遂自荐。其三"欺诈"。不学无术而谎称神仙传授，未识一字而假冒秘方相承。其四"孟浪"。四诊漫不经心，药物到手就抓，贬斥他医，自我吹嘘。其五"谗妒"。以嫉妒为成性，以排挤为能事，口蜜腹剑，混淆视听。其六"贪幸"。图侥幸以贪功，视人命为儿戏。作者以对待危重疑难证候，良医与贪求侥幸者截然相反的态度为例，说明此类医者的危害：前者因其难以决断，故而极其周详审慎，期望妙手回春；后者贪图功利，胡乱轻率用药，致使病情恶化，却把责任推得一干二净。其七"庸浅"。医识浅薄而妄加评说扰乱，致使识见高超者爱莫能助。本文所说"道高者谤多"意，前人每有说解。如《商君书·更法》："有高人之行者，固见负于世；有独知之虑者，必见骜于民。"三国时魏人李康《运命论》："木秀于林，风必摧之；堆出于岸，流必湍之；行高于人，众必非之。"韩愈《原毁》也有"事修而谤兴，德高而毁来"语。作者于此以"曲高和寡"比喻良医不唯乏人理解，更遭"庸浅"者非议。文章还以"一齐之傅几何？众楚之咻易乱"隐喻良医的高论易被众多庸医的谬言淹没。其八"保身"。从两个方面申说。先说医患双方熟悉与否所取态度："素所相知，苟且图功"。对于老病人，自以为谙熟病情，医者便草率诊治谋取功效。"素不相识，遇延辨症"。病家因不知医术优劣，便频繁更换医生。赵、钱是现传《百家姓》中第一、二姓，犹言张三、李四。医者因不愿忍受怨言，就只是使用常用中药茯苓、桔梗之类。再讲医者对病家"延医众多"的应对，或言不及义，袖手旁观，或利害相关，彼此避嫌，从而导致错失治病的时机。出现此类现象，固然是由于病家对医者了解欠透、任用不专，而对于医者来说，实出于一己之私，唯求保身而已。

以上所述病人四"不同"、六"为害"计十"情"，旁人论病六、荐医五计十一"情"，医人八"情"，总共二十九"情"。细加分析，既有应当顺应的人情，如藏气、好恶、调治等病人的不同之情，也有宜作引导的人情，如患者的"无主""过慎""得失""缓急""成心""隐讳"之情，更多的则是须加抵制的人情，也就是恶俗的习气，如论病则信口开河、荐医则优劣莫辨的旁人之情，沾满铜臭味、弥漫江湖气的医人之情。因而末段告诫后人勿被这些陋习侵蚀，同时又认为人情与病情的对立无法消除，与首段呼应，再次发出无力改变此类习俗的感慨。

恶俗的"人情"果真不能抹却吗？其实也未必。《灵枢·师传》曾议论过类似问题。黄帝问：王公大人"骄恣纵欲轻人"，加以约束，就违背其心意，不予制止，便加重其病情，怎么办呢？岐伯指点说要抓住"人之情莫不恶死而乐生"这个命门，让这些人知道我行我素将是死路一条，唯有改过迁善方有生途，同时给予适当的心理疏导，"虽有无道之人，恶有不听者乎？"针对上述病人、旁人、医人的陋习，直截了当地指出其危害性，辅之以必要的义理开导，宜是转难为易的不二法门。

这是一篇读后感，也是一篇可以归属为医学伦理的论文。如果说《方盛衰论》所讲"人情"还主要集中于病情的话，那么上文所引《灵枢·师传》"人之情莫不恶死而乐生"的"情"指的则是心情。此外，《素问·移精变气论》有"闭户塞牖，系之病者，数问其情，以从其意"句，意谓在诊疗过程中，医者务须专注，把心意都放在患者身上，详尽地询问情况，任由患者倾诉。所说"情"字，便包含了患者的心理活动；所述句意，也涉及医患关系的问题。本文原作者张介宾善于从医患双方处境、心理的角度探讨问题。张介宾《类经》卷十二《论治类》对"数问其情，以从其意"解释说："从容询其情，委曲顺其意，盖必欲得其欢心，则问者不觉烦，病者不知厌，庶可悉其本末之因而治无误也。"意欲建立起和谐的医患关系，让患者无所顾虑地诉说，以全面把握患者生理、心理上的变化信息，达到准确诊治的目的。由此可见，《黄帝内经》可谓开创了正确处理医患关系的先河。

抚古思今，此文所涉"人情"，在今之医界以及医患关系中并不罕见，值得引起同人鉴戒，文章的现实意义宜存乎此。

杂 气 论

吴有性

日月星辰，天之有象可睹；水火土石，地之有形可目；昆虫草木，动植之物可见；寒热温凉，四时之气往来可觉。至于山岚瘴气①，岭南毒雾②，咸得地之浊气，犹可以察。惟天地之杂气，种种不一，亦犹天之星辰有罗、计、荧惑③，地之土石有雄、硫、礜、信④，草木有野葛、巴豆⑤，昆虫有毒蛇、猛兽。气交之中，万物各有善恶，是杂气亦有优劣也。然此气无象可见，况无声无臭⑥，何能得睹得闻？人恶得而知？

是气也，其来无时⑦，其着无方⑧，众人触之者，各随其气而为诸病焉。其为病也，或时众人发颐⑨，或时众人头面浮肿，俗名为大头瘟是也⑩；或时众人咽痛，或时音哑，俗名为虾蟆瘟是也⑪。或时众人疟痢，或为痹气⑫，或为痘疮，或为斑疹，或为疮疥疔肿；或时众人目赤肿痛；或时众人呕血暴下，俗名为瓜瓤瘟、探头瘟是也⑬；或时众人瘿核，俗名为疙瘩瘟是也⑭。为病种种，难以枚举。大约病遍于一方，延门阖户，众人相同，此时行疫气，即杂气所钟⑮。为病各种，是知气之不一也。盖当其特适，有某气专入某藏府经络，专发为某病，故众人之病相同，非关藏府经络，或为之证也。不可以年岁四时为拘，盖非五运六气所能定者，是知气之所至无时也。或发于城市，或发于村落，他处安然无有，是知气之所着无方也。

疫气者，亦杂气中之一，但有甚于他气，故为病颇重，因名之厉气⑯。虽有多寡不同，然无岁不有。至于瓜瓤瘟、疙瘩瘟，缓者朝发夕死，急者顷刻而亡，此又诸疫之最重者。幸而百十年来间有之，不可以常疫并论也。至于发颐、咽痛、目赤、斑疹之类，其时村落中偶有一二人，所患者虽不与众人等⑰，考其证，甚合某年某处众人所患之病，纤悉相同，治法无异。此即常年之杂气⑱，但目今所钟不厚⑲，所患者希少耳。此又不可以众人无有，断为非杂气也。

杂气为病最多，然举世皆误认为六气。假如误认为风者，如大麻风、鹤膝风、痛风、历节风、老人中风、肠风、厉风之类⑳，概用风药，未尝一效，实非风也，皆杂气为病耳。又误认为火者，如疔疮、发背、痈疽、流注、流火、丹毒㉑，与夫发斑、痘疹之类㉒，以为痛痒疮疡，皆属心火，投芩、连、知、蘗，未尝一效，实非火也，亦杂气之所为耳。至于误认为暑者，如霍乱、吐泻、疟痢、暴注、腹痛、绞肠痧之类，皆误认为暑，作暑证治之，未尝一效，与暑何与焉！至于一切杂证无因而生者，并皆杂气所成。盖因诸气来而不知，感而不觉，惟向风、寒、暑、湿所见之气求之，既已错认病原，未免误投他药。刘河间作《原病式》，盖祖五运六气㉓，百病皆原于风、寒、暑、湿、燥、火，无出此六气为病者。实不知杂气为病，更多于六气。六气有限，现在可测㉔；杂气无穷，茫然不可测。专务风、寒、暑、湿、燥、火，不言杂气，岂能包括天下之病欤？

——人民卫生出版社 1955 年影印光绪乙未年

扬州文富堂藏板《温疫论》卷下

【注释】

①山岚：山中的雾气。　②岭南：指五岭以南地区，主要为广东、广西一带。　③罗计荧惑：皆属九曜中的凶星。罗，指罗睺星。计，指计都星。荧惑，指火星。因其闪烁不定，运行复杂，令人迷惑，故称。　④雄硫碯信：雄黄、硫磺、碯砂、信石，皆属有毒的矿物。　⑤野葛巴豆：野葛（即钩吻）与巴豆皆属有毒的草木。　⑥臭（xiù 秀）：气味。　⑦元时：不定时间。⑧着（zhuó 卓）：着落。　无方：不定处所。　⑨发颐：病名，发生于颐颔间的急性化脓性感染。　⑩大头瘟：以头面部红肿为特征的疫病，又名大头

痛、大头天行等。 ⑪虾蟆瘟：以一侧或两侧腮部肿胀、疼痛为特征的疫病。
⑫痹气：指外邪侵入经络、关节而导致肌肉、关节疼痛麻木的一类病证。
⑬瓜瓢瘟：以胸高胁突、呕血如瓜汁为特征的疫病。 探头瘟：以颈项僵硬
不便屈伸为特征的疫病。 ⑭疙瘩瘟：以发块如瘤，遍身流走为特征的疫病。
⑮钟：汇聚。 ⑯厉气：能致疫病的恶气。 ⑰等：相同。 ⑱常年：往年。
⑲目今：现在。 ⑳大麻风：即麻风病，亦称疠风，以须眉毛发脱落、皮肤
损伤、形容异常、并易传染为特征。 鹤膝风：即结核性关节炎，以膝关节
肿大疼痛，而股胫的肌肉消瘦为特征，形如鹤膝。 痛风：即痛痹，以全身
关节疼痛，痛有定处为特征。 历节风：类似类风湿性关节炎，以全身关节
疼痛，痛无定处为特征。 肠风：便血的一种，以粪前出血如注、血色鲜红、
肛门无肿痛为特征。 ㉑发背：发于脊背部位的痈疽。 流注：一种全身感
染性疾病，以发于肌肉深部的转移性、多发性脓肿为特征。 流火：发于小
腿部的丹毒。 丹毒：一种急性皮肤病，以患处皮肤红赤为特征。 ㉒发斑
痘疹：皮肤上出现的成片色红或紫的斑点，抚之不碍手的称发斑，碍手的叫
痘疹。 ㉓祖：根据。 ㉔现在：存在。

【解读】

吴有性，字又可，吴县（今江苏苏州）人，明末清初著名医家。崇祯十
五年（1642 年），他在前人有关温病理论的基础上，总结前一年南北多省瘟
疫流行的经验教训，撰写成疫病专著《温疫论》两卷，明确提出"厉气"的
病因学说，对我国传染病学的发展具有重要影响。《清史稿》有其传。

本文着重论述杂气是引发多种传染病的因素，从中揭示其纷呈的特点。

首段言杂气不可测。开篇先行罗列"日月星辰""水火土石""昆虫草
木""寒热温凉""瘴气""毒雾"等可以发觉之物，用以烘托杂气。其中
"瘴气""毒雾"因与杂气相近，故而前加"至于"，后补一"犹"。接着顺势
推出本论主体"杂气"，前置"惟"字，表明与上述诸物一皆"可睹""可

目""可见""可觉""可察"不同，只有杂气不可洞悉。不仅如此，"杂气"既然名之为"杂"，就包含着各异之气，作者再次用星辰、土石、草木、昆虫等作比，所举每为凶星、毒物、猛兽之类，以此申说杂气属于致病因子。同时认为天地之间万物既然各有善恶，那么杂气也就有优劣之分。作者所说"优劣"，是指杂气在致病程度上的差异，致病重者为劣，反之为优。接着指出杂气属于"三无"物质，无象可睹，无声可闻，无味可嗅，"人恶得而知"？落脚于如何辨别杂气的问题。

那么怎么认识杂气呢？作者在《论气所伤不同》中对"气"有过一番议论，"物者气之化也，气者物之变也，气即是物，物即是气"，明确地推论出杂气乃是一种物质存在。而本文次段则从所致疾病的角度探求杂气的存在，并进而梳理杂气的特点。如果说上文所称杂气具有"优劣"为其一个属性的话，那么本段则集中剖析杂气的其他"风味"。一是多样性。因杂气的多样性决定所致疾病的多样性，亦即随着所触各异之气而罹患不同之病，诸如大头瘟、虾蟆瘟、瓜瓢瘟、疙瘩瘟之类。二是传染性。在论及多样性的同时，作者还带出"病遍于一方，延门阖户，众人相同"，反映杂气具有传染性的特点。需要强调的是作者认为传染之"邪从口鼻而入"（《温疫论·原病》），突破了由皮毛而入的传统看法。三是特适性。"有某气专入某藏府经络，专发为某病，故众人之病相同"，认为杂气侵犯人体，具有脏腑经络定位的现象，亦即上文所说"各随其气而为诸病"。类似的论述在该书其他篇文中也可见到，如《论气所伤不同》"有是气则有是病"，《知一》"杂气为病，一气自成一病"等。四是不定性。包括时空二途。"不可以年岁四时为拘"，说疫病的发生没有固定不变的时限，因而不能事先取用运气学说加以推算预测，即"其来无时"。"或发于城市，或发于村落，他处安然无有"，称疫病的发生没有固定不变的区域，即"其着无方"。

第三段着重论述厉气的危害性，同时揭示杂气具有可变性的特点。厉气的危害主要表现在两个方面：频率高。虽然有多有少，但是每年都会出现。

此其一。致病重。"甚于他气","为病颇重",尤其如瓜瓤瘟、疙瘩瘟,"缓者朝发夕死,急者顷刻而亡",故冠以"厉"字。幸亏如瓜瓤瘟、疙瘩瘟般严重的厉气百十年来偶尔发生,不可与逐年出现的一般疫气同样看待。此其二。其后分辨杂气的可变性。"发颐、咽痛、目赤、斑疹之类,其时村落中偶有一二人"罹患,与众人所染证候不同,但是"甚合某年某处众人所患之病",意思是说同样的证候,往年流行而现今散发。有关这个问题,在紧接着的《论气盛衰》中更有具体的说明:"其年疫气盛行,所患者重,最能传染,即童辈皆知其为疫。至于微疫,似觉无有,盖毒气所钟有厚薄也。其年疫气衰少,里间所患者不过几人,且不能传染……脉证与盛行之年所患之证纤悉相同,至于用药取效,毫无差别。是以知温疫四时皆有,常年不断,但有多寡轻重耳。"表明招致相同证候的杂气具有厚薄变化的特点,厚则毒重染多,薄则毒轻染寡。

作者所说杂气的特点,还可加上在《论气所伤不同》中讲到的一条,有"人病而禽兽不病"的,有"偏中于动物"的,甚至还会出现"牛病而羊不病,鸡病而鸭不病"的现象。这是由于杂气本系各异之气,因而就会伤及不同的对象,或可称之为致病种属的选择性。

末段言世人所说六气失常所致之病,并属杂气所为。在吴有性之前,通常认为六淫致病。早在公元前 541 年,医和在为晋平公诊治疾病时,就提出阴阳风雨晦明六气"淫生六疾"的见解(详见本书《医和》)。《素问·至真要大论》也有"夫百病之生也,皆生于风寒暑湿燥火"的论述。此类唯物主义病因思想的出现,动摇了鬼神致病说的根基。自是以降,通常都把疫病的发生归咎于天时不正之气。如曹植《说疫气》称"此乃阴阳失位,寒暑错时,是故生疫"。《千金要方》卷九《伤寒例第一》说:"凡时行者,是春时应暖而反大寒,夏时应热而反大冷,秋时应凉而反大热,冬时应寒而反大温,此非其时而有其气。"但是面对疫情肆虐,以致"阖门传染""妄死不可胜计"的现状,"时师误以伤寒法治之,未尝见其不殆也"(《温疫论·自序》),六气失常之说在峻厉的疫病面前，顿时显得苍白无力。文章例举将"杂气为病"误认为风、火、暑治疗，皆以"未尝一效"告吹，说明这些病证"实非风""实非火""与暑何与"（同暑证有何相干）。在分析上述三气的基础上，强调指出，"至于一切杂证无因而生者，并皆杂气所成"，说至于一切不明原因而发生的杂证，都是由于杂气造成，极言杂气乃诸病之因。吴氏此说已然朦胧意识到病原微生物的存在。话已讲到如此地步，作者犹觉尚未尽意，再行说明对杂气的"不知""不觉"，是错认六气为病原、误用他药的因由所在。其后所说刘河间一概依据五运六气云云，见诸刘完素《素问玄机原病式·六气为病》，该文一本《素问》之说，将各种疾病的发生都归咎于风、寒、暑、湿、燥、火六气。文末归纳六气与杂气的两大区别：一为有限与无穷之异，六气有限而杂气无穷；一为可测与不可测之歧，六气可测而杂气不可测。

对此段所说"又误认为火者，如疔疮、发背、痈疽、流注、流火、丹毒，与夫发斑、痘疹之类，以为痛痒疮疡，皆属心火，投芩、连、知、蘗，未尝一效，实非火也，亦杂气之所为耳"，是可一赞一斥。鉴于对疔疮、发背、痈疽等感染化脓性病证的引发原因，传统的六淫说难以作出圆满的解释，而此类病证每与疫病的证候相似，因而作者推断也由杂气所致。这一认识对于防治感染性病证具有积极意义。这是此说的可赞处。黄芩、黄连、知母、黄蘗皆属清热泻火药，具有抗菌消炎作用，自可用于外科感染性疾患。作者对此横加否定，未免有失偏颇。这是此说的宜斥点。

如前所述，《温疫论》的成书，筑建于前人有关温病理论的基础上。如：《素问遗篇·刺法论》载"五疫之至，皆相染易，无问大小，病状相似"；《伤寒论·伤寒例》述"一岁之中，长幼之病多相似者，此则时行之气也"；《诸病源候论》卷二十四《殃注候》记"人有染疫疠之气致死，其余殃不息，流注子孙亲族，得病证状与死者相似，故名为殃注"；约成书于元泰定四年（1327 年）的《罗太无口授三法·瘟疫》称"众人病一般"（"一般"意为一样），"少而一家，多而一方一邑"，"老幼男妇，轻重不同，症候相似"；成

书于明永乐十四年（1416 年）何渊《伤寒海底眼·伤寒类症治法论》更提及
"大头瘟""瓜瓤瘟"的名目。所有这些论述，都为吴有性的脱颖而出铺设了
基石、开辟了通道。当此疫疬横行之时，吴氏对导致疫病的原因提出了创新
性的见解，认为"温疫之为病，非风、非寒、非暑、非湿，乃天地间别有一
种异气所感"（《温疫论·自序》），并进而论述其原理，剖析其传变，分辨
其证候，拟定其治法，对传染病的防治作出了重大的贡献。《清史稿》本传褒
扬"古无瘟疫专书，自有性书出，始有发明"。戴天章在所著《广瘟疫论·自
序》称颂"吴又可先生贯串古今，融以心得，著《时行瘟疫》一论，真可谓
独辟鸿蒙，揭日月于中天矣"。

清代文

段逸山解读医古文

秋　燥　论

喻　昌

喻昌曰：燥之与湿，有霄壤之殊①。燥者，天之气也；湿者，地之气也。水流湿，火就燥②，各从其类，此胜彼负，两不相谋③。春月地气动而湿胜，斯草木畅茂④；秋月天气肃而燥胜⑤，斯草木黄落。故春分以后之湿，秋分以后之燥，各司其政。今指秋月之燥为湿⑥，是必指夏月之热为寒然后可。奈何《内经》病机一十九条独遗燥气？他凡秋伤于燥，皆谓秋伤于湿。历代诸贤，随文作解，弗察其讹。昌特正之。

大意谓春伤于风，夏伤于暑，长夏伤于湿⑦，秋伤于燥，冬伤于寒，觉六气配四时之旨，与五运不相背戾，而千古之大疑始一抉也⑧。然则，秋燥可无论乎？夫秋不遽燥也，大热之后，继以凉生，凉生而热解，渐至大凉，而燥令乃行焉。《经》谓"阳明所至，始为燥，终为凉"者，亦误文也。岂有新秋月华露湛⑨，星润渊澄，天香遍野⑩，万宝垂实，归之燥政，迨至山空月小，水落石出，天降繁霜，地凝白卤⑪，一往坚急劲切之化⑫，反谓凉生，不谓燥乎？或者疑燥从火化，故先燥而后凉，此非理也。深乎！深乎！上古《脉要》曰："春不沉，夏不弦，秋不数，冬不涩，是谓四塞。"谓脉之从四时者，不循序渐进，则四塞而不通也。所以春、夏、秋、冬孟月之脉，仍循冬、春、夏、秋季月之常，不改其度。俟二分二至以后，始转而从本令之王气⑬，乃为平人顺脉也。故天道春不分不温，夏不至不热，自然之运，悠久无疆。使在人之脉，方春即以弦应，方夏即以数应，躁促所加⑭，不三时而岁度终矣⑮，其能长世乎？即是推之，秋月之所以忌数脉者，以其新秋为燥所胜，故忌之也。若不病之人，新秋而脉带微数，乃天真之脉⑯，何反忌之耶？且夫始为燥，终为凉，凉已即当寒矣，何至十月而反温耶？凉已反温，失时之序，天道不几顿乎[17]？不知十月之温，不从凉转，正从燥生。盖金位之下，火气承之，以故初冬常温，其脉之应，仍从乎金之涩耳。由涩而沉，其涩也，为生水之金，其沉也，即为水中之金矣。珠辉玉映，伤燥云乎哉？

　　然新秋之凉，方以却暑也[18]，而夏月所受暑邪，即从凉发。《经》云："当暑汗不出者，秋成风疟[19]。"举一疟，而凡当风取凉，以水灌汗，乃至不复汗而伤其内者，病发皆当如疟之例治之矣。其内伤生冷成滞下者，并可从疟而比例矣[20]。以其原来皆暑湿之邪，外内所主虽不同，同从秋风发之耳。若夫深秋燥金主病，则大异焉。《经》曰："燥胜则干。"夫干之为害，非遍赤地千里也[21]。有干于外而皮肤皴揭者[22]，有干于内而精血枯涸者，有干于津液而荣卫气衰、肉烁而皮着于骨者[23]，随其大经小络所属上下中外前后，各为病所。燥之所胜，亦云熯矣[24]。至所伤则更厉。燥金所伤，本摧肝木，甚则自戕肺金。盖肺金主气，而治节行焉。此惟土生之金[25]，坚刚不挠，故能生杀自由，纪纲不紊。若病起于秋而伤其燥，金受火刑，化刚为柔，方圆且随型埴[26]，欲仍清肃之旧[27]，其可得耶？《经》谓"咳不止而出白血者死"。白血，谓色浅红而似肉似肺者。非肺金自削，何以有此？试观草木菁英可掬[28]，一乘金气，忽焉改容，焦其上首，而燥气先伤上焦华盖，岂不明耶？详此，则病机之"诸气膹郁[29]，皆属于肺""诸痿喘呕，皆属于上"二条，明指燥病言矣。《生气通天论》谓"秋伤于燥，上逆而咳，发为痿厥"，燥病之要，一言而终，与病机二条适相吻合。只以误传"伤燥"为"伤湿"，解者竟指燥病为湿病，遂至经旨不明。今一论之，而燥病之机了无余义矣[30]。其"左胠胁痛[31]，不能转侧，嗌干面尘[32]，身无膏泽，足外反热，腰痛，惊骇，筋挛，丈夫癞疝[33]，妇人少腹痛，目昧眦疮[34]"，则燥病之本于肝，而散见不一者也。

　　《内经》燥淫所胜，其主治必以苦温者，用火之气味而制其胜也。其佐以或酸或辛者，临病制宜，宜补则佐酸，宜写则佐辛也。其下之亦以苦温者，如清甚生寒，留而不去，则不当用寒下，宜以苦温下之。即气有余，亦但以辛写之，不以寒也。要知金性畏热，燥复畏寒。有宜用平寒而佐以苦甘者，必以冷热和平为方制，乃尽善也。又六气凡见下承之气，方制即宜少变。如金位之下，火气承之，则苦温之属宜减，恐其以火济火也。即用下，亦当变苦温而从寒下也。此《内经》治燥淫之旨，可赞一辞者也。至于肺气膹郁，痿喘呕咳，皆伤燥之剧病，又非制胜一法所能理也。兹并入燥门，细商良治，学者精心求之，罔不获矣。若但以润治燥，不求病情，不适病所，犹未免涉于粗疏耳。

——清顺治葵锦堂刻本《医门法律》卷四

【注释】

①霄壤之殊：即天地之别。　②就：趋向。　③谋：合。　④斯：则。⑤肃：劲急。　⑥今：如果。　⑦长夏：农历六月。　⑧抉：揭示。　⑨湛（zhàn 站）：浓。　⑩天香：芳香的美称。　⑪白卤：白盐碱地上凝结的白色卤碱，此喻白霜。　⑫一往：一概。　⑬王（wàng 旺）气：主气。　⑭躁促：急促。　⑮时：季节。　⑯天真：谓天然性质。　⑰几：几乎。　顿：止息。　⑱却：退。　⑲风疟：疟疾的一种。多由夏季贪凉受风，又感疟邪所致。症见先寒后热，寒少热多，头痛烦躁等。　⑳比例：比照。　㉑赤地：空无所有的地面。　㉒皴（cūn 村）揭：皮肤皲裂。　㉓肉烁：肌肉消瘦。烁，通"铄"，消削。　㉔熯（hàn 汗）：干燥。　㉕惟：由于。　㉖型埴（zhí 直）：铸造器物的土模。埴，黏土。　㉗仍：因袭。　㉘菁英：精华。掬（jū 居）：两手捧住。　㉙膹（fèn 愤）郁：郁结。　㉚了：完全。㉛胠：腋下胁上。　㉜面尘：面色灰暗。　㉝癩疝：病名，即㿗疝，以睾丸肿大光亮如秃为主症。　㉞眦：上下眼睑的结合处。

【解读】

喻昌（1585—1664），字嘉言，新建（今江西南昌）人。新建古称西昌，故号西昌老人，明末清初著名医家。明崇祯三年（1630年）以副榜贡生入都，无所就，遂皈依佛门，并事医术，后侨居常熟，以医名世。喻氏弟子众多，著名者有徐忠可、程林等。所著除《医门法律》外，另有《寓意草》一卷、《尚论篇》八卷等。《清史稿》有其传。《医门法律》六卷撰于清顺治十五年（1658年），分设风、寒、暑、湿、燥、火六气以及杂证多门，先冠以论，次为法为律，其后出方。

本文是《伤燥门》中一篇有关辨证论治的文章，对燥邪的性质、致病特点与治疗方法等作了较全面的论述，阐明燥气为秋令主气的观点，颇受医界推崇。

首段表明撰写此文的原因：《素问·至真要大论》载有病机十九条，阐述风、寒、湿、热的病机，而未载燥气，此即文章所言"奈何《内经》病机一十九条独遗燥气"。《素问》之《生气通天论》《阴阳应象大论》分别有"秋伤于湿，上逆而咳，发为痿厥""秋伤于湿，冬生咳嗽"句，此即文章所言"他凡秋伤于燥，皆谓秋伤于湿"。继之历代医家一皆因循《素问》"秋伤于湿"之文作解，未能察辨其中的讹字。作者认为"湿""燥"之误，兹事体大，该文后有《律五条》，首条就说："凡秋月燥病，误以为湿治者，操刃之事也。"视燥病治湿为持刀杀人之事。有此三因，遂作秋燥之论以"正之"。

为说明"燥""湿"不可混淆，开篇就点出二者的大别：燥湿分属天地之气，燥是火趋向处，湿乃水流往地。性质不同，此其一。春季地气发动，因而湿气盛，则草木旺盛繁茂；秋季天气肃杀，因而燥气盛，则草木枯萎凋零。作用不同，此其二。由此可知燥湿二气两不相合。论述了燥湿的差异，作者感到理犹未尽，复用归谬之法，说如果诬指秋季的燥气为湿气，就一定要把夏天的暑热当作寒冷方才能够成立，以此显见秋不为燥而为湿的谬误。

次段首先提出秋燥论的主旨所在：六气于四时各有主病，其中秋季易感燥邪为病，与五运六气之论正相吻合。认为"秋伤于燥"之说揭开了自《素问》传世以来千年的疑团，既然如此，那么有关秋燥的问题就必须深入论述。

　　秋燥的关键问题在于其形成过程，即秋季的燥气何时形成。文中所引"阳明所至，始为燥，终为凉"，语本《素问·六元正纪大论》，该文有"阳明所至为燥生，终为凉"语。作者认为"燥""凉"二字系误文，并非始燥终凉，而是始凉终燥，迭经凉、大凉，直至秋分之后燥气主令，表明秋燥生成于大凉之后。其后着重从两个方面证实这一论断。

　　其一，从时令特点申论。大致有二：

　　一是秋季的景致。月色光亮，露水浓重，星空晴朗，潭水明净，芳香遍布原野，万物果实累累，一派初秋风光，归属燥气当令，等到树木凋零而山空，天高气爽而月小，洪水退落而石露，上天降落浓霜，大地凝结白碱，一概都是坚敛、急速、强劲、清凉的深秋气象，反而认为由凉而不是由燥气生发，哪有这样的道理呢？"岂有"意直贯到"反谓凉生，不谓燥乎"。以质疑的语气否定先燥后凉说。有人猜度由于燥从火化的缘故，因而先燥而后凉。因上文既已透彻地阐明先凉后燥、燥由凉生的道理，故作者对此不加多论，而以"此非理也"一语带过。

　　二是十月的温暖。如果始燥终凉，凉后天时当寒，为何初冬会出现如谚语所说"十月小阳春"的天气？先反问一句：凉后反而温暖，不合时序，天气的运行不是几乎停顿了吗？后加以说解："小阳春"的温暖并非来自凉，正是由燥而生。

　　其二，据脉象变化申论。所引《脉要》及其"四塞"文见于《素问·至真要大论》。强调人体脉象循序渐进地按照四时的推移而变化，不然就会导致"四塞"，亦即四时之气格阻不通。从引文前所置两个叹词"深乎"（即深刻啊）可见，喻昌对"四塞"之论的钦敬心理。"所以春、夏、秋、冬孟月之脉，仍循冬、春、夏、秋季月之常"句系主宾分承修辞格。宾语"冬、春、夏、秋季月之常"通过谓语"仍循"，与主语"春、夏、秋、冬孟月之脉"并举，构成四套平行结构：春孟月之脉仍循冬季月之常，夏孟月之脉仍循春季月之常，秋孟月之脉仍循夏季月之常，冬孟月之脉仍循秋季月之常。意谓春季首月的脉象依然保持冬季末月的沉脉，夏季首月的脉象依然保持春季末月的弦脉，秋季首月的脉象依然保持夏季末月的数脉，冬季首月的脉象依然保持秋季末月的涩脉，不会改变其常规。那么何时转为本令的脉象呢？答案是二分二至，即春分后转为弦脉，夏至后转为数脉，秋分后转为涩脉，冬至后转为沉脉，这才是正常无病之人的和顺脉象，也是顺应时令的脉象。天气规律是春天不到春分不温暖，夏天不到夏至不炎热，这样方能保持悠久无疆的运转。如果人体的脉象一入春就显示弦脉，刚入夏便呈现数脉，如此急促超越，不到三个季节，一个年度便终了，怎么能够长久？这是作者对上古《脉要》所论"四塞"的理解与发挥。以脉象须至二分、二至始能转为本令的主脉，表明秋令的燥气并非直接由暑热演变而成，其中还经过凉、乃至大凉的变化。接着前述"其能长世乎"的反问，按照先燥后凉之说加以推论，新秋忌讳数脉，是由于被燥邪伤害。其实在作者看来，初秋脉带微数，如前所述，乃是正常的脉象，根本无须避忌。

此段末又综合时令、脉象再予补论。"金位之下，火气承之"意谓火制约金，系暗引《素问·六微旨大论》语，说明因何十月会出现"小阳春"的气温，顺应的脉象依旧是秋季的涩脉。然后由涩脉逐渐转变为沉脉。根据五行相生之说，秋为金，金生水，故曰"生水之金"，因其仍在金位，故初冬脉见涩象，冬为水，冬至以后其脉沉，故曰"水中之金"，因其已进入水位，故脉见沉象，正应上文"二分""二至"之说。针对上文"秋月所以忌数脉者，以其新秋为燥所胜"语，作者反诘说，如此正常的时令与脉象，如同珍珠与美玉相互辉映，怎么能说初秋呈现数脉是由于遭受燥邪伤害呢？

第三段分述伤凉、伤燥的证候与病机，进一步阐发先凉后燥的见解。

先简说新秋伤凉所患之病。作者认为遭受秋风凉气的侵袭，夏季所感暑邪就会发病。《素问·金匮真言论》有"夏暑汗不出者，秋成风疟"语，讲的虽然只是疟病，但是从发病的机理上说，无论是外受风凉，逼令暑邪深入，还是内伤生冷所致滞下，皆可据此类推。

　　后详论晚秋伤燥所患之病。首先提示燥金与前大不相同，特点是一个"干"字。作者引用《素问·阴阳应象大论》"燥胜则干"说，阐论干的危害，并非立即使千里地面空无所有。施之于人身，干于外则皮肤皲裂，干于内则精血枯竭，干于津液则卫气荣血衰乏、肌肉消瘦、皮包骨头，燥邪随着所客经络游走于其所属部位，各为病处。由此可见燥邪充盛所致燥烈的程度。至于燥邪伤害脏器就益发猛烈。按照五行学说，燥金摧折肝木，因而此段末说"燥病之本于肝"，而表现为与肝受损伤有关的多种症状，所引"左胠胁痛，不能转侧"云云，见于《素问·至真要大论》。倘若燥邪过甚便自伤肺金。《素问》之《五藏生成论》有"诸气者，皆属于肺"、《灵兰秘典论》有"肺者，相傅之官，治节出焉"之说，今燥邪犯肺，致使肺气丧失治理调节运行的功能，不能保持宣发肃降全身水液的作用。如同青翠欲滴的草木，一旦遭受秋气侵袭，迅疾改变容貌，上梢首先枯萎，借此模拟燥邪先伤作为上焦华盖的肺部。《素问·病能论》有"肺者，藏之盖也"说，王冰据此在《素问·经脉别论》"肺朝百脉"注文中有"肺为华盖"语。作者明确指出《素问》病机十九条中"诸气膹郁，皆属于肺""诸痿喘呕，皆属于上"两条所指即为燥病。有关这个问题，喻昌在《秋燥论》后所述十一法的第二法中有较为详尽的解说，兹移录其要于次：

　　　　夫诸气膹郁之属于肺者，属于肺之燥，非属于肺之湿也。苟肺气不燥，则诸气禀清肃之令，而周身四达，亦胡致膹郁耶？诸痿喘呕之属于上者，上亦指肺，不指心也。若统上焦心肺并言，则心病不主痿喘及呕也。惟肺燥甚，则肺叶痿而不用，肺气逆而喘鸣，食难过膈而呕出。三者皆燥证之极者也。经文原有"逆秋气，则太阴不收，肺气焦满"之文，其可称为湿病乎？

　　上文清楚地说明燥伤肺津，肺失治节，清肃之令不得下行，是导致郁结喘逆诸证的原因所在。在此论的引导启发下，后世医家每有论述，如叶桂《幼科要略·秋燥》"温自上受，燥自上伤，理亦相等，均是肺先受病"，"秋燥一症，气分先受，治肺为急"，黄元御《四圣心源·咳嗽根原》"其燥热为嗽者，金燥而火炎也"，从中可见喻氏学术观点的影响力。如前所述，作者认为《素问·生气通天论》"秋伤于湿"当为"秋伤于燥"，以致"上逆而咳，发为痿厥"，一语中的，把燥病的要点讲得透彻无遗，与"诸气""诸痿"两条病机正相吻合。

此段说到"白血"，宜加说明。引文见于《素问·至真要大论》，原文为"咳不止而白血出者死"。作者所训"谓色浅红而似肉似肺者"，系取自王冰的注语，此释让人不明所以。好在喻昌于其后补以"非肺金自削，何以有此"，提示此"白血"指肺血。也有人不认可此解，比如于鬯《香草续校书》怀疑"而"是"面"的坏文，《至真要大论》此九字作三句读："咳不止，面白，血出者死。"但并未摆出"而"为"面"的力据。肺属金，其色白，则"白血"应是肺血义。

末段着重归纳《内经》治疗燥淫的要旨。自段首至"亦当变苦温而从寒下也"意本《素问·至真要大论》及王冰注文。《内经》疗治燥邪所伤，大致有五：一是以苦温药物为主。即用火的温热而苦的气味克制偏盛的燥气，以现火克金之效。《素问·至真要大论》有"燥淫于内，治以苦温"语。二是以酸辛药物辅佐。须针对不同的证候选用适当的药物，适宜于补的辅以酸味药物，适宜于泻的辅以辛味药物。《至真要大论》"佐以酸辛"王冰注："宜补必以酸，宜写必以辛。"三是泻下也用苦温药物。《至真要大论》"以苦写之"王冰注："清甚生寒，留而不去，则以苦温下之，气有余，则以辛写之。"王冰此注的"温"原作"湿"，林亿、高保衡等新校正认为据前引《至真要大论》"燥淫于内，治以苦温"，当是"温"的讹字。四是方剂配伍宜冷热平和。《至真要大论》"以和为利"王冰注："燥之性，恶热亦畏寒，故以冷热和平为方制也。"作者据此认为应以甘柔滋润之品清燥救肺，不可用辛香行气药物助燥伤肺。五是要关注下承之气。如前所述"金位之下，火气承之"，见有下承火气，须忌温从火化，宜减少苦温类药物，以免以火助火之弊，即使用下法，也应当用寒性药物泻下。以上就是《内经》治疗燥淫的宗旨，可以提出一点看法之处。"赞一辞"语出《史记·孔子世家》。其后补说膹郁痿喘呕咳，皆属伤燥的重症，因而也置于"伤燥门"。《至真要大论》虽有"燥者润之"说，而作者认为并非只有润燥一法，须依据病情的变化，采用相应的方法，比如配合补益肺气，促使气旺生津之类，否则药力就难以达到病处。作者创制的清燥救肺汤，便兼有宣清润降的功效，用治燥邪伤肺之重症，每能"沃焦救焚"（《医门法律·伤燥门》语），成为治疗燥症的经世名方。

燥邪致病，前代医家虽然有所论及，如刘完素《素问玄机原病式·六气为病》即有"诸涩枯涸，干劲皴揭，皆属于燥"说，但未见有如喻昌般全面而清晰。所论"秋伤于燥"，纠正了《素问》"秋伤于湿"的讹误，一字之更，恰如喻氏所言"千古之大疑始一抉也"。所论燥症的成因、证候、治法，弥补了前人对燥症知行的欠缺，充实并发展了中医六淫致病的学说，因而备受后世医家推崇，影响所及，直至于今。

《医方集解》序

汪　昂

孔子曰："能近取譬，可谓仁之方也已。"夫仁为心性之学，尚不可以无方，况于百家众艺，可以无方而能善此乎？诸艺之中，医为尤重，以其为生人之司命，而圣人之所必慎者也。窃尝思之，凡病必有症，症者，证也，有斯病必形斯候者也。证必有脉，脉者，藏府经络、寒热虚实所由分也。有与证相符者，有与证不相符者，必参验之，而后可施治者也。察脉辨证而方立焉。方者，一定不可易之名。有是病者，必主是药，非可移游彼此①，用之为尝试者也。

方之祖始于仲景②。后人触类扩而充之，不可计殚③，然皆不能越仲景之范围。盖前人作法，后人因焉④。创始者难为力，后起者易为功。取古人已验之成规而斟酌用之，为效不既易乎？然而执方医病，而病不能瘳，甚或反以杀人者，又何以说焉？则以脉候未辨、药性未明，惑于似而反失其真，知有方而不知方之解故也。

方之有解始于成无己。无己慨仲景之书后人罕识，爰取《伤寒论》而训诂之，诠症释方，使观者有所循入。诚哉仲景之功臣，而后觉之先导矣⑤！厥后名贤辈出，谓当踵事增华⑥，析微阐奥，使古方时方大明于世⑦，宁不愉快？夫何著方者日益多，注方者不再见？岂金针不度欤，抑工于医者不必工于文，词不能达意，遂置而不讲欤？迄明，始有吴鹤皋集《医方考》，文义清疏⑧，同人脍炙⑨，是以梨枣再易⑩。岂为空谷足音⑪，故见之而易喜欤？然吴氏但一家之言，其于致远钩深，或未彻尽。兹特博采广搜，网罗群书，精穷奥蕴，或同或异，各存所见，以备参稽。使探宝者不止一藏⑫，尝鼎者不仅一脔。庶几病者观之，得以印证，用者据之，不致径庭⑬，宁非卫生之一助欤？

或曰：善师者不陈[14]，得鱼者忘筌。运用之妙，在于一心，何以方为？余曰：般倕不弃规矩[15]，师旷不废六律[16]。夫《易》之为书，变动不居[17]，然亦有变易、不易二义，故曰"蓍之德圆而神，卦之德方以智[18]"。夫卦诚方矣，岂方、智之中遂无圆、神之妙也哉？吾愿读吾书者，取是方而圆用之[19]，斯真为得方之解也已。

康熙壬戌岁阳月[20]，休宁讱庵汪昂题于延禧堂。

——学苑出版社 2013 年点校本《医方集解》

【注释】

①移游：犹游移。迟疑不决。　②祖：开端。　③殚：竭尽。　④因：沿袭。　⑤后觉（jué 决）：觉悟较晚者。　先导：开道引路者。　⑥踵事增华：继承前人的事业而发扬光大。　⑦时方：指宋元以来通行的方剂。⑧清疏：清朗。　⑨脍炙：喻美好的文章为人称赞。　⑩梨枣再易：谓书籍多次再版。古代多用梨木、枣木印书，故以"梨枣"为书版的代称。　⑪空谷足音：喻极难得的言论。　⑫藏（zàng 葬）：宝藏。　⑬径庭：谓相距甚远。　⑭"善师"五字：谓擅长用兵者不拘泥排列阵形。语见《穀梁传·庄公八年》。陈，同"阵"，战阵。　⑮般倕：公输般与舜臣倕的并称，后泛指巧匠。　⑯师旷：春秋晋国乐师，善辨音。　⑰"易之"八字：语本《周易·系辞下》。不居，不停息。　⑱"蓍（shī 诗）之德"十二字：语见《周易·系辞上》。蓍，占卜所用蓍草。　⑲圆：灵活。　⑳阳月：旧历十月的别称。

【解读】

汪昂（1615—1694 后），字讱庵，休宁（今属安徽）人，明清之际著名医家。他少习举业，由儒而医，自学成才，所著医书较富，有《素问灵枢类纂约注》《本草备要》《汤头歌诀》《医方集解》等，通俗易晓，便于初学。

《医方集解》凡三卷，刊刻于康熙二十一年（1682年），收录汉唐以降常用重要方剂（含附方）八百多首，分为补养、发表、和解、救急等二十一门，汇集并诠释历代医家相关论述。因其收方较多，方解亦详，涉及病源脉候、脏腑经络、药性治法、服食节度，颇受医人赞许，深得书商青睐，故而问世以来，一再梓行，据《中国中医古籍总目》所载，截至二十世纪上半叶，版次多达八十余种，足见其流传之广、影响之深。

序文通篇讲说一个"方"字，概述编著之缘起与目的，说明医方与方解之重要。

首段由"方"的方法义延伸到方剂义，强调确立方剂的重要性。文分两节。

前节至"而圣人之所必慎者也"，由"仁之方"推求到医之方。"能近取譬，可谓仁之方也已"意谓就近取喻，是实践仁道的方法。借《论语·雍也》孔子语，表明施行仁道务须采用一定的方法。由仁道作为探求人心人性的学问，至为抽象，尚且须有方法，而对于各种具体的技艺，没有一定的方法便不能擅长，进而说到作为"百家众艺"中最重要的医学，关系到人类的生命，是孔子慎重对待的"斋、战、疾"三者之一，自然就更需要一定的方法。作者采用逐层递进的手法，落实到行医务须讲究方法。

后节论说立方的依据、使用方剂的原则。作者借助声训，说明症状是疾病存在的证据，一定的疾病必然会出现相应的证候。脉象属于重要的证候，可以反映机体气血的盛衰，判断邪气的部位、性质，乃至推测病情变化的趋势，是诊断疾病的一个重要手段。脉象与其他证候反映的病机，有相符的，也有不相符的，必须予以检验，察其脉，辨其证，然后立方施治。至此，"方"之义由方法过渡为方剂。方剂是确定而不可更改的名称，有某病，必定主用某种方药，切忌在几首方剂间迟疑不决，用作试验。

次段言不知方解的弊端。马王堆汉墓出土的帛书《五十二病方》系西汉前所作，是现今所知最为古老的方剂著作，因前人未见，故张仲景所著《伤寒杂病论》一向享有"方书之祖"的盛誉。如陶弘景称"张仲景一部,最为众方之祖宗"(《神农本经·序录》"夫大病之主"注)。后人对方剂不断地扩充,数量之多,难以计数,人民卫生出版社出版彭怀仁等所编《中医方剂大辞典》收录历代方剂几达十万首。作者认为后世所撰方书都不能超出张仲景的畛域,是由于前人创立法则,后人沿袭它的缘故。从常理来说,创始者难以奏效,后起者容易成功。为何"易为功"?因为选取古人已经取效的方剂斟酌使用,容易获得成效。结果却是适得其反,不唯无功,反有杀人之过。接着以"何以说"带出其原因所在。或因未辨脉象,或因不晓药性,惑于假象而失却真情,归根结底,乃是只读方剂,而不明方解的缘故。恰如《医方集解·凡例》(以下简称《凡例》)所说:"读方不得其解,治疗安所取裁?"至此,由方剂而带出方解。

第三段简述方解小史,而落脚于撰著之缘起、用意。据此析为两节。

至"其于致远钩深,或未彻尽"属前节。作者认为方解之作肇始于宋金时期的成无己。成氏有感于后人鲜能理解张仲景著作,于是编撰《注解伤寒论》十卷、《伤寒明理论》四卷。时人严器之在《注解伤寒论》序中称扬该书"百一十二方后,通明名号之由,彰显药性之主,十剂轻重之攸分,七情制用之斯见,别气味之所宜,明补泻之所适"。尤其是《伤寒明理论》末卷从《伤寒论》中择选常用方二十一首,述其方义、方制、药理、加减等,每多周详。参见本书《方论三则》。《凡例》也有赞美之语:"及宋成无己始将仲景之书先释病情,次明药性,使观者知其绪端,渐得解会,其嘉惠后人之心,可谓切至。"因此彰扬成氏无愧为张仲景的功臣,是带领读者进入《伤寒论》殿堂的引路人。这是方解史上的第一座高峰。其后名医辈出,按理说应当继承前人成就的事业而发扬光大,分析阐发方剂精微奥秘的内容,使古今方义显明于世,怎么不是一件欢欣之事?但是事与愿违,编著方剂者日益增多,解释方剂者不再崭露。因何出现如此状况?作者估测为两个原因,或因撰写方解的秘诀失传,或缘医者不擅长文辞。有关医者"词不能达意"之说,汪昂在《增补本草备要·自序》中也曾提到："即间有辨析病源、训解药性者，率说焉而不详，语焉而不畅，医理虽云深造，文字多欠通明，难以豁观者之心目。"这是方解史上的低谷时期。直到四百多年后的明代中后期，始有吴崑所撰《医方考》面世。汪昂对《医方考》作了一分为二的评价。首先褒扬其文意明朗，深受同仁称扬，因而一版再版。从《医方考》到《医方集解》，其间不足百年，据《中国中医古籍总目》所载，《医方考》梓行多达十六版次。继而指摘其只是个人的见解，对于深奥含义的探讨，还有未能透彻详尽之处。对于《医方考》的功过，《凡例》并有其说："分病列方，词旨明爽，海内盛行"，是其得；"每证不过数方，嫌于方少；一方而二三见，又觉解多。如五积散、逍遥散，皆未入选，不无阙略"，乃其失。在汪昂眼中，较之于成无己，吴崑虽有所不及，但仍不失为又一座高峰。

由此引出后节《医方集解》之编著。作者以搜罗广泛、探究深入以及互见并存以备对照查考三意加以概括。其目的是让读者得以多多了解前人的卓识，而不是浅尝寡闻辄止。有关此书的内容、作者的用心，《凡例》多所涉及，兹引录两则，以见其概：

> 兹仿成氏、吴氏遗意而扩充之，采辑古方，先详受病之由，次解用药之意，而又博采硕论名言，分别宜用忌用，惟求义朗，不厌词繁。

> 辨证论方，使知受病有原因，治疗有轨则，庶几平居读之，可使心理开明，临病考之，不致攻补误用。脱遇庸劣之手，既可据证以校方，设处穷僻之乡，不难检方以用药，岂非卫生之善道，笥箧之要编也乎？

末段以答问之语强调把握方解的要领在于灵活运用方剂。"或曰"取用两条成语，意在表示治病的巧妙全在于医者的心思，用得着什么方剂。"余曰"针对"何以方为"施以三驳。像般倕类技艺精巧的工匠尚须依准规矩，若师旷般擅长辨音的乐师仍得遵奉六律，为医者岂可弃置方剂。此一驳。《周易》

虽然强调变动不居，但是变动与不变二义皆备。前者犹如蓍数之占卜，圆周而神秘，讲的是变易；后者好似卦象之推算，方正而智慧，说的是不变。意谓《周易》尚且申说不变，为医者岂可鄙薄方剂。此二驳。方正、智慧的卦象中蕴含着灵活、神秘的妙用。意谓方剂如同卦象一样，既有一定之规，也充溢着机敏，为医者岂可视若无睹。此三驳。在此基础上，顺理成章地提出遵方而不泥方，是真正把握方解旨意的结论。至此，由方解而落脚到方用，即如何正确应用方剂的问题。有关圆用方剂的话题，作者在《凡例》中也曾说道："方书徒设，庸医浅术，视之憒如，乃拘执死方以治活病，其不至于误世殃人者几希矣。"有鉴于此，汪氏阐述方解时引用《周易》之论，意图告知为医者：前人验方是临证的法度规范，涵泳揣摸，把握精义，宜为"方""知"之举，巧妙变通，灵活运用，是属"圆""神"之机。

恰当变用乃至反用成语，翻出新意，增色篇章，是序文的一个鲜明特色。比如"得鱼者忘筌"语本《庄子·外物》："筌者所以在鱼，得鱼而忘筌。"多用以比喻得到成功即忘其凭借。序文不取"忘"的"不记得"义，而采用"无"义，说擅长捕鱼者不需要捕鱼器具。这就把"或曰"所称"运用之妙，在于一心"，治病无须借助前人方剂的意思显豁于读者眼前。再如"尝鼎者不仅一脔"语本《吕氏春秋·察今》："尝一脟肉而知一镬之味、一鼎之调。"意谓品尝一二，即知其余，后用以比喻由部分推知全体。序文于成语"尝鼎一脔"中插入"不仅"一语，意义就变化为比喻不要浅尝辄止，用以表明《医方集解》"博采广搜，网罗群书"的用意所在。又如"金针不度"系反用成语"金针度人"。此成语本于唐代冯翊子《桂苑丛谈·史遗》，说郑侃女采娘于七夕夜陈设香筵，向织女祈巧，织女"乃造一金针，长寸余，缀于纸上，置裙带中，令三日勿语，汝当奇巧"。元好问《论诗》诗据此典而有"鸳鸯绣出从教看，莫把金针度与人"句。序文反取其意，以"金针不度"比喻秘诀失传，作为推测自成无己后数百年间未有方解著作出版的原因之一。

元气存亡论

徐大椿

　　养生者之言曰："天下之人皆可以无死。"斯言妄也。何则？人生自免乳哺以后，始而孩，既而长，既而壮，日胜一日，何以四十以后，饮食奉养如昔，而日且就衰？或者曰："嗜欲戕之也。"则绝嗜欲可以无死乎？或者曰："劳动贼之也。"则戒劳动可以无死乎？或者曰："思虑扰之也。"则屏思虑可以无死乎？果能绝嗜欲，戒劳动，减思虑，免于疾病夭札则有之，其老而眊^①，眊而死，犹然也。况乎四十以前，未尝无嗜欲、劳苦、思虑，然而日生日长，四十以后，虽无嗜欲、劳苦、思虑，然而日减日消。此其故何欤？

　　盖人之生也，顾夏虫而却笑^②，以为是物之生死，何其促也！而不知我实犹是耳。当其受生之时，已有定分焉^③。所谓定分者，元气也。视之不见，求之不得，附于气血之内，宰乎气血之先，其成形之时，已有定数。譬如置薪于火，始然尚微^④，渐久则烈，薪力既尽，而火熄矣。其有久暂之殊者，则薪之坚脆异质也。故终身无病者，待元气之自尽而死，此所谓终其天年者也^⑤。至于疾病之人，若元气不伤，虽病甚不死；元气或伤^⑥，虽病轻亦死。而其中又有辨焉：有先伤元气而病者，此不可治者也；有因病而伤元气者，此不可不预防者也；亦有因误治而伤及元气者；亦有元气虽伤未甚，尚可保全之者。其等不一。故诊病决死生者^⑦，不视病之轻重，而视元气之存亡，则百不失一矣。

　　至所谓元气者^⑧，何所寄耶？五藏有五藏之真精，此元气之分体者也^⑨。而其根本所在，即道经所谓"丹田"^⑩，《难经》所谓"命门"，《内经》所谓"七节之旁，中有小心"。阴阳阖辟存乎此^⑪，呼吸出入系乎此。无火而能令百体皆温，无水而能令五藏皆润。此中一线未绝，则生气一线未亡，皆赖此也。

若夫有疾病而保全之法何如？盖元气虽自有所在，然实与藏腑相连属者也[12]。寒热攻补不得其道，则实其实而虚其虚，必有一藏大受其害，邪入于中而精不能续，则元气无所附而伤矣。故人之一身，无处不宜谨护，而药不可轻试也。若夫预防之道，惟上工能虑在病前，不使其势已横而莫救[13]，使元气克全，则自能托邪于外[14]。若邪盛为害，则乘元气未动，与之背城而一决[15]，勿使后事生悔。此神而明之之术也。若欲与造化争权，而令天下之人终不死，则无是理矣。

——清乾隆刻本《医学源流论》卷上

【注释】

①眊（mào 冒）：昏瞆。　②却：后。　③定分（fèn 奋）：一定的气数。比喻固定的寿限。　④然：同"燃"。　⑤天年：指人的自然寿命。　⑥或：如果。　⑦胗：同"诊"。　⑧至：至于。　⑨分体：整体的一部分。　⑩丹田：在人身脐下三寸处，为人体元气汇聚之所。　⑪阖辟：闭合与开启。⑫连属（zhǔ 主）：连接。　⑬横：猛烈。　⑭托：防御。　⑮背城而一决：决一死战。《左传·成公二年》："请收合余烬，背城借一。"

【解读】

徐大椿（1693—1771），一名大业，字灵胎，晚号洄溪老人，吴江（今属江苏苏州）人，清代著名医家。他博学多才，上通天文，下晓水利，擅长诗文，娴熟音律，善于技击，尤精于医。著述颇丰，有《难经经释》《伤寒类方》《神农本草百种录》《医贯砭》《兰台轨范》《慎疾刍言》《医学源流论》等。《清史稿》有其传。

《医学源流论》两卷，刊刻于乾隆二十二年（1757 年），是一部医学论文集，共收载九十九论，此篇系首论，可见有关元气问题在徐大椿心目中的重要地位。

元气是中国古代的哲学概念，被视为构成宇宙万物的原始物质。《鹖冠子·泰录》说："天地成于元气，万物乘于天地。"一般认为这是"元气"一语的最早出处。其后有关元气之说续见于书，其中的代表学者，如东汉王充《论衡·言毒》有"万物之生，皆禀元气"说，唐代柳宗元《天对》载"曶黑晰眇，往来屯屯，庞昧革化，惟元气存"文，都认为元气是万物生成的源头，其上别无主宰。东汉王符在《潜夫论·本训》中更是比较系统地阐发了元气一元论的思想。西汉董仲舒《春秋繁露·王道》有"元者，始也"语，《说文解字》也有类似的解释，因而后世把元气称为元始之气，隶属于由《周易》创始的气论范畴。讲到"气"，大凡耆宿宏著多所论及。在《内经》中，不包括含有"气"字的多音词与词组，仅仅作为单音词的"气"就多达六百八十九见。"人之生，气之聚也，聚则为生，散则为死"，这是《庄子·知北游》中的名论。徐大椿在前人有关元气、气论学说的基础上，以"元气存亡"为题，多角度地阐述元气对人体生命的重要作用。通篇议论宏阔，说理透彻。

首段以常人四十前后的生理变化驳不死之说，为通篇立论铺垫。劈头指出"无死"言论属荒诞之语。以"何则"引出其后的说解。饮食供养相同，四十岁前日渐盛壮，四十岁后日益衰弱。为何以不惑之年为界？因《素问·阴阳应象大论》有"年四十，而阴气自半也，起居衰矣"语。为何年逾不惑会一天天地趋向衰弱？借"或者"之口，提出嗜好欲望、劳苦、思虑三个因素伤害、扰乱所致的看法，由于所说其误自明，作者遂以反问形式予以否定。接着从正面加以论说，断绝嗜欲、戒除劳苦、摒弃思虑，或可避免疾病夭折，但是由衰老到昏聩最终到死亡的过程不会改变。其后又摆出常人屡见不鲜的现象，四十以前，虽然有嗜欲、劳苦、思虑，却逐日生长，四十以后虽无嗜欲、劳苦、思虑，却渐次衰弱，既是对"或者"说的再次否定，也作为问题的提出，以"此其故何欤"带出下文。

第二段概论元气之形成、特点及其对生命的重要作用，提示诊断病势的要点在于元气的盛衰存亡。先来个"开场白"，讥笑夏日昆虫生命何等短暂，不知我人类亦复如此，不过是五十步与一百步的区别罢了。孟子曾经给梁惠王打了一个比方，战鼓一敲，刀锋一触，就丢盔弃甲向后跑，一个退了一百步，一个退了五十步，后者就讥笑前者太胆小（见《孟子·梁惠王上》）。其实人生犹如白驹过隙，来去匆匆，比起夏虫，也长不了多少。其后进入主题。受胎之时，已然具有一定的寿限，这就是元气。元气的特点是看不见，求不到，依附在气血中，定夺在气血前。为了说明元气与生命的关系，作者将之比喻为薪柴与火势。元气如同薪柴，生命好似火势。刚燃烧时，火苗还微弱；时间逐渐长久，火焰就猛烈；待到薪柴烧完，火光便熄灭。以此表明生命的过程就是元气消长聚散的始末。燃烧时间有长短的不同，是由于薪柴有坚硬与松脆的差异，用以申说元气的厚薄盈亏决定生命的久暂。继而判分一生有无疾病两途说。一生没有疾病，不因此损伤元气的人，等到元气消耗穷尽而死亡，这就是所说自然的寿命。身患疾病的人也要看元气是否受损：如果没有，哪怕病重也不会死亡；倘若斫丧，即使病轻也会送命。再次说明元气存亡是判定死生的关键。进而辨析有损元气患者的几种情况：有先戕贼元气而后患病的，这不能治愈；有因病而殃及元气的，须注重预防；也有由于误治而妨害元气的；有元气伤得较轻，还可以保全的，等等。有鉴于病情之复杂，作者特意告诫为医者，诊断疾病并非察看病情的轻重，而是辨察元气的隆替兴枯，这对于判断病情的轻重与预后具有重要的意义。由此可见，徐大椿把元气提升为诊断的第一乃至于根本的要素。

第三段探讨元气的所在，并重申其重要性。元气既然如此地不可或缺，自然就会生发其究竟存于何处的问题。作者认为元气既有总部，也有分部。分部设置于五脏，总部建立在命门。其后列举道经、《难经》、《内经》之说，推究总部的具体部位。道经泛指道家著作，谓其寄存于丹田。如《黄庭经》即有"丹田之中精气微"句。《难经》言其藏匿于命门。《难经·三十六难》

有云："肾两者，非皆肾也。其左者为肾，右者为命门。命门者，诸神精之所舍，原气之所系也，故男子以藏精，女子以系胞。"张介宾《景岳全书·传忠录下·命门余义》据此申述："命门为元气之根，为水火之宅，五藏之阴气非此不能滋，五藏之阳气非此不能发。"《内经》称其位处"七节之旁"。所谓"七节"亦即七椎，即由尾椎上数第七节。"七节之旁，中有小心"语见《素问·刺禁论》。王冰注"小心"为"真心神灵之宫室"。所说"丹田""命门""小心"所指实则为一。阴阳的开合、呼吸的出入一皆源于此，具有温养全身、滋润脏腑、维持人体生命活动的重大功能。

末段论述治病的原则在于无伤元气，提出防止元气损耗的应对措施。针对上段所说"有因病而伤元气者，此不可不预防者也"，探讨罹患疾病后如何避免伤及元气的问题。为了便于讲清，作者重申元气与五脏的关系。如前所述，元气有其所在的命门这个总部，同时与脏腑连接，设立若干分部。那么命门之气通过什么途径敷布脏腑呢？《难经·六十六难》有"三焦者，原气之别使也，主通行三气，经历于五藏六府"之说，表明藏于命门的元气通过三焦这个通道，运送到脏腑，以推动、调节以五脏为中心的周身各个部位的生命活动，从而构成元气—五脏—全身的生命链，足以反映元气对于周身生命运动的决定性作用。随后从正反二途加以论述。先从反面讲：由于治疗不得其法，致使实证更实，虚证益虚，危害某一脏器，邪气乘虚而入，五脏真精不能延续，元气因无所依附而遭损。由此归结出人身各处皆宜谨慎护理、药物不可轻易尝试的教训。《医学源流论·治病缓急论》指出："病有当急治者，有不当急治者……医者不明此理而求速效，则补其所不当补，攻其所不当攻。"可以视为这一镜戒的旁注。后从正面论：一是重视预防，不让病势蔓延到猛烈而不可救治的地步，使元气保全，自然能够把邪气防御在体外。二是假使邪气强烈造成危害，就趁元气尚未受损，与邪气决一死战，以免后悔莫及。作者认为这是最为高明的应对策略。文末所说要想同化育万物的大自然争夺权柄云云，与开篇呼应，以收束全文。

用药如用兵论

徐大椿

圣人之所以全民生也，五谷为养，五果为助，五畜为益，五菜为充，而毒药则以之攻邪。故虽甘草、人参，误用致害，皆毒药之类也。古人好服食者，必生奇疾①，犹之好战胜者，必有奇殃。是故兵之设也以除暴，不得已而后兴，药之设也以攻疾，亦不得已而后用。其道同也。

故病之为患也，小则耗精，大则伤命，隐然一敌国也②。以草木偏性，攻藏府之偏胜，必能知彼知己③，多方以制之，而后无丧身殒命之忧。是故传经之邪，而先夺其未至，则所以断敌之要道也；横暴之疾，而急保其未病，则所以守我之岩疆也④。挟宿食而病者，先除其食，则敌之资粮已焚；合旧疾而发者，必防其并，则敌之内应既绝。辨经络而无泛用之药，此之谓向导之师；因寒热而有反用之方，此之谓行间之术⑤。一病而分治之，则用寡可以胜众，使前后不相救，而势自衰；数病而合治之，则并力捣其中坚，使离散无所统，而众悉溃。病方进，则不治其太甚，固守元气，所以老其师⑥；病方衰，则必穷其所之，更益精锐，所以捣其穴。

若夫虚邪之体，攻不可过，本和平之药，而以峻药补之，衰敝之日，不可穷民力也；实邪之伤，攻不可缓，用峻厉之药，而以常药和之，富强之国，可以振威武也。然而，选材必当，器械必良，克期不愆，布阵有方，此又不可更仆数也⑦。孙武子十三篇，治病之法尽之矣。

——清乾隆刻本《医学源流论》卷上

【注释】

①奇：不寻常。　②隐然一敌国：犹隐若敌国。语本《史记·游侠列

传》。此指具有举足轻重的事物。敌,匹敌。 ③必:如果。 ④岩疆:边远险要之地。 ⑤行间:离间。 ⑥老:疲惫。 ⑦"不可"五字:犹更仆难数。语本《礼记·儒行》。形容事物繁多,数不胜数。

【解读】

徐大椿生平见本书《元气存亡论》。

本文显著特点是通篇运用模拟笔法,兼之篇幅短小,说理精当,层次分明,语言流畅,是一篇颇具特色的医学论文。

用药如用兵,是古人每常使用的比喻。早在《灵枢》中已见其端。《逆顺篇》记载黄帝向伯高请教针刺问题,伯高在说明不可刺时,引用了两则文字:"兵法曰:无迎逢逢之气,无击堂堂之阵。刺法曰:无刺熇熇之热,无刺漉漉之汗,无刺浑浑之脉,无刺病与脉相逆者。"用兵法里讲的不要与气势宏大、阵形齐整的敌人交战,来比喻不要针刺高热、大汗、脉气浊乱、证候与脉象相反的病人。今传春秋时齐国孙武所著《孙子》凡十三篇文章,其中《军争》有"无邀正正之旗,勿击堂堂之阵"句,湖北江陵张家山汉简《盖庐》(又名《伍子胥兵法》)有"毋击堂堂之阵,毋攻逢逢之气"句,同上面所引兵法的意义相仿。《玉版篇》也有把针具同兵器作比等语句。其后南朝齐褚澄《褚氏遗书·除疾》、唐代孙思邈《备急千金要方·食治》都有药、兵之喻。《景岳全书》有《新方八阵》《古方八阵》,判分方剂为补、和、攻、散、寒、热、固、因八类,采用"阵"即古代交战时布置的战斗队列命名,把药、兵的比喻直接展示在篇章的名目中。徐大椿此文不仅直截了当地在篇名中明喻用药为用兵,更是将这一喻义几乎贯串于全文,从这一点上说,可谓前乏古人。

首段主要从正反两个方面表明慎用药物的主旨。《素问·藏气法时论》有"毒药攻邪,五谷为养,五果为助,五畜为益,五菜为充"句,据王冰注,五谷指粳米、小豆、麦、大豆、黄黍,五果指枣、李、栗、杏、桃,五畜指牛、犬、猪、羊、鸡,五菜指葵、韭、藿、薤、葱。所称"毒药",泛指药物。张介宾《类经·论治类》有"毒药者,总括药饵而言。凡能除治者,皆可称为毒药"的解说。总言谷果畜菜用以补养,而药物用以祛邪。这是借古人之言从正面论说药物的作用。甘草性平味甘,无毒,人参性温味甘微苦,无毒,《神农本草经》皆归为上品。举此无毒之二药,若是不当用而用,亦属危害人体的毒药一类。这是由反面告诫,引出下文。以贪图作战取胜者一定招致大祸,比方嗜好服用丹药者必然罹患重病。部署军队是为了消除危害,备办药物是用以治疗疾病,都是不得已然后才动用,既表明备药的目的,又强调用药务须谨慎。

次段以"知彼知己,多方以制之"立论,以用兵为喻,依据病势、病因、病机、病情、病程,概述治病十法。先说疾病的危害,小患耗损正气,大患伤及性命,认为其严重程度抵得上破坏一个国家。此话怎讲?前人一向有身国互通,即医道通治道、治国犹治身的说法。《吕氏春秋·审分》:"夫治身与治国,一理之术也。"《资治通鉴·唐纪九》记载唐太宗对侍臣讲说"治国如治病",凡此种种言论,皆可用以表明身亡犹如国毁的道理。再说,徐氏此文,本就以兵比药,带上一句与之紧密相关的身国之喻,亦属适宜。面对"耗精""伤命"的疾病,作者提出,若能知彼知己,既晓"彼"即脏腑的疴恙,又明"己"即药物的特性,运用多种方法,用"己"攻"彼",就不会有丧命的忧患。所说"知彼知己"语见《孙子·谋攻》:"知彼知己,百战不殆;不知彼而知己,一胜一负;不知彼不知己,每战必败。"其中"一胜一负"的意思是或胜或负,胜负难料。作者随后即列举制服疾病的"多方"。

第一方:断要道。病邪依循六经传变,预先占领它尚未侵入的部位。所谓传经之邪,指顺传六经的邪气。外感疾病通常按太阳、阳明、少阳、太阴、少阴、厥阴六经顺序传变。第二方:守岩疆。病邪来势迅猛,赶紧守卫未病的处所。以上两方讲解判病势,所取应对措施宜属治未病的范畴。

第三方:焚资粮。挟带积食导致的病,首先消除积食。第四方:绝内应。

并合旧疾发作的病，必定防止新旧病邪会合。这是把旧疾视作新邪的内应。以上两方着重求病因。

第五方：用向导。《孙子·军争》有"不用乡导者，不能得地利"语。所谓"辨经络"指经络辨证方法，即依据经络及其所系脏腑的生理功能与病理特点，辨析经络与相关脏腑的病候，以准确把握病位、病因、病机等，为治疗提供参照。《医学源流论》分设《治病必分经络脏腑》《治病不必分经络脏腑》二论，专门谈说这个问题。前篇道："故治病者，必先分经络脏腑之所在，而又知其七情六淫所受何因，然后择何经何脏对病之药，本于古圣何方之法，分毫不爽，而后治之，自然一剂而即见效矣。"后文讲："故不知经络而用药，其失也泛，必无捷效。"从正反二途说明"辨经络"所起引路作用。

第六方：施行间。《孙子》有《用间篇》。所称"反用之方"即反治法，指与常规相反的治法，是当疾病出现假象，或大寒、大热证候对正治法产生格拒现象时所用治法。如热因热用、寒因寒用、塞因塞用、通因通用等，皆属反治法。因治法与疾病的假象相从，故又称从治法。《素问·至真要大论》有"从者反治"说。因其用热性药治疗假热证、寒性药治疗假寒证，两热或两寒本应相亲，而使之相仇，这是作者把反治法称为离间术的原因所在。以上两方突出探病机。

第七方：寡胜众。一病如果分治，就可用少量药物应对众多证候，使它们前后不能相互救助，病势便自然消退。《医学源流论·治病分合论》举例讲到这种分治法："一病而当分治者，如痢疾，腹痛、胀满，则或先治胀满，或先治腹痛。即胀满之中亦不同，或因积，或因气，或先治食，或先治气。"《孙子》中的《计篇》提出"亲而离之"，《虚实》讲到"我专为一，敌分为十，是以十攻其一也"，意思是设法使敌方兵力分散，以有利于各个击破。第八方：捣中坚。几种病倘若合治，就集中药力清除其中关键的病邪，使它们没有统领的力量，众多病邪便各自离散溃退。《治病分合论》也引例解释此类合治法："有当合治者，如寒热，腹痛、头疼、泄泻、厥冒、胸满，内外上下无一不病，则当求其因何而起，先于诸症中择最甚者为主，而其余症每症加专治之药一二味以成方，则一剂而诸症皆备。"强调擒贼先擒王。以上两方强调析病情。

第九方：老其师。病势进展之时，不宜过分治疗，固守正气，这好比使敌军疲惫的方法。《孙子·计篇》："强而避之。"唐代杜牧注释说："逃避所长。言敌人乘兵强气锐，则当须且回避之，待其衰懈，候其间隙而击之。"也正是上文所说"无迎逢逢之气，无击堂堂之阵"意。第十方：捣其穴。病势衰退之际，必定查究去处，增补精练勇锐药物，这如同捣毁敌军巢穴的方法。《孙子·军争》："故善用兵者，避其锐气，击其惰归，此治气者也。"所谓"治气"，意谓掌握军队士气。以上两方申说据病程。

末段以"衰敝之日，不可穷民力"与"富强之国，可以振威武"为喻，说明应根据病人体质确立攻补原则。在上述十法的基础上，补述应对邪气侵入人体的两种治法：若是正气虚衰，为免雪上加霜，应当主用性味平和的药物，而辅以性味猛烈的药物，犹如国家衰弱破败，不可穷尽民力；如果正气尚盛，不要关门留寇，须用猛药速攻，而以轻药调和，好比国家强盛，可以振兴军威。《素问·五常政大论》指出："无盛盛，无虚虚，而遗人夭殃；无致邪，无失正，绝人长命。"告诫医者不要补实泻虚，徐大椿所言盖本乎此。以上所说皆属治法治则，作者认为要能获取满意的疗效，另外还涉及药材的质地、器具的性能、预后的把握、方剂的配伍等数不胜数的问题，以"孙武子十三篇，治病之法尽之矣"点题作结。

说《孙子》一书将治病方法囊括无遗未免有点言过其实。一者，历代兵书甚多。二十世纪九十年代出版的《中国兵书集成》所收尚属重要的兵学著作，已然多达一百十九部，一部《孙子》难以尽述兵学内容。二者，医学内容至丰。李中梓《医宗必读·用药须知〈内经〉之法论》说："病无常形，医无常方，药无常品。顺逆进退，存乎其时；神圣工巧，存乎其人；君臣佐使，存乎其用。"认为疾病的发生变化千差万别，没有固定无异的证候，即使同一种疾病，在不同的人体、地域、季节，表现也不会完全相同。因而医者按病施方，不能百人一剂，据证用药，不可一成不变。徐大椿自己也讲"天下之病，千绪万端，而我之设法亦千变万化"（《医学源流论·出奇制胜论》）。兵学与医学虽然多存相通之处，但是毕竟属于不同的学科，欲以一部兵书将因人、因时、因地而异的证候"一网打尽"，把千绪万端的疾病、千变万化的治法囊括无遗，无异于镜花水月。因此可以认为，徐氏所言"孙武子十三篇，治病之法尽之矣"云云，系采用夸张手法，以表达《孙子》一书对治病的莫大借鉴作用。

《串雅》序

赵学敏

  《周礼》分医为四，有食医、疾医、疡医、兽医，后乃有十三科，而未闻有走方之名也。《物原》记岐黄以来有针灸[1]，厥后巫彭制药丸[2]，伊尹创煎药，而未闻有禁、截诸法也[3]。晋王叔和纂《脉经》，叙阴阳、内外，辨部候、经络、脏腑之病为最详[4]，金张子和以吐、汗、下三法，风、寒、暑、湿、火、燥六门，为医之关键，终未闻有顶、串诸名也。有之，自草泽医始，世所谓走方是也。人每贱薄之[5]，谓其游食江湖[6]，货药吮舐[7]，迹类丐；挟技劫病[8]，贪利恣睢[9]，心又类盗。剽窃医绪[10]，倡为诡异。败草毒剂，悉曰仙遗[11]；剞涤魇迷[12]，诧为神授[13]。轻浅之症，或可贪天[14]；沉痼之疾，乌能起废？虽然诚有是焉，亦不可概论也。为问今之乘华轩、繁徒卫者[15]，胥能识症、知脉、辨药[16]，通其元妙者乎？俨然峨高冠、窃虚誉矣[17]。今之游权门、食厚奉者，胥能决死生、达内外、定方剂，十全无失者乎？俨然踞高座、侈功德矣[18]。是知笑之为笑，而不知非笑之为笑也[19]。

  予幼嗜岐黄家言，读书自《灵》《素》《难经》而下，旁及《道藏》《石室》[20]；考穴自《铜人内景图》而下[21]，更及《太素》《奇经》[22]；伤寒则仲景之外，遍及《金錍》《木索》[23]；本草则《纲目》之外，远及《海录》《丹房》[24]。有得，辄钞撮忘倦，不自知结习至此[25]，老而靡倦。然闻走方医中有顶、串诸术，操技最神，而奏效甚捷。其徒侣多动色相戒[26]，秘不轻授。诘其所习，大率知所以，而不知所以然，鲜有通贯者。以故欲宏览而无由[27]，尝引以为憾。

  有宗子柏云者[28]，挟是术遍游南北，远近震其名，今且老矣[29]。戊寅航海归，过予谭艺。质其道，颇有奥理㉚，不悖于古，而利于今，与寻常摇铃求售者迥异。顾其方，旁涉元禁，琐及游戏㉛，不免夸新斗异，为国医所不道㉜。因录其所授，重加芟订，存其可济于世者，部居别白，都成一编㉝，名之曰《串雅》，使后之习是术者，不致为庸俗所诋毁，殆亦柏云所心许焉。昔欧阳子暴利几绝，乞药于牛医㉞；李防御治嗽得官，传方于下走㉟。谁谓小道不有可观者欤？亦视其人之善用斯术否也。

乾隆己卯十月既望㊱，钱塘赵学敏恕轩撰。

——人民卫生出版社 1956 年影印光绪十四年榆园刻本《串雅》

【注释】

①物原：明代罗颀编著，一卷，分十八门、二百三十九条，主旨是推求事物的起源。　②巫彭：传说为黄帝时精于炮制的医官。　③禁：指走方医所用药物兼施祈祷等迷信手段的治法。　截：指走方医所用单方重剂截除病邪的治法。　④部候：指三部九候。　⑤贱薄：鄙视。　⑥游食：游荡无业，不劳而食。　⑦吮（shǔn）舐（shì 示）："吮痈舐痔"的节缩语，谓以口吸痈疽、舌舐痔疮祛毒。　⑧劫：强取。　⑨恣睢（suī 虽）：放任自得貌。　⑩绪：残余。　⑪遗（wèi 谓）：赠送。　⑫魇（yǎn 掩）迷：犹魇昧，指用药物之类使人迷糊。　⑬诧：夸耀。　⑭贪天："贪天之功"的节缩语。语见《左传·僖公二十四年》。此谓疾病不治自愈。　⑮为问：试问。　⑯胥：皆。　⑰俨然：严肃庄重貌。此谓一本正经地。　⑱侈：夸大。　⑲非笑：讥笑。　⑳道藏：系道教书籍的总汇，包括周秦以下道家子书及六朝以来道教经典，现存正、续《道藏》为明代所编，共收书一千四百七十六种。　石室：疑为清初陈士铎整理的《石室秘录》。《本草纲目拾遗》曾引录该书。　㉑铜人内景图：指北宋王惟一所著《铜人腧穴针灸图经》，详见本书《铜人腧穴针灸图经·序》。　㉒奇经：疑为李时珍所撰《奇经八脉考》。　㉓金鞞（bǐng丙）木索：疑为明末卢之颐《伤寒金鎞疏钞》和《摩索金匮》。　㉔海录：

疑为宋叶廷珪《海录碎事》。该书卷十四至二十二有本草内容。　丹房：疑为唐代独孤滔《丹房镜源》。　㉕结习：积久难改的习惯。　㉖徒侣：门徒。㉗无由：没有门径。　㉘宗子：嫡长子。此指同宗兄弟中排行最大的。㉙今且：犹今夫，如今。　㉚颇：甚。　㉛琐：细小。　㉜国医：指国内名医。　不道：犹不堪，谓难以忍受。　㉝都：聚集。　㉞"欧阳子"二句：欧阳修患严重泄泻，国医不能治愈，后从走方医处得到车前子末，用米汤饮服而愈。事载《东坡集》卷七十《治暴下法》，又见于南宋张杲《医说》卷六《车前止暴下》。牛医，本指治牛病的兽医，此指走方医。　㉟"李防御"二句：宋徽宗宠妃患咳嗽，彻夜不寐，面肿如盘，李防御久治不愈，后从走方医处购得蚌粉、青黛，宠妃服后，随即嗽止肿消。事见《医说》卷四《治痰嗽》。下走，原指供奔走役使的人，此指走方医。　㊱既望：过了月半。原指旧历月半（大月十六、小月十五）后至下弦（二十二、二十三）前。后一般指月半的后一日。

【解读】

赵学敏（约1719—1805），字恕轩，号依吉，钱塘（今浙江杭州）人，出身仕宦门庭，清代著名医药学家。曾选取所编撰医书十二种，合称《利济十二种》，现仅存《本草纲目拾遗》十卷与《串雅》内外编各四卷。另有花卉专谱《凤仙谱》二卷、烟火制作工艺专书《火戏略》五卷存世。《本草纲目拾遗》补正李时珍《本草纲目》之欠缺，新增药物七百多种。《串雅》成书于乾隆二十四年（1759年），系民间医疗经验的汇编，共录九百余方，具有贱、便、廉的特点。《内编》分为截、顶、串、单方四大类，其中截类、单方类下各析成总治、内治、外治、杂治四门。《外编》判作禁药、奇药、针法、熏法等十余门。

该书命名"串雅"，意为走方医术合乎规范。"串"既是走方医术的概括，也是走方医行医特点的写照。《串雅内编·绪论》："药上行者曰顶，下行者曰串，故顶药多吐，串药多泻。顶、串而外，则曰截。"谓走方医有顶、串、截三法。作者采用以局部代整体的借代辞格，用"串"借代三法，亦即走方医术。不唯如此，"串"还展现了走方医手摇串铃、行走四方的情态。表明身份、招徕病人的响铃既可名之曰"串"，而"串"本就有"走动"义，如"串门"就是到别人家中走动。自从北宋政府设立和剂药局以来，出现坐堂医生，而走方医仍坚守着悬壶行医的传统，如上引《绪论》所说"负笈行医，周游四方，俗呼为走方"，因而又称为草泽医、铃医、串医、走方郎中等。"串雅"之"串"正反映了走方医摇动铃铛、穿街走巷的行医特点。"串雅"之"雅"，有"正"义。如现存最早的分类辞书《尔雅》，唐代陆德明在所著《经典释文》中对其命名有个解释："尔，近也。雅，正也。言可近而取正也。"《风俗通·声音》也有"雅之为言正也"的训解。从书名可知，以"串"表示走方医术，以"雅"明其合乎规范。由此看来，该书命名为"串雅"，旨在为走方医正名。诚如赵学敏在《利济十二种总序》中所说："串而曰雅，知非江湖俗技之末也。"在走方医备受歧视的时期，以强调走方医术合乎规范之意的"串雅"名书，宜是作者的可贵之处。

　　虽然如此，但是序文并不忙着称颂走方医，说它规范，为它正名，而是采用欲擒故纵的笔法，以三个"未闻"开篇，诉说走方医及其医术不见经传。从医学分科来说，自《周礼》分医为食、疾、疡、兽四科，到元、明二朝细判作十三科。如《明史·职官志》载太医院十三科为大方脉、小方脉、妇人、疮疡、针灸、眼、口齿、接骨、伤寒、咽喉、金镞、按摩、祝由科。分科已然如此之多，但没有听说有"走方"一科。此"未闻"者一。《物原》记载《内经》以来有针灸，巫彭创制药丸，伊尹发明煎药，治疗手段已然增加，却未曾传闻有禁、截之类治法。此"未闻"者二。西晋王叔和阐述脉象反映病理表现最为详尽（参见本书《脉经·序》），金朝张子和所论三法六门宜属医学的关键（参见本书《汗下吐三法该尽治病诠》），最终也不见有顶、串一类名称。此"未闻"者三。既然走方医及其治法都属于"编外"，未入流，不在正规之列，那么来源于何处呢？作者便顺水推舟地引出序文的主体草泽医。以上至"世所谓走方是也"，为首段之第一节，以三"未闻"表明走方医不属正统。

第二节至"乌能起废"，诉说走方医及其医术备受非议，横遭攻讦，"人每贱薄之"。何人鄙视走方医？据下节所说，正是那些"窃虚誉""侈功德"者。说走方医什么坏话？取用其意直贯于此节末的"谓其"带出：游荡求食于江湖，贩卖药物，吮痈舐痔：贬损其行为类同乞丐；仗技强掠于病家，贪图财利，恣意妄为：指斥其心地犹如强盗。剽窃来的医学皮毛，吹嘘成怪异的绝招。枯萎的药草，猛烈的方剂，都说是仙人赠送；挖疮清创的手段，药物迷糊的方法，标榜成神人传授：数说其治法拙劣。轻证微恙，或可自愈；重症痼疾，岂能好转：申饬其疗效低下。

第三节以"虽然诚有是焉，亦不可概论也"一顿一转携出，为下文言走方医也有"可观"处预伏一笔。接着以"为问"一语引出两组设问，对所谓国医反唇相讥。一问当下乘坐华丽的车子、紧跟众多随从的人，都能识别证候、把握脉理、辨明药性，通晓其中奥妙的道理吗？二问如今奔走在权贵门下、享受优厚俸禄的人，皆会决断死生、通达内外、制定方剂，全能治愈而没有失误吗？因其纯属明知故问，作者遂以两个"俨然"作答，言其只不过是一本正经地高耸着大帽、窃取虚假名声，盘踞着高位、夸大功劳德行。在列数了走方医的被诬、揭开了国医的真面后，作者评判以"是知笑之为笑，而不知非笑之为笑"，意谓这是只知道被讥笑的走方医是可笑的，却不知道讥笑走方医的所谓国医才是真正可笑的，对所谓国医冷嘲热讽。

作者于次段自言幼嗜岐黄，广阅医书，勉力笔录，然因无由宏览走方医术而深感遗憾，从而为下文开道。宜可判作两节。

前节至"老而靡倦"，述嗜好之广，用力之深。作者连用"旁及""更及""遍及""远及"说明涉猎之广泛，包括经典理论、针灸经络、伤寒、本草等门类，甚至还有《道藏》等所收医籍。不仅广泛阅读，有所心得，还手抄笔录。自称"素有书癖","性好博览，凡星历医卜方技诸学，间亦涉猎之，意有所得，即欣欣忘倦，钞撮成帙，纳之箧，久而所积溢篚外，束庋阁上，累累几千卷"，虽曾因此而"患目几废"（《利济十二种总序》），一经治愈，依然孜孜矻矻，乃至于老而不倦，颇有陶渊明"好读书，不求甚解，每有会意，便欣然忘食"（《五柳先生传》）的风范。

后节用"然"字一转，虽说自己酷嗜医书，博览勤录，但不了解活跃于民间的走方医术，只是听闻其技神、效捷而已。接着指出走方医的两个问题：一是秘而不宣。医术秘不轻授，自古而然。《素问·三部九候论》记载黄帝向岐伯讨教九针的要道，竟至发出"歃血而受，不敢妄泄"的誓言，长桑君欲向秦越人传授药物、禁方，居然亲自考察长达十余年之久。有关乎此，后世医人更有"多姿多彩"的展现。比如明代茅友芝欲将其《茅氏女科秘方》抄本授于其女，书端即立下"嘱言"："密授此书于女，以为成家立业之基……珍之宝之，切勿妄泄"，把所传医书看作家族的"续命汤"。走方医的文化水平每多有限，所传医术一般不见于文本，唯赖口口相传。诚如清人许增《重校刊串雅内编·小引》所说："习是技者，师师口授，敩法相承。"所承之技，便是其看家本领、衣食父母，因而对外人自然是"免开尊口"，对同行更是"噤若寒蝉"，以至于要显露出相互戒备的神色。二是不明其意。走方医大抵了解运用的方法，强调"操技"，而不知如此运用的缘由，漠视原理。从已然成为文本的《串雅》来看，即便有部分来自"远近震其名"的赵柏云，而且经过赵学敏加工润色，所见也几乎都是方名、功用、组方、服法，而鲜有对理法方药的剖析，比较真实地反映了走方医重操作、轻理论的状况。唯其如此，嗜学若命的作者便无法扩大视域。

苍天有眼，名声显赫的走方医——宗子赵柏云于乾隆二十三年，因年老而回归家乡，作者遂得以如愿与之探讨走方医术。一问其道，甚有深奥的义理，既不违背古贤的医学理论，又有利于当今的医疗实践，跟一般摇铃叫卖，"知所以，而不知所以然"的走方医大不相同。二察其方，广泛涉及玄虚禁咒，琐碎到几乎游戏的地步，难免标新立异，为国医所不能忍受。有关二赵会面事，《利济十二种总序》也曾说道："宗子柏云挟华扁术，行游名都，戊寅航海从中山归，相阔已八载矣，投刺来谒。予时读礼家居，馆之三月。间与谈，有辟其谬处，柏云故虚怀士，颇以予言为然。慷慨出其历游方术顶串诸法，合予《养素园简验方》本汇编之。"不仅叙述会面的情景，反映《串雅》一书资料的由来，还提到汇编成书事。作者编撰《串雅》，从整理的内容看，去芜取菁，即去"旁涉玄禁，琐及游戏"之芜，取"可济于世者"之菁，一以临证疗效为准的，并且分门别类，条理清楚，汇集成一书。就整理的用意说，"使后之习是术者，不致为庸俗所诋毁"，以回应上文之"人每贱薄之"。认为如此整理，宜可符合赵柏云的心意。此第三段表明《串雅》一书资料的来源、编撰的方法及其目的。行文至此，意思似乎全然表达，孰料作者于文末又特意补入两则事典，说国医乃至御医都不能治愈的疾患，依赖走方医术，便轻松奏效，以此表明走方医术多有"可观"。随后带上"亦视其人之善用斯术否也"句，认为关键在于是否"善用"。讥前者不善用，则窘迫有加；赞后者善用，则应对裕如。恰如《周易·系辞上》所说"神而明之，存乎其人"。

《内经知要》序

薛　雪

　　古云：为人子者，不可以不知医。此言似乎专指孝友中之一端而言之者也①。何也？夫人之禀体毋论②，其他六淫戕其外，七情贼其中，苟不知节，鲜不病且殆也。为人子者，可以父母、伯叔、兄弟、妻子及诸眷属付之庸医之手乎？故不可不自知之。然知之为知之则可，若强不知以为知，不如无知，从来偾事皆属一知半解之流③。而不知奴隶之夫、乳臭之子④，一朝而苟得权势，侥幸而世拥多资，便肆其骄慢之气⑤，役医如吏，藐医如工，家有病人，遂促其调治，并以生死之权责成之⑥。初不闻扁鹊有云"臣能使之起，不能使之复生"乎？在医者亦不思往古分医为十四科，使其各治一科为专科，志在济人。今则率皆相习成风⑦，趋炎奔竞，其志不过啖名谋食而已⑧，岂不卑哉？要知此道之源出自轩皇君臣，以羲皇一画之旨，终日详论世人疾病之所以然，垂教天下后世以治法之所当然。而药物则又出乎炎帝，躬行阅历⑨，察四时山川水土之宜，考五金八石之性⑩，尝水陆草木之味，以定其有毒无毒、寒热温平、攻补缓急之用。相传各有遗书，轩皇者曰《素问》、曰《灵枢》，炎帝者曰《本草》。《素问》自王冰注后，嗣出者不下数十余家，《本草》自陶氏《别录》外，历代以来何止汗牛充栋？无奈时师心喜置身于时路⑪，茫茫然朝值衙门⑫，退候缙绅，酬应乡党，惟恐一人不悦，则谤端百出⑬，飞祸无穷⑭，所以无日不卑躬屈节，寝食俱废，岂有余力孳孳于诵读者哉⑮？以故卷帙繁多如李时珍、张介宾之所集，罔弗望涯而退，奚能念及此言似乎专指孝友中之一端而发者，扪心惝恍⑯，务必旁通一贯，由亲亲而兼及于仁民耶？

　　余久遭老懒，自丙子岁后，竟作退院老僧⑰，绝口不谈此道矣。一日偶然忆及云间李念莪先生所辑诸书，惟《内经知要》比余向日所辑《医经原旨》尤觉近人⑱，以其仅得上下两卷，至简至要，方便时师之不及用功于鸡声灯影者⑲，亦可以稍有准则于其胸中也。叩之书贾⑳，佥云其板已没久矣㉑，遂嗾余为之重刊㉒。惜乎书可补读，理可渐明，其如笼中药物悉非古之地道所产、及时采取者矣！医岂易知而易为者哉？然亦不可不知者也。

乾隆甲申夏日，牧牛老朽薛雪书，时年八十又四。

——人民卫生出版社 1982 年排印本《内经知要》

【注释】

①一端：一个方面。　②禀体：天赋的体质。　③偾（fèn 份）事：败事。　④乳臭（xiù 秀）：年幼。　⑤肆：放纵。　⑥责成：指令负责完成任务。　⑦率皆：犹言都是。　⑧啖名：好名。谓贪名之甚，犹如饮食。　⑨躬行：亲身实行。　阅历：逐一考察。　⑩八石：一般指朱砂、雄黄、云母、空青、硫黄、戎盐、硝石、雌黄八种矿物。　⑪时师：当时的儒者。此指时医。　置身：存身。　时路：世俗。　⑫茫茫然：形容迷茫貌。　⑬谤端：招致他人责难的事端。　⑭飞祸：意外的灾祸。　⑮孳孳：同“孜孜”。勤勉。　⑯扪心：抚摸胸口，表示反省。　惝（chǎng 敞）怳：心神不安貌。　⑰退院：谓僧人脱离寺院。此喻不事医学。　⑱近人：犹近情。符合实际情况。　⑲鸡声灯影：喻早晚。　⑳书贾（gǔ 古）：书商。　㉑佥（qiān 千）：皆。　㉒嗾（sǒu 叟）：唆使。

【解读】

薛雪（1681—1770），字生白，号一瓢，晚年自号牧牛老朽，吴县（今江苏苏州）人。少学诗于同郡叶燮，善诗文，工书画，喜拳术，清代著名温病学家，有《医经原旨》《湿热条辨》《薛生白医案》《扫叶庄医案》等传世。《清史稿》有其传。

序文写于乾隆二十九年（1764年），通篇劝人读书知医，用以孝敬父母、友爱兄弟，《内经知要》之重刊也正为此。

前段从正反两个方面论述人子知医的重要性。

至"故不可不自知之"从正面讲。开篇即提出全文主旨。《新唐书·王勃传》载王勃有"人子不可不知医"语。"孝友"一语出于《诗·小雅·六月》。此诗叙述周宣王大臣尹吉甫北伐猃狁的战争全程。其末"侯谁在矣，张仲孝友"，意思是庆功宴上还有谁，有以孝友著称的张仲。张仲与尹吉甫共同辅助周宣王，致使"宣王中兴"。毛亨注："事父母为孝，善兄弟为友。"孝顺父母、友爱兄弟可以表现在很多方面，古人却专门讲知医的问题。以"何也"引出原因。且不说人的天赋体质，就拿后天来说，既有风、寒、暑、湿、燥、火六淫从体表侵入，又有喜、怒、忧、思、悲、恐、惊七情由体内伤害，如果不懂得调节，就少有不罹患疾病以至于危殆的。接着反问一句：为人子女，难道忍心把亲人的性命交托给庸医吗？当然不可。因而说人子务须知医，证实首句立论之准确无疑。

其后由反面说。列举病家、医者的世俗陋习，以佐证人子知医的紧要。人子知医必须真知，如果不懂装懂，还不如不懂，因为从来坏事的都属于一知半解之流。

先指斥病家的不知及其陋习。出身卑贱的仆夫、乳臭未干的小子，一旦暂且得势，侥幸继承巨资，就放纵傲慢，颐指气使，藐视医者如工匠，支派医者似差役，家人患病，便催促医者调理治疗，并且依仗定人生死的威势指令医者务必治愈。连神医扁鹊都曾讲过能使病人痊可、不能让死者复活的话，这些人难道从来没有听说过吗？

后从两个方面抨击医者的一知半解及其陋习。

一是从医学分科说。作者举前代分科之多而医者各司一科，以使其学有专长，意在治病救人。有关古时医学分科问题，科别的设置通常由粗疏而细密，科别的称名一般大同而小异，至元、明二代判作十三科，科别有所不同，作者"十四科"之说，或因混而称之所致。而今之医者都是互相沿袭，各科统揽，趋附权势，追逐名利，与古之医者"济人"作比，其低下之志、卑劣之态显而易见。

二是由医学源流讲。作者依据古籍所载，认为医学源自黄帝君臣，他们按照伏羲《易经》的宗旨，探讨疾病发生的原因，并把相应的治疗方法传授于天下后世。《周易·系辞下》有伏羲"始作八卦"说，皇甫谧《帝王世纪》第一更是把医学、本草、针刺归于伏羲一身：说伏羲"画八卦以通神明之德，以类万物之情，所以六气六府、五藏五行、阴阳四时、水火升降得以有象，百病之理得以有类，乃尝味百药而制九针，以拯夭枉焉"（引自《太平御览》卷七百二十一）。"羲皇一画"语见南宋陆游《读易》诗："无端凿破乾坤秘，祸始羲皇一画时。"意谓八卦始于乾卦的第一画，因有"一画之旨"说。神农尝百草，判定药物的毒性、性味、功用，而有《神农本草经》传世，黄帝与岐伯等剖析医学问题，而有《素问》《灵枢》流布。《神农本草经》自南朝梁陶弘景《名医别录》、《素问》从唐代王冰注释后，本草著作、《素问》注本层出不穷。用以表明医道源头之神圣、流播之广泛。而时医对此一概置之脑后，醉心跻身于世俗，他们一面拼命地钻营，巴结官府，逢迎公卿，应酬乡亲，一面又担惊受怕，唯恐趋奉不周，招致百般责难，千种灾祸，因而惶惶终日，卑躬屈膝，寝食不安，还有什么精力勤勉读书，因而像李时珍、张介宾所撰大部头著作，远远地一看，便逃之夭夭。其后"奚能"意直贯到此段末，意谓怎么还想得到"为人子者不可不知医"是针对孝亲友悌说的，也不反省如何能知医，以求亲爱亲人而至仁爱百姓。《孟子·尽心上》有"亲亲而仁民"语。

后段揭示《内经知要》的特点，表明为之重刊的原因与目的。作者自谓老而疏懒已久，从丙子岁（指乾隆二十一年即1756年）起不从事医学活动。其实也未必如此。直到1763年，袁枚还有诗记载薛雪为其诊治疾病事，说见本书《与薛寿鱼书》"解读"。尽管"不谈此道"，却想到了李中梓的《内经知要》。该书二卷，刊于崇祯十五年（1642年）。薛雪曾著有《医经原旨》六卷，刊于1754年。这两部著作都阐述《内经》的重点内容，《四库全书总目提要》皆有评介，称《医经原旨》"于诸家旧说广集约取，而于张志聪之注所采特多，其义理未尽者，则以己意申之"。又评《内经知要》说："其论医主于恪守规范，以浅近导引后进，使识途径，以求深造……是书于门类减并，约而又约，注亦取简易显明，盖备学者简练揣摸之用。"比较而言，《内经知要》更加切近实际，简明易读，这也正是薛雪所说"尤为近人"的意思。兼之相距初刻已经过了一百二十多载，书商都说绝版已久，唆使薛雪重刊。正由于李氏此书有"至简至要""以浅近导引后进"的特点，就给不能起早贪黑用功的时医提供了阅读上的方便，使他们心中稍有一点治疗准则，而不至于因"卷帙繁多"便"望涯而退"，这是作者重刊该书的缘由，从中也透露出他欲超拔时医于世俗的一片苦心。作者于叙述读医书、明医理之余，指出彼时药材存在既非产地所出、又不及时采摘的问题，借此将序文落脚于医不可不知，与前"不可以不知医"首尾呼应。

与薛寿鱼书

袁　枚

　　谈何容易^①！天生一不朽之人，而其子若孙必欲推而纳之于必朽之处^②，此吾所为悄悄而悲也^③。夫所谓不朽者，非必周、孔而后不朽也。羿之射，秋之弈，俞跗之医，皆可以不朽也。使必待周、孔而后可以不朽，则宇宙间安得有此纷纷之周、孔哉^④？子之大父一瓢先生^⑤，医之不朽者也，高年不禄^⑥，仆方思辑其梗概^⑦，以永其人，而不意寄来墓志无一字及医，反托于与陈文恭公讲学云云。呜呼！自是而一瓢先生不传矣！朽矣！

　　夫学在躬行，不在讲也。圣学莫如仁，先生能以术仁其民，使无夭札，是即孔子老安少怀之学也^⑧。素位而行^⑨，学孰大于是，而何必舍之以他求？阳明勋业烂然^⑩，胡世宁笑其多一讲学；文恭公亦复为之，于余心犹以为非。然而，文恭，相公也^⑪；子之大父，布衣也。相公借布衣以自重，则名高；而布衣挟相公以自尊，则甚陋。今执途之人而问之曰：一瓢先生非名医乎？虽子之仇，无异词也。又问之曰：一瓢先生其理学乎？虽子之戚，有异词也。子不以人所共信者传先人^⑫，而以人所共疑者传先人，得毋以"艺成而下"之说为斤斤乎^⑬？不知艺即道之有形者也。精求之，何艺非道？貌袭之^⑭，道艺两失。燕哙、子之何尝不托尧、舜以鸣高^⑮，而卒为梓匠轮舆所笑^⑯。医之为艺，尤非易言，神农始之，黄帝昌之，周公使冢宰领之^⑰，其道通于神圣。今天下医绝矣，惟讲学一流转未绝者^⑱，何也？医之效立见，故名医百无一人；学之讲无稽，故村儒举目皆是^⑲。子不尊先人于百无一人之上，而反贱之于举目皆是之中，过矣！即或衰年无俚^⑳，有此附会^㉑，则亦当牵连书之，而不可尽没其所由来^㉒。仆昔疾病，性命危笃，尔时虽十周、程、张、朱何益？

而先生独能以一刀圭活之㉓，仆所以心折而信以为不朽之人也㉔。恐此外必有异案良方，可以拯人，可以寿世者，辑而传焉，当高出语录陈言万万。而乃讳而不宣㉕，甘舍神奇以就臭腐，在理学中未必增一伪席，而方伎中转失一真人矣。岂不悖哉！岂不惜哉！

——上海古籍出版社 1988 年标校本
《小仓山房诗文集》"文集"卷十九

【注释】

①谈何容易：本谓臣下在君王面前谈说议论、指陈得失不可轻易。语见《汉书·东方朔传》。此谓薛寿鱼要改变对薛雪的评价没有那么容易。何容，岂可。　②若：其。　③悁（yuān 冤）悁：忧闷貌。　④宇宙：指空间与时间。《淮南子·齐俗训》："往古来今谓之宙，四方上下谓之宇。"　⑤大父：祖父。　⑥不禄：古代士死的委婉语。　⑦梗概：概略。　⑧老安少怀：使老年人安宁，使年轻人怀归。语本《论语·公冶长》。　⑨素位：安于素常所处地位，亦即不求名位。《礼记·中庸》有"君子素其位而行"语。　⑩烂然：光明显赫貌。　⑪相公：丞相。明代初期后废除丞相之职，以内阁大学士协助皇帝处理政务，清代沿用，以授内阁大学士为拜相。陈宏谋系内阁大学士，故称。顾炎武《日知录》卷二十四："前代拜相者必封公，故称之为相公。"　⑫传（zhuàn 撰）：为立传。　⑬艺成而下：语出《礼记·乐记》。与"德成而上"对言，意为工于技艺的人，其成就再大，也只能列于有德者之下，反映了儒家重德轻艺的观念。　斤斤：过分着意。　⑭袭：仿效。　⑮鸣高：表示清高。　⑯梓匠轮舆：泛指工匠。　⑰冢（zhǒng 肿）宰：周代官名，为六卿之首，又称"大宰"。　⑱转：反而。　⑲村儒：指才疏学浅的文人。　⑳无俚：犹无聊。　㉑附会：附和。　㉒没（mò 莫）：埋没。　㉓刀圭：量取药末的器具。此指药物。　㉔心折：佩服。　㉕而：对称代词。讳：顾忌。

【解读】

袁枚（1716—1798），字子才，号简斋，世称随园先生，钱塘（今浙江杭州）人，清代文学家，乾隆四年（1739年）进士，曾任江苏溧水、江浦、沭阳等地知县，乾隆十三年（1748年）辞官，定居于江宁（今江苏南京）小仓山随园，直至逝世，著有《小仓山房诗文集》八十二卷、《随园诗话》二十六卷等。《清史稿》有其传。

文章所涉主要人物有三：一是作者袁枚，已见前述。二是事主薛雪，生平见本书《内经知要·序》。三是致信对象薛寿鱼，名鱊（chóu），字寿鱼，薛雪之孙，有与陆粲合作的《云华惜花图百轴》传世。

薛雪与袁枚交往甚深。薛雪谢世后，袁枚欲为薛雪立传，遂向薛鱊函索薛雪医案，孰料薛鱊所寄墓志概述乃祖生平，竟"无一字及医"，反而将其置于理学一流，正与作者"以永其人"意相反。袁枚为此无比愤慨，认为这是"甘舍神奇以就臭腐"之举，即作信以答。信中围绕"不朽"与"必朽"展开议论，辅以"躬行"与"讲学"、"共信"与"共疑"、"精求"与"貌袭"相互对立的三途层层递进，表明名医取"立见"之效，是属"不朽"，村儒作"无稽"之讲，则为"必朽"。叙述层次分明，剖析情理交融，显现出文炼、情切、理透之美。

首段概述致信缘由：薛雪本是医之不朽者，而其子孙必欲推其为理学中人，作者为此悲愤不已，因而予以申述。"谈何容易！天生一不朽之人，而其子若孙必欲推而纳之于必朽之处，此吾所为悁悁而悲也。"起句如奇峰突兀，激愤之情跃然纸上。此忧闷悲切之情因何而生？由将不朽之人推入必朽之处而生。朽与不朽为通段乃至全篇眼目所在。接着剖析何谓不朽。作者认为"行行出状元"，凡有一技之长者皆可为不朽，如善射的后羿、善弈的弈秋、善医的俞跗，而不只是周公、孔子般的圣人始能称为不朽。后羿为传说中帝尧的射师，时天有十日，民不堪其苦，羿奉尧命，射落其九，《淮南子·本经训》有其说。弈秋是古代高明的棋手，《孟子·告子上》有"弈秋，通国之善弈者也"的赞语。俞跗系上古时期著名医家，擅长外科手术，《韩诗外传》《史记·扁鹊传》等多有记载。文章借此为导语，引出薛雪即为医人中的不朽者。接着摆明事由，上文已述，其中"不意"一语甚妙。"呜呼！自是而一瓢先生不传矣！朽矣！"袁枚深感薛雪后人愚昧至极，转不朽为朽，悲叹之意尽藏于"呜呼"与两"矣"字内。因而撰此书信，表达其悲愤激切之情。

文中所言陈文恭（1696—1771），名宏谋，字汝咨，清代广西临桂人，雍正元年（1723年）进士，外放三十余年，先后任十二行省二十一职，多有政绩，官至东阁大学士兼工部尚书，卒谥文恭，系雍乾时期名臣。《清史稿》本传言其"早岁刻苦自励，治宋五子之学"。有《培远堂文集》十卷等传世。袁枚曾为其作传，见《小仓山房文集》卷二十七《东阁大学士陈文恭公传》。陈宏谋于乾隆二十二年至二十七年（1757—1762）期间任江苏巡抚，薛雪与其有所交往。

袁枚与薛雪系忘年之交。乾隆十四年（1749年）十一月，袁枚"殗殜于床笫""谒三医而莫救"，闻薛雪来江宁，遂请诊治。《小仓山房文集》卷十四《祭薛一瓢文》记其事。时年袁枚三十四岁，薛雪六十九岁，遂订忘年之契。自此直至薛雪病故，长达二十年，二人多有往还，尤其是袁枚几场大病，幸得薛雪及时救治，因而结下深厚友谊。薛雪"性孤傲，公卿延之不肯往，而予有疾，则不招自至"（《随园诗话》卷五）。袁枚的诗作对薛雪"不招自至"每有描绘。如《小仓山房诗集》卷十七载作于乾隆二十八年（1763年）《病起赠薛一瓢》四首之三："一闻良友病，身带白云飞。玉杖偏冲暑，金丹为解围。"薛雪的诗作对此也有描述。乾隆十五年（1750年）夏，袁枚于苏州卧病，得薛雪救治。薛雪所著《吾以吾鸣集钞》，内有《袁简斋太史卧疾冒雨往候》诗载有其事："我住城东君住西，信来已过午时鸡。肩舆不惜冲泥去，雨雨风风十里堤。"二人交情之深于此可见。因而袁枚发出"我爱薛征士，长吟号一瓢"的由衷感怀（《小仓山房诗集》卷七《杂诗八首》

之六）。

次段以"学在躬行，不在讲"立论，分析艺道之间的关系，阐明艺精即道的看法，并举自己重病被救治的事实，有理有据地说明可以"拯人""寿世"的医学"高出语录陈言万万"。文中提出三组对立。

一是"躬行"与"讲学"。"躬行"一语见于《论语·述而》："文，莫吾犹人也。躬行君子，则吾未之有得。"孔子认为就书本知识来说，大约我和别人差不多，而做一个身体力行的君子，那我还没有做到。这表明"躬行"之不易。作者先论孔子之学以仁道为最。推行仁政、践行仁道本是从政者的本分与职责，今薛雪安于其所处一介平民的地位，竭尽所能地终身行仁济世，正是孔子所云"老安少怀"之学，还有什么比这更高尚的学问呢，又何必舍弃"躬行"而追求"讲学"？勉力称扬薛雪便是孔子所仰慕的躬行君子。再析"讲学"之不可取。王阳明功业显赫，胡世宁还讥笑他讲学过多，此其一。王阳明讲学尚且为人诟病，则功业不如王阳明的陈文恭讲学，自然更要遭人非议，此其二。更何况弃先人的精术若敝屣，借相公的空谈以自炫，则尤为卑下，此其三。

文内说到王阳明、胡世宁。王阳明（1472—1529），名守仁，字伯安，谥文成，又称王文成公，曾筑室于故乡余姚（今属浙江）阳明洞中，世称阳明先生，明代哲学家、教育家。弘治十二年（1499 年）进士，官至南京兵部尚书。倡论知行合一说，著作由弟子辑成《王文成公全书》三十八卷。由他创立的阳明学派（也称姚江学派）影响很大，远传日本、朝鲜半岛、东南亚。胡世宁（1469—1530），字永清，号静庵，明代仁和（今浙江杭州）人，弘治六年（1493 年）进士，官至南京兵部尚书，卒谥端敏。"多一讲学"语见于《明史·王守仁传》："守仁尝谓胡世宁少讲学。世宁曰：某恨公多讲学耳。"王守仁认为胡世宁讲学过少，胡世宁则反唇相讥地说：我担心先生讲学太多。

二是"共信"与"共疑"。在剖解"行"与"学"的基础上，作者以"执途之人而问"，即拉住路人询问，直白而形象地提出"信"还是"疑"的问题。问薛雪不是名医吗？即使是您的仇敌，也异口同声地称是。问薛雪大概是理学家吧？即使是您的亲属，也众口一辞地否定。作者更深入一步，犀利地剖析薛鬹舍"信"就"疑"的原因所在，是过分在意《礼记》"艺成而下"的说法，而不知道技艺就是仁道的具体表现。

三是"精求"与"貌袭"。在上述辩驳的根柢上，进而摆出"精求"与"貌袭"的争持。作者认为道寓于艺，艺在则道存，艺精则道著，专一地探求，艺皆为道，形式上凑合，道艺并失，是所谓艺之不存，道将焉附。接着举燕哙"貌袭"唐尧、虞舜禅让，传位于子之的实例加以说明。司马光《资治通鉴》卷二、三载此事前后过程较悉：燕哙姓姬名哙，公元前321年接任燕国国君，前316年把君位让给相国子之。子之为王第三年，燕国大乱，"将军市被与太子平谋攻子之"，齐宣王趁机侵犯，姬哙、子之被杀。前312年，燕人叛齐，拥立姬平为国君，是为燕昭王。战国时燕国的这一动乱，世称"子之之乱"。唐代司马贞《史记索隐》谓"燕哙无道，禅位子之"。姬哙让位于子之，与传说中的尧舜禅让不可同日而语。尧舜时当原始社会末期，物质生产有限，除延续生命外，无多剩余。而姬哙生活于战国中期，随着生产力的提高，社会物质财富的增加，君王、诸侯的特权迅速膨胀，引人垂涎折腰。《韩非子·五蠹》所言"轻辞古之天子，难去今之县令者，薄厚之实异也"，可谓力透纸背之见。姬哙、子之逆时代潮流而动，假托尧舜"禅让"，用以显示清高，最终连工匠也知其愚蠢好笑，"貌袭"之可讥乃至可危于此可见，借此表明薛鬹此举亦属令人不齿的"貌袭"。作者感到对这个问题的责究尚未尽意，又从医学的源头进一步申说，表明医学由神农始创，黄帝发扬，周公委派冢宰统管，体现的仁道达到神圣的境界，务须"精求"，而绝非"貌袭"所能致。

在逐层剖解上述三组对立后，作者将话题拉回到"朽"与"不朽"的主旨上来，分析当今不朽的名医竭绝，而腐朽的讲学一流反而辗转不息的原因所在。由于医疗效果立即显现，因而著名的医家凤毛麟角，益发难能可贵；

因为讲学内容无从查考，所以平庸的文人斗量车载，越加视如草芥。作者进而指责薛鳞，对您的祖父，您不尊崇于百无一人的名医之上，却贬损于举目皆是的村儒之中，实在是重大的过失。

行文至此，激愤之情达到顶点，其后语气逐步转缓。以"即或"也就是"即使"，退让一步，称即使薛雪衰暮之年无聊，精神无处寄托，对理学也曾有所附和，但也应当分清轻重，附带提上一笔即可，而不可完全淹没他那有根基的医学。作者继而举"仆昔疾病，性命危笃"之亲身经历，借"十周、程、张、朱何益"与"一刀圭活之"作比，以"十"言其多而以"一"示其少，再次申述薛雪神奇的医术远超于臭腐的理学，这是令其佩服而确认薛雪为不朽之人的原因所在。"周程张朱"皆宋代理学家，即北宋周敦颐、程颢与程颐兄弟、张载和南宋朱熹。袁枚深信薛雪必有可以救人并使人延年益寿的"异案良方"，汇集留传，一定会远远超出二程、朱熹等语录所载陈旧的言论。《宋史·艺文志》载有程颐《语录》两卷、朱熹《语录》四十三卷等。孰料薛鳞顾忌"艺成而下"之说，避而不谈薛雪之医，但夸其所事理学。在袁枚看来，此纯属舍弃神奇医学而迁就腐朽理学的愚蠢作为，其结果必然是两头落空，既不能在理学中增加一个非法窃据的席位，在医学中反而失去一位真正的名医。结句"岂不悖哉！岂不惜哉！"似飞瀑陡止，痛惜之意洋溢于字里行间。

无独有偶，徐大椿于乾隆三十六年（1771 年）离世，袁枚约在乾隆五十九年（1794 年）向其子徐爔（字鼎和，号榆村）征集乃父"救难扶危"的医案，"以便构思奋笔"，为其立传，"不料寄来节略，仅取尊公自记数端，而于奇难大证、活人方法一字不提"。袁枚于是在信中提起早年向薛鳞征求医案事。薛鳞回答说："先祖耻以医名，故讳之"，"但寄其晚年与苏抚陈文恭公讲性理编语录来，欲自附于周、程、张、朱之后"。袁枚对薛鳞此等言行的反应是"始而惊，继而欲呕"，认为得千百个伪程朱，不如得一个真华佗、许胤宗，为此不为立传，仅作《祭一瓢文》，叙述交情。（说见《小仓山房尺牍》

卷十《寄徐榆村》）由此可见，对于薛鳞以"假"乱"真"的无知之举，袁枚念兹在兹，长达二十多年之久，犹未释怀。

在重道学而轻技能、尚清谈而鄙实务的清代中期，薛雪毕生从事医学，"素位而行"，袁枚为薛雪、为医学伸张正义，作此不平之鸣，所现非同寻常的精神与胆识，是可令人敬仰。

《温病条辨》叙

汪廷珍

　　昔淳于公有言：人之所病，病病多；医之所病，病方少①。夫病多而方少，未有甚于温病者矣。何也？六气之中②，君相二火无论已③，风湿与燥无不兼温，惟寒水与温相反，然伤寒者必病热。天下之病孰有多于温病者乎？方书始于仲景。仲景之书专论伤寒，此六气中之一气耳。其中有兼言风者，亦有兼言温者，然所谓风者，寒中之风，所谓温者，寒中之温，以其书本论伤寒也。其余五气，概未之及，是以后世无传焉。虽然，作者谓圣，述者谓明，学者诚能究其文，通其义，化而裁之，推而行之，以治六气可也，以治内伤可也。亡如世鲜知十之才士④，以阙如为耻，不能举一反三，惟务按图索骥。

　　盖自叔和而下，大约皆以伤寒之法疗六气之疴，御风以𫄧⑤，指鹿为马，迨试而辄困⑥，亦知其术之疏也。因而沿习故方，略变药味，冲和、解肌诸汤纷然著录⑦。至陶氏之书出⑧，遂居然以杜撰之伤寒⑨，治天下之六气。不独仲景之书所未言者不能发明，并仲景已定之书尽遭窜易。世俗乐其浅近，相与宗之，而生民之祸亟矣⑩。又有吴又可者，著《温疫论》，其方本治一时之时疫⑪，而世误以治常候之温热⑫。最后若方中行、喻嘉言诸子⑬，虽列温病于伤寒之外，而治法则终未离乎伤寒之中。惟金源刘河间守真氏者⑭，独知热病，超出诸家，所著六书⑮，分三焦论治，而不墨守六经，庶几幽室一镫⑯，中流一柱⑰。惜其人朴而少文，其论简而未畅，其方时亦杂而不精。承其后者又不能阐明其意，裨补其疏，而下士闻道若张景岳之徒⑱，方且怪而訾之。于是其学不明，其说不行。而世之俗医遇温热之病，无不首先发表，杂以消导，继则峻投攻下，或妄用温补，轻者以重，重者以死。幸免则自谓己功，致死则不言己过，即病者亦但知膏肓难挽，而不悟药石杀人。父以授子，师以传弟，举世同风，牢不可破。肺腑无语[19]，冤鬼夜嗥。二千余年，略同一辙[20]，可胜慨哉！

我朝治洽学明，名贤辈出，咸知溯原《灵》《素》，问道长沙[21]。自吴人叶天士氏《温病论》《温病续论》出[22]，然后当名辨物[23]。好学之士，咸知向方[24]；而贪常习故之流，犹且各是师说[25]，恶闻至论；其粗工则又略知疏节，未达精旨，施之于用，罕得十全。吾友鞠通吴子，怀救世之心，秉超悟之哲[26]，嗜学不厌[27]，研理务精，抗志以希古人[28]，虚心而师百氏。病斯世之贸贸也[29]，述先贤之格言，摅生平之心得[30]，穷源竟委，作为是书。然犹未敢自信，且惧世之未信之也，藏诸笥者久之[31]。予谓学者之心，固无自信时也。然以天下至多之病，而竟无应病之方，幸而得之，亟宜出而公之[32]。譬如拯溺救焚，岂待整冠束发？况乎心理无异，大道不孤，是书一出，子云其人必当旦暮遇之，且将有阐明其意，裨补其疏，使夭札之民咸登仁寿者[33]。此天下后世之幸，亦吴子之幸也。若夫《折杨》《皇荂》[34]，听然而笑[35]，《阳春》《白雪》，和仅数人，自古如斯。知我罪我[36]，一任当世，岂不善乎？吴子以为然，遂相与评骘而授之梓[37]。

嘉庆十有七年壮月既望[38]，同里愚弟汪廷珍谨序。

——湖南科学技术出版社、岳麓书社 2014 年影印

清嘉庆问心堂刻本《温病条辨》

【注释】

①"人之所病"四句：见于《史记·扁鹊仓公列传》叙述扁鹊的事迹后作者所写文字，并非淳于公语，见本书《扁鹊传》。 ②六气：此指运气学说之六气，即太阳寒水、阳明燥金、少阳相火、太阴湿土、少阴君火、厥阴风木。 ③已：表确定语气。相当于"了"。 ④亡（wú 无）如：无奈。

⑤绤（chī 痴）：细葛布。　⑥困：窘迫。　⑦冲和：方剂名。或指载于金朝张元素《医学启源》卷中的加减冲和汤，系对南宋魏岘《魏氏家藏方》所载冲和汤加减而成。　解肌：方剂名。或指柴葛解肌汤，又名干葛解肌汤，陶华《伤寒六书·杀车捶法》方，与《备急千金要方》卷九所载解肌汤多种药物相同。　⑧陶氏之书：指陶华所著《伤寒六书》，又名《陶氏伤寒全书》，凡六卷，包括《伤寒琐言》《伤寒家秘的本》《伤寒杀车捶法》《伤寒一提金》《伤寒脉证药截江网》《伤寒明理续论》。陶华系明初医家，字尚文，号节庵、节庵道人。　⑨杜撰：编造。　⑩亟（qì 气）：频繁。　⑪时疫：流行性疫病。　⑫常候：固定的季节。　⑬方中行：名有执（1523—1594），字中行，号九山山人，明代医家，著有《伤寒论条辨》八卷，后附《本草钞》《或问》《痉书》各一卷。　⑭金源：金国的别称。　⑮六书：指《河间六书》。包括刘完素所撰《黄帝素问宣明论方》《素问玄机原病式》《素问病机气宜保命集》《伤寒直格论方》《伤寒标本心法类萃》以及马宗素所撰《伤寒医鉴》。⑯镫：古代照明用具，亦称锭、钉、烛豆、烛盘。　⑰中流一柱：即中流砥柱。河南三门峡东有一石岛，屹立于黄河激流中。比喻能担当大事、支撑危局的人。　⑱下士闻道：谓浅俗之人听了高明的理论。语见《老子》第四十一章。　⑲肺腑无语：明代杨慎《古今谚》所录方回《山经》引《相冢书》有"山川而能语，葬师食无所；肺腑而能语，医师色如土"语。　⑳一辙：同一车轮碾出的痕迹，喻趋向一致。　㉑长沙：指张仲景。相传其曾任长沙太守。　㉒"温病论"七字：指叶桂门人顾景文记录整理而成的《温热论》。㉓当名辨物：谓按照事物的名称求取事物的内容。语见《周易·系辞下》。名，此指温病之名。物，此指温病之实。　㉔向方：遵循正确方向。　㉕犹且：仍然。　㉖秉：通"禀"。承受。　超悟：颖悟。　哲：明智。　㉗厌：满足。　㉘抗志：高尚其志。　希：仰慕。　㉙瞀（móu 谋）瞀：目不明貌。引申为不明方向。　㉚摅（shū 书）：抒发。　㉛笥（sì 四）：盛衣物或饭食等的方形竹器。　㉜亟（jí 急）：急切。　㉝天札：遭疫病而早死。

㉞折杨皇荂：皆古代通俗乐曲名。语见《庄子·天地》。荂，同“华”。㉟听（yǐn 引）然：笑貌。㊱知我罪我：语本《孟子·滕文公下》：“《春秋》，天子之事也。是故孔子曰：知我者，其惟《春秋》乎！罪我者，其惟《春秋》乎！”㊲评骘（zhì 至）：评定。同义词复用。梓：雕书印刷的木版。㊳壮月：旧历八月的别称。

【解读】

汪廷珍（1757—1827），字玉粲，号瑟庵，山阳（今江苏淮安）人，乾隆五十四年（1789 年）一甲第二名进士，授编修，累官至礼部尚书，颇有政声，卒谥文端，著有《实事求是斋诗文集》。汪氏不仅为《温病条辨》作序，还在书中每加按语，可知也是一位明医之士。《清史稿》有其传。《温病条辨》的作者吴瑭（1758—1836），字鞠通，淮阴（今江苏淮安市淮阴区）人，清代著名温病学家。早年曾在四库馆阁从事抄录。《温病条辨》在“卷首”之后，分为六卷，主要内容集中于前三卷，立二百三十八法，列一百九十八方，是一部自成体系的温病学专著。吴瑭另撰有《医医病书》两卷。《清史稿》于叶桂传下有吴瑭附传。吴瑭与汪廷珍本属同乡，素有交往，《医医病书·医非上智不能论》，记有吴瑭追忆三十岁时与汪廷珍议论医事，汪廷珍曾说“医非神圣不能”。

此叙分析温病“病多而方少”的原因，概述历代“以伤寒之法疗六气之疴”所致恶果，赞扬吴瑭“嗜学不厌，研理务精”的可贵钻研精神，说明《温病条辨》是一部既“述先贤之格言”，又“摅生平之心得”的医学理论与临证实践相结合的著作，并鼓励作者迅速公之于世，以拯救备受温病煎熬的民众。

首段分析温病“病多而方少”的因由。从引语入笔，逼出下文。作者认为病多方少，莫温病为甚，则温病为患者、医者所共甚忧。此系本段主旨所在。以“何也”引出下文，用以申说“病多而方少，未有甚于温病”的原因所在。从"六气之中"到"天下之病孰有多于温病者乎",论说温病"病多"。因致病的六气皆与温相关,是以天下之病以温病为最。其后分析温病"方少"的两个缘故。从"方书始于仲景"到"是以后世无传焉",言仲景素称方书之祖,但专论伤寒,此为温病"方少"之一因。其余部分指斥后世医家又不能触类旁通,此为温病"方少"之二因。

次段言历代"以伤寒之法疗六气之疴"所造成"轻者以重,重者以死"的严重后果。采用先总说、后分述的写法。

总说魏晋以来治疗温病之况。作者运用两个比喻形象地反映用伤寒法治疗温病的表现及其效果:犹若指鹿为马,即指温病为伤寒;好似用细葛布挡风,自然无济于事。对此滥用伤寒法的现象,吴瑭曾从缘故与用心二途作出过鞭辟入里的剖析:"奈温病一证,诸贤悉未能透过此关,多所弥缝补救,皆未得其本真,心虽疑虑,未敢直断明确,其故皆由不能脱却《伤寒论》蓝本,其心以为推戴仲景,不知反晦仲景之法。"(《温病条辨·凡例》,以下简称《凡例》)

接着详细分述对待温病的众生相。一是加减前人方:"沿习故方,略变药味",即在前人成方的基础上稍作变化而成。二是杜撰伤寒方:用编造的伤寒方治疗温病。作者认为陶华不仅未能补说仲景未言者,还篡改仲景已撰之书。《温病条辨》朱彬序对此也有讥评:"至明陶节庵《六书》,大改仲景之法,后之学者苦张之艰深,乐陶之简易,莫不奉为蓍蔡,而于六淫之邪混而为一,其死于病者十二三,死于医者十八九,而仲景之说视如土苴矣。"三是用治时疫方。把吴有性治疗时疫的方剂用于一定季节出现的温热病。吴有性(字又可)可谓吴鞠通的启蒙医家。吴瑭在为四库佣书时,"得明季吴又可《温疫论》,观其议论宏阔,实有发前人所未发,遂专心学步焉"(《温病条辨·自序》),"惜其立论不精,立法不纯"(《凡例》),"不精""不纯"的瑕疵宜为后人误用其方的一个原因。四是有名而无实。方有执、喻嘉言虽然将温病排除在伤寒之外,但是治法未能越出伤寒的藩篱。有关这个问题,吴瑭《温病条辨·上焦篇》也曾指出，说自王叔和以来，皆以治伤寒之法治温病，"无怪见驳于方有执、喻嘉言诸公也。然诸公虽驳叔和，亦未曾另立方法。喻氏虽立治法，仍不能脱却伤寒圈子，弊与叔和无二，以致后人无所遵依"。五是河间学说未能推行。刘完素提出"六气皆从火化"的名论，主张用清凉解毒的方剂，系"寒凉派"的首创人物，对后世温病学说的发展颇多影响。因此作者对其青眼有加，连续取用"惟""独知""超出""幽室一镫""中流一柱"诸语高度赞扬。称颂之余，用"惜"字一转，表明其学术影响最终未能步入温病堂奥的原因：行文不加修饰，缺乏文采，论述简略而不通畅，方剂有的驳杂而不精粹，此其一；宗河间学说者既未曾阐明其未畅之意，又不能弥补其不精之疏，此其二；遭主温补者诋毁，此其三。其中对张介宾的贬语宜视作门户之囿见。经此三折，河间学说不明不行。

职此之由，庸医遇到温热病，无不首先发汗解表，掺杂以消积导滞，接着就峻投攻下，或者乱用温补，既不离伤寒治法，又顿显庞杂无章，轻症因此而转为重病，沉疴以是而断送性命。医者贪功诿过，病者唯是认命。这一套治法授受有序，父辈延续给子女，师傅薪传于徒弟，牢不可破的社会习气，实由医者点火、病者煽风所致。吴瑭自序有"生民何辜？不死于病而死于医，是有医不若无医也，学医不精不若不学医也"的名言，作者取用其意，感慨此长期形成的医界顽瘴，兼之"肺腑无语"，正是导致"冤鬼夜嗥"的症结所在。

末段着重赞扬吴瑭其人其书，鼓励尽早面世。"溯原《灵》《素》，问道长沙"两句意谓从《灵枢》《素问》探求医学的本原，向张仲景请教医道，以此表明清代名医学有根本；褒扬叶天士《温热论》按照温病之名求取温病之实，一改上文所述"列温病于伤寒之外，而治法则终未离乎伤寒之中"的弊端，从此温病名实相副。吴瑭多有称颂叶桂之语，如言"惟叶天士持论平和，立法精细"（《凡例》），"叶氏心灵手巧，精思过人，案中治法，丝丝入扣，可谓汇众善以为长者"（《温病条辨·上焦篇》）。对待叶氏学说，医者有三种态度：一是"好学之士"遵循正确方向。吴瑭即属个中之人。《温病条辨》每多引用叶氏方论。徵保序说吴瑭"近师承于叶氏，而远追踪乎仲景"，《清史稿》也称吴瑭"学本于桂"。二是"贪常习故之流"依然认为上文所述"传弟"的"师说"正确，不理不睬。三是"粗工"一知半解，"未达精旨"，因而用于临证，效果欠佳。

以上皆属铺垫，其后引出序主，转入正题。先用三组对句赞誉其人：仁爱而聪颖，勤学而求精，高志而虚怀。继而着重称道其书：因担心世人不明温病，于是不唯广撷先贤之论，而且更多个人心得，温病源流，尽囊于内。"然"字一转，言其既乏自信，又惧人之未信，遂束其书于高阁。《温病条辨》初稿撰成于1793年，修订于1798年，直至1812年方始付印，而刊成于次年，前后整整二十年。针对吴瑭的思想顾虑，作者先以"学者之心固无自信时也"认可一句，其后便多方予以开导。"以天下至多之病"至"岂待整冠束发"，言百姓亟盼此活命书，不可一直"藏诸筹者"，此其一。"心理无异"至"亦吴子之幸也"，言知音者必当阐明裨补，使此书发挥更大作用，此其二。尤其是"若夫《折杨》《皇荂》"至"岂不善乎"的第三层意，既肯定《温病条辨》属于《阳春》《白雪》一类，更以相传为孔子所作《春秋》相比。孔子认为对历史上发生的事情或褒或贬，原属天子之事，由于天下无道，自己方才不得已而作《春秋》，那就任由天下后世评说。言下之意只要认为有价值，不论他人或毁或誉，都要摆脱得失之心，坚定不移地做下去。这一谏诤切中吴瑭思想要害，终获首肯。

从写作手法来说，此序无愧于榜眼手笔，至少有两个亮点值得一闪。

其一，条理清晰，有逐层递进态势。首段由《史记》人忧病多、医忧方少意引出"病多而方少，未有甚于温病"的见解。借"何也"带出说辞：六气皆关乎到温，是以病多；张仲景所著专论伤寒，而后学不能变化运用，就中推求疗温之法，是以方少。职此之故，历代每多"以伤寒之法疗六气之疴"，导致"轻者以重，重者以死"的惨烈后果。吴氏所作《温病条辨》，扬榷前人学说，阐发个人心得，穷尽温病源流，理当为"拯溺救焚"，"出而公之"。如水之流下，火之炎上，既顺理，遂成章。

其二，成语暗用，无矫揉造作模样。所谓暗用成语，指不提及出处，只是将前人的言论缀入文内，用以说明某个问题或证实自己的观点。此类修辞手法频现于全序，不下十余处之多，因其浑然天成，毫无蛛丝间隙，不仔细辨识，殊难发现。如首段"作者谓圣"至末，接连暗用六条成语：前八字意谓创作的人叫作圣人，阐述的人叫作贤明的人，语本《礼记·乐记》"作者谓之圣，述者谓之明"。此处以"圣"指张仲景，"明"指吴瑭之前注释张仲景著作的人。"化而裁之，推而行之"语见《周易·系辞上》"化而裁之谓之变，推而行之谓之通"，此割取其"变通"义。"知十"系《论语·公冶长》"闻一以知十"的略语，意谓触类旁通。"阙如"谓存疑不言，语见《论语·子路》"君子于其所不知，盖阙如也"。"举一反三"源于《论语·述而》："举一隅不以三隅反，则不复也"。《汉书·梅福传》有"今不循伯者之道，乃欲以三代选举之法取当时之士，犹察伯乐之图求骐骥于市，而不可得，亦已明矣"句，是"按图索骥"之所本，用以比喻拘泥而不能灵活变通。这一番言论，针对张仲景未曾专门论及温病诊治而说：虽然如此，但是由于他是医圣，阐述其学术者也是明智的人，后世学者若能钻研他们的著作，通晓其中的含义，加以变通，外感、内伤便可一并得治。无奈世上缺乏善于触类旁通的良医，常医反倒认为缺漏可耻，不能举一反三，只是致力于按照仲景学说治疗温病。所引前人言论与作者之说组合得天衣无缝，曲折而深邃的意蕴因此而披露无遗。

附　录

名言嘉句录

医师掌医之政令，聚毒药以共医事。凡邦之有疾病者、疕疡者造焉，则使医分而治之。岁终则稽其医事，以制其食：十全为上，十失一次之，十失二次之，十失三次之，十失四为下。

——《医师章》

公梦疾为二竖子。曰："彼，良医也，惧伤我，焉逃之？"其一曰："居肓之上、膏之下，若我何？"医至，曰："疾不可为也，在肓之上、膏之下。攻之不可，达之不及，药不至焉，不可为也。"

——《医缓》

六气曰阴、阳、风、雨、晦、明也。分为四时，序为五节，过则为灾。阴淫寒疾，阳淫热疾，风淫末疾，雨淫腹疾，晦淫惑疾，明淫心疾。

——《医和》

物也者，所以养性也，非所以性养也。

是故圣人之于声色滋味也，利于性则取之，害于性则舍之，此全性之道也。

出则以车，入则以辇，务以自佚，命之曰招蹶之机；肥肉厚酒，务以自强，命之曰烂肠之食；靡曼皓齿，郑卫之音，务以自乐，命之曰伐性之斧。

——《本生》

天覆地载，万物悉备，莫贵于人。

夫盐之味咸者，其气令器津泄；弦绝者，其音嘶败；木敷者，其叶发。病深者，其声哕。

木得金而伐，火得水而灭，土得木而达，金得火而缺，水得土而绝，万物尽然，不可胜竭。

凡刺之真，必先治神，五藏已定，九候已备，后乃存针。

——《宝命全形论》

夫日月之明，不失其影；水镜之察，不失其形；鼓响之应，不后其声。动摇则应和，尽得其情。

远者司外揣内，近者司内揣外。

——《外揣》

使耳目精明玄达而无诱慕，气志虚静恬愉而省嗜欲，五藏定宁充盈而不泄，精神内守形骸而不外越，则望于往世之前，而视于来事之后，犹未足为也，岂直祸福之间哉！

夫人之所以不能终其寿命，而中道夭于刑戮者，何也？以其生生之厚。

——《精神训》

故天下尽以扁鹊为能生死人。扁鹊曰："越人非能生死人也，此自当生者，越人能使之起耳。"

疾之居腠理也，汤熨之所及也；在血脉，针石之所及也；其在肠胃，酒醪之所及也；其在骨髓，虽司命无奈之何！

故病有六不治：骄恣不论于理，一不治也；轻身重财，二不治也；衣食不能适，三不治也；阴阳并，藏气不定，四不治也；形羸不能服药，五不治也；信巫不信医，六不治也。有此一者，则重难治也。

——《扁鹊传》

扁鹊虽言若是，然必审诊，起度量，立规矩，称权衡，合色脉、表里、有余不足、顺逆之法，参其人动静与息相应，乃可以论。

——《仓公传》

儿生，号啼之声鸿朗高畅者寿，嘶喝湿下者夭。

妇人疏字者子活，数乳者子死。

——《气寿》

至成帝时，以书颇散亡，使谒者陈农求遗书于天下。诏光禄大夫刘向校经传、诸子、诗赋，步兵校尉任宏校兵书，太史令尹咸校数术，侍医李柱国校方技。每一书已，向辄条其篇目，撮其指意，录而奏之。

至齐之得，犹慈石取铁，以物相使。

经方者，本草石之寒温，量疾病之浅深，假药味之滋，因气感之宜，辩五苦六辛，致水火之齐，以通闭解结，反之于平。

有病不治，常得中医。

方技者，皆生生之具，王官之一守也。

论病以及国，原诊以知政。

——《〈汉书·艺文志〉序及〈方技略〉》

是故养寿之士，先病服药，养世之君，先乱任贤，是以身常安而国永永也。

夫人治国，固治身之象。疾者，身之病；乱者，国之病也。身之病，待医而愈；国之乱，待贤而治。治身有黄帝之术，治世有孔子之经，然病不愈而乱不治者，非针石之法误，而"五经"之言诬也，乃因之者非其人。

——《思贤》

怪当今居世之士，曾不留神医药，精究方术，上以疗君亲之疾，下以救贫贱之厄，中以保身长全，以养其生，但竞逐荣势，企踵权豪，孜孜汲汲，惟名利是务。崇饰其末，忽弃其本，华其外而悴其内。皮之不存，毛将安附焉？

感往昔之沦丧，伤横天之莫救，乃勤求古训，博采众方，撰用《素问》《九卷》《八十一难》《阴阳大论》《胎胪药录》，并平脉辨证，为《伤寒杂病论》，合十六卷。

——《〈伤寒论〉序》

建安二十二年，疠气流行。家家有僵尸之痛，室室有号泣之哀。或阖门而殪，或覆族而丧。

——《说疫气》

脉理精微，其体难辨。弦紧浮芤，展转相类；在心易了，指下难明。

夫医药为用，性命所系。和鹊至妙，犹或加思；仲景明审，亦候形证。一毫有疑，则考校以求验。

——《〈脉经〉序》

乃撰集三部，使事类相从，删其浮辞，除其重复，论其精要，至为十二卷。

——《〈甲乙经〉序》

修性以保神，安心以全身，爱憎不栖于情，忧喜不留于意，泊然无感，而体气和平，又呼吸吐纳，服食养身，使形神相亲，表里俱济也。

知名位之伤德，故忽而不营，非欲而强禁也；识厚味之害性，故弃而弗顾，非贪而后抑也。

忘欢而后乐足，遗生而后身存。

——《养生论》

人体欲得劳动，但不当使极尔。

吾有一术，名五禽之戏：一曰虎，二曰鹿，三曰熊，四曰猿，五曰鸟。亦以除疾，并利蹄足，以当导引。

——《华佗传》

夫彀劲弩者，效力于发箭；涉大川者，保全于既济。井不达泉，则犹不掘也；一步未至，则犹不往也。修涂之累，非移晷所臻；凌霄之高，非一篑之积。然升峻者患于垂上而力不足，为道者病于方成而志不遂。千仓万箱，非一耕所得；干天之木，非旬日所长。不测之渊，起于汀滢；陶朱之资，必积百千。

夫有尽之物，不能给无已之耗；江河之流，不能盈无底之器也。凡人利入少而费用多者，犹不供也，况无锱铢之来，而有千百之往乎？

故治身养性，务谨其细，不可以小益为不平而不修，不可以小损为无伤而不防。

世人以觉病之日，始作为疾，犹以气绝之日，为身丧之候也。

善摄生者，卧起有四时之早晚，兴居有至和之常制，调利筋骨有偃仰之方，杜疾闲邪有吞吐之术，流行荣卫有补泻之法，节宣劳逸有与夺之要。忍怒以全阴气，抑喜以养阳气。

——《极言》

医之为言意也。腠理至微，随气用巧，针石之间，毫芒即乖。神存于心手之际，可得解而不可得言也。

夫贵者处尊高以临臣，臣怀怖慑以承之。其为疗也，有四难焉：自用意而不任臣，一难也；将身不谨，二难也；骨节不强，不能使药，三难也；好逸恶劳，四难也。

——《郭玉传》

汤、散、丸各有所宜……大体欲达五脏四肢者莫如汤，欲留膈胃中者莫如散，久而后散者莫如丸。又无毒者宜汤，小毒者宜散，大毒者须用丸。又欲速者用汤，稍缓者用散，甚缓者用丸。

其苗可蔬，叶可啜，花可饵，根实可药，囊之可枕，酿之可饮，自本至末，罔不有功。宜乎前贤比之君子，神农列之上品，隐士采入酒罍，骚人餐其落英。

药之有利必有弊，势也；病之资利不资弊，情也；用之去弊勿去利，理也。

——《药论四则》

苟能体坚厚之实，居不薄之真，立乎损益之外，游乎形骸之表，则我道全矣。

柳为布衣时过吾，吾送迎不出门，食不过盐菜，贫者不以酒肉为礼。今作郡而送之，是贵城阳太守而贱梁柳，岂中古人之道？是非吾心所安也。

——《皇甫谧传》

青衿之岁，高尚兹典，白首之年，未常释卷。

切脉诊候，采药合和，服饵节度，将息避慎，一事长于己者，不远千里，伏膺取决。

人命至重，有贵千金，一方济之，德逾于此，故以为名也。

——《〈千金要方〉自序》

学者必须博极医源，精勤不倦，不得道听途说，而言医道已了，深自误哉!

凡大医治病，必当安神定志，无欲无求，先发大慈恻隐之心，誓愿普救含灵之苦。

若有疾厄来求救者，不得问其贵贱贫富，长幼妍蚩，怨亲善友，华夷愚智，普同一等，皆如至亲之想，亦不得瞻前顾后，自虑吉凶，护惜身命。见彼苦恼，若己有之，深心凄怆，勿避险巇、昼夜、寒暑、饥渴、疲劳，一心赴救，无作功夫形迹之心。如此可为苍生大医，反此则是含灵巨贼。

其有患疮痍、下痢，臭秽不可瞻视，人所恶见者，但发惭愧、凄怜、忧恤之意，不得起一念蒂芥之心，是吾之志也。

省病诊疾，至意深心，详察形候，纤毫勿失，处判针药，无得参差。虽曰病宜速救，要须临事不惑。唯当审谛覃思，不得于性命之上，率尔自逞俊快，邀射名誉，甚不仁矣!

——《大医精诚》

盖闻天地之大德曰生，运阴阳以播物;含灵之所保曰命，资亭育以尽年。

五味或爽，时昧甘辛之节;六气斯沴，易愆寒燠之宜。

动植形生，因方舛性;春秋节变，感气殊功。离其本土，则质同而效异;乖于采摘，乃物是而时非。

——《〈新修本草〉序》

盖作《易》者，其有忧患乎?删《书》者，其有栖遑乎?《国语》之作，非瞽叟之事乎?《骚文》之兴，非怀沙之痛乎?

——《〈释疾文〉序》

今并味精英，钤其要妙，俾夜作昼，经之营之。捐众贤之砂砾，掇群才之翠羽，皆出入再三，伏念旬岁。上自炎昊，迄于圣唐，括囊遗阙，稽考隐秘，不愧尽心焉。

若不能精究病源，深探方论，虽百医守疾，众药聚门，适足多疑，而不能一愈之也。

——《〈外台秘要〉序》

其文简，其意博，其理奥，其趣深。天地之象分，阴阳之候列，变化之由表，死生之兆彰。不谋而遐迩自同，勿约而幽明斯契，稽其言有征，验之事不忒，诚可谓至道之宗，奉生之始矣。

将升岱岳，非径奚为？欲诣扶桑，无舟莫适。

——《〈黄帝内经素问注〉序》

益火之源，以消阴翳；壮水之主，以制阳光。

阳气者，大怒则形气绝，而血菀于上，使人薄厥。

——《〈素问〉注文三则》

善医者，不视人之瘠肥，察其脉之病否而已矣；善计天下者，不视天下之安危，察其纪纲之理乱而已矣。

——《医说》

吾观今之交乎人者，炎而附，寒而弃，鲜有能类清之为者。

清居市不为市之道，然而居朝廷、居官府、居庠塾，乡党以士大夫自名者，反争为之不已。悲夫！然则清非独异于市人也。

——《宋清传》

夫言土之出者固多良而少不可，不谓其咸无不可也。

——《与崔连州论石钟乳书》

用毒以攻瘵，用和以安神，易则两踬，明矣。苟循往以御变，昧于节宣，奚独吾侪小人理身之弊而已！

——《鉴药》

己之被病也，兀然而无知；有间也，亦兀然而无知。发蓬如而忘乎乱，面黔如而忘乎垢。洎疾之杀也，虽饮食是念，无滑甘之思。日致复初，亦不知也。

乐于用则豫章贵，厚其生则社栎贤，唯理所之，曾何胶于域也？

——《述病》

仲尼盖言"我未见好仁者、恶不仁者"，而后学之徒未闻明好恶也。其言之愤，不足畏耶？今世或有邦有土之臣，专心聚敛，残割饥民之食，以资所欲，忍其死而不愧，受刑辱而无耻，是亦不仁甚矣，终无有恶者。

——《郭常传》

王泽不流，则奸生于下，故辨淑慝以制治；真气不荣，则痰动于体，故谨医砭以救民。

上又以古经训诂至精，学者封执多失，传心岂如会目，著辞不若案形，复令创铸铜人为式。内分腑脏，旁注溪谷，井荥所会，孔穴所安，窍而达中，刻题于侧。使观者烂然而有第，疑者涣然而冰释。

案说蹻疴，若对谈于涪水；披图洞视，如旧饮于上池。保我黎烝，介乎寿考。

——《〈铜人腧穴针灸图经〉序》

夫稼茂田畴，为螟螣所害，唯能悉除螟螣，则稼之秀可实也。家畜高货，而盗入其门，主人操刃持梃，或杀或捕，则赀之厚可全也。人之身亦然。冒

· 543 ·

阴阳之气，辄遇疠疫，当得医者察声视色按脉授药，使离诸腹心肝膈，然后其体可平。若不医之用，曷异不除螟螣而望稼穑之实，不驱盗贼而求家赀之全？决不可得。

——《述医》

一人疾焉，而医者十，并使之欤？曰：使其尤良者一人焉尔。乌知其尤良而使之？曰：众人之所谓尤良者，而隐之以吾心，其可也。

——《使医》

予尝论治病有五难：辨疾、治疾、饮药、处方、别药，此五也。

目不舍色，耳不舍声，手不释脉，犹惧其差也，授药遂去，而希其十全，不其难哉？

此五者，大概而已。其微至于言不能宣，其详至于书不能载，岂庸庸之人而可以易言医哉？

——《〈良方〉自序》

一邑之医举十人，一人实能，而九人名不能。能者常任医，不能者常任人。

——《医谕》

脉之难明，古今所病也。至虚有实候，而太实有羸状，差之毫厘疑似之间，便有死生祸福之异，此古今所病也。

吾平生求医，盖于平时默验其工拙，至于有疾而求疗，必先尽告以所患而后求诊，使医者了然知患之所在也。

——《求医诊脉》

《千金方》旧有例数十条，散在诸篇。凡用一法，皆宜遍知之，虽素熟其书者，临事尚虑有所遗失，况仓卒遘疾，按证为治，不能无未达之惑。及新加撰次，不可无法。今撮集旧凡并新校之意，为例一篇，次于今序之末，庶后之施用者无疑滞焉。

——《新校〈备急千金要方〉例》

人疾诣门，不问贫富，为便房曲斋，调护寒暑所宜，珍膳美蔬，时节其饥饱之度。爱老而慈幼，不以人之疾尝试其方，如疾痛在己也。盖其轻财如粪土，耐事如慈母而有常，似秦汉间任侠而不害人，似战国四公子而不争利，所以能动而得意，起人之疾，不可为数。他日过之，未尝有德色也。

——《〈伤寒总病论〉序》

乙为方博达，不名一家，所治种种皆通，非但小儿医也。于书无不窥，他人靳靳守古，独度越纵舍，卒与法合。尤邃本草，多识物理，辨正阙误。

——《钱乙传》

夫人之和气，冲然而甚微，泊乎其易危，击搏震挠之功未成，而子之和气尝已病矣。

天下之理，有甚快于予心者，其末也必有伤，求无伤于其终，则无望于快吾心。

——《药戒》

伤寒邪气自表而传里，留于胸中，为邪在高分，则可吐之，是越之之法也。所吐之证，亦自不同，如不经汗下，邪气蕴郁于膈，则谓之膈实，应以瓜蒂散吐之。瓜蒂散吐胸中实邪者也。若发汗吐下后，邪气乘虚留于胸中，则谓之虚烦，应以栀子豉汤吐之。栀子豉汤吐胸中虚烦者也。

此方为仲景群方之冠，乃解肌、发汗、调和营卫之第一方也。凡中风、

·545·

伤寒，脉浮弱、汗自出而表不解者，皆得而主之。其他但见一二证即是，不必悉具。

若一辨其脱证，无论其为有邪无邪，急以人参、桂、附之品回阳固本，治之尚且不暇，何可再以开泄之药耗散真气乎？

————《方论三则》

夫取汗先期，尚促寿限，况不顾表里，不待时日，便欲速效乎？

先生隔垣见人，何必饮上池水哉？闻之善赠人者以言，其永矢勿谖者亦以言。不肖侏儒未足为先生重，窃以识明德云尔。

舍症从脉，得之先哲格言；血脱益气，亦非妄逞意见。

夫滞下之病，谓宜去其旧而新是图，而我顾投以参、术、陈皮、芍药等补剂十余帖，安得不日以剧？然非此浃旬之补，岂能当此两帖承气哉？故先补完胃气之伤，而后去其积，则一旦霍然矣。

————《医案六则》

学士大夫公天下以为心者，几何人哉！平日处念积虑，无非急己而缓人，先亲而后疏，物我异观，私为町畦，其来盖非一日。

今公之为是书，使天下之为父兄者，举无子弟之戚，少有所养，老有所终。家藏此书，交相授受，庆源无穷，其为利顾不博哉！

————《〈幼幼新书〉序》

六淫，天之常气，冒之则先自经络流入，内舍于藏府，为外所因；七情，人之常性，动之则先自藏府郁发，外形于肢体，为内所因；其如饮食饥饱，叫呼伤气，尽神度量，疲极筋力，阴阳违逆，乃至虎狼毒虫，金疮踒折，疰忤附着，畏压溺等，有非常理，为不内外因。

————《三因论》

夫邪之中人，轻则传久而自尽，颇甚则传久而难已，更甚则暴死。

今予论吐、汗、下三法，先论攻其邪，邪去而元气自复也。

若人无病，梁肉而已；及其有病，当先诛伐有过。病之去也，梁肉补之，如世已治矣，刑措而不用。岂可以药石为补哉？必欲去大病大瘵，非吐汗下未由也已。

——《汗下吐三法该尽治病铨》

狱事莫重于大辟，大辟莫重于初情，初情莫重于检验。盖死生出入之权舆，幽枉屈伸之机括，于是乎决。

每念狱情之失，多起于发端之差，定验之误，皆原于历试之浅，遂博采近世所传诸书，自《内恕录》以下，凡数家，会而粹之，厘而正之，增以己见，总为一编，名曰《洗冤集录》。

——《〈洗冤集录〉序》

宅有隙地，建书院，延待儒士。或不给者，尽周之。

君一见曰："汝来学觅钱医人乎？学传道医人乎？"谦父曰："亦传道耳。"遂就学，日用饮食，仰给于君。

——《东垣老人传》

凡物之精，造物者秘之，幸而得之者不敢轻，然其久未有不发。周公金滕之匮，兄弟之秘情也，至成王时而发；艺祖金匮之誓，母子之秘言也，至太宗时而发。君所谓《金匮歌》者，虽一家小道，然祖宗之藏本，以为家传世守之宝，其为秘一也。子之发之也，以其时考之则可矣。

——《〈金匮歌〉序》

与其救疗于有疾之后，不若摄养于无疾之先，盖疾成而后药者，徒劳而已。是故已病而不治，所以为医家之法，未病而先治，所以明摄生之理。夫如是，则思患而预防之者，何患之有哉？此圣人不治已病治未病之意也。

尝谓备土以防水也，苟不以闭塞其涓涓之流，则滔天之势不能遏；备水以防火也，若不以扑灭其荧荧之光，则燎原之焰不能止。其水火既盛，尚不能止遏，况病之已成，岂能治欤？

——《不治已病治未病》

麟角凤觜，世不多见，孰谓世无麟凤与？识麟凤者，知其待时而出，不久将有日，仆等又当刮目以俟。

——《赠医士吴中行序》

出而治疾，决死生，验差剧，若烛照而龟卜，无爽也者。士或不能具药，辄注之，不索其偿。

——《赠医师葛某序》

疾之初作，大热发四体中，继之以昏仆。迨其苏也，双目运眩，耳中作秋蝉鸣，神思恍惚，若孑孑然离群而独立，若御惊飙而游行太空，若乘不系之舟以簸荡于三峡四溟之间，殊不能自禁。

宁食不鲜羞，衣不褊裘，何可一日以无贾君？宁士不鲁邹，客不公侯，何可一日以无贾君？

——《赠贾思诚序》

或称良医之用药，犹良将之用兵。其信然哉！人之死生倚于医，国之存亡倚于将，反掌之间，吉凶分焉。不得其良而用之，是以人与国弃也。故良将投其兵于敌，而敌失其所御；良医投其药于病，而疾失其所聚。兵可以杀敌，药可以杀病，人皆知之。用之有舛，则杀病之药不于病而于其人，杀敌之兵不于敌而于其国，可不慎哉！故人之将死而得良医，国之将亡而得良将，天下之幸无有大于此者，而天下之功亦无有逾于此者。

——《赠医学录江仲谦序》

天下之瞽于目者，有良医以治之，瞽于心者，独无良医乎？瞽于目者什一，而瞽于心者恒什九。明于日月者弗之察，大于八荒者弗之顾，高于泰山者弗之见。由是，是非邪正之无别，祸其身而蠹其国，岂非瞽之深者欤？心之瞽甚于目之瞽，治其心者愈于治其目矣。

——《赠医师沈光明序》

翁以母病脾，于医亦粗习，及闻文懿之言，即慨然曰："士苟精一艺，以推及物之仁，虽不仕于时，犹仕也。"乃悉焚弃向所习举子业，一于医致力焉。

天下有道，则行有枝叶；天下无道，则辞有枝叶。夫行，本也；辞，从而生者也。苟见枝叶之辞，去本而末是务，辄怒溢颜面，若将浼焉。

——《丹溪翁传》

余则以为自世教衰，人于父子昆弟之恩犹或薄焉，其视他人之危，能援手投足以拯之者，于世果多得乎？不多，则君子宜与之，不可使遂泯也。

余以子贞家素贫，固非常有德于子才，而子才亦非有冀于子贞者，乃活其阖门于濒死，岂非以济人之急为心，而世所不多得者乎？若是，固不可使无闻也。

——《赠医师何子才序》

夫壅蔽之祸，厥有攸自：秦亥盅昏，赵高乃弑；彼梁偏任，斯有朱异；隋广淫酗，而世基以肆。木不虚中，虫何由萃？此三主者，苟以至公为嗜好，以众庶为耳鼻，上宣下畅，无所凝滞，虽有奸邪，何恶之遂？顾乃偏僻猜忌，执一遗二，以茞为薰，椒兰是弃，由是祸乱交兴，宗覆社圮。今子不务自尤，而维鼻是訾。一身之理且不达，况于政治者也哉！

——《鼻对》

天下之事常发于至微，而终为大患；始以为不足治，而终至于不可为。当其易也，惜旦夕之力，忽之而不顾；及其既成也，积岁月，疲思虑，而仅克之。如此指者多矣。盖众人之所可知者，众人之所能治也，其势虽危，而未足深畏。惟萌于不必忧之地，而寓于不可见之初，众人笑而忽之者，此则君子之所深畏也。

——《指喻》

吾量之隘俗也，竹之虚心有容足以医之；吾行之曲俗也，竹之直立不挠足以医之；吾宅心流而无制，竹之通而节足以医之；吾待物混而无别，竹之理而析足以医之；竹之干云霄而直上，足以医吾志之卑；竹之历冰雪而愈茂，足以医吾节之变；其潇洒而可爱也，足以医吾之凝滞；其为笛、为简、为箭、为笙箫、为簠簋也，足以医吾陋劣而无用。

——《医俗亭记》

当世以布衣称作者，无虑数十家，乃若质行雅驯，则余窃多江民莹。

铭曰：相彼良玉，胡然而终藏？尔有文德，恶用乎珪璋？相彼梁木，胡然而先拨？尔有令名，恶用乎黄发？浙江东渐，厥有新阡；君子归止，是曰九原。

——《明处士江民莹墓志铭》

上医治未病，方无尚也，垂经论焉。经论，医之奥也。中医治已病，于是乎始有方。方，医之粗也，非其得已，视斯民之疾苦，故因病以立方耳。季世人知医尚矣，习方其简也，穷经其烦也，乃率以方授受，而求经论者无之。舍斯道之奥，宝斯道之粗，安望其术之神良也？

——《〈医方考〉自序》

予窥其人，睟然貌也，癯然身也，津津然谭议也，真北斗以南一人。解其装，无长物，有《本草纲目》数十卷。

如入金谷之园，种色夺目；如登龙君之宫，宝藏悉陈；如对冰壶玉鉴，毛发可指数也。博而不繁，详而有要，综核究竟，直窥渊海。兹岂仅以医书觏哉？实性理之精微，格物之通典，帝王之秘箓，臣民之重宝也。

——《〈本草纲目〉原序》

大匠之所取平与直者，准绳也。而其能用准绳者，心目明也。倘守死句，而求活人，以准绳为心目，则是书之刻，且误天下万世，而余之罪大矣。

——《〈证治准绳〉自序》

奈何今之业医者，亦置《灵》《素》于罔闻，昧性命之玄要，盛盛虚虚，而遗人夭殃，致邪失正，而绝人长命。所谓业擅专门者，如是哉！此其故，正以经文奥衍，研阅诚难。其于至道未明，而欲冀夫通神运微，仰大圣上智于千古之邈，断乎不能矣。

遍索两经，先求难易，反复更秋，稍得其绪，然后合两为一，命曰《类经》。"类"之者，以《灵枢》启《素问》之微，《素问》发《灵枢》之秘，相为表里，通其义也。

他山之石，可以攻玉；断流之水，可以鉴形；即壁影萤光，能资志士；竹头木屑，曾利兵家。是编者倘亦有千虑之一得，将见择于圣人矣，何幸如之！独以应策多门，操觚只手，一言一字，偷隙毫端。凡历岁者三旬，易稿者数四，方就其业。所谓河海一流，泰山一壤，盖亦欲共掖其高深耳。

——《〈类经〉序》

医不贵于能愈病，而贵于能愈难病；病不贵于能延医，而贵于能延真医。夫天下事，我能之，人亦能之，非难事也；天下病，我能愈之，人亦能愈之，非难病也。惟其事之难也，斯非常人之可知；病之难也，斯非常医所能疗。故必有非常之人，而后可为非常之事；必有非常之医，而后可疗非常之病。

夫任医如任将，皆安危之所关。察之之方，岂无其道？第欲以慎重与否观其仁，而怯懦者实似之；颖悟与否观其智，而狡诈者实似之；果敢与否观其勇，而猛浪者实似之；浅深与否观其博，而强辩者实似之。执拗者若有定见，夸大者若有奇谋。熟读几篇，便见滔滔不竭；道闻数语，谓非凿凿有凭？不反者，临涯已晚；自是者，到老无能。执两端者，冀自然之天功；废四诊者，犹瞑行之瞎马。得稳当之名者，有耽阁之悞；昧经权之妙者，无格致之明。有曰专门，决非通达，不明理性，何物圣神？又若以己之心度人之心者，诚接物之要道，其于医也则不可，谓人己气血之难符；三人有疑从其二同者，为决断之妙方，其于医也亦不可，谓愚智寡多之非类。

必也小大方圆全其才，仁圣工巧全其用，能会精神于相与之际，烛幽隐于玄冥之间者，斯足谓之真医，而可以当性命之任矣。

非熟察于平时，不足以识其蕴蓄；不倾信于临事，不足以尽其所长。

——《病家两要说》

有良言甫信，谬说更新，多歧亡羊，终成画饼：此无主之为害也。有最畏出奇，惟求稳当，车薪杯水，难免败亡：此过慎之为害也。有境缘不偶，营求未遂，深情牵挂，良药难医：此得失之为害也。有急性者遭迟病，更医而致杂投；有性缓者遭急病，濡滞而成难挽：此缓急之为害也。有参术沾唇惧补，心先痞塞；硝黄入口畏攻，神即飘扬：此成心之为害也。

或巧语诳人，或甘言悦听，或强辨相欺，或危言相恐：此便佞之流也。或结纳亲知，或修好童仆，或营求上荐，或不邀自赴：此阿谄之流也。有腹无藏墨，诡言神授，目不识丁，假托秘传：此欺诈之流也。有望、闻、问、切，漫不关心；枳、朴、归、苓，到手便撮。妄谓人愚我明，人生我熟：此孟浪之流也。有嫉妒性成，排挤为事，阳若同心，阴为浸润，是非颠倒，朱紫混淆：此谗妒之流也。有贪得无知，轻忽人命。如病在危疑，良医难必，极其详慎，犹冀回春；若辈贪功，妄轻投剂，至于败坏，嫁谤自文：此贪幸之流也。有意见各持，异同不决，曲高者和寡，道高者谤多。一齐之傅几何？众楚之咻易乱：此庸浅之流也。

——《不失人情论》

是气也，其来无时，其着无方，众人触之者，各随其气而为诸病焉。

大约病遍于一方，延门阖户，众人相同，此时行疫气，即杂气所钟。为病各种，是知气之不一也。盖当其特适，有某气专入某藏府经络，专发为某病，故众人之病相同，非关藏府经络，或为之证也。不可以年岁四时为拘，盖非五运六气所能定者，是知气之所至无时也。或发于城市，或发于村落，他处安然无有，是知气之所着无方也。

六气有限，现在可测；杂气无穷，茫然不可测。

——《杂气论》

燥之与湿，有霄壤之殊。燥者，天之气也；湿者，地之气也。水流湿，火就燥，各从其类，此胜彼负，两不相谋。

所以春、夏、秋、冬孟月之脉，仍循冬、春、夏、秋季月之常，不改其度。侯二分二至以后，始转而从本令之王气，乃为平人顺脉也。故天道春不分不温，夏不至不热，自然之运，悠久无疆。

——《秋燥论》

方者，一定不可易之名。有是病者，必主是药，非可移游彼此，用之为尝试者也。

兹特博采广搜，网罗群书，精穷奥蕴，或同或异，各存所见，以备参稽。使探宝者不止一藏，尝鼎者不仅一脔。庶几病者观之，得以印证，用者据之，不致径庭，宁非卫生之一助欤？

——《〈医方集解〉序》

当其受生之时，已有定分焉。所谓定分者，元气也。视之不见，求之不得，附于气血之内，宰乎气血之先，其成形之时，已有定数。譬如置薪于火，始然尚微，渐久则烈，薪力既尽，而火熄矣。其有久暂之殊者，则薪之坚脆异质也。故终身无病者，待元气之自尽而死，此所谓终其天年者也。

若夫预防之道，惟上工能虑在病前，不使其势已横而莫救，使元气克全，则自能托邪于外。若邪盛为害，则乘元气未动，与之背城而一决，勿使后事生悔。此神而明之之术也。

——《元气存亡论》

以草木偏性，攻藏府之偏胜，必能知彼知己，多方以制之，而后无丧身殒命之忧。是故传经之邪，而先夺其未至，则所以断敌之要道也；横暴之疾，而急保其未病，则所以守我之岩疆也。挟宿食而病者，先除其食，则敌之资粮已焚；合旧疾而发者，必防其并，则敌之内应既绝。辨经络而无泛用之药，此之谓向导之师；因寒热而有反用之方，此之谓行间之术。一病而分治之，则用寡可以胜众，使前后不相救，而势自衰；数病而合治之，则并力捣其中坚，使离散无所统，而众悉溃。病方进，则不治其太甚，固守元气，所以老其师；病方衰，则必穷其所之，更益精锐，所以捣其穴。

——《用药如用兵论》

为问今之乘华轩、繁徒卫者，胥能识症、知脉、辨药，通其元妙者乎？俨然峨高冠、窃虚誉矣。今之游权门、食厚奉者，胥能决死生、达内外、定方剂，十全无失者乎？俨然踞高座、侈功德矣。是知笑之为笑，而不知非笑之为笑也。

因录其所授，重加芟订，存其可济于世者，部居别白，都成一编，名之曰《串雅》，使后之习是术者，不致为庸俗所诋毁，殆亦柏云所心许焉。

昔欧阳子暴利几绝，乞药于牛医；李防御治嗽得官，传方于下走。谁谓小道不有可观者欤？亦视其人之善用斯术否也。

——《〈串雅〉序》

古云：为人子者，不可以不知医。此言似乎专指孝友中之一端而言之者也。何也？夫人之禀体毋论，其他六淫戕其外，七情贼其中，苟不知节，鲜不病且殆也。为人子者，可以父母、伯叔、兄弟、妻子及诸眷属付之庸医之手乎？故不可不自知之。

一日偶然忆及云间李念莪先生所辑诸书，惟《内经知要》比余向日所辑《医经原旨》尤觉近人，以其仅得上下两卷，至简至要，方便时师之不及用功于鸡声灯影者，亦可以稍有准则于其胸中也。

——《〈内经知要〉序》

夫所谓不朽者，非必周、孔而后不朽也。羿之射，秋之弈，俞跗之医，皆可以不朽也。使必待周、孔而后可以不朽，则宇宙间安得有此纷纷之周、孔哉？

艺即道之有形者也。精求之，何艺非道？貌袭之，道艺两失。

——《与薛寿鱼书》

世之俗医遇温热之病，无不首先发表，杂以消导，继则峻投攻下，或妄用温补，轻者以重，重者以死。幸免则自谓己功，致死则不言己过，即病者亦但知膏肓难挽，而不悟药石杀人。父以授子，师以传弟，举世同风，牢不可破。肺腑无语，冤鬼夜嗥。二千余年，略同一辙，可胜慨哉！

吾友鞠通吴子，怀救世之心，秉超悟之哲，嗜学不厌，研理务精，抗志以希古人，虚心而师百氏。病斯世之贸贸也，述先贤之格言，摅生平之心得，穷源竟委，作为是书。

若夫《折杨》《皇荂》，听然而笑，《阳春》《白雪》，和仅数人，自古如斯。知我罪我，一任当世，岂不善乎？

——《〈温病条辨〉叙》

图书在版编目(CIP)数据

段逸山解读医古文／段逸山著. 一上海：上海辞
书出版社，2024
ISBN 978-7-5326-6203-6

Ⅰ.①段… Ⅱ.①段… Ⅲ.①医古文-研究 Ⅳ.
①R2

中国国家版本馆 CIP 数据核字(2024)第 092432 号

段逸山解读医古文

段逸山 著

责任编辑 王 莹
装帧设计 黄 骏
责任印制 曹洪玲

出版发行 上海世纪出版集团
上海辞书出版社®(www.cishu.com.cn)
地 址 上海市闵行区号景路 159 弄 B 座(邮政编码：201101)
印 刷 上海展强印刷有限公司
开 本 720 毫米×1000 毫米 1/16
印 张 35.5
字 数 540 000
版 次 2024 年 8 月第 1 版 2024 年 8 月第 1 次印刷
书 号 ISBN 978-7-5326-6203-6/R·86
定 价 108.00 元

本书如有质量问题,请与承印厂联系。电话：021-66366565